Handbuch

der

chirurgischen Anatomie

von

F. Führer,

Dr. med. et chir., practischem Arzt und Prosector an der anatomischen Lehranstalt in Hamburg.

Zweite Abtheilung.

Berlin.

Druck und Verlag von Georg Reimer.

1857.

Der Bauch und die Bauchhöhle.

Die knöcherne Umgrenzung der Bauchhöhle bildet in der hinteren Mittellinie der Lumbaltheil der Wirbelsäule, in der oberen Circumferenz der abwärts gebogene Reif der letzten Rippen, nach vorn durch die falschen Rippenknorpel bis zum Sternum aufsteigend, die unterste ausgehöhlte knöcherne Umwandung bildet das Becken. Im Uebrigen sind die Wände muskulös und häutig. Die seitliche vordere Bauchwand wird von den breiten und geraden Bauchmuskeln geschlossen. Beide Hälften vereinigen sich in der Medianlinie zu einem aus gekreuzten Sehnenfasern gewebten starken Bande, dem *ligamentum longitudinale s. rectum abdominis*, welches vom Proc. xiphoideus des Brustbeines zur vorderen Fläche der Schaambeinverbindung herabsteigt. Es repräsentirt gewissermaassen das Skelet in der vorderen Bauchwand, ist äusserlich durch eine leichte Einziehung der Haut und bisweilen einen bräunlichen Strich unterhalb des Nabels bezeichnet. Etwas über der Mitte nimmt es die gekräuselte Hautfalte des Nabels auf, ist mit der *fascia cutanea* ziemlich eng verlöthet und stellt nach Entfernung derselben einen weissglänzenden Streif, die *linea alba* dar. — Ein ähnliches zwischen der Spina anterior superior des Hüftbeines und der Schaambeinverbindung ausgespanntes, durch aponeurotische Anheftung von Muskeln und Verlöthung mit der Schenkelbinde verstärktes Band ist der *arcus cruralis* oder das *ligamentum Poupartii s.*

Fallopiae, welches die Bauchwand von der vorderen Schenkelgegend scheidet.

Die obere innere Bauchwand tritt unter die falschen Rippen convex herauf und wird vom Zwerchfell gebildet. Sie ist bei Weibern durch Zusammenschnüren der Rippen und Beengung des unteren Thoraxraumes im Allgemeinen flacher als bei Männern, wird es aber auch bei diesen und zwar mit gleichzeitiger Breitenzunahme des unteren Brustumfanges, wenn in Folge von Emphysem der Lungen der Brustraum gegen die obere Bauchwand hin sich erweitert hat. — Die hintere Bauchwand wird zu beiden Seiten der Wirbelsäule vom M. quadratus lumborum und dem psoas gebildet. Die untere innere Bauchwand ist dünn membranös und ruht auf den Organen der Beckenhöhle und deren Scheidewänden.

Von den speciell sog. Bauchmuskeln oder denen, welche die vordere seitliche Umwandung zusammensetzen, verlaufen die *mm. recti abdominis* in der Längsrichtung des Körpers und sind beiderseits neben der Linea alba zwischen der Schaambeinfuge und der Sternalverbindung der unteren Rippen ausgespannt. Ihr Ursprung nimmt den Raum zwischen der Symphyse und dem Tuberculum ossis pubis jederseits ein, vor ihrer Insertion füllen sie den Sternalwinkel zwischen dem Proc. xiphoideus und dem Rippenrande jederseits aus, und ihre Anheftung finden sie, in einzelne Bündel zerfallend, an den Knorpeln der 6., 7., 8. Rippe. Sie nehmen nach oben an Breite zu, so dass ihr äusserer Rand einer Linie entspricht, welche vom Tuberculum pubis auf die Brustwarze gerichtet wäre, bilden also ein Dreieck mit nach unten abgestumpfter Spitze. Die Muskeln sind besonders bei Männern oft sehr stark entwickelt, bei Weibern nach wiederholter Schwangerschaft oft verdünnt und erschlafft. Zur Fixirung ihrer Contractionen und Verstärkung derselben bei ihrer langen Ausdehnung sind sie von einer straffen Scheide, der *vagina m. recti*, umschlossen, deren Fasern im Lig. rectum zusammenlaufen und deren Lamellen seitlich in die Aponeurosen der breiten Bauchmuskeln übergehen. Ausserdem sind die Muskeln selbst in ihrem Verlauf von sehnigen Zwischenstreifen quer durchzogen, mit welchen ihre Scheide kurzzellig verwächst, so dass sie dadurch gewissermaassen aus mehreren aneinandergereihten Muskelbäuchen zusammengesetzt werden. Oberhalb des Nabels befinden sich 2 oder 3 solcher *inscriptiones tendineae*, eine 4. meist unvollständige theilt das Stück des Muskels unterhalb des Nabels in zwei ungleiche Hälften. Die letztere befindet sich etwa 1 Zoll unterhalb des Nabels und entspricht dem Anfange des oberen Bogens der Linea semicircularis Douglasii. — Die Muskeln comprimiren die Bauchorgane und ziehen die vordere Bauchwand ein; sie beugen ausserdem den Rumpf, indem sie den Thorax herabziehen; bei unterstütztem Thorax heben sie auch das Becken, z. B. bei Aufrichtung des Körpers aus horizontaler oder sitzender Stellung; hier wirken die hinteren Streckmuskeln des Beckens mit, dagegen bei einseitiger Wirkung der Recti auf das Becken hebeln sie dieses aufwärts nach vorn, so dass es nach hinten herab und von unten nach vorn herübergezogen wird. Bei Contractur des Muskels combinirt sich diese Aufwärtsbeugung des Beckens mit Herabziehung der vorderen Brustwand, so dass eine mehr oder minder deutliche Incurvation des Körpers in der Lumbalgegend mit Convexität der Wirbelsäule nach hinten dadurch erzeugt wird. Die Contractionen dieses Muskels müssen sehr gewaltig ausfallen können. Ich habe gefunden, dass bei einem Sträfling, der aus dem zweiten Stock auf die Strasse herabgesprungen war, in der Bemühung, den Körper durch gleichmässige Contraction der Streck- und Beugemuskeln aufrecht zu erhalten, durch die heftige Contraction der Recti nicht allein die hintere Wand der Vagina muscularis fascicular gesprengt war und Blutaustritt in's Zellgewebe über dem Peritoneum stattgefunden hatte, sondern es waren auch die drei Rippen unter den Ansatzdigitationen des rechtseitigen Muskels vollständig, doch ohne Dislocation gebrochen worden. Jähe Contraction soll auch Ruptur des Muskels selbst herbeiführen können, sowie auch durch die plötzliche Schwellung des Muskels die vordere Wand der Vagina recti gesprengt werden und eine Hernia muscularis entstehen kann. Diese verschwindet entweder von selbst wieder, indem sich der Muskel zurückzieht oder ist doch leicht durch Malaxiren in der Richtung der Muskelfasern auszuebenen, allein die Spalte der fibrösen Scheide wird wohl durchzufühlen bleiben.

Die Bauchnaht wird nach abwärts schmäler, im unteren Winkel zwischen beiden Recti wird sie fast ganz bedeckt durch die sich vorlagernden *mm. pyramidales.* Sie entspringen neben einander von der Symphysis pubis bis zum Tuberculum, liegen in der Vagina recti, unmittelbar auf diesen Muskeln, deren Innenränder sie zum Theil bedecken. Sie verlaufen gegen die Mittellinie der Bauchwand, sich zuspitzend, bis etwa 3 Querfinger breit oberhalb der Schaamfuge und heften sich an die Bauchnaht, welche sie anspannen.

Die Muskelschichten der Seitenwand werden von den schiefen und dem queren Bauchmuskel gebildet. Der *m. obliquus externus s. descendens* entspringt breit in absteigendem Bogen mit einzelnen Fascikeln vom vorderen knöchernen Ende der 7 untersten Rippen. Seine Digitationen greifen in zickzackförmiger Linie zwischen die Ursprungsdentationen des Serratus magnus und des Latissimus dorsi. Er steigt steil nach abwärts und vorn, heftet sich an die vordere Hälfte und das Labium externum der Crista ilei fest und breitet sich nach vorn in eine breite Aponeurose aus, welche mit dem Arcus cruralis und dem Ligamentum rectum abdominis verwächst. Der Muskel comprimirt die Bauchwand, dreht in Verbindung mit anderen Muskeln (vornämlich den Gesässmuskeln seiner Seite und dem Ileopsoas der anderen) den Körper seiner Ursprungsseite zu; in Verbindung mit dem Quadratus lumborum beugt er seitlich das Becken dem Thorax zu.

Der *m. obliquus internus s. ascendens,* von dem vorigen durch lockeres Zellgewebe geschieden, entspringt von der mittleren Leiste der Crista ilium, von ihrer Mitte an bis abwärts unter der Spina anterior superior; seine unteren Bündel laufen nach abwärts und horizontal, seine grössere obere Portion steigt mehr und mehr aufwärts. Der Muskel breitet sich nach vorn in eine Aponeurose aus, welche unten kürzer ist, als die des vorigen, indem sein unterer Muskelrand weiter nach einwärts tritt. Beide Muskelränder übrigens decken sich in einer von der Spina ant. superior nach vorn convexen Linie, zwischen welcher und dem Rande des Rectus ein sehniger Zwischenstreif bleibt. Die Aponeurose geht in die Vagina musculi recti über. Der hintere Muskelrand steigt zur Spitze der letzten Rippe auf und von dieser ausgehend heftet sich sein oberer Rand theils muskulös, theils aponeurotisch an den Knorpelrand der 11. bis 8. Rippe fest. Wie die Muskelbündel, so laufen auch die Sehnenfasern seiner Aponeurose in schief entgegengesetzter Richtung mit denen des Obliquus descendens und verstärken dadurch dessen Wirkung auf die Bauchwand; andrerseits durch seine Insertionen nach vorn am Thorax dreht er den Rumpf nach seiner Seite zu und zieht, wenn er auf beiden Seiten gleichzeitig wirkt und der Thorax durch die Streckmuskeln befestigt ist, die Rippen herab; bei freigegebenem Thorax hilft er den geraden Bauchmuskeln den Körper beugen.

In seiner unteren Muskelpartie innig mit dem vorigen zusammenliegend, entspringt vom inneren Blatt der *fascia lumbodorsalis*, in einer Linie mit dem hinteren Muskelrande des Obliquus ascendens, der *m. transversus abdominis*. Während die hinteren Muskelbündel des ersteren schräg aufwärts steigen, verlaufen die Ursprungsbündel des Transversus quer nach vorn; sie setzen sich ausserdem abwärts längs dem Labium internum cristae ilei und dem Poupartischen Bande fort, und oberwärts längs dem Bogen der 6 unteren Rippen, von deren Innenfläche, mit den Ursprungsbündeln des Zwerchfelles abwechselnd, sie entspringen. Auch dieser Muskel, der eigentliche Spannmuskel der Bauchwand, geht in eine breite glänzende Aponeurose und die Vagina recti über. Seine mittleren Fascikel werden früher sehnig als die oberen und unteren und bilden dadurch einen nach aussen ausgeschweiften flachen Bogen, die *linea semilunaris Spigelii*. Auch ist seine Aponeurose in der Mitte breiter, als die der beiden vorigen Muskeln, hinter welchen sie zurücktritt.

Was wir jetzt näher zu betrachten haben, ist das Verhalten der aponeurotischen Ausbreitungen dieser Muskeln, wobei wir indess ein näheres Eingehen in die Zusammensetzung der Weichengegend noch unterlassen. Die Aponeurose des Obliquus externus steigt mit bläulich glänzenden, starken, gegitterten Sehnenbündeln von der Spina ant. sup. bis nahe dem Knorpelansatz der unteren Sternalrippen quer nach vorn und abwärts, verwächst am Proc. xiphoideus und vor der Schaambeinfuge und verstrickt sich in der *linea alba*, als dem gemeinsamen Insertionsstrange der breiten Bauchmuskeln, mit den Aponeurosen der entgegengesetzten Seite. Indem sie vor dem *m. rectus abdominis* vorüberzieht, bildet sie das oberste Blatt von dessen Vagina. Die Aponeurose des Obliquus internus überzieht gleichfalls die ganze vordere Fläche des Rectus, verwächst indessen mehr oder minder entfernt vom inneren Rande dieses Muskels mit der über ihr liegenden Aponeurose des Obliquus externus. Auch ist sie in der oberen Hälfte oft nur dünn und mit der letzteren innig verwebt. Eigenthümlich ist dieser Aponeurose, dass sie sich spaltet und in der oberen Bauchgegend noch ein anderes Blatt in die hintere Wand der Vagina recti entsendet. Diess ist verschieden lang und endigt nach unten mit einem convex nach aussen gerichteten Bogen, bald schon oberhalb des Nabels, in der Regel aber 2—3 Querfinger breit unterhalb desselben. Im letzteren Falle befindet sich dieser aponeurotische Saum in gleicher Höhe mit der unteren Inscriptio tendinea des Rectus. Nach unten setzt er sich fort in der Anheftung der hinteren unteren Muskelbündel des Obliquus internus an die Fascie des M. transversus. Diese hinteren Fascikel breiten sich weder zur vorderen Aponeurose aus, noch bilden sie eine besondere hintere Lamelle, sondern heften sich kurzsehnig an, nach oben in die Grenzlinie der hinteren Lamelle fortschreitend. Es entsteht so eine sehnige Naht, welche, hinter dem Rectus beginnend, bogenförmig nach aussen längs dem Muskelrande des Obliquus internus herabsteigt, die *linea semicircularis Douglasii.* Sie ist mehr oder minder deutlich ausgeprägt, kürzer oder länger. Die Aponeurose des *m. transversus* bildet die obere hintere Lamelle der Vagina recti; nach unten erreicht sie die Mittellinie des Bauches nicht, sondern hört mit einem nach vorn concaven Ausschnitt auf, bis sie mit einer unteren Sichel längs dem Poupartischen Bande wieder vorrückt und gleichfalls in die vordere Wand der geraden Muskelscheide übergeht. Entsprechend diesem Ausschnittsrande verwächst die Aponeurose mit der nächst über ihr liegenden Aponeurose des Obliquus internus und bildet dadurch ihrerseits die als narbig verdichtete fibröse Naht wahrnehmbare *linea semicircularis Douglasii* [1]. — Mit Ausnahme der aponeurotischen Sehnenverbindung in der Linea alba und eines schmalen Sehnenstreifes nach aussen von den geraden Muskeln bleibt kein Theil der vorderen Bauchwand ohne Muskellage. Das Lig. rectum übrigens ist sehr dehnbar und der beste Beweis, wie auch der stärkste fibröse Bandapparat für sich allein einem fortgesetzten Druck oder Zuge zu widerstehen nicht im Stande ist. So sind auch die Gelenkbänder unzweifelhaft von grossem Nutzen, doch nur so lange, als sie von den Muskeln gehörig unterstützt und nach erlittener Ausspannung wieder erschlafft werden. Das Ligamentum rectum kann durch Bauchwassersucht, Schwangerschaft u. s. w. von Daumenbreite, die es etwa hat, auf Handbreite ausgedehnt werden, und um ebensoviel rückt die vordere Bauchwand mit den Recti mehr zur Seite. Man kann also hier in der Linea alba bequem operiren. In ihr verlaufen überdiess keine namhaften Gefässe oder Nerven. Das einzige, was man

[1]) Man trifft die Verhältnisse auch in der Art, dass die Aponeurose des Transversus seiner ganzen Länge nach vorhanden ist und in die hintere Wand der Fascia recta übergeht, doch mit der Fascia transversalis in ihrer unteren Partie verwebt ist.. In diesem Falle ist die Linea semicircularis wenig ausgeprägt. Die untersten aponeurotischen Bündel des Muskels schlagen sich indessen immer um den unteren Rand des Rectus wieder zur vorderen Fläche desselben Von dieser Grenze an wird die Fascia transversalis nach abwärts wieder frei und ziehen die untersten Muskel- und Sehnenbündel des Transversus vor und über ihr weg.

zu respectiren hat, ist der Nabelstrang, welcher als Ligamentum teres zum Haltbande der Leber wird. Will man andrerseits in der vorderen Seitenwand operiren, so hat man die Verschiebung zu berücksichtigen, welche durch Ausdehnung des Bauches die in ihr enthaltenen Organe erleiden.

Von den Arterien begiebt sich die *a. mammaria interna* nach ihrem Durchtritt unter dem Knorpelrande der Rippen neben dem Sternum zur hinteren Fläche der M. recti und läuft sich verzweigend bis zur Höhe des Nabels herab, wo sie mit der ihr entgegenkommenden Epigastrica anastomosirt. Die *a. epigastrica* steigt aus der Mitte zwischen Spina ant. superior und Tuberculum pubis in einer auf den Nabel zulaufenden Richtung hinter dem Poupartischen Bande schräg nach innen herauf. Aus der Iliaca externa entspringend, verläuft sie anfangs hinter der Bauchwand, ihr unmittelbar anliegend, dann durchbohrt sie dieselbe und erreicht etwa 3 Querfinger breit über dem Arcus den äusseren Rand der geraden Bauchmuskeln, tritt hinter dieselben in die Vagina der Recti ein. Auf diesem Wege kann sie verletzt werden und Blutung nach aussen und in die Bauchhöhle hinein veranlassen; auch kann sie in Folge von Ausdehnung des Bauches mehr nach aussen gerückt sein, weshalb man um so mehr die Punction der Bauchhöhle immer oberhalb ihrer Verlaufslinie vorzunehmen hat. Die Linea alba wählt man ungern für diese Operation, weil sie theils immer noch grössere Resistenz bietet, theils die Wundöffnung wegen der Gefässarmuth und starren Rigidität des Gewebes sich weniger leicht schliesst und fistulös zu werden geeignet ist. Auch ist man hier einer Vorlagerung des Netzes am meisten ausgesetzt.

Die Epigastrica ist ein wichtiger Ableitungs- und Verbindungsstrom nach Unterbindung der Subclavia oder der Femoralis. Ausser mit der Mammaria anastomosirt sie mit den Lumbalarterien und Zweigen der Obturatoria. Die hauptsächlichsten Lumbalarterien und Nerven, von welchen letzteren auch die Bauchmuskeln ihre Innervation erhalten, verlaufen unterhalb der letzten Rippe und parallel mit ihr, unter dem Muskelbauche des Obliquus externus und auf der aponeurotischen Ursprungssehne des Transversus, von dieser auf den hinteren Rand des Obliquus internus übertretend. Sie vertheilen sich sodann mit ihren Aesten und Verzweigungen an die verschiedenen Muskelbäuche. Oberflächlich steigt in der vorderen Bauchwand aus der Schenkelgegend und nach aussen von der Epigastrica verlaufend die kleinere, sich alsbald verästelnde *a. abdominalis Halleri s. epigastrica superficialis* auf. Wichtiger ist unter Umständen ein starker Zweig oder die eigentliche Fortsetzung der Art. circumflexa ilei, welcher als *a. abdominalis externa* oder *epigastrica externa* den M. transversus von innen durchsetzt und etwa 1 Querfinger breit nach innen von der Spina anterior superior in der Bauchwand hinaufsteigt.

Die Bauchmuskeln und Aponeurosen werden oberflächlich von der zugleich der Haut als Unterlage dienenden *fascia superficialis* überzogen. Ueber dieser häuft sich besonders im Scorbiculo cordis und über der Schaamfuge, als *mons Veneris*, ein dickes Fettpolster an.

Der stärkste muskulöse Zuwachs des Zwerchfelles geht von der hinteren in die obere Bauchwand über. Es ist die *portio lumbalis* desselben, welche jederseits vor der Wirbelsäule mit drei Muskelbäuchen, *crura diaphragmatis*, entspringt; die beiden mittleren am tiefsten, vom Körper des 3. oder 4. Lumbalwirbels, die seitlichen höher entspringend. Uebrigens sind diese einzelnen Schenkel wenig vollständig von einander geschieden. Die mittleren Bäuche kreuzen sich und bilden den *hiatus aorticus*, durch welchen unmittelbar vor der Wirbelsäule und etwas nach links die Aorta abdominalis hindurchtritt. Bisweilen ist die Kreuzung unvollständig und tritt nur ein Bündel vom linken Crus internum hinter und über der Abgangsstelle der *a. coeliaca* vor der Aorta weg zum rechten inneren Muskelbauch. Unmittelbar nach dieser Kreuzung weichen beide Muskelbäuche wieder auseinander und lassen durch das *foramen oesophageum* die Speiseröhre und die *nn. vagi* durchtreten. Ueber dem Crus medium dextrum im Anfange des sehnigen Theiles des Zwerchfelles ist als scharfkantig sehniges Fenster das *foramen quadrilaterum* gelegen, durch welches die *vena cava* zur Brusthöhle aufsteigt. In der Umgebung desselben tritt der *n. phrenicus* aus und giebt Zweige auch zum Lumbaltheil des Zwerchfelles. Der untere Theil des Lumbalmuskels wird beiderseits von den starken *nn. splanchnici* durchsetzt. Der linke Hauptstamm geht neben der Aorta, nach aussen und hinten von ihr, der rechte hinter der Vena cava durch. Von den unteren Brustganglien des Sympathicus mit drei Wurzeln entspringend, begeben sich die Splanchnici zum Plexus coeliacus; ein Zweig jedoch, von der unteren Wurzel ausgehend, begiebt sich direct zum *plexus renalis*.

Zu beiden Seiten des Lumbaltheiles der Wirbelsäule befinden sich der *m. psoas* und *quadratus lumborum*, der letztere entspringt vom Lig. ileolumbale und dem hinteren Abschnitt der Crista ilium bis zu deren seitlicher Mitte, steigt ziemlich breit dick viereckig zum Thorax hinauf, setzt sich mit inneren Fascikeln an die Enden der oberen Querfortsätze der Wirbel, grösstentheils aber mit seinem oberen Rande an das hintere Segment der letzten Rippe bis zu deren Mitte fest. Zwischen seinem äusseren Rande und den hinteren Rändern der sich deckenden *mm. obliquus internus* und *transversus* bleibt ein dreieckiger Zwischenraum, dessen hinterer Schenkel von der Mitte der Crista zur Mitte der letzten Rippe, dessen vorderer Schenkel zur Spitze derselben Rippe verläuft, den Rändern der Muskeln entsprechend. Ueber diesen Zwischenraum ist der aponeurotische Ursprung des Transversus, die innere Lamelle der *fascia lumbodorsalis*, ausgespannt. In dieses Spatium muss man eindringen, wenn man nach Calissen und Amussat den Anus artificialis anlegen will. Oberflächlich ist über dasselbe der aponeurotische Ursprung des Latissimus (die äussere Lamelle der Fascia lumbodorsalis) oder dessen hinterer unterer Muskelrand ausgebreitet, welcher, wie früher angegeben, ungefähr in einer Linie von der Mitte der Wirbelsäule zur Mitte der Crista ilei seinen Anfang nimmt. Ihm schliesst sich nach vorn der hintere

Rand des Obliquus externus an. — Der Quadratus lumborum hat keine andere functionelle Beziehung als zur geraden Seitenbeugung des Beckens und des Thorax. Wenn er contract wird, zieht er zugleich sowohl den Thorax herab als das Becken herauf und bedingt eine gleichmässig seitliche Inflexion des Lumbaltheiles der Wirbelsäule.

Der *m. psoas* liegt vor dem Quadratus nach innen neben den Körpern der Wirbelsäule, von deren Aussenseite und den Wurzeln der Querfortsätze im Lumbaltheil er entspringt. Er steigt längs dem inneren Beckenrande und über die Incisura iliaca inferior zum Schenkel herab. Aeusserlich ist er von einer dünnen Fascie überzogen, welche am Aussenrande mit der Fascia iliaca, am Innenrande mit der Beckenfascie verwächst.

Der Quadratus lumborum ist an seiner vorderen Fläche von einer Fascie überzogen, welche, von der Wirbelsäule entspringend, ihn quer überzieht und von hieraus die ganze innere Muskelfläche der Bauchwand, mehr oder minder entwickelt auskleidet. Es ist die *fascia transversalis,* welche gewissermaassen ein äusseres Bauchfell constituirt, die sämmtlichen in die Bauchhöhle eintretenden und dieselbe umziehenden Organe umhüllt und von der Peritonealhöhle scheidet. Die Bauchaorta mit ihren Plexus, der Grenzstrang des Sympathicus, welcher an den inneren Rändern des *psoas* zu beiden Seiten der Wirbelkörper herabsteigt, oberwärts von den äusseren Schenkeln des Lumbaltheiles des Zwerchfelles bedeckt, die Vena cava und die Lymphdrüsen vor der Wirbelsäule nebst dem Ductus thoracicus; seitlich die Nieren und Uretheren, unterwärts die Beckengefässe und Plexus, das *vas deferens* u. s. w. werden von ihr eingeschlagen; durch die Zwerchfellöffnungen hängt sie mit der Fascia thoracica zusammen, während sie die Oeffnungen der vorderen unteren Bauchwand absperrt. Um die innere Fläche des Transversus begiebt sie sich, besonders in ihrer unteren Partie entwickelt, nach vorn hinter die geraden Bauchmuskeln und vervollständigt hier den hinteren unteren Abschnitt der *vagina muscularis*, welcher von den Aponeurosen der Bauchmuskeln, die in dieser Partie sämmtlich an die vordere Fläche der Recti sich begeben oder defect sind, nicht geliefert wird. Von der *linea semicircularis* an ist es allein die Fascia transversalis, welche die hintere Wand der Muskelscheide bildet. Oberhalb derselben verdünnt sie sich zu einer dünnen lamellösen Fettschicht, als welche sie besonders im Scrobiculo cordis zwischen Bauchwand und Peritoneum besteht. Ebenso schlägt sie von der Crista ilium zwischen Fascia iliaca und Peritoneum als dünne seröse, zerreissliche Lamelle zum kleinen Becken sich herein.

Zum Zweck der ungefähren Bestimmung der in der Bauchhöhle eingeschlossenen Organe und ihrer Lagenverhältnisse theilt man das Abdomen durch oberflächliche Richtlinien in bestimmte grössere Bezirke ein. Eine Linie, die als Fortsetzung der beiden untersten Rippen quer über den Bauch und den Nabel weggezogen wird, begrenzt die obere Zone. Zwei Linien, welche als Fortsetzung der Linea mammalis längs dem äusseren Rande der Recti bis auf das Tuberculum pubis herabgezogen, mit ihr sich kreuzen, theilen jene Zone in drei Regionen ab, von denen die *regio epigastrica* mit dem *scrobiculus cordis* in der Mitte, die beiden *hypochondria* zur Seite gelegen sind. Das rechte Hypochondrium enthält den rechten Leberlappen mit der Porta und der nach vorn gelegenen Gallenblase, das linke die Milz und den Magengrund. Das Epigastrium begreift den linken Leberlappen, den Magen mit dem Uebergange in's Duodenum, das Pankreas, das Ganglion coeliacum, den Tripus Halleri. Quer durch den unteren vorderen Umfang dieser Zone zieht von einer Seite zur anderen das Colon transversum. Die nächst untere Zone liegt zwischen der oberen Horizontallinie und einer zweiten, welche von den Cristae ilium quer herübergezogen wird. Sie schliesst zwischen der Wirbelsäule und der *linea ileocostalis,* welche von der Mitte des Hüftbeinkammes zum Ende der untersten Rippe gezogen wird, die *regio lumbalis* ein. Diese enthält die Nieren mit den Uretheren, den Plexus spermatico-renalis mit den entsprechenden Gefässen, die hintere Wand des

Colon ascendens auf der rechten und des Colon descendens auf der linken Seite. Vor der Regio lumbalis bis zur Linea pubocostalis reichend, befindet sich zu beiden Seiten die *regio iliaca*, welche rechts das Coecum, links die Flexura iliaca und beiderseits Dünndarm enthält. Derselbe füllt das mittlere Feld der *regio umbilicalis* aus. Unter Umständen ragt das Colon transversum in sie hinein. Ihrer unteren Grenze entsprechend findet an der Wirbelsäule die Theilung der Aorta descendens statt. — Die dritte unterste Zone wird durch die absteigende Crista ilium und den horizontalen Schaambeinknochen begrenzt. Sie umfasst zu beiden Seiten die Weichengegend, welche durch den Arcus cruralis abgetheilt nach abwärts in die innere Schenkelgegend übergeht. Der über dem Poupartischen Bande gelegene Theil, *regio inguinalis*, enthält den Leistenkanal und den Samenstrang, die A. epigastrica und als nächsten Darmtheil rechts das Ileum und die untere Wand des Coecum mit dem Processus vermiformis, links das Jejunum und nach hinten die Flexura iliaca. Unter dem Poupartischen Bande öffnet sich diese Bauchregion durch den Schenkelring und lässt die A. iliaca externa aus-, die Vene an ihrer inneren Seite eintreten. Der M. iliacus und Psoas füllen sie nach hinten aus und begeben sich gleichfalls unter dem Poupartischen Bande durch zum Schenkel, die Stämme und Aeste des N. cruralis tragend. — Zwischen den Weichen befindet sich unter der Regio umbilicalis die *regio hypogastrica*, welche selbst bis hinter die obere Beckenapertur sich vertieft und deren Wandung nach vorn und abwärts in die Schaamgegend übergeht. Sie nimmt die tieferen Schlingen des Dünndarmes auf, führt nach hinten und oben die kurzen Arteriae iliacae communes, unter diesen den Plexus lumbosacralis, mehr nach aussen die Uretheren. Bisweilen drängt die Flexura iliaca in sie herein oder steigt die Harnblase in ihr hinauf. — Der Grenzstrang des Sympathicus und Lymphdrüsenstränge ziehen zu beiden Seiten vor der Wirbelsäule her.

Die Bauchhöhle wird durch einen inneren serösen Sack, das Peritoneum, in eine grössere inwendige Cavität, das *ca-*

vum abdominis, und auswendig gelegene Seitenräume abgetheilt. Die Peritonealhöhle enthält, durch Einstülpung des Peritoneum in sie hineingedrängt, die sämmtlichen Verdauungs-, Chylifications- und Blutbildungsorgane, den Tractus alimentarius vom Eintritt des Oesophagus in die Cardia bis zum oberen Abschnitt des Intestinum rectum. In dem retroperitonealen Zwischenraum befinden sich vor und neben der Wirbelsäule die Aorta mit ihren Theilungsästen und den Ursprüngen der Eingeweidearterien; die Vena cava ascendens und ihre Zuflüsse, die Cysterna chyli und der Anfang des Ductus thoracicus, umgeben von zahlreichen Lymphdrüsen. Unmittelbar unter der Eintrittsstelle der Aorta umgiebt der Plexus solaris mit dem Ganglion coeliacum den Stamm der Art. coeliaca und folgen, die Arterien umstrickend, die weiteren Geflechte des Sympathicus. Extraperitoneal liegen nach hinten zu beiden Seiten die Nieren und Nebennieren, die Uretheren und die ihnen angehörigen Gefässe und Plexus; sodann nach vorn und unten die Harnblase, der Samenstrang, die Samenblasen oder beim Weibe die Ovarien [?] und die Gebärmutter. Alle diese Organe, obwohl ausserhalb der Peritonealhöhle gelegen, werden doch mehr oder minder vom Peritoneum berührt, sind ihm mit ihrer inwendigen Fläche zugekehrt. Es zieht über sie hinweg, wenn auch meist einseitig und lose: sie können erreicht werden, ohne die Peritonealhöhle zu öffnen, sie können erkranken, ohne dass eine Perforation derselben das Peritoneum involvirt. Andrerseits liegen auch manche zu den inneren Baucheingeweiden gerechnete Theile so an der Grenze der Peritonealwand, dass sie nicht vollständig vom Peritoneum eingeschlagen werden: das Coecum, das Colon descendens, ein Theil des Duodenum.

Das Peritoneum kleidet die ganze vordere und seitliche Bauchwand aus, tritt von dieser nach unten über die innere Schaam- und Hüftbeingegend in's Becken herab, zieht vorn über den Scheitel und die hintere Wand der Harnblase herüber, seitlich über die Hüftgefässe und Nerven, den Funiculus spermaticus oder das runde Mutterband, bildet beim Weibe durch Querfalten die breiten Mutterbänder, in denen die Ovarien und Tuben und zum Theil der Uterus selbst aufgenommen werden. Von der Blase geht das Peritoneum beim Manne bis über die hintere Fläche der Samenblasen hinweg zum Rectum und bildet eine in den Beckenraum hineinragende, von zwei Klappen durchzogene Tasche, den Douglasischen Raum und die Douglasischen Falten. Beim Weibe geht das Peritoneum weniger tief an der hinteren Blasenwand herab, sondern schlägt sich zum Körper des Uterus über, etwa $\frac{1}{3}$ desselben an der vorderen Wand, dann den Fundus uteri und die ganze hintere Wand desselben bis an die Portio cervicalis und das hintere Scheidengewölbe überziehend, und tritt nun erst unter Bildung der Douglasischen Falten zum Rectum über. Nach hinten wendet sich das Peritoneum von der Seitenwand vor den Nieren weg der Wirbelsäule zu. Das Coecum, Colon ascendens und descendens stülpen dasselbe ein, doch so dass ein schmaler hinterer Streif vom Peritonealüberzuge frei bleibt und der Bauchwand selbst angelagert ist. Man berechnet die eingehüllte Partie auf $\frac{5}{6}$ des Umfanges. Doch mag diess wechseln. So ist es kein Zweifel, dass das Coecum, worauf zuerst Luschka untersucht hat, oftmals ganz vom Peritoneum umgeben ist und wenigstens an seinem blindsackigen Ende vollständig überzogen wird. Ebenso über den Nieren, je näher man den Flexuren des Colon kommt, desto vollständiger wird wenigstens beim neugeborenen Kinde die Einhüllung. Die Flexura iliaca und der obere etwa 2 Zoll hohe Abschnitt des Rectum sind wieder vollständig in eine Peritonealfalte eingeschlagen und werden die erstere von einem längeren, freier beweglichen, das letztere von einem kürzeren Stiel desselben getragen. — Vom Dickdarm geht das Peritoneum beiderseits über die Nieren weg zur Wirbelsäule, stülpt sich mit einer grossen gestielten und gefalteten Einsackung, dem Mesenterium, unterhalb der Eintrittsstelle des Duodenums gegen die Bauchhöhle ein, nimmt in den geschlossenen Saum ihres Gekröses das ganze Jejunum und Ileum auf, und zwischen die Blätter ihres Stieles die Chylusgefässe, Arterien, Venen, Nerven.

Nach oben geht das Peritoneum auf das Zwerchfell über und überzieht dessen untere Fläche, wendet sich hinter Magen, Leber, Milz, Pankreas weg und vor dem unteren Querstück des Duodenum her, dessen Eintrittsstelle in das Cavum abdominis umgebend und dort mit dem Mesenterium an der Wirbelsäule zusammenhängend. — Von diesem oberen hinteren Abschnitt des Peritonealsackes gehen mehrfache durch Falten zusammenhängende Einsackungen aus, in denen das Peritoneum von der Wirbelsäule her 1. durch die Leber, 2. durch den Magen und die Milz, 3. durch das Duodenum und Pankreas, 4. durch das Colon transversum eingestülpt wird. Die Serosa der Leber geht nach oben in das Ligamentum coronarium hepatis über, nach vorn in das Lig. suspensorium, nach unten in das Lig. hepatocolicum und hepatoduodenale. Das *lig. coronarium hepatis* geht aus dem Winkel des Zwerchfelles mit der hinteren Bauchwand auf den rechten Leberlappen über, besteht aus einer einfachen Lamelle und ist das Peritonealblatt des Zwerchfelles. Das *lig. hepatoduodenale* ist eine Peritonealfalte, welche von der Wirbelsäule zur unteren Fläche der Leber aufsteigt und sich an deren beide Lappen vertheilt. Zwischen dem oberen und unteren Ueberzuge bleibt der hinterste Saum des stumpfen rechten Leberrandes frei, unmittelbar der hinteren Bauchwand durch kurzes Zellgewebe angelöthet. Ausserdem steigt in der geraden Mittellinie des Zwerchfelles von hinten nach vorn und abwärts bis zum Nabel als Duplicatur des Peritoneums das *lig. suspensorium hepatis* herab. Sein rechtes Blatt steht nach hinten im Zusammenhange mit dem Lig. coronarium, sein linkes Blatt überzieht die Oberfläche des linken Leberlappens. Durch die Falte des Lig. hepatoduodenale steht der Leberüberzug mit dem Duodenum, durch das Lig. gastrohepaticum oder Omentum minus mit der Magenausstülpung, durch das Lig. hepatocolicum, welches von der unteren Fläche der Leber als Secundärfalte auf die Flexura coli dextra übergeht mit dem Mesocolon in Verbindung. Zwischen dem vorderen und hinteren Blatte der unteren Falte, des Lig. hepatoduodenale, liegen die Pfortader, die

Gallengänge, Arterien u. s. w., und im Interstitium zwischen dem Lig. coronarium und dem unteren Ueberzuge treten die Lebervenen aus.

Das *lig. hepatoduodenale*, gewissermassen der Stamm der oberen Peritonealtaschen, entspringt von der Wirbelsäule und umschliesst, ehe es auf die Leber übergeht, das obere Querstück und den absteigenden Theil des Duodenum. Eine Seitenausstülpung desselben hüllt nach links das Pankreas ein. Eine neue vordere Einstülpung, welche sich nach rechts zum *lig. duodenorenale* verlängert, bildet das *mesocolon transversum*. Zwischen diesem und dem Mesenterium des Dünndarmes, an die Wirbelsäule angeschlossen und nur an seiner vorderen Fläche von der Verbindungsbrücke zwischen Mesocolon und Mesenterium überzogen, verläuft das untere Querstück des Duodenum. — Ueber diese Peritonealstiele und Falten schlägt sich eine andere oberflächliche herüber. Sie hüllt den Magen und die Milz ein und steht durch das Omentum minus in Continuität mit dem unteren Leberüberzuge. Das kleine Netz, *omentum minus s. lig. gastrohepaticum*, ist die obere Fortsetzung und Einsackung des Lig. hepatoduodenale, geht vom Magen als breite Zwischenmembran auf das Colon transversum über und bildet das *ligamentum s. omentum gastrocolicum*, heftet sich an dessen oberem Rande locker an und schlägt sich dann vor ihm als breiter oft fettreicher freier Vorhang über den ganzen Dünndarm mehr oder minder tief herab. Diese die Eingeweide deckende Verlängerung ist das *omentum majus*.

Reisst man das Lig. gastrocolicum ein, so liegen darunter, verdeckt vom Mesocolon transversum, das Pankreas und Duodenum mit ihrer Peritonealumhüllung, nach oben die untere hintere Magenwand und das Omentum minus, nach unten das Mesocolon transversum.

Neben dem Duodenum, zwischen Lig. hepatoduodenale und hepatorenale bleibt in der hinteren Peritonealwand ein Längsschlitz, das *foramen Winslowii*. Diese Lücke ist beim Foetus grösser und man dringt durch sie in den Retroperitonealraum zu den Nieren beiderseits, so wie nach vorn zwischen die Falten der verschiedenen. Einstülpungen. Sie wird allmählig verkleinert durch Zurückziehung des Magens und Aufwärtsdrehung des Pförtners und der Leber; allein über die Entstehung der Lücke giebt dies keine Aufklärung; es muss hier vielmehr in früher Entwicklungsperiode ein Organ gelegen haben, welches einst die Peritonealwand durchsetzte und nachher zu Grunde gegangen ist oder sich zurückgezogen hat. Wahrscheinlich steht diese Lücke mit der Entwicklung und nachherigen Theilung und partiellen Schrumpfung der Wolff'schen Körper in Verbindung. Vielleicht auch muss man, entgegengesetzt den Einstülpungen, an dieser Stelle eine Ausstülpung des Peritoneums annehmen und zwar durch die Nieren. Diese, nachdem sie mit einer Albuginea sich umgeben haben, stülpen die hintere Peritonealwand aus, und es entstände so das von der Fascia transversalis eingeschlossene Cavum retroperitoneale.

Diese Auffassung würde zu der von C. J. M. Langenbeck aufgestellten Ansicht zurückführen, dass das Peritoneum parietale eine äussere Lamelle abgebe, welche wir jetzt *fascia transversalis* nennen [1]).

Einzelne Details über die Anatomie des Peritoneums, welche speciell auf die Herniologie Bezug haben, werden wir später berücksichtigen. Hier haben wir nur ein Wort über den

[1]) Das Verhalten des Peritoneums, so lange man sich bloss bemüht, dasselbe zu beschreiben, bleibt verwickelt und unverständlich. Bringt man es dagegen mit der Entwicklung der Organe in Verbindung, so zerlegt es sich von selbst. Das untere Querstück des Duodenum bildet gewissermaassen den an der Wirbelsäule zurückgehaltenen Centraltheil des foetalen Darmrohres, von dem aus sich unterhalb der Dünndarm im Mesenterium, oberhalb der Dickdarm im Mesocolon, sodann der übrige Theil des Duodenum und das Pankreas, die Leber und der Magen in besonderen Peritonealtaschen entwickeln. Zwischen den einzelnen Einstülpungen bleiben die Ligamente und Zwischenhäute als Verbindungsbrücken. — Dickdarm und Ileum verschmelzen mit einander hinter der Eintrittsstelle des Ductus omphalo-entericus. Als Residuum der Zwischenwand bleibt die Valvula Bauhini, so wie der *processus vermiformis* als Ueberrest des obliterirten und in die Bauchhöhle hereingezogenen Ductus entericus. Geschieht die Zusammenmündung nicht, so ist Undurchgängigkeit und öfter Verschliessung des ganzen Colon, bei normaler Afterbildung, die Folge.

Funiculus umbilicalis und das *lig. teres* hinzuzufügen. Die Gefässe, welche beim Foetus den Nabelring durchziehen, liegen ausserhalb des Peritoneums. Die beiden *aa. umbilicales* ziehen, auf dem Peritoneum liegend, hinter der vorderen Bauchwand zum Nabel herauf, die *vena umbilicalis* steigt gerade in die Tiefe zum Sulcus sinister der unteren Leberfläche und mündet durch den Ductus venosus Arantii in die Vena cava. Sie bildet nach ihrer Obliteration das Ligamentum teres, welches als rundlicher Strang die Leber an den Nabel befestigt. Indem die Leber mit der Entwicklung der Brust- und Bauchorgane aus ihrer vorübergeneigten Stellung mehr sich hebt und ihr vorderer Rand mehr herauftritt, wird auch die Vene und das Ligament mit dem Nabel mehr heraufgezogen. Das Parietalblatt des Peritoneum umgiebt nicht bloss den Nabelring, sondern kleidet seine ganze Fläche von unten her vollständig aus und hält die Vene wie die Arterie eng an die vordere Bauchwand angeschlossen. Da nun die ganzen Eingeweide innerhalb des Peritonealraumes liegen, so ist auch jede angeborene *hernia umbilicalis* eine Hernie, welche das Bauchfell als Bruchsack vor sich herschiebt. Ebenso ist jede spätere Umbilicalhernie intraperitoneal. Wenn das Peritoneum sich bloss im Umkreis des Nabelringes festsetzte und hier in ihm ein Loch bestände, durch welches die Gefässe durchträten, so könnte die Verlöthung mit demselben durch Druck und Zerrung allmählig gelöst werden und der Bruch ohne Peritonealsack austreten, da aber die Gefässe noch im Sulcus longitudinalis sinister der Leber in einem extraperitonealen Kanal — zwischen den entfalteten Blättern des Lig. hepatoduodenale verlaufen und nur die vordere Bauchwand durchbohren, so muss auch die den Nabelring inwendig umgebende Peritonealscheibe von einem vordrängenden Bruche herausgestülpt werden. Dagegen sind Entzündungen des Nabelstranges, seiner Gefässe und des sie umgebenden Zellgewebes zunächst extraperitoneal.

Die Harnblase entwickelt sich aus dem unteren Verbindungsrohr der Allantois und mündet gleichfalls im Nabelringe durch den Urachus in dieselbe ein. Nachdem die Allantois in die Bildung der Placenta eingegangen ist, schrumpft die äussere Blase und obliterirt, während der innere Kanal sich mehr und mehr gegen die Beckenhöhle zu erweitert und zur Harnblase wird. Diese Senkung und die Entwicklung des Fundus vesicae ist nach der Geburt noch nicht vollendet; die Harnblase behält eine mehr ovale Gestalt und reicht höher über den Beckenrand herauf, als bei älteren Kindern und Erwachsenen. Auch der Urachus bleibt noch längere Zeit nach Obliteration des äusseren Theiles bis zum Nabel offen; es ist aber eine Hemmungsbildung, wenn diese gegen den Nabel sich zuspitzende Erweiterung der Blase noch ferner nach der Geburt und das ganze Leben hindurch besteht. Indess kommt diess, wie ich in ein Paar Fällen selbst gefunden habe, bisweilen vor. Die Blase bildet unter solchen Umständen einen verhältnissmässig engen langen Schlauch, welcher unmittelbar unter der Bauchwand und auf dem Peritoneum gelegen heraufzieht. Die Blase füllt sich mit Harn bis zum Nabel, ohne dass eine Retention vorhanden ist; andrerseits scheint die Entleerung des Harnes durch den Druck der Eingeweide gegen die hintere untere Wand einigermaassen erschwert zu werden, daher eine solche Blase wohl in der Regel ungemein geräumig ist. — Wenn schon bei angeborener Urolithiasis des hohen Standes der Blase wegen die Sectio alta im Allgemeinen vorzuziehen ist, so möchte sie es um so mehr in einem solchen Falle sein, wo man von der Schaamfuge bis zum Nabel hin die Blase frei vom Peritoneum vorliegen findet. Es ist auch vorgekommen, dass Harnsteine in den Urachus hinein gelangten und sich dort einklemmten; es entstand Entzündung, Ulceration, eine Geschwulst in der Nabelgegend, welche aufbrach und in deren Grunde man den eingeschnürten Harnstein fühlte. Nach Entfernung desselben drang man durch die Fistelöffnung in die Blase. Dass dieser ganze Abscedirungsprocess extraperitoneal vor sich geht, braucht nicht weiter hervorgehoben zu werden, ist aber für die relative Unschädlichkeit desselben von Belang. — In der Norm obliterirt der Urachus bis zum Blasenscheitel und wird zum *lig. vesico-umbilicale*, welches man bei mageren Personen und eingezogenem Bauch bisweilen als rundlichen Strang wie durch die Mitte des Bauches heraufziehen und unter dem Finger entschlüpfen fühlt.

Ueber die besondere Lagerung der Bauchorgane ist in chirurgischer Beziehung wenig hinzuzufügen, es sei denn, dass sie dieselbe verändert hätten. Als solche Abweichung bemerken wir zunächst die bisweilen vorkommende *transpositio viscerum*, welche nicht bloss auf die Organe der Bauchhöhle, sondern auch des Brustraumes sich erstreckt. Die Organe, welche gewöhnlich an der rechten Seite des Körpers liegen, befinden sich auf der linken und umgekehrt. Auch die beiden Herzhälften und wohl ebenso die Aorta und Vena cava in ihrem Verlauf an der Wirbelsäule haben ihren Platz gewechselt. — Der rechte Leberlappen überschreitet in der Norm nicht den unteren Rippenrand, der linke Lappen überragt die vorderen unteren Rippenknorpel und tritt in den offenen Winkel ihrer Sternalverbindung hinein. Zu fühlen ist die Leber aber auch hier nicht. Selbst bei Lagenveränderung derselben nach abwärts ist höchstens eine stärkere Spannung und Renitenz längs den Rippen und in der Magengrube, aber kein deutlicher Leberrand zu bemerken. Durch das Tastgefühl und wohl auch für das Auge wird dagegen die Leber wahrnehmbar, wenn sie durch Geschwülste an ihrer Oberfläche hügelig unter schlaffen mageren Bauchdecken hervortritt, oder eine bedeutende Volumszunahme besonders im Dickendurchmesser erleidet, oder wenn sie endlich durch innere Verdichtung und Gestaltveränderung mit gleichzeitiger Senkung uneben und hökkerig wird und ihr vorderer Randsaum hart und wulstig eingezogen ist. Die Lagenveränderung der Leber an sich ist eine zwiefache, indem sie entweder nach oben und hinten gegen den Brustraum unter das Zwerchfell verschoben, oder nach vorn und abwärts vorübergeneigt wird. Ersteres geschieht durch Peritonealexsudate oder umfängliche Bauchgeschwülste, oder selbst durch einfachen Tympanites. Die Leber wird zugleich durch Compression verkleinert. Herabgedrängt wird dagegen die Leber bei Personen, die sich fest schnüren und seitlich den Brustraum beengen. Bisweilen ist sie ohne weitere Veränderung fast vertical vorübergekippt, so dass sie bis aut die Spina ilei reicht, häufiger pflegen sich durch den Widerstand ihrer Haltbänder die Rippenränder in mehr oder minder tiefen Furchen an ihrer Oberfläche einzudrücken. In Folge des Druckes wird an diesen Stellen die Serosa verdichtet und schwindet streifig das Parenchym. Auch habe ich wohl gefunden, dass der unter dem Rippenrande hervorragende Randsaum, bedingt durch zellige Adhäsionen mit der Rippenwand, völlig nach aufwärts umgeklappt war. Solche Beeinträchtigung der Leber entgeht nicht immer allen Klagen. Zumal Personen, welche schwere Arbeit verrichten und sich viel bewegen und anstrengen müssen, klagen wohl über beständigen Schmerz in der rechten Seite, der zunimmt, wenn sie sich bücken und biegen müssen, und den sie nur bei Tage bemerken. Er ist weder rheumatisch, noch pleuritisch, noch ein Hüftleiden, sondern einfach mechanisch bedingt durch den auf die Serosa der Leber ausgeübten Druck und vielleicht im Zusammenhange mit der entzündlichen Verdichtung und Hyperhämie derselben. — Der tiefere Stand der Rippen nach vorn und ihre Beweglichkeit, sowie der Mangel einer Befestigung des vorderen Leberrandes, mit Ausnahme des dehnbaren und tiefstehenden Lig. teres, bedingen die Möglichkeit dieses Vorübersinkens der Leber, welches in derselben Weise sich auch einstellt, wenn der Thoraxraum durch Exsudat ausgedehnt wird oder ein beträchtliches Emphysem der Lungen das Zwerchfell herabdrängt.

Der nicht selten vorkommende Fungus der Leber bildet harte, rundliche meist oberflächlich abgeplattete knollige Massen. Man sieht dieselben mitunter synchronisch mit der Respiration auf und nieder und von links nach rechts wie ein Pendel sich hin und her bewegen. — Die Leber ist vorzugsweise häufig der Sitz von Hydatidengeschwülsten. Entwickeln sie sich mehr gegen die vordere oberflächliche Partie derselben, so bilden sie volle pralle halbkugelige Geschwülste, welche unbestimmt umschrieben bei Füllung mit Echinococcusblasen das bekannte Hydatidengeräusch in der zufühlenden Palma manus verursachen und bei Auflösung derselben einfach Fluctuation wahrnehmen lassen. Diese Erscheinungen sind minder deutlich, wenn die Geschwulst an der unteren Fläche der Leber ihren Sitz hat und entziehen sich der Beobachtung ganz, wenn sie von kleinerem Umfange in der hinteren Parthie der Leber, namentlich gegen das Zwerchfell zu sich entwickeln. Diese Geschwülste können sich abscediren, gegen die vordere Bauchwand nach aussen, oder durch Verwachsung mit der Flexura coli dextra in den Dickdarm, oder endlich als abgesackte Peritonealabscesse über und hinter der Leber in verschiedenen Richtungen durchbrechen und entleert werden.

Die Gallenblase, obwohl nach der Grösse und dem Lagenverhältniss der Leber ihren Platz ändernd, liegt im Allgemeinen an der Grenze zwischen dem Epigastrium und Hypochondrium, ungefähr in der Mitte zwischen der senkrechten Linea mammalis und sternalis am unteren Rippenrande, entsprechend dem äussersten Rippenursprunge des Musc. rectus abdominis dexter und dem Ansatze des 10. Rippenknorpels. Sie ist hydropischer Ausdehnung oder Abscedirung besonders in Folge eingeschnürter Gallensteine unterworfen. Sie kann äusserlich eine wahrnehmbare Geschwulst veranlassen und damit allerlei diagnostische Schwierigkeit bereiten. Es kommt namentlich auch eine Hernia abdominalis am äusseren Rande des Rectus und hart unter der Leber bisweilen vor. Die abscedirte Gallenblase öffnet sich meistens nach vorausgegangener Verwachsung in das Colon transversum. Seltener durchbricht sie die äussere Bauchwand und hinterlässt dann eine Gallenfistel [1]).

Leberabscesse, welche in der vorderen oberen Schicht des Organes sich entwickeln, haben, wenn sie isolirt und längere Zeit bestehen, so dass sie vollständig abgekapselt sind, Neigung mit der vorderen Bauchwand zu verwachsen. Diesen Process kann man durch Application von Aetzmitteln und andere Me-

[1]) Deutsche Klinik No. 1, 1854.

thoden begünstigen und die Eröffnung vornehmen oder herbeiführen, ohne dass Eiter in die Peritonealhöhle eindringt. Im Allgemeinen schliesst sich die Oeffnung leichter und rascher als bei anderen Drüsenabscessen und Fisteln, was seinen Grund in der grösseren Mobilität des Organes haben mag. Die Leber zieht sich nach Entleerung des Eiterheerdes unter allmähliger Schliessung des ausgezogenen Fistelkanales zurück. Abscesse der unteren Leberseite verhalten sich wie die der Gallenblase, sind äusserlich wenig bemerkbar oder fluctuirend und öffnen sich in das unter ihr herziehende Colon transversum. Es kommen ausserdem sehr umfängliche abgesackte Eiterheerde an der hinteren Oberfläche der Leber zwischen ihr und dem Zwerchfell vor, bisweilen ganz deutlich abgeschieden durch das Lig. coronarium, so dass sie im hinteren Leberinterstitium sich entwickelt zu haben scheinen. Diese Abscesse drängen die Leber herab, öffnen sich indessen selten direct nach aussen, sondern ergiessen sich durch Ulceration und Lockerung der Muskelbündel des Diaphragma in das Cavum pleurae, und wenn der Durchbruch langsam geschieht, nach Verwachsung der Lungenbasis auch in diese und die Bronchien. Unter erstickenden Hustenanfällen wird dann plötzlich eine Fluth von Eiter entleert. In anderen Fällen senkt sich die Eiteransammlung hinter der Leber herab und vor den Nieren weg zur Regio iliaca. In diesen Fällen bleibt sie zunächst wohl retroperitoneal. Auch pleuritische Empyeme können diesen Weg einschlagen und nach Durchbohrung des hinteren Zwerchfellrandes unter der Fascia transversalis längs den inneren Lumbalmuskeln herabziehen.

Die innere Hüftbeingegend ist ein Sammelpunkt für Abscesse des verschiedensten Ursprunges. Die häufigste Ursache ist eine Perforation des Blinddarmes oder seines Processus vermiformis. Es soll ausserdem eine Entzündung des Zellgewebes, welches diesen Darmtheil von der hinteren Seite umgiebt und welche man Perityphlitis genannt hat, nicht selten vorkommen, deren Ausgang ein retroperitonealer Abscess in der Umgebung des Coecum wäre. Wenn dieser Abscess auch von eitriger

Peritonitis und Durchlöcherung des Darmes begleitet ist, was in der Regel so zu sein scheint, wenn er nicht ein blosser Senkungsabscess ist, so hat man auch dieses als Folgezustand angesehen. Gewiss in den meisten Fällen verhält es sich umgekehrt. — Caries der Wirbelsäule und Senkung des Eiters unter der Fascie des Psoas und hinter dem Coecum weg ist eine andere Ursache der Eiteranhäufung in dieser Gegend. Geschieht die Senkung sehr langsam und ist sie bereits unter dem Arcus durch tiefer nach abwärts getreten, so reducirt sich dieselbe meistens auf einen engen längs der Scheide des Psoas verlaufenden Eitergang. Geschieht sie dagegen rascher, findet sie Widerstand und ist die Absonderung profus, die äussere Eröffnung lange hintangehalten, so dehnt sich die Senkung aus und bildet eine auf den Muskeln der inneren Hüftbeinpfanne liegende vaste Eiterhöhle. — Die einfache phlegmonöse Entzündung in der Scheide des Psoasmuskels, die primäre Psoitis, scheint ebenfalls vorzukommen, indem man Abscesse seiner Scheide mit vollständiger Atrophie des Muskels findet, ohne dass auch die genaueste Nachforschung irgend ein Wirbel- oder Knochenleiden aufzufinden vermag. — In ähnlicher Weise kommt die phlegmonöse Entzündung und Eiterung unter der Fascie des M. iliacus vor, wie ich es namentlich nach schweren Entbindungen durch Druck und Quetschung des Kindskopfes auf die Muskeln und den Beckeneingang beobachtet habe. — Ovariumsabscesse, wenn sie in das grosse Becken und in die eine oder andere Regio iliaca gelangen, entwickeln sich meist nach dem Puerperium, weil sie dann mit dem grösseren Umfange des Uterus auch einen höheren Stand einnehmen. Durch oft mehrfache Perforation entstehen abgesackte Peritonealabscesse, sowie durch weitere Ausbreitung diffuse eitrige Peritonitis. — Endlich kann die purulente Periostitis ilei einen tiefliegenden umschriebenen Eiterheerd in dieser Gegend bilden. Derselbe ist nicht bloss extraperitoneal, nicht allein hinter der Fascia iliaca gelegen, sondern auch noch von dem Muskel und dem abgehobenen Periost bedeckt, unmittelbar auf der Knochenpfanne abgesetzt. Er wird selten gegen die Bauchhöhle hin durchbrechen, auch nicht gegen die innere Hüftgegend unter dem Arcus weg sich senken, da er ausserhalb der Muskelscheiden gelegen ist und das Periost an der Crista pubis sich fest verwachsen findet. Er senkt sich vielmehr nach hinten um den Knochen herum, durch die Incisura ischiadica auf die äussere Knochenfläche. Ich habe von dieser überhaupt seltenen Krankheit an der Leiche nur einen Fall beobachtet. Hier fand sich über beiden Hüftbeinschaufeln das Periost in weitem Umfange abgelöst und der so gebildete Sack mit missfarbig dünnem Eiter angefüllt. Der Knochen war verdünnt, grauschwarz und sandig anzufühlen in Folge oberflächlicher Nekrose. Von der vorderen Seite schlug sich der Eiterbeutel durch die Incisura ischiadica in geringerer Ausdehnung auf die hintere äussere Fläche herum. Bei horizontaler Lage senkte sich der Eiter in den hinteren Raum und gegen die Beckenhöhle zu bemerkte man wenig Geschwulst. Wie sehr übrigens bei aufrechter Stellung die Eitermenge auch nach vorn gedrängt haben musste, zeigt der Umstand, dass die Blase enorm ausgedehnt, die Uretheren erweitert und Hydronephrose beider Nieren vorhanden war. Zur Erklärung der letzteren fand sich weder eine Strictur, noch ein Prostata- und Blasenleiden, noch irgend welche andere Geschwulst oder Verschiebung, welche die Ausleerung des Harnes hätte behindern können. — Häufiger als die eitrige Periostitis der Hüftbeine ist die auf einzelne Inseln beschränkte tuberculöse Caries derselben. Bei diesem umschriebenen, chronischen Process wird das über dem Tuberkelheerd ausgespannte Periost durchbrochen und der Eiter senkt sich allmählig längs den Muskeln zur inneren Schenkelgegend.

Noch strenger als die Leber überschreitet die Milz in der Norm den unteren Rippenrand nicht. Selbst durch Empyem des linken Brustraumes wird sie wenig herabgedrängt. Milztumoren dagegen können den Hüftbeinkamm und das Hypogastrium erreichen. Die Geschwülste sind meist hart, abgeplattet, und der abgestumpfte Rand deutlich zu fühlen. So kann man aus der Lage und Form den Milztumor meist deutlich erkennen und von anderen Geschwülsten der Bauchhöhle unterscheiden. Am schwierigsten ist diess noch in manchen Fällen von Hydronephrose der linken Niere, wenn nicht andere Zeichen und frühere Vorgänge Aufklärung geben. Die Milz hat eine grosse pathologische Bedeutung, allein ihre chirurgischen Erkrankungen (die metastatischen Entzündungen, pyämischen Infiltrationen, der Fungus medullaris derselben u. s. w.) sind meist secundär und acut, der directen Beobachtung und Behandlung entzogen. Die Zerreissung der Milz kommt bei pulpöser Intumescenz derselben selbst auf geringere traumatische Einwirkung vor. — Dietl hat neuerlichst einige Beobachtungen über spontane Dislocation des Organes unter Verlängerung des Mesenterium desselben veröffentlicht, so dass die Milz als bewegliche Geschwulst vor den Magen in die Regio umbilicalis hineinragte, ohne beträchtliche Vergrösserung, rings von Darm umgeben (Wien. Wochenschr. 1855).

Die Nieren werden vorzugsweise durch das Peritoneum, welches ihre vordere Fläche überzieht und von dieser auf die Bauchwand übergeht, gegen die Lumbalgegend befestigt, die rechte inniger als die linke. Sie sind von ihrer Tunica propria oder Albuginea überzogen und werden ausserdem von einem lamellösen Zellgewebe umgeben, welches mit den Gefässen von der Fascia transversalis herübertritt und auch die Uretheren umhüllt. In demselben entwickelt sich krankhafterweise oft ein dickes Fettlager, welches eingekapselt die Form der Niere annimmt und ausnahmsweise zu Geschwülsten von enormem Umfange anwachsen kann, in deren Centrum eine kleine atrophische Niere wie ein Kern gelegen ist; andrerseits entstehen in demselben, meist secundär, bisweilen Entzündungsheerde und kleinere Abscesse. Die wenig solide Befestigung besonders der linken Niere lässt mitunter eine ziemlich plötzliche Verschiebung derselben zu, einen Prolapsus der Niere nach abwärts gegen die Wirbelsäule zu, so dass man unter dem Nabel bei erschlafften Bauchdecken in der Tiefe eine bewegliche, derbe Geschwulst fühlt, welche ungefähr der Form der Niere mit nach abwärts gerichtetem convexen Rande entspricht. Sie lässt sich leicht reponiren; sobald aber der Kranke sich aufrichtet und bewegt, stellt sich die Dislocation wieder her. — In chirurgischer Beziehung haben die Nieren ein besonderes Interesse wegen ihrer Beziehung zu Blasen- und Harnröhrenkrankheiten und durch die Entwicklung der Nierensteine. Schon beim Foetus, bei welchem noch keine Harnausscheidung — so viel wir wenigstens wissen —, wohl aber eine sehr saturirte Harnabsonderung stattfindet, bilden sich Harnsäure-Concretionen nicht selten schon in den Nieren und gelangen auch als kleine Steinchen in die Blase. Alle Harnsteine, welche aus frühem Kindesalter datiren, haben diesen Ursprung. Auch in späterem Alter bilden sich nicht selten Nierensteine, erreichen aber in den geräumigeren Nierenkelchen und Becken oft grösseren Umfang und ragen als verästigte Pfröpfe, korallenförmig, mit einem Ende in den Urether, mit anderen Fortsätzen in die Nierenkelche hinein. Durch die letzteren werden sie getragen und klemmen sich im Ganzen selten dermaassen im Harnleiter ein, dass der Kanal vollständig abgesperrt würde. Die Ausdehnung des Nierenbeckens durch Zurückhaltung des Harnes ist daher meist nicht bedeutend. Anders verhält es sich, wenn kleinere Steine ganz in den Urether dringen und in der Enge desselben vollständig abgeschnürt werden. Nicht selten wirken sie durch Druck und rauhe, scharfe Flächen so reizend auf die Schleimhaut des Urethers, dass neben der mechanischen Obturation zugleich Ulceration und Obliteration des Urethers als organische Verschliessung besteht. Es füllen sich in Folge dessen das Nierenbecken und die Kelche mit wässrigem Harn an und werden beträchtlich ausgedehnt, durch Compression wird die Nierensubstanz verdichtet und zum Schwund gebracht, endlich die ganze Niere zu einem vielfach gefächerten, mehr oder minder dickwandigen hydropischen Sack erweitert. Dieser kann solchen Umfang erreichen, dass er als abgerundet pralle Geschwulst nach vorn und abwärts in die Bauchhöhle hereinragt und man ihn für einen Milztumor oder eine andere in der Bauchhöhle entwickelte Geschwulst halten kann. Unter Umständen gesellen sich diesem Processe auch Entzündungsheerde in den Nieren, Abscesse und diffuse Eiterung hinzu, und es entsteht so die sog. *pyelonephritis*. Es ist vorgekommen, dass man, eine solche undeutlich fluctuirende Geschwulst in der Bauchhöhle fühlend, die Punction derselben gemacht und auf Entleerung eines weinhefenfarbigen Eiters Jod injicirt hat [1]), worauf der Sack zusammenfiel und auch der Kranke sich wohler fühlte. Doch sammelte sich neue Flüssigkeit wieder an und nach etlichen Wochen starb der Kranke, worauf die Section ergab, dass die Geschwulst weder ein Hydatidenbalg, noch ein Milztumor, sondern die linke Niere war, welche zu einer mehrkammerigen Tasche umfänglich ausgedehnt war. Der Urether war obliterirt und das Nierenbecken durch einen dreizackigen Harnstein verstopft. — Die Punction der hydropischen oder eitrig ausgedehnten Niere hat man übrigens weder zufällig noch willkürlich wohl jemals unternommen und zwar aus dem einfachen Grunde, weil sie stets eine mechanische Ursache hat, die vor allem Uebrigen beseitigt werden müsste. Diese Ursachen sind ausser Harnsteinen, zumal des Urethers, alle Erkrankungen der Blase und der Harnröhre, welche eine Zurückhaltung des Harnes und secundäre Ausdehnung der Uretheren bedingen, ferner alle Geschwülste in der Umgebung der Blase und der Uretheren, welche durch Druck das Lumen derselben beengen. Einen eigenthümlichen Fall der ersteren Art sah ich in einer tuberculösen Infarcirung der Innenwand der Blase, Uretheren und Nierenbecken. Sie waren mit einem zum Theil fingerdicken Mörtel von Tuberkelmasse beschlagen und auch der Randsaum der Nierenpyramiden davon durchdrungen; die Nierensubstanz war durch Druck zum Theil geschwunden und beide Nierenbecken mit bräunlicher Flüssigkeit und bröcklich zerfallenem Exsudat gefüllt. Es versteht sich von selbst, dass, wo die Ursache auf beide Nieren zurückwirkt, auch beide erkrankt sind. In solchem Falle endet die Krankheit immer zeitiger und durch sich selbst, wenn aber nur eine Niere ausgedehnt und functionsunfähig ist, so kann in dem abgeschlossenen Sacke die Krankheit nicht allein lange bestehen,

[1]) *Union méd. No.* 16, 1855.

sondern ausnahmsweise auch noch andere bemerkenswerthe Ausgänge nehmen. Die Nachbarschaft des Colon's führt auch hier bisweilen eine Verwachsung und Entleerung der Pyelonephritis auf diesem Wege herbei. Verwächst dagegen ein ulcerirender Eiterheerd an der hinteren Wand, so erfolgt die Senkung auch längs dem Psoas unter dem Poupartischen Bande durch, oder es bildet sich ein Congestionsabscess hinter der Fascia transversalis und kommt in der Lumbalgegend zum Durchbruch, oder endlich der Eiter ergiesst sich frei innerhalb der Fascia transversalis und senkt sich retroperitoneal zur Beckenhöhle herab. Alle diese Ausgangsformen und dem entsprechend verschiedene Ausmündungen sind beobachtet, ein Durchbruch in die Peritonealhöhle soll dagegen von allen diesen an seltensten vorkommen [1]).

Primäre circumscripte Entzündungsheerde und Abscesse kommen nicht leicht in den Nieren vor. Dagegen steht sie mit allen entzündlichen Affectionen der Blase und des Blasenhalses in innigem Consensus. Sie bedingen leicht auch Congestiv- und Reizungszustände in den Nieren, und bei Eiterung, Ulceration in jenen Theilen entstehen leicht zerstreute kleine Entzündungen und Gruppen zusammenfliessender Eiterpunkte auch in der Peripherie der Nieren. Selten haben diese metastatischen Heerde längere Dauer und grösseren Umfang. Durch denselben Connex, welcher für die einfache Entzündung und Eiterung besteht, finden sich auch bei der Tuberculose und dem Carcinom der Blasenregion häufig secundäre Ablagerungen in den Nieren. Der primäre Fungus der Nieren ist selten, doch tritt er secundär auch nach dem Vorgange der verschiedensten anderen Organe und Gewebe aut. Häufiger scheinen dagegen die Nebennieren der Sitz einer primären Krebsgeschwulst zu sein. — Auch Echinococcusblasen siedeln sich mitunter in den Nieren an. Aus einzelnen abgestossenen und mit dem Harn in die Blase gelangten und ausgeschiedenen Würmern ist es zuerst Küchenmeister in einem Falle gelungen, im Leben die Diagnose zu stellen.

In einer noch innigeren Beziehung als die Nieren zur Blase

[1]) Vergl. Lamaestre, *Revue méd. chir. Juin* 1854.

stehen die **Mesenterialdrüsen** zu Affectionen des Darmkanales; ebenso die retroperitonealen epigastrischen Drüsen zu Erkrankungen der Leber, des Magens und Duodenum, endlich die gleichfalls an der Wirbelsäule gelegenen hypogastrischen Lymphdrüsen zu manchen Erkrankungen der Beckenorgane, Inguinaldrüsen und Unterextremitäten. Wir werden noch auf die letzteren zurückkommen. Von Seiten der Mesenterialdrüsen interessiren uns besonders deren Geschwülste. Die tuberculöse Infarcirung derselben ist meist secundär auf tuberculöse Ulceration der Darmschleimhaut. Doch kommt sie auch ohne solche zumal bei Kindern öfter vor. Die mit käsig talgiger Skrophelmaterie gefüllten, wallnussgrossen, zusammengeballten Drüsen unterscheiden sich alsdann nur durch ihren Inhalt von den folgenden Geschwülsten. Im Allgemeinen sind die glatt intumescirten Drüsen wegen ihrer leichten Verschiebbarkeit und bedeckt von den Eingeweiden und gespannten Bauchdecken selten durchzufühlen. Anders verhält es sich mit dem Sarkom und dem Fungus; sie treten sowohl primär in diesen Drüsen auf, als auch bilden sie zusammengeballte compacte Geschwülste, welche Kindskopfgrösse und darüber erreichen können und dann als knotige wenig bewegliche Geschwülste im aufgetriebenen Abdomen sich durchfühlen lassen. Sie treiben die Platten des Mesenterium aus einander und werden von ihm als gemeinsamer Kapsel umschlossen; an der Wurzel desselben verwachsen sie mehr oder minder innig mit der Fascia transversalis und den Gefässscheiden an der Wirbelsäule. Auch sind die epigastrischen Drüsen in der Umgebung der Art. coeliaca, der Porta, um das Pankreas öfter involvirt. Dadurch wird sowohl ihre Basis befestigt, als auch die Diagnose von einem Leberkrebs u. s. w. oftmals erschwert.

Ganz eigenthümlich verhielt sich die Mesenterialgeschwulst in dem folgenden Falle durch ihre Communication mit dem Darm. Ein Knabe von 10 Jahren erkrankte vor etwa 12 Wochen unter gastrischen Erscheinungen und Durchfall. Der letztere hörte zwar bald auf, aber der Knabe blieb leidend und es entwickelte sich in der Bauchhöhle eine Geschwulst, welche ungemein rasch bei gleichzeitiger allgemeiner Abmagerung des Kranken zu grossem Umfange anwuchs. Eine Zeitlang war die Geschwulst fluctuirend und zugleich crepitirend, als ob sie eine mit Gas gemengte Flüssigkeit enthielte, diess Zeichen verlor sich später. Die Percussion über der Geschwulst war matt und leer, zu anderen Zeiten tympanitisch. Unter zunehmendem Marasmus erfolgte der Tod, während der Bauch hart und gespannt, stark kugelig angeschwollen war. Nach Eröffnung der Bauchhöhle fand sich das Zwerchfell, die Milz und Leber hoch gegen den Thorax hinaufgedrängt. Das grosse Netz bildete über der Geschwulst eine dicke, mit körnig plastischem Exsudat überzogene, hochroth gefärbte schwielige Hülle und war an vielen Stellen mit der Oberfläche der Geschwulst verlöthet, während ein gelblich seröses Exsudat aus den freien Peritonealräumen reichlich ausfloss. Die Geschwulst zeigte an ihrer Oberfläche theils lose angelöthete, theils innig mit ihr verschmolzene Darmwindungen und füllte so ziemlich die ganze Bauchhöhle aus. Sie liess sich mit den Darmschlingen leicht von der Wirbelsäule ablösen, hatte eine ovale Form und glatte gleichmässig sphärische Oberfläche. Ihr Umfang war der von einem mässigen Kürbis, d. h. sie hatte mehr als 1 Fuss im kleinsten Durchmesser. Ohne anscheinliche äussere Darmverletzung liess sich in die Geschwulst ein Längsschnitt machen, welcher auf 2 — 3 Querfinger Tiefe in eine geräumige Höhle drang. Diese Höhle, welche ungefähr eine Cocosnuss aufnehmen konnte, enthielt Faekalmasse. Ihre Innenfläche war theilweise erweicht und zerfallen, ungleich rissig ausgebuchtet, theils auch von glatter Membran ausgekleidet. Die Durchschnittsfläche der Wandung war glatt, gleichmässig fest, weissgelblich gefärbt, von dem Ansehen fester Hirnsubstanz. Die nähere Untersuchung zeigte, dass ein ziemliches Stück Dünndarm und zwar das Jejunum einen integrirenden Theil der Geschwulst ausmachte, so zwar, dass ihr Cavum nur die Erweiterung eines ein- und austretenden Darmstückes war, während die Wandungen desselben zum grossen Theil von der verdickten und infiltrirten Darmwand selbst gebildet wurden. Von dieser ging die Geschwulst ins Menseterium über und füllte ganz dasselbe aus, doch so gleichmässig, dass auch nicht einmal einzelne Buckel auf eine Entartung und Theilnahme der Lymphdrüsen hinwiesen; — wahrscheinlich nur in Folge einer ungewöhnlich vollständigen Verschmelzung derselben, denn dass die Drüsen afficirt waren, ging auch daraus hervor, dass auch über dem Zwerchfell und unter dem Sternum sich einzelne Drüsen geschwellt und in der nämlichen Weise erkrankt fanden. — An den durchbrochenen Stellen der Darmwand ging die Geschwulst continuirlich in diese über; da wo sie von Membran inwendig ausgekleidet war, fand sich die Schleimhaut mit ihrem Fasergerüst, Drüsenfollikeln und Muskelstratis verdünnt, doch noch deutlich zu erkennen und war nur äusserlich von der fungösen Ablagerung dicht umwachsen. Diese bestand, frisch untersucht, aus blosser weicher Kernmasse. Ob die Affection vom Darm ausgegangen und von diesem auf die Lymphstränge und Drüsen vorgeschritten ist, oder umgekehrt, ob die Lymphdrüsen der ursprüngliche Heerd der Degeneration waren und diese dann mit der Darmwand verwachsen und in dieselbe durchgebrochen ist, möchte schwer zu bestimmen sein. Interessant ist die Geschwulst wegen ihrer raschen Entwicklung, ihres collossalen Umfanges, ihrer von einem erweiterten Darmkanal eingeschlossenen Höhle und der diagnostischen und practischen Schwierigkeit, welche diese herbeiführte, denn ich darf wohl hinzufügen, dass Herrn Prof. Langenbeck die Proposition gemacht wurde, eine Punction der Geschwulst vorzunehmen. Es würde eine fatale Ueberraschung gewesen sein, wenn man da Faecalmaterie hätte austreten sehen.

Der Magenkrebs bekommt nur dann chirurgisches Interesse, wenn er eine in der Bauchhöhle deutlich fühlbare Geschwulst bildet und diese, wie es manchmal geschieht, gegen das Hypogastrium herabgesunken ist, oder wenn er, wie ich in einem Falle zu sehen Gelegenheit hatte [1]), nach Verwachsung mit der Bauchwand nach aussen durchgebrochen ist und eine Magenkrebsfistel constituirt.

Geschwülste, welche die Darmwand einnehmen und ringförmig umgeben, treten meist unter den Erscheinungen der Darmstenose auf. Nur im Coecum kommen bisweilen schwammig pilzförmige Excrescenzen der Schleimhaut vor, welche mit breiter Basis aufsitzen, oft mehrere neben einander, bis zu Thalergrösse. Sie dringen bis auf die Muskelhaut und hängen mit der Schleimhaut continuirlich zusammen, sind auf ihrer nabelförmig vertieften Oberfläche öfter zerfallen und bestehen wahrscheinlich aus insulären cancroiden Hypertrophien von Schleimhautdrüsen, welche im Wachsthum aus ihrem Stroma gegen die freie Fläche sich erhoben haben. Von einfachen glatten Schleimhauteinstülpungen oder Polypen sind sie verschieden. Diese Geschwulstbildung ist nicht mit Verengerung, sondern im Gegentheil mit Erweiterung des Darmblindsackes verbunden. — Die Darmstricturen, welche durch die Wandungen selbst bedingt werden, haben, wenn wir vom Rectum absehen, ihren Sitz am häufigsten in der Flexura iliaca, dem Colon ascendens und descendens, dem Ileum. Sie sind durch krebsige Infiltration der Wandung [2]) oder durch Vernarbung

[1]) Bericht über die in Jena angestellten Leichenuntersuchungen, Deutsche Klinik No. 22, 1854.

[2]) Bei einem 24 Jahr alten jungen Manne, der unter den Erscheinungen innerer Darmeinklemmung gestorben war, fand sich bei der Section eine Strictur, bedingt durch callöse Verdickung der Darmwand, 1 Fuss hoch oberhalb des Anus im Colon descendens. Sie bestand aus einem fibrösen, elastischen, bläulich weissen Gewebe, welches mikroskopisch aus verschlungenen Fasern mit zahlreichen Epithelialzellen in den Maschenräumen und anderen mit dem Charakter der Krebszellen zusammengesetzt war. Diese Verdickung füllte das Lumen fast vollkommen aus und hatte eine Ausdehnung von etwa 3 Ctm. Oberhalb war der Darm erweitert, ulcerirt, unterhalb zusammengeschnürt (*Gaz. d. hôp.* No. 34, 1852.) — In Prag sah ich einen Fall von Ileus in Folge einer inneren Strictur des untersten Theiles des Ileums, welches ringförmig von einem grossen zum Theil vernarbten Krebsgeschwür eingeschnürt war. Ringsum hatte sich

von Darmgeschwüren mit Verwachsung und Einziehung der äusseren Darmwand [1]) bedingt. Unter den letzteren sind es namentlich dysenterische oder tuberculöse Geschwüre, welche öfter unter Herbeiführung einer Darmstenose heilen. Dieselbe Folge entsteht, wenn eine eingeklemmt gewesene Darmschlinge ulcerirt oder ein Stück der Darmwand gangränös zu Grunde geht und die während der Abstossung hereingezogenen Wundränder mit Einschnürung des Darmes verwachsen [2]). Auch ver-

Fett abgelagert, war das Oment fest angewachsen und der Darm selbst durch falsche Häute verzogen. Oberhalb der Strictur drohte durch Entzündung und Verschwärung die Perforation des Darmes. Flache, skirrhöse, mandelkerngrosse Ablagerungen fanden sich ausserdem am Mesenterium.

[1]) Verengerungen geringeren Grades aus dieser Ursache sind nicht selten, die tuberculösen tödten aber meistens durch fortschreitende Ulceration, Perforation und Peritonitis früher als jene selbst sich geltend machen. Besonders seltener Art ist der folgende von Pestel in der *Soc. de biologie* 1855 mitgetheilte Befund: Ein Greis von 87 Jahren war an Hirnapoplexie gestorben. Die Section ergab ausser der Todesursache in der Dicke des Epiploon gastrohepaticum, im Mesenterium und Mesocolon eine grosse Anzahl — an 60 — sehr harter Geschwülste. Die kleinsten darunter hatten die Grösse von Kirschkernen, die grösste dagegen den Umfang eines Taubeneies. Sie lagen zwischen den Mesenterialblättern, eingehüllt in eine Zellgewebsmembran und liessen sich leicht ausschälen. Ihrer Beschaffenheit nach waren es Kalkconcretionen von theils abgerundeter, theils unregelmässiger Form. Eine bemerkenswerthe Coincidenz bildete es, dass der Darm zugleich an 4 Stellen sich verengt und eingeschnürt zeigte. Die oberste Strictur, etwa 1 Fuss lang, fand sich in der oberen Partie des Jejunum, die zweite am Ende des Dünndarmes, die dritte zwischen jenen beiden, endlich die vierte im Dickdarm und zwar im Winkel zwischen dem Colon transversum und descendens, versteckt unter der Milz, wo sie durch zahlreiche Adhärenzen festgehalten wurde. [Der Beobachter erklärt sich über die Natur dieser Erkrankung nicht näher. Am wahrscheinlichsten möchte es wohl eine alte mit Verengerung geheilte Darmtuberculose und eine ebenso alte mit Verkreidung und Verknöcherung eingegangene Lymphdrüsentuberculose gewesen sein.]

[2]) In der *pathol. society* legte Obre einen Fall von Darmstenose vor, welche 11 Monate nach vollzogener Herniotomie den Tod herbeiführte. Die 3½ Jahr alte Kranke, nachdem sie an zunehmender Flatulenz, Obstruction, Coliken gelitten hatte, starb unter den Erscheinungen des Ileus und der Peritonitis. Bei der Section fand sich das früher eingeklemmte Darmstück etwa 1 Fuss oberhalb des Coecum sehr zusammengezogen, in seinen Wänden verdickt, so dass selbst Wasser nur durchtröpfeln konnte. Oberhalb dieses Stückes waren die Faeces in grossen Mengen angehäuft, der Darm entzündet, zum Theil gangränös und an einer Stelle perforirt.

eiterte tuberculöse oder carcinomatös infiltrirte Lymphdrüsen, welche namentlich im Winkel zwischen Coecum und Ileum die Darmwand umlagern, mit ihr verwachsen und stellenweise durchbrechen, bewirken in einzelnen Fällen gleichzeitige Darmstricturen [1]).

Von Dr. Eulenberg wird in der D. Kl. No. 12 1852 der folgende Fall mitgetheilt: Ein 42 Jahr alter Kranker hatte vor vielen Jahren an einer sehr hartnäckigen Diarrhoe gelitten. Seit 15 Jahren trug er in der linken Inguinalgegend eine reponible Hernie. Pat. wurde jetzt unter Erscheinungen von Peritonitis mit gleichzeitigem Durchfall aufgenommen. Die Herniotomie wurde gemacht und es fand sich eine taubeneigrosse härtliche Geschwulst, welche mit der Umgebung auf's Innigste verwachsen war. Obwohl ringsum gelöst, liess sie sich doch nicht reponiren, da der Stiel in die innere Bauchwand selbst überging. Die Section zeigte, dass es ein delogirter alter Bruchsack war, dessen 1—1½ Linien dicke Wandungen inwendig eine mehr als Zoll weite, glatte, vom Peritoneum ausgekleidete Höhle umschlossen. Diese mündete mit einer engen, aber permeabelen Oeffnung frei in die Bauchhöhle. Die Symptome der Incarceration waren durch eine 6 Zoll oberhalb der Valvula Bauhini befindliche kreisrunde Einschnürung im Ileum und begleitende Peritonitis bedingt gewesen. Die verengte Stelle war äusserlich glatt, auf der Schleimhaut durch einen verhärteten narbenähnlichen Ring älteren Ursprunges gebildet, der mit längeren Ausstrahlungen bis auf die Serosa drang. Das Lumen des Darmes war hierdurch so verengt, dass man an dieser Stelle kaum mit dem kleinen Finger durchdringen konnte. Eine ähnliche fand sich im Colon descendens. [Leider übergeht der Verf. den weiteren Sectionsbefund, da indessen von einer früheren Incarceration als Hernie nicht die Rede ist, so stammen diese narbigen Einschnürungen vielleicht von alten geheilten Darmgeschwüren und gehört insofern der Fall in die vorige Klasse. Auch haben wir ihn nur der Complication mit Herniotomie wegen hier aufgeführt].

[1]) In einem Falle, den ich in Prag sah, waren die sämmtlichen Gekrösdrüsen theils von Encephaloidmasse, theils von Areolarkrebs geschwellt und dicht gedrängt, das verkürzte Mesenterium in einen dick knotigen Stamm für die Dünndärme verwandelt. Dicht über dem Coecum war das Colon in der Hälfte seiner Circumferenz und in der Höhe von 3—4 Zoll ganz von Krebsmasse umpanzert. Sie durchsetzte zugleich die Wandung des Darmes und bildete an dessen Innenfläche ein ausgebreitetes jauchiges Geschwür. Nach dem Urtheil von Prof. Bochdalek war es eine krebsige Drüse gewesen, welche mit dem Darme verwachsen durch Entzündung und Erweichung die Perforation herbeigeführt hatte. Einen Fall von Darmstenose bei einem 10jährigen Knaben, bedingt durch eine mit verkalkter Tuberkelmaterie gefüllte Lymphdrüse, welche vom Gekröse des Ileum unter der Valvula Bauhini in's Coecum hineinragte und das Lumen so verengte, dass heftige Verstopfung, Kothbrechen und Tod die Folge waren, erzählt Albers (Arch. f. phys. Heilk. 4 H. 1854).

Zu den Fällen von Darmstenose, welche durch Verengerung oder Verschliessung des Darmes selbst bedingt sind, gehören vor allen auch die Beispiele angeborener Atresie, welche zwar in der Regel nicht über das untere Ende der Flexura iliaca hinaufreichen, doch ausnahmsweise das ganze Colon bis zur Valvula Bauhini und darüber hinaus einnehmen. — Andere haben ihren Grund in einer Invagination oder Intussusception des Darmes, wobei ein oberes Darmstück sich in ein unteres, wie ein umgekehrter Handschuhfinger einstülpt. Die dadurch bedingte Strictur kann sehr bedeutend sein, doch der eingeschnürte Darmtheil durch Entzündung, Gangrän und Eiterung sich losstossen und als häutiger Strang mit einem inneren Lumen, als sog. Pseudohelminth, ausgeleert werden. Ich habe dergleichen zweimal zu untersuchen Gelegenheit gehabt bei Personen, die wiederholt unter den Erscheinungen der sog. Perityphlitis erkrankt waren. In einem dritten Falle bestand der Pseudohelminth aus einem unverdaueten, Fuss langen, häutig-sehnigen Fleischstück, welches einem Knaben, der an Epilepsie litt und wiederholt starke Bandwurmkuren durchgemacht hatte, mit dem Stuhl abging. — Im Einschnürungsringe des invaginirten Theiles entsteht eine Verwachsung beider Darmtheile mit ihren serösen Flächen und stellt sich nach Abschnürung des eingestülpten Theiles die Communication wieder her. Nur im frühesten Kindesalter ist nach Rilliet der Dickdarm der Sitz der Invagination, später ist es wohl immer nur der Dünndarm. Man wird indessen zwischen einer totalen und partiellen Einstülpung des Darmes unterscheiden müssen. Bei letzterer ist es nur die Schleimhaut, welche in Folge einer phlegmonösen Entzündung mit Oedem, Auflockerung und brandiger Erweichung von ihrer Unterlage abgehoben und ausgestossen wird. Eine solche mag vorzugsweise im Dickdarm vorkommen.

Die Verschliessung des Darmes mit den Erscheinungen der gehemmten Kothausleerung, heftigen Coliken, Kothbrechen, Ulceration und Perforation des Darmes, kann ferner in einer Anhäufung von fremden Körpern innerhalb des Darmlumens ihren

Grund haben. Seltener sind es aus verhärteten Kothmassen gebildete Darmconcretionen; sie senken sich meist in den Proc. vermiformis, erregen Entzündung, Ulceration und Durchbohrung desselben ohne weiter das Lumen des übrigen Darmes zu beeinträchtigen. Häufiger sind es von Aussen eingeführte, harte, unverdauliche, öfter sehr umfängliche Körper, welche diese Form der Verschliessung bedingen. Anhäufung von Obstkernen findet man am öftersten. Ich habe in Paris einen Fall gesehen, in welchem die Kirschkerne einer ganzen Saison sich schockweise im Ileum eines Mädchens angesammelt fanden und den entzündeten Darm sackförmig ausgedehnt hatten. Es giebt aber auch Leute, die Geldstücke, Taschenmesser, Pfeifen, kurz Alles was ihnen vorkommt aus Liebhaberei verschlingen und darauf wetten. In Langenbeck's Klinik kam ein Mann der drei Spitzkugeln verschluckt hatte. Sie sind ihm während seines Aufenthaltes nicht abgegangen, doch traten zunächst ausser leichten Coliken auch keine Zufälle darnach ein. — Geisteskranke, zumal Blödsinnige, haben oft den Trieb Alles hereinzustopfen, selbst das Stroh von ihrem Lager. Im Prager Museum wird ein solcher enorm ausgedehnter Magen aufbewahrt, der Nichts mehr als ein voller Strohsack ist.

Die Unwegsamkeit des Darmes kann ferner ihren Grund haben in einer Darmverschlingung, *volvulus*. Sie findet niemals statt ohne wenigstens locale Entzündung, durch welche Adhäsionen bewirkt und die verschlungenen Darmtheile befestigt werden. Am häufigsten wird sie durch den Wurmfortsatz bedingt, indem dieser um das Ileum sich herumschlägt, verwächst und bei Aufblähung des Darmes Einklemmung verursacht, oder es ist ein abnormes Divertikel, wie sie 6″ — 1′ hoch und höher am Ileum vorkommen, welches eine Darmschlinge umfasst und durch Verwachsung einschnürt; selten ist ein Darmtheil selbst um seine Axe gedreht und in dieser Verknäulung verwachsen. Bei Abschnürung durch den Proc. vermiformis liegt eine frühere, öfter wiederholte Perityphlitis meistens zum Grunde.

Innere Einklemmung des Darmes durch äussere Abschnürung wird endlich bedingt durch falsche Ligamente, welche brückenförmig um ein Darmstück oder eine Darmschlinge ausgespannt sind, durch Verwachsung des Omentes mit dem Mesenterium oder der Bauchwand, durch Einschliessung einer Darmschlinge in einem abnormen Schlitz des Mesenteriums oder dem Foramen Winslovii. — Diese Einklemmungen entstehen häufig durchaus acut im Verlauf und unter den Erscheinungen einer heftigen Peritonitis. Bei dieser Form auch kommt es nicht selten zu spontaner Ruptur des Darmes, der stark aufgebläht, in seinen Wandungen durch die allgemeine Peritonitis erweicht oberhalb der Incarcerationsstelle von aussen nach innen platzt.

Unter diesen verschiedenen auf Ileus hinauslaufenden Störungen ist die Atresie angeboren, wird sich die organische Verengerung langsam ausbilden und besteht oft lange Zeit mit keinem anderen Symptom als dem des Tympanites und der Constipation; die vollständige Invagination findet sich selten bei Erwachsenen, die Bewegungen des Darmes sind nur an einer Stelle gehemmt, dagegen zu heftigen Colikanfällen oberhalb derselben gesteigert; eine abnorme Geschwulst kann möglicherweise und bei Kindern fühlbar sein. Der Einstülpung und Losstossung der blossen Mucosa des Darmes gehen heftig dysenterisch-brandige Erscheinungen voraus. Eine wiederholt vorausgegangene Perityphlitis lässt auf Volvulus schliessen. Plötzliches Eintreten innerer Darmeinklemmung unter den Erscheinungen allgemeiner Peritonitis deutet auf peritoneale Incarceration.

Der Ileus kann unter Umständen den Bauchschnitt oder die Laparotomie indiciren. Diess ist der Fall bei angeborener Atresie, zumal wenn sie am unteren Ende der Flexura iliaca ihren Sitz hat, sodann bei organischer Verengerung im unteren Theil des Darmes, endlich bei evidenter mechanischer Behinderung des Durchtrittes der Faeces nach Einführung fremder Körper. Bei Intususception kann sie nur dann Erfolg haben, wenn die Einstülpung ganz frisch ist, unter heftigen reinen Kolikanfällen plötzlich aufgetreten ist; später wenn durch Entzündung die Darmwände erst verwachsen, die eingestülpten morsch geworden sind, wird man sie ohne Gefahr einer Perforation und Kothextravasat nicht lösen dürfen. Beim Volvulus und der Peritonealincarceration sind die Verwicklungen und Verwachsungen meist so schwierig zu lösen, dass ohne vielfache Zerreissungen man nicht damit zu Ende kommen würde. Dagegen in den erstgenannten Fällen kann die Anlegung eines künstlichen Afters dringend erheischt sein. Man wählt dazu, wenn nicht mehr als wahrscheinliche Gegenanzeigen eines höheren Standes der Verschliessung vorhanden sind, die linke *regio iliaca* oder die linke *regio lumbalis*. In ersterer öffnet man die Flexura iliaca, in letzterer das Colon descendens. Bis Tüngel seine Abhandlung über die künstliche Afterbildung [1]) schrieb, gab man wohl ohne Unterschied der Eröffnung des letzteren nach der Methode von Calissen und Amussat den Vorzug. Der Hauptgrund lag darin, dass man bei dieser Operation die Verletzung des Peritoneums vermeiden wollte. Allein diese Aussicht wird zu einer sehr misslichen Bedingung, wenn man sich erinnert, dass $^5/_6$ des Darmes vom Peritoneum umschlossen sind und nur ein schmaler Streifen von $^1/_6$ Breite frei vom Bauchfell an der hinteren Bauchwand anliegt. Dazu kommt, dass beim Foetus und noch bei neugeborenen Kindern das Colon descendens sehr kurz ist und vor der Niere, nicht frei neben derselben an ihrem convexen Rande liegt; dass ferner bei ihnen die Flexura iliaca unverhältnissmässig lang und durch ein langes Mesenterium beweglich ist, so dass sie leicht gegen die vordere Bauchwand hereindrängt und mit Meconium gefüllt ebenso leicht erreicht werden kann; endlich ist auch das Becken beim Kinde noch wenig entwickelt, ungleich flacher, so dass die Organe desselben weniger tief und zurückgelegen sind. In der Lumbalgegend erhält man immer eine tiefe Wunde, welche durch narbige Zusammenziehung sich bald sehr verengt, während der künstliche After an der vorderen Bauchwand oberflächlicher zu liegen kommt. Dieser Platz ist ausserdem für die Verschliessung und Reinigung zugänglicher. Endlich mag es nicht ohne Be-

[1]) Kiel, Schwers'sche Buchhandlung 1853.

lang sein, dass man in der Lumbalgegend einen kurz befestigten Darm seitlich öffnet, während man in der Flexura iliaca eine volle Darmschlinge ausmünden lässt, deren Einknickung die vollständige Darmausleerung eher leitet als hindert.

Hat man es dagegen bei Erwachsenen mit einer erworbenen Darmstrictur zu thun, welche vom Rectum aus nicht wohl erreichbar ist, weil sie, wie diess vorzugsweise häufig der Fall ist, gerade an der Uebergangsstelle der Flexura iliaca in das Rectum über dem inneren Hüftkamm vorkommt, so ändern sich die Umstände und Anzeigen sehr: die Flexura iliaca liegt tief zurück, von Dünndarmschlingen verdeckt, sie ist in Folge des krankhaften Processes eingeknickt, verwachsen, in's kleine Becken hereingezogen, mit einem Worte mehr oder minder unzugänglich; die Bauchhöhle muss weit geöffnet werden, und der Operateur mit der Hand und Instrumenten eingehen, um vielleicht Darmschlingen zu lösen und den erkrankten Theil aufzusuchen; dagegen hat das Colon descendens seine volle Länge in der Lumbalgegend erreicht und liegt ihr dicht an, ist oft enorm ausgedehnt und präsentirt sich sofort ohne von der Niere maskirt zu sein. Auch kann es sich glücklich treffen, dass man den Darm öffnet ohne Verletzung des Peritoneum, ohne Blosslegung oder Beschädigung irgend anderer Organe.

Zu beiden Seiten der Wirbelsäule befindet sich in der Lumbalgegend ein dreieckiger, muskelfreier Zwischenraum, dem schon J. L. Petit, freilich mit Unrecht, ein besonderes Gewicht für die Entstehung von Bauchhernien beigelegt hat. In diesen soll man eindringen, um die Operation nach Calissen und Amussat auszuführen. Die Spitze des Dreieckes fällt auf die Mitte der Crista ilium und seine Schenkel laufen gegen die letzte Rippe aus. Seine vordere Grenze wird von den sich deckenden Muskelrändern des Obliquus internus und Transversus gebildet, welche von der Mitte der Crista zur Spitze der letzten Rippe aufsteigen; die hintere Grenzlinie bildet der äussere Rand des Quadratus lumborum, welcher von der Mitte der Crista bis zur Mitte der untersten Rippe verläuft. Beide Muskelränder treten also nach oben auseinander und das Dreieck, welches zwischen ihnen sich öffnet, wird durch die breite Ursprungssehne des M. transversus abgeschlossen, oder, was dasselbe ist, durch das tiefe Blatt der Fascia lumbodorsalis, welches von den Querfortsätzen der Wirbel entspringt und den Sacrolumbalmuskel vom Quadratus lumborum abscheidet. Es spannt sich sodann zwischen Rippe und Crista durch diess Interstitium zum M. transversus aus. Die Fascia transversalis, welche inwendig den Quadratus überzieht, ist in dieser Gegend meist innig mit der Aponeurose verwachsen, so dass sie gleichzeitig incidirt wird. Oberflächlich ist diess Interstitium von der breiten Ursprungsaponeurose des Latissimus dorsi (dem äusseren Blatt der Fascia lumbodorsalis) überzogen. Sie durchschneidet schräg die Gegend und wird im unteren vorderen Winkel durch absteigende Bündel des Obliquus externus ergänzt. Der Latissimus selbst wird muskulös ungefähr in einer Höhe mit der letzten Rippe, bisweilen tiefer. Auf der Aponeurose des Transversus verlaufen quer durch diesen Raum mehrfache Lumbalarterien und Nerven. Sie sind zunächst der Rippe am stärksten.

Will man zur Anlegung des Anus artificialis diese Lücke treffen, so muss man die Incision von der Mitte der Crista auf die unterste Rippe zuführen. Nach Durchschneidung der Haut und der Fascia cutanea, trennt man der Schnittlinie ungefähr parallel verlaufende Fasern des Latissimus und seiner Aponeurose und des Obliquus descendens, dann die von Fett reichlich bedeckte und mit der Fascia transversalis verschmolzene tiefe Aponeurose. Man stösst hier gerade auf die Linie, in welcher das Colon an die Niere sich anlegt und durch zelliges Fettgewebe mit ihr verbunden ist; auch ist es gerade der Strich, welcher nicht vom Peritoneum überzogen scheint. Unterscheiden kann man diess nicht. Tüngel bemerkt mit Recht: „die Grenze des Peritonealüberzuges erkennt man erst deutlich, wenn man das Bauchfell einschneidet und das Scapellheft oder eine Sonde bis an den Winkel schiebt, den das sich umschlagende Bauchfell mit dem Colon bildet.“ Man ist also beim Lebenden nie sicher, die in ihrer wesentlichsten Bedingung extraperitoneale Operation auch als solche ausgeführt zu haben. Der Raum, in welchem man operirt, ist eng, bei neugeborenen Kindern füllt ihn die Niere in der Tiefe fast gänzlich aus, man sieht und fühlt einen weichen, vollen, hyperämischen, länglich rundlichen Körper, und nimmt gar leicht die Niere für den geschwellten, angefüllten Darm. Doch wird dieser in der Regel durch das in ihm enthaltene Meconium grünlich durchschimmern. Beim Erwachsenen wo das Colon mehr entwickelt ist und freier liegt, die Niere dagegen mehr unter die Rippen hinaufgerückt ist, wird man eine solche Verwechslung weniger leicht begehen. — Will man ausserhalb des Peritoneums bleiben, so muss man freilich einen Längsschnitt in den Darm machen; dasselbe muss geschehen, wenn man hofft den normalen Durchgang wiederherstellen zu können und den Anus artificialis eingehen zu lassen. Will man aber eine ordentlich klaffende Mündung haben und einen bleibenden Anus artificialis, so muss man den Darm quer incidiren, durch die äussere Wunde durchziehen und die Schleimhautlippen auf die Hautränder übersäumen. — Wenn man den Schnitt von der Spitze der Spina anterior superior auf die zweite Rippe zuführt, so hat man freilich mehr Raum und trifft das Colon sicher, allein man muss die sämmtlichen Bauchmuskeln durchschneiden und das Peritoneum zweifellos öffnen, sonst wird man den gesuchten Darm auch hier verfehlen.

Für die Anlegung des Anus artificialis in der Fossa iliaca führt man den Schnitt, um die Verletzung der A. abdominalis externa zu vermeiden, etwa einen Daumen breit nach innen von der Spina ant. sup. Beim Erwachsenen würde man den Dünndarm treffen, beim Kinde fällt die Flexura iliaca vermöge ihres langen Mesocolons weit vor und drängt sich eher nach innen, als nach rückwärts und aussen. Man erkennt hier die Haustra und Taeniae, welche den Dickdarm auszeichnen, deutlich. Würde man ihn geschlossen, den Dünndarm dagegen von Meconium geschwellt finden, so würde man die nächste Schlinge desselben anziehen und öffnen, ohne erst durch eine zweite Wunde an der rechten Seite etwa das Ileum aufzusuchen.

Die Hernia ventralis kommt in der Regel im Verlauf der Linea alba vor und als sog. Nabelbruch, wenn sie angeboren ist. Auch in späteren Jahren noch gehört die Hernia umbilicalis nicht zu den selteneren Formen, doch trifft man den Bruch auch oberhalb und unterhalb des Nabels und ausserdem zu beiden Seiten der geraden Bauchmuskeln; bisweilen mehrere zu gleicher Zeit. Die Bruchöffnung ist mitunter sehr eng, so dass man kaum mit der Spitze des kleinen Fingers eindringen kann und nur die straff gespannten sehnigen Ränder fühlt. Auch ist der Bruch dann nur klein und oft prall gespannt. Der Kranke wird schon selbst die örtliche Veränderung bemerken, sonst könnte man leicht, besonders wenn er oberhalb des Nabels seinen Sitz hat und eine Ausbuchtung des Magens oder Colon aufnimmt, aus den übrigen Symptomen, Aufblähung des Magens, Beschwerden nach dem Essen, öfteres Aufstossen, leichten Coliken u. s. w., ihn übersehen. Meistens ist die Bruchpforte weit und bei Frauen, welche öfter geboren haben und mit Bauchbrüchen behaftet sind, findet man nach Reposition derselben fast die ganze Linea alba so verdünnt, durchbrochen und verschoben, dass sie im Gegentheil fast eine Fissura abdominis vorstellt. Die Hernien lassen sich reponiren und man fühlt alsdann die offene Bruchpforte; sie unterscheiden sich dadurch von Geschwülsten der Bauchwand, dem Hydrops vesicae felleae u. s. w. Oberhalb des Nabels, wo die Fascia transversalis oft als fettreiche Schicht unter der *fascia recta* liegt, sollen mitunter sog. Fettbrüche vorkommen, d. h. tiefe Lipome, welche die Maschen des Lig. rectum durchsetzen und ausweiten. Die Hernia muscularis tritt in der Breite der M. recti selbst auf. Alle Darmbrüche besitzen vielleicht ohne Ausnahme ausser dem peritonealen Bruchsack noch eine vom Omentum gebildete Peritonealkappe. J. L. Petit stellte als Regel auf, niemals bei ihnen im Fall einer Einklemmung den Bruchsack zu öffnen. Dieser Rath ist gewiss zu beachten, sobald man sicher ist, dass die Einklemmung in der äusseren Einschnürung ihren Grund hatte. Diess wird meistens der Fall sein. Umfängliche Bauchbrüche bei weiter Bruchpforte klemmen sich nicht ein.

Durch penetrirende Bauchwunden wird nicht selten der Darm verletzt und Blut- und Kothextravasat führen rasch tödtliche Peritonitis herbei. Immer fällt auch bei einfach penetrirender Wunde Netz oder Darm vor, entweder so dass sie die Bauchwunde von innen verlegen, auch mehr oder weniger zwischen die Wundränder eindringen, oder so dass sie mehr oder weniger lang aus der Wunde heraushängen. Die Erfahrung lehrt, dass Eindringen von Luft und Wundsecret in die Bauchhöhle, Insultation des Peritoneums durch den eingeführten Finger durchaus vermieden werden müssen. Den aus der Wunde heraus vorgefallenen Darm muss man natürlich zurückbringen. Auch hiebei ist es schlimm, dass man den glatten irritabelen Darm mit der rauhen, blutverklebten Hand comprimiren muss. Er ist meist aufgebläht von Gas und dadurch scheinbar constringirt. Diess Hinderniss lässt sich durch gleichmässigen über die ganze vorgefallene Darmpartie ausgeübten Druck hinwegräumen. Immer aber trachtet der Darm, auch wenn er reponirt ist, wieder aufzusteigen, weil er specifisch leichtere Gase enthält, als die umgebende Atmosphäre. Es ist daher ein eiteles Bemühen, ihn hinter die inneren Wundränder in die Bauchhöhle zurückzuschieben, er drängt sich immer wieder vor. Dagegen ist es dringend angezeigt die Wunde selbst sofort zu schliessen. Das blosse Zusammenziehen der Hautränder genügt nicht, man muss die Muskelränder mitfassen. Unter dieser Bedingung kann eine vollständige feste Narbe erzielt und ein zurückbleibender Bauchbruch vermieden werden. Heftet man bloss die Hautränder zusammen, so entsteht nicht allein eine Hernie (ohne Bruchsack), sondern die Darmschlingen können noch ehe sie mit der Bauchwand verwachsen sind und die Hautwunde sich geschlossen hat, abermals austreten. Das Netz, der Darm, kurz der Theil, welcher zunächst der inneren Bauchwunde liegt, verlöthet sich mit dieser. Diess ist unfehlbar, wenn der Ausgang ein glücklicher sein soll. In früheren Zeiten, weil die Eingeweide constant gegen die Wunde hineindrängen, glaubte man fast bei jeder penetrirenden Bauchwunde an Strangulation, daher die Vorschrift, die Bruchpforte mit dem Messer zu erweitern und die vermeintliche Incarceration zu heben. Diess war ein grober Fehler, denn einmal fügte man der vorhandenen Wunde eine zweite schlimmere hinzu, für's Zweite störte man den Verklebungsprocess des vorliegenden Theiles mit der Bauchwand, für's Dritte öffnete und beschädigte man die durch den vorliegenden Theil hermetisch geschlossene Peritonealhöhle. Wenn man endlich bedenkt, dass man den beabsichtigten Zweck niemals erreicht, dass eine Einklemmung überhaupt nicht vorhanden ist, und mit der einzigen Ausnahme, dass grosse Darmschlingen vorgefallen sind, auch nun und nimmermehr zu Stande kommt, so ist ein solches Verfahren nach dem Katechismus vorelterlicher Forensis in meinen Augen strafwürdig. Diess wird es aber um so mehr, wenn evident eine Perforation des Darmes geschehen und Faecalmaterie in der Wunde lag. Dann darf man nicht einmal die Wunde schliessen, sondern nur locker verbinden, doch so dass die äussere Luft möglichst abgehalten wird. Liegt der Darm frei, so kann es zweckmässig sein, eine Darmnaht anzulegen und ihn dann in die Wunde zurückzuschieben; ihn aber zu dem Ende hervorzuziehen, ist ohne Erweiterung der Wunde oft nicht möglich und desshalb, auch auf die Gefahr hin, dass eine Kothfistel bleibe, zu unterlassen. — Das vorgefallene Netz lässt man ruhig liegen und durch Ulceration und Gangrän absterben [1]). Das Schlimmste, was man in dem Falle

[1]) Es ist betrübend, wie verkehrte und geradezu verderbliche Ansichten zumal bei oft gerichtlichen Fällen sich hartnäckig erhalten. Ich könnte davon erzählen. Hier wo kein Bruchsack und keine starre Bruchpforte ist, kommt in der frischen Wunde eine Einklemmung nicht vor. Der einzige Luftdruck und die Diffusion der Gase sind die nächste Ursache der mechanischen Verschliessung der Wunde. Trennt man diese, was geschieht? In der *Société anatomique* sah ich einen Fall, in welchem wegen einer Stichwunde über dem Nabel, in deren Grunde Darm fühlbar war, die Erweiterung derselben vorgenommen und endlich der Darm nach mehrfachen vergeblichen Bemühungen zurückgeschoben war. Die äussere Wunde heilte; es traten aber bald Schmerzen und Geschwulst

zu befürchten hat, ist, dass sich ein Abscess innerhalb der Bauchfalte desselben bilde; wobei indessen immer noch die Aussicht ist, dass auch dieser sich nach aussen öffne.

Bei Schusswunden des Bauches sind die Wundränder stets mehr oder weniger gequetscht, zertrümmert, eingedrückt, es findet kein sichtbarer Prolapsus von Darm oder Netz statt. Die Wunde ist durch sich selbst so gut wie geschlossen. Da sich indess die Ränder doch durch Eiterung abstossen, so darf man sie durch Sutur nicht vereinigen, sondern nur einfach bedecken.

Hat eine Stichwunde des Bauches den Verlauf der Arteria epigastrica in ihrem Stamme getroffen, und ist eine stärkere Blutung eingetreten, so ist sie freilich in der Wunde aufzusuchen und wo möglich an beiden durchschnittenen Enden zu unterbinden. Für die Verletzung ihrer Zweige und Anastomosen giebt das vorgefallene Eingeweide den besten Verschluss;

unterhalb des Nabels auf Eine phlegmonöse Entzündung und Fluctuation liessen bald einen umfänglichen Abscess erkennen. Eine Incision wurde gemacht und eine Menge Eiter, später Jauche und Faecalmaterie flossen aus. Die Kranke starb an allgemeiner Peritonitis etwa 6 Wochen nach der Verletzung. Die Section zeigte, dass man bei der Reposition des Darmes das Peritoneum von der Bauchwand abgelöst, und nachdem diess geschehen war, glücklich die vorliegende Darmschlinge zwischen beide hinein verschoben hatte. In diese Tasche hatte sich der Eiter von der ersten Wunde gesenkt, eine phlegmonöse Zellgewebsentzündung hatte sich der Entzündung des Darmes hinzugesellt, durch Ulceration denselben perforirt und einen vasten Jaucheheerd hervorgerufen. — Doch haben gerade französische Chirurgen die Nothwendigkeit einer Reform in der Behandlung penetrirender Bauchwunden zuerst und am gründlichsten besprochen. Larrey's *Mémoire sur les plaies pénetrantes de l'abdomen* führt das Motto: „*Savoir attendre*", und bezieht sich zunächst auf einen Fall von penetrirender Bauchwunde mit Vorfall des Netzes, vollkommen geheilt, ohne Zufälle, durch einfache Mittel des Zuwartens. L. liess das vorgefallene Oment unverrückt in der Wunde liegen, herausragen, bedeckte es mit feuchtwarmen Umschlägen, verordnete den anderen Tag einen Aderlass, den 3. Tag einige Blutegel, dabei vollkommne Ruhe. Das Netz entzündete sich und eiterte im Umkreise der Wunde, stiess sich ab, zugleich retrahirte und verkürzte es sich, so dass bald eine methodische Compression hinzugefügt werden konnte. Nach 46 Tagen war die Vernarbung vollendet und der Verletzte ging wieder aus. — Man würde vielleicht sehr irren, wenn man hinter diesem vorliegenden Netz nicht auch ein Darmstück vermuthete. Uebrigens auch bei frei vorliegendem es tritt so leicht keine innere Blutung ein, wenn man die Wunde nicht öffnet und erweitert.

Auch ohne äussere Wunde kann durch blosse Erschütterung und Contusion das eine oder andere Eingeweide zerrissen oder geplatzt sein. Innere Verblutung oder nachfolgende heftige Peritonitis führen den Tod herbei. Es ist wahrscheinlich, dass vorhandene Hernien eine Prädisposition zur Ruptur des Darmes setzen. Wenigstens habe ich einen Fall gesehen, in welchem ein ältlicher Mann einen inneren Darmbruch beim Ueberspringen über einen Graben erlitt. Seit vielen Jahren trug er in der linken Seite eine Schenkelhernie, in welcher zu verschiedenen Zeiten offenbar verschiedene Darmportionen eingeschlossen gewesen waren. An zwei entfernten Stellen zeigten sich narbige Einziehungen der Darmwand, welche auf der Seite der Serosa am breitesten waren und nach innen zu abnahmen. An einer dritten Stelle fand sich ebenso isolirt ein Ulcus des

Darm will L. das Debridement nur dann vornehmen, wenn wirkliche, nicht bloss sympathische Einklemmungszufälle (Erbrechen, Colik u. s. w.) eintreten, und zwar aus dem Grunde, weil durch das Debridement nur eine grössere Portion vorfällt, weil es Disposition zur späteren Hernia ventralis giebt. — Ebenso verwirft er die Excision oder Ligatur des Epiploon. (*Mémoires de l'acad. de méd. t. XI*, 1845). Zehn Jahre später finden sich in der *Gaz. des hôp.* No. 40, 1855, drei Fälle von ausgedehnten penetrirenden Bauchwunden mit Vorfall von Darmschlingen, jedoch ohne Darmverletzung, welche nach einfacher Reposition derselben durch Anwendung der Naht und vorzugsweise der umschlungenen Naht fast prima intentione geheilt wurden. -- Bezüglich des Omentum erklärt sich auch Robert in der *Société de chirurgie* (*Gaz. de hôp.* 52, 1850) entschieden gegen alle Repositionsversuche. Derselbe nennt vorzüglich Boyer als Autorität, welche das bisher übliche Verfahren in die Chirurgie eingeführt und unvermeidlich gemacht habe. Auch das therapeutische Verfahren soll nach Robert durchaus exspectativ sein. Er giebt den Kranken Opium zur Beruhigung. [Es bedarf nicht der Erwähnung, dass bei vorliegendem Darm, zumal wenn derselbe perforirt ist, drastische Mittel, selbst Calomel in abführender Dosis zunächst contraindicirt ist. Auch für Blutentziehungen muss man, gleichwie bei Kopfverletzungen, die Reaction abwarten. Es giebt keine Verletzung, welche im ersten Insult so sehr das ganze Nervensysten erschüttert, als die Bauchwunden. Die Verletzten sind in einer Angst und Aufregung, auch ohne namhaften Blutverlust bleich, mit flatterndem Puls, seufzendem Athem, zu Ohnmacht und Muskelzucken geneigt. Die Engländer geben Opium und Brandy].

Darmes, welches allem Anschein nach durch Decubitus in Folge einer früheren Einschnürung entstanden war. Es befand sich etwa 6 Zoll unterhalb der jetzt im Bruchsack gelegenen Darmschlinge, kann aber auch in einer gleichzeitig vorhandenen Perinealhernie, deren Bruchsack mit frischem Exsudat beschlagen war, eingeschlossen gewesen sein. Dieses Ulcus war in Folge des Stosses perforirt werden und hatte eine rasch tödtliche Peritonitis herbeigeführt.

Die grossen Gefässe der Bauchhöhle geben wenig Veranlassung zu einer chirurgischen Betrachtnahme. Das Aneurysma der Aorta abdominalis ist selten und unzugänglich, nur in diagnostischer Hinsicht und zur Behütung des Kranken beachtenswerth. Es berstet meistens schubweise ohne plötzlichen grossen Bluterguss und geschieht dieser selten oder nie in die Peritonealhöhle hinein, sondern senkt sich unter der Fascia transversalis vor der Wirbelsäule gegen die Beckenhöhle hin. Die Senkung ihrerseits wird meistens wieder eingekapselt. Legendre[1]) fand in einem Falle die Wirbelsäule kyphotisch verkrümmt und gleichzeitig eine pulsirende Geschwulst in der Fossa iliaca. Man hätte an eine Wirbelcaries und einen Congestionsabscess denken können, dem die Pulsation durch die A. iliaca mitgetheilt wäre. Die Section zeigte, dass es ein vaster aneurysmatischer Sack war, der von der Aorta thoracica her sich gesenkt und an seinem ursprünglichen Sitze zugleich die Erosion und Verkrümmung der Wirbel bedingt hatte. — An der A. iliaca und ihren nächsten Verzweigungen kommen Aneurysmen öfter vor und kann unter dieser und anderen Bedingungen die Unterbindung derselben indicirt sein. Man führt den Schnitt vor und über der Spina anterior superior her und durchschneidet schichtenweise die Bauchdecken bis auf das Peritoneum. Dieses schiebt man mit der Hand zurück, löst es von der Fossa iliaca bis an den Beckeneingang, wo man am inneren Rande des Psoas die Arterie pulsiren fühlt, hier ist es die Iliaca externa mit der Vena an ihrer inneren Seite. Will man die Iliaca communis unterbinden, so

[1]) Nélaton, Chirurgie. T. I, p. 479.

müsse man den Schnitt durch die Bauchwand bis nahe unter die nächste Rippe und die Höhe des Nabels hinaufführen, dann mit der Hand bis auf das Promontorium eingehen, neben welchem man die Arterie pulsiren fühlt. Man hat auch die Iliaca interna oder Hypogastrica isolirt unterbunden, eine zwar unter Umständen sehr indicirte und nützliche, aber auch sehr schwierige Operation. Am meisten wird man sich immer vor einer Verletzung der benachbarten weiten Venenstämme zu hüten haben, welche zwar hier nicht so eng den Arterien angeschlossen liegen, wie an anderen Körperstellen, doch im gefüllten Zustande leicht von der Ligaturnadel getroffen und durchstossen werden könnten. Einigermaassen erleichtert wird indess die Anlegung der Ligatur dadurch, dass sich die Venen nicht vor, sondern hinter der A. iliaca communis sinistra kreuzen, um zur Vena cava zusammenzufliessen.

Wenn man bei flectirten Oberschenkeln die Bauchwand in der Höhe des Nabels gegen die Wirbelsäule hin eindrückt, fühlt man die Aorta abdominalis pulsiren und kann bei einer Blutung aus den Beckenschlagadern zur provisorischen Blutstillung recht wohl an dieser Stelle die Compression der Aorta ausführen.

Aneurysmen der Aorta durchbohren bisweilen die Wandung der Vena cava ascendens und es entsteht dadurch ein Aneurysma varicosum. Von Seiten der Vene ruft dieser Umstand die nämlichen Störungen hervor, welche eine Compression, theilweise Obturation derselben herbeiführen würde. Diese können bedingt sein durch Geschwülste innerhalb der Bauchhöhle, welche die Vene zusammendrücken und die Circulation hemmen, oder durch Krebsgeschwülste, welche die Wandung durchbrochen haben und in das Lumen der Vene hineingewachsen sind. Oedem der Unterextremitäten und Erweiterung der epigastrischen Venen ist die Folge.

Beim Foetus, dessen Circulation durch die Placenta geht, ist die Vena cava inferior noch wenig entwickelt, dagegen verlaufen starke, geflechtartig aufsteigende Venen in der vorderen Bauchwand, aus der Inguinalgegend zum Funiculus, wo sie theils einmünden, theils mit demselben zur Leber gelangen. Diese Venen obliteriren später, sie können aber theilweise wegsam bleiben und besonders in der Umgebung des Nabels und des Lig. teres als anastomotische Verbindungskanäle mit der V. cava bestehen bleiben. Ausserdem kann ihre Obliteration im unteren Abschnitt, an der Bauchwand, eine unvollständige, theilweise abgeschnürte und abgesetzte sein, wodurch im Verlauf dieser Venenstränge Cystenräume bleiben, welche durch Ausdehnung mit seröser Flüssigkeit zusammen geballte und zum Theil lose an einander gereihte Cystengeschwülste bilden. Der interessanteste Fall dieser Art scheint mir der zu sein, welcher von Dr. Danzel operirt und beschrieben worden ist. [1])

Ausser den Geschwülsten, welche von den Organen der Bauchhöhle ausgehen, können andere aus der Nachbarschaft in dieselbe hineinragen und sie mehr oder weniger vollständig occupiren. Es sind diess vor Allem Ovariumsgeschwülste, Fibroide des Uterus, welche vom Fundus uteri ausgehend, den unteren Rand der Leber erreichen können. Ich erinnere mich an ein Beispiel der letzteren Art, in welchem die Geschwulst, über Kindskopf gross, nach unten fühlbar gestielt mit dem Uterus zusammenhing, hart anzufühlen und mit ihm beweglich war. In seinem Innern, wie später die Section zeigte, schloss es eine grosse von Serum und entfärbtem Blutcoagulum gefüllte Cyste ein. — Die Ovariumsgeschwülste haben bald einen wässrigen, bald mehr colloiden Inhalt. In einzelnen Fällen sind sie jedoch auch völlig solid, bestehen aus Talgmasse mit Zähnen und Knochen, so dass sie fest, stellenweise sogar knochenhart anzufühlen sind. Sie erreichen Kindskopfgrösse, doch werden sie wohl selten so umfänglich, wie die vorigen Formen. Auch das Enchondrom kommt, wenngleich selten, im Ovarium vor. In Prag habe ich ein Beispiel der Art gesehen, wodurch das Ovarium das Zehnfache seines Volumens erreicht hatte. Encephaloidmasse entwickelt sich nicht selten im Ovarium, ist aber fast immer mit gleichzeitig colloider Entartung anderer Drüsenbälge verbunden, daher theils schein-

[1]) Deutsche Klinik, 1852.

bar, theils wirklich fluctuirend. Auch beim Enchondrom muss man im Sinne habe, dass es nicht bloss fest und gleichartig, sondern als Gallertknorpel, oder verknöchert, theils zerfasert vorhanden sein kann. Fügt man hinzu, dass in Folge von Extrauterinschwangerschaft auch das Lithopädion in der Bauchhöhle eine Geschwulst bilden kann, so kann die specielle Diagnose mitunter sehr schwer halten. Die Ovariumgeschwülste liegen extraperitoneal, sind kugelig oder von einzelnen glatten Kuppeln besetzt, sie sind beweglich und prall, so lange nicht bedeutende Adhärenzen mit der Becken- oder Bauchwand bestehen, oder der Peritonealüberzug gegen die Baucheingeweide hin ulcerirt und verlöthet ist. Den Uterus findet man durch das Aufsteigen der Geschwulst häufig herauf- und zur Seite gezogen, aber nicht minder oft tief herabgedrückt. Die extrauterine Foetalgeschwulst pflegt sich, wenn sie ihre Evolution durchgemacht hat, zu verkleinern, sie nimmt nicht contuinirlich zu, wie Ovariumstumoren; sie ist wohl constant verwachsen und wenig beweglich. — Freie, mit dünner Flüssigkeit gefüllte Ovariumsgeschwülste kann man durch einen Einschnitt in die Linea alba über der Symphyse, nachdem sie angestochen sind, exstirpiren. Es wird nicht nöthig sein, sie bis auf Stumpf und Stiel herauszuziehen, da dieses eine erhebliche Zerrung der Tuben, des runden Mutterbandes und des Peritoneums veranlasst. Neben dem Ovarium mit der Hand einzugehen, um etwaige Adhärenzen zu lösen, darf man nicht wagen. [1])

Nächst solchen aus der benachbarten Beckenhöhle in den Bauchraum hineinragenden Geschwülsten haben wir deren andere, welche in der Bauchwand selbst ihren primitiven und alleinigen Sitz haben. Sie gehören theils der Haut, theils den Muskeln und Fascien an. Lipome kommen besonders in der Umgebung des Nabels, den sie mitunter wallförmig einfassen, dann über

[1]) Vielleicht möchte es zu versuchen sein, nur einen Theil des Ovariums vor der Wunde zu excidiren und den übrigen Theil, jedenfalls so viel, dass er eng die gemachte Wunde ausfüllt, nach Unterbindung der Gefässe frei mit einer äusserlich durchgeführten Schlinge ohne weitere Vereinigung in der Wunde hängen zu lassen, gerade als wollte man eine Ovariumsfistel anlegen.

der Leber und an anderen Stellen des Abdomens vor. In Langenbeck's Klinik liess sich ein Mann eine wallnussgrosse gestielte Geschwulst im Scrobiculo exstirpiren. Sie hing polypenförmig herab und war an ihrem unteren Ende prall gespannt, eine Balggeschwulst, welche durch ihr Gewicht und den Druck der Kleider eine Hautfalte nach sich gezogen hatte. — In Jena untersuchte ich eine Geschwulst, welche mit breiter Basis in der rechten Inguinalgegend und verschiebbar mit der Haut gesessen hatte. Sie war oval, pflaumengross, an ihrer Oberfläche excoriirt und mit Schorf bedeckt, bläulich durchscheinend unter verdünnter, sehr gespannter Haut. Sie fühlte sich gleichmässig fest und elastisch an, hatte auf dem Durchschnitt ein von sehnigen Wänden durchzogenes areoläres Gefüge und bestand aus einer acinösen Schweissdrüsenhypertrophie. — An den Stellen, wo die Fascien der Bauchwand miteinander sich verstricken, entwickeln sich nicht selten fibröse Geschwülste. Sie liegen wohl oberflächlich, lassen aber von der Bauchwand sich nicht isoliren, sind hart und sitzen mit breiter Basis auf. Obgleich sie kugelig und knotig nach aussen wachsen und beträchtliche Grösse erreichen können, sind sie doch öfter nicht allein der Fascia transversalis angeheftet, sondern auch dem Peritoneum so dicht angeschlossen, dass die Ablösung desselben bei der Exstirpation gefährlich werden kann. Ich habe eine solche Geschwulst, kindskopfgross, bei einem erst 24 Jahre alten Mädchen gesehen. — Es ist auch ein Fall bekannt, in welchem ein Foetus in Foetu in einer Geschwulst der vorderen Bauchwand gefunden wurde. Sie betraf ein 14jähriges Mädchen, vereiterte und öffnete sich in der Umbilicalgegend, worauf Knochenreste u. s. w. extrahirt wurden [1]).

Als mehr acute, entzündliche Geschwülste treten die Abscesse der Bauchwand auf. Sie sind im Ganzen selten und können, wenn sie tief sind, alle möglichen Irrungen verursachen. So erzählt Frerichs einen Fall, in welchem eine entzündliche Infiltration der geraden Bauchmuskeln, welche endlich in Abscess-

[1]) *Gaz. des hôp.* No. 134, 1851.

bildung überging und sich nach aussen öffnete, ehe der Kranke in die Klinik aufgenommen wurde, lange für eine schmerzhafte Lebergeschwulst gehalten war. Solche Abscesse können ausnahmsweise im Zellgewebe zwischen den Muskeln primitiv entstehen, wie es in dem erwähnten Beispiel der Fall gewesen zu sein scheint. Oefter haben sie einen entlegenen, fremden Ursprung und senken sich nur innerhalb der Bauchwand. Am häufigsten entstehen sie wohl bei Lastträgern und durch den Druck der Tornister unter dem Sacrolumbarmuskel über den Knochen des Ileolumbal-Winkels. Es soll sich daselbst nach Chassaignac ein grosser Schleimbeutel regelmässig [?] befinden. Jedenfalls kann in Folge des Druckes und der Reibung über dem Knochenrande leicht eine Bursa entstehen, sich entzünden, und nach ihrem Durchbruch der Eiter zwischen den breiten von der Crista ilei entspringenden Bauchmuskeln nach vorn sich senken. Der Quadratus lumborum beschränkt einigermaassen den Durchbruch nach vorn und die Senkung längs dem Psoas direct nach abwärts, doch kommt auch dieses vor. — Dr. Michaelis berichtet einen Fall von tief liegendem Abscess der linken Bauchwand, der einen Milztumor simulirte. Die Geschwulst stieg indessen bald auch äusserlich über den unteren Rippenbogen herauf, wurde weicher und die Haut ödematös. Eine Incision wurde gemacht und tief unter den Muskeln fand sich ein zum Theil eitrig zerflossenes Exsudat. Durch Finger und Sonde überzeugte man sich sodann, dass die Exsudation von einer Periostitis der drei letzten falschen Rippen ausging [1]). — Andere Abscesse, welche in der Bauchwand auftreten, haben ihren Grund in einer Ulceration und Perforation innerer Organe, nachdem der ursprüngliche Eiterheerd mit der Bauchwand verwachsen ist; sie können von den Nieren, dem Coecum, den Ovarien, der Blase u. s. w. ausgehen [2]).

Nach früherer Ausdehnung und späterer Erschlaffung der Bauchwand ist die äussere Haut nicht selten gerunzelt und mit

[1]) Ztschr. d. W. A. Heft 5 u. 6, S. 287. 1856.

[2]) Vergl. Deutsche Klinik No. 18. S. 197, 1854.

narbenartigen Flecken besetzt. Diess ist besonders nach vorausgegangener Schwangerschaft der Fall. Auch Geschwüre und Geschwürsnarben, welche meist von der Schaamgegend aus über sie sich erstrecken, findet man bisweilen, sowie auch Verbrennungen, welche dann meist über die Schaamgegend und das Perinaeum weggehen, nicht selten sind.

Die Weichen- und Schaamgegend[1]).

Es umfasst die Weichengegend, die vordere untere Partie der Bauchgegend gerade über der Schenkelbeuge. Bei stark beleibten Personen wird der Bauch dahier oft überhängend, nach unten durch eine schräge Querleiste abgegrenzt. Diese Einschnürung ist bedingt durch den Schenkelbogen, *arcus cruralis* oder *ligamentum Poupartii s. Fallopiae*, welches von der Spina anterior superior zur Schaambeinfuge ausgespannt ist. Die freie untere Bauchgegend wird durch dieses Band gestützt, doch durch den Widerstand des Beckens, seine abschüssige Form und Stellung werden die Eingeweide natürlich nach vorn gedrängt. Eingeweidebrüche sind daher in dieser Gegend und nach dieser Richtung bei weitem am häufigsten. Ausserdem bietet der Verschluss der Bauchhöhle in dieser Gegend regelmässige Lücken oder nachgiebige Stellen, in welche namentlich Darmtheile sich leicht hineinschieben können.

Die vordere Bauchwand besteht in den Weichen aus folgenden Schichten. Nach Durchschneidung der Haut folgt eine starke *fascia superficialis*, in welcher gerade nach aufwärts die *a. abdominalis Halleri s. epigastrica superficialis* nebst oberflächlichen Venen verlaufen, von der Mitte zwischen dem Tuberculum pubis und Spina a. s. aufsteigend. Sie haben nur ein geringes Kaliber und sind zunächst der Schenkelbuge von Drüsen und

[1]) Vergl. Taf. XIII, XIV, XV.

Lymphsträngen begleitet. Dann folgt die Aponeurose des M. obliquus externus, deren Fasern nach unten und abwärts streifen und von anderen unregelmässig gekreuzt werden. Sie sind zu ziemlich dicken Strängen zusammengeordnet, deren Zwischenräume von feineren Fasern und lamellösem Zellgewebe ausgefüllt werden. Diese Maschen werden gegen die Schaamgegend hin weiter, die Sehnenbündel sind aber besonders stark in der Linie der Spina a. s. zum Tuberculum pubis, in welcher sie auch mit der Fascia superficialis äusserlich verwachsen, sowie inwendig von unten her die Fascia iliaca ihnen sich anheftet, während von der Schenkelbuge aus die Fascia lata auswendig sich anschliesst. Auf diese Weise entsteht das Poupartische Band, welches, ausgespannt über den vorderen Beckenausschnitt, eine Stütze für die Weichtheile und eine Barriere für die Eingeweide bildet, dass diese nicht über den Beckenrand hinausgleiten. Es ist bald mehr, bald weniger entwickelt und seine Bündel treten gegen die Schaamgegend hin mehr auseinander und lösen sich einzeln ab, wodurch seine Ausbreitung und Anheftung eine mehr zerstreute wird. Zuerst geht ein starkes Bündel jenseits der Mitte des Bandes nach abwärts zum Tuberculum ileopectineum, der mittlere Hauptstrang heftet sich an das Tuberculum pubis neben der Schaamfuge an; im Insertionswinkel desselben wenden sich die letzten untersten Bündel nach auswärts und bilden vom Tuberculum pubis längs dem Pecten ein halbmondförmig ausgeschweiftes Band, das *ligamentum Gimbernati*, dessen Höhe an seiner Basis etwa 4 Linien beträgt und dessen sichelförmiger Ausschnitt etwa einen halben Zoll von seiner Spitze am Tuberculum entfernt ist. Die vordere Seite dieses Bandes, welche indess bei unversehrter Bauchhöhle und zumal aufrechter Stellung nach abwärts gerichtet ist, bildet selten eine glatte ebene Fläche, sondern je nachdem die Faserzüge mehr nach vorn oder hinten am Pecten sich inseriren, wird sie staffelförmig abgesetzt, die einzelnen Ränder oder Stufen bleiben jedoch immer scharf ausgeschweift. In die Vertiefungen ist Fett abgelagert. — Die oberen Bündel des Poupartischen Bandes werden gleichfalls vom

Hauptbande abgehoben und bilden dadurch etwa 1½ Zoll von der Symphyse entfernt zwischen beiden Sehnenarmen einen grösseren Maschenraum, den *annulus inguinalis.* Weiter nach innen nähern sie sich wieder, so dass die Spalte in der Aponeurose geschlossen wird; die Hauptstränge aber des oberen Bündels, welche das *crus internum* oder *superius* bilden, gehen über den Ursprung des Rectus abdominis hinweg, kreuzen sich mit denen der anderen Seite und bilden von der Schaamfuge absteigend, verwebt mit neuen Ursprungsbündeln und faltig verwachsen mit der Hautfascie das *ligamentum suspensorium penis.* Der nach aussen unter jenem wegziehende mittlere Strang des Poupartischen Bandes, welcher an das Tuberculum pubis sich anheftet, bildet das *crus externum s. inferius* des Annulus inguinalis.

Durch die beschriebene Spalte als *apertura externa canalis inguinalis* tritt als ziemlich dicker, rundlich verschlungener Strang der *funiculus spermaticus* aus der Bauchwand hervor. Er wird an seinem Austritt von der Fascia superficialis überzogen, welche die Ränder der Oeffnung verschliesst und im Umkreise des Annulus mit der Aponeurose sich verwebt. Beim Weibe ist es das runde Mutterband, welches sich hier in sehniger Ausbreitung verliert.

Auch oberhalb des gebündelten Poupartischen Bandes ist, wie erwähnt, die Aponeurose keineswegs gleichartig dicht gewebt, sondern es treten die Fasern zu Strängen zusammen und lassen engere Maschenräume zwischen sich. Die Aponeurose geht über in die vordere Wand der *vagina recti*, deren oberflächliches Blatt sie mit der Fascia superficialis bildet.

Trennt man die Aponeurose des Obliquus externus bis zur Grenze des Poupartischen Bandes und schlägt sie nach aussen um, so kommt eine Muskelschicht zum Vorschein, welche dem *obliquus internus* angehört. Seine unteren Bündel verlaufen horizontal, die oberen nach aufwärts. Unter jenen sieht und fühlt man den Samenstrang vortreten, getragen von den untersten Strängen des Poupartischen Bandes und nach vorn umgeben von jenen Muskelbündeln, welche als *cremaster* ihn in's Scrotum begleiten. Die Aponeurose des Obliquus internus, welche in ihrer unteren Partie nur einfach ist und mehr nach innen vom Annulus beginnt, geht über in die Vagina recti und bildet das mittlere Blatt ihrer vorderen Wand.

Löst man den Samenstrang mit seiner musculösen Umhüllung vom Poupartischen Bande ab, so erkennt man hinter ihm abermals ein nach aussen musculöses, nach innen aponeurotisches Stratum. Es ist der *m. transversus abdominis*, welcher gleichfalls einzelne Muskelbündel zur hinteren Fläche des Funiculus in Vereinigung zum Cremaster abgiebt, übrigens aber aponeurotisch hinter ihm und der Apertura externa canalis inguinalis sich ausbreitet und den Boden der letzteren bildet. Gleich den vorigen geht die Aponeurose des Transversus in die Vagina recti über und bildet das untere Blatt derselben unmittelbar vor dem Muskel.

Betrachtet man nun die von ihren äusseren Schichten entblösste Weichengegend von der Bauchhöhle aus, so sieht man den Samenstrang unter dem Peritoneum aus der Beckenhöhle über die innere Darmbeinkante sich herüberschlagen mit den Schenkelgefässen und Nerven und Muskeln der Beckenwand sich kreuzen und vor ihnen bogenförmig nach vorn gegen die Bauchwand ziehen, wo er unmittelbar über dem Poupartischen Bande etwa 2 Zoll nach innen von der Spina a. s. in der Bauchwand sich verliert. Löst man das Peritoneum von der inneren Leistengegend und schlägt es nach abwärts, so gewahrt man, dass es von der Eintrittsstelle des Funiculus in die Bauchwand sich nicht trennen lässt, sondern von ihm mit fortgezogen wird.

Unmittelbar nach innen von der Eintrittsstelle des Samenstranges sieht man nach abgelöstem Peritoneum die *a. epigastrica* und ihre Venen an der inneren Bauchwand aufwärts ziehen. Sie liegt hier, von innen betrachtet, auf der *fascia transversalis*, von vorn gerechnet, hinter derselben [1]). Diese Fascie, welche die ganze innere Bauchwand überzieht, ist in der Weichengegend besonders entwickelt, setzt sich von hier gegen die Mittellinie

[1]) Taf. XV, Fig. 1, f.

fort und bildet, indem sie den Rectus abdominis von hinten überzieht, die hintere Wand der Vagina recti, welche im untersten Theil aus einem einzigen Blatte besteht. Die A. epigastrica wendet sich zum äusseren Rande des Rectus und verschwindet daselbst 3 Querfinger breit oberhalb des Poupartischen Bandes, nachdem sie zuvor die Fascia transversalis nach vorn durchsetzt hat. Nicht selten reicht der bogenförmige Ausschnitt der Aponeurose des Transversus bis zu dieser Stelle und bildet gewissermassen nur eine grosse Oese für den Durchtritt der Arterie, so dass ihr oberer Abschnitt über der Arterie und hinter den Musculus rectus herzieht, ihr spärlicher unterer aber vor die Arterie und den Muskel gedrängt wird. Die Epigastrica also, welche zuerst auf dem Peritoneum gelegen war, tritt am Rande des Rectus vor die hintere Wand seiner Sehnenscheide.

Löst man die Fascia transversalis aus der Leistengegend nach abwärts, so bleibt sie gleichfalls trichterförmig vertieft in der Umgebung des Samenstranges haften (c.). Sie begleitet den Funiculus als gemeinsame fibröse Scheide. — Der weitere Verlauf des Funiculus ist noch nicht sichtbar; er wird noch von hinten verdeckt von der Aponeurose des M. transversus (Fig. 2, b.), derselben, welche wir bei der Präparation von vorn nach Abhebung des Funiculus die hintere Scheidewand seines Durchpasses bilden sahen. Ihre zum Theil noch musculösen Bündel werden an der Durchtrittsstelle des Funiculus aus einander geschoben und bilden mit der Einstülpung der Fascia transversalis die *apertura interna canalis inguinalis.*

Es geht hieraus hervor, dass der Samenstrang die Bauchwand in schräger Richtung von aussen nach innen und zugleich entsprechend der Richtung des Poupartischen Bandes von oben nach unten durchsetzt. Die Strecke seines Verlaufes innerhalb der Bauchwand beträgt etwa $1\frac{1}{2}$ Zoll und ebensoweit ist die Austrittsstelle von der Symphyse entfernt, während die Apertura interna etwa 2 Zoll von der Spina a. s. nach innen liegt. Diese Dimensionen nehmen indessen je nach der Wölbung des Bauches und der Dicke der Weichtheile zu.

So wird in Folge des Durchtrittes des Funiculus spermaticus und beim Weibe des Ligamentum uteri rotundum ein die Bauchwand schief durchsetzender Kanal gebildet. Allein diese Richtung ist nicht ursprünglich und bei der Geburt vorhanden. Vielmehr liegen zu der Zeit der Inguinalring und die innere Bauchöffnung unmittelbar hinter einander und der sehr kurze Kanal führt in gerader Richtung von vorn nach hinten in die Bauchhöhle hinein. Erst mit dem weiteren Wachsthum, mit der Erweiterung namentlich des Beckens wird der Kanal verzogen. Die aponeurotische Anheftung des vorderen Bauchringes hält diesen an seinem Platz zurück, dagegen ist die innere Oeffnung an keine Knochenpunkte direct befestigt, mehr beweglich, und wird durch die gleichmässige Breitenzunahme der inneren Weichentheile von der Stelle gerückt. Während die oberflächliche Schicht der Bauchdecke, welche den Annulus inguinalis in sich fasst, vorzüglich nach aussen hin zunimmt und breiter wird, entwickelt sich dagegen die mittlere und tiefe Schicht gleichmässig zu beiden Seiten des Annulus abdominalis und dieser wird dadurch scheinbar nach aussen verschoben. Er rückt in die Mitte zwischen der Spina a. s. und dem Tuberculum pubis. Wir erhalten somit eine vordere äussere Wand und eine hintere innere Wand, welche neben einander gestellt die beiden Aperturen von aneinander entfernen. Den gleichen Weg schlägt der zwischen beiden verlaufende Funiculus ein. Die vordere Wand wird gebildet von der Fascia superficialis und der Aponeurose des Obliquus externus; der Funiculus selbst wird noch geschützt von Muskelbündeln des Obliquus internus; die hintere Wand wird von dem unteren Randstück der Aponeurose des Transversus, der Fascia transversalis und dem Peritoneum hergestellt. Die vordere Oeffnung wird ausgefüllt vom Funiculus und überzogen von der Fascia superficialis; die hintere Oeffnung wird geschlossen durch die Fascia transversalis und das Peritoneum, welche beide auf den Funiculus selbst übergehen [1]). — Aus dieser Schichtung und Dimensionen des Kanales geht hervor, dass man dessen vordere

[1]) Vergl. Taf. XIII und Taf. XV.

Wand ihrer ganzen Länge nach ohne Verletzung des Peritoneums und ohne Eröffnung der Bauchhöhle spalten oder durchstechen kann, je nach der Operation. Die Wandungen dieses Kanales sind ausserdem nachgiebig, dehnbar, verschiebbar mit Ausnahme des befestigten Inguinalringes.

Unter dem Kanal und dem Poupartischen Bande hindurch treten die Schenkelgefässe aus der Beckenhöhle heraus. Ehe die Iliaca externa mit dem Arcus cruralis sich kreuzt, giebt sie unmittelbar vor ihrem Austritt die *a. epigastrica* ab, welche nur vom Peritoneum von innen her bedeckt, hinter der inneren Wand des Leistenkanales heraufsteigt. Sie geht hart am inneren Rande der Apertura abdominalis vorbei, während der Funiculus nach aussen von ihr mit dem Peritoneum in den Kanal sich hineinsenkt. Durchschneidung des Annulus posterior setzt der Gefahr einer Verletzung des Peritoneums und dieser Arterie aus.

Betrachtet man die Innenfläche der angespannten unversehrten Bauchwand, so bemerkt man um die Eintrittsstelle des Funiculus eine schmale Vertiefung, die *fovea inguinalis externa*, entsprechend dem Umfange des Annulus abdominalis. Eine zweite seichte, ausgedehntere Grube befindet sich an der Stelle, wo durch die vordere Lücke die Bauchwand verdünnt ist; sie bildet den Boden des Annulus inguinalis und heisst desshalb *fovea inguinalis interna*. Nach innen von dieser findet sich eine zum Nabel aufsteigende Leiste, die obliterirte und in einer Peritonealfalte eingeschlossene *art. umbilicalis*. Neben dieser befindet sich nach innen eine dritte Grube, die *fovea pubovesicalis*, nach vorn geschützt durch den Ursprung des M. rectus abdominis. Zwischen den beiden ersten Gruben steigt die Art. epigastrica mit ihren Venen auf und in eine der beiden Vertiefungen zu ihrer Seite drängt sich in der Regel der Darm, wenn er Hernie macht. Er schiebt das Peritoneum vor sich her, welches ausgestülpt den Bruchsack bildet, tritt entweder in die Fovea inguinalis externa und steigt dann weiter längs dem Canalis inguinalis herab, als *hernia inguinalis externa;* oder er drückt gegen die Fovea interna, stülpt mit dem Peritoneum auch die hintere Wand des

Kanales, welche den Boden der Apertura externa bildet [die Schenkelfläche des Leistenkanales nach Hesselbach], heraus und tritt direct durch den Annulus inguinalis nach vorn und heisst *hernia inguinalis interna.*

Die Hernia inguinalis externa hat entsprechend dem Verlauf des Kanales eine längliche Form, schräg von aussen nach innen abwärts steigend. Die Hernia inguinalis interna lässt den Kanal selbst frei, sitzt mit kurzem Halse als kugelige Geschwulst in der Gegend des Leistenringes auf. Die Hernia externa tritt in die Apertura interna, dehnt durch allmähliges Vorrücken den Kanal aus, steigt mit dem Funiculus in's Scrotum und kann beträchtlichen Umfang erreichen. Die Hernia interna dagegen hat die hintere Wand des Kanales selbst zu überwinden, zu durchbrechen oder herauszustülpen und erreicht selten grösseren Umfang. Nur ausnahmsweise — ich habe jedoch selbst den Fall gesehen und an der Leiche untersucht — gelangt sie tiefer in's Scrotum hinein.

Die Hernia inguinalis externa hat die Epigastrica an ihrer inneren Seite und den Funiculus im weiteren Verlauf an ihrer hinteren Fläche; die Hernia interna dagegen lässt die Epigastrica nach aussen, tritt über den Funiculus hinweg und behält ihn im Canalis inguinalis an ihrer äusseren Seite.

Wenn die Hernia inguinalis externa umfänglich wird, weitet sie den Canalis inguinalis aus, zerrt zugleich durch ihr Gewicht den Bauchring nach innen und zieht den ganzen Kanal in die gerade Richtung, so dass hier die foetalen Verhältnisse in gröberem Maasse wiederhergestellt werden (Taf. XIV). Es liegt dann die innere Apertur mehr oder weniger dicht hinter der äusseren; es verliert der Bruch seinen länglichen Hals und der Kanal wird verkürzt. Eine gleiche Verschiebung erleidet auch die A. epigastrica; sie bleibt nach innen gelegen, wie der Funiculus nach hinten.

Liegt aber der Bruch auf dem Funiculus? Wenn wir zum Funiculus auch seine Hüllen rechnen, so liegt der Bruch innerhalb desselben, er sei gross oder klein, sobald er ein äusserer ist. Daher wird bei grossen Leistenbrüchen der Funiculus mit seinen Bestandtheilen aus einander gezerrt. Die Hernia inguinalis interna dagegen bleibt stets ausserhalb des Funiculus, kann ihn abplatten, aber nicht von innen auseinander lösen. — Es begleitet nämlich die Fascia transversalis, indem sie am inneren Eingange des Leistenkanales vorübertritt, als Scheide den Samenstrang. In diese Scheide, als *tunica vaginalis communis*, gleitet der äussere Leistenbruch. Der innere Leistenbruch hat ebenso viele Hüllen, es wird aber die Scheide des Samenstranges bei ihm vertreten durch die erst bewirkte Ausbuchtung der hinteren Wand des Kanales am Annulus.

Die näheren Verhältnisse erläutert der Vorgang des Descensus testiculi und die Zusammensetzung des Scrotum, deren Beschreibung hier um so mehr am Platze ist, als selten der Bruchschnitt nöthig wird, ehe nicht die *hernia* eine *scrotalis* geworden ist, d. h. aus dem Leistenkanal herausgetreten ist. Die Verwechslungen ferner, zu denen ein Leistenbruch Anlass geben kann, rühren meistens von Erkrankungen des Testikels oder seiner Hüllen her, so dass wir auch über diese Veränderungen sofort unsere anatomische Betrachtung ausdehnen können.

Es entwickelt sich der Testikel in der Bauchhöhle und liegt hier unter ganz denselben Verhältnissen, wie die übrigen Eingeweide, d. h. er ist vom Peritoneum als *tunica propria s. albuginea testis* überzogen, und hat sein Mesenterium, das *gubernaculum Hunteri* (Fig. 1), in welches der Ausführungsgang, Gefässe und Nerven, und, wie es scheint, einige fibröse und musculöse Zipfel von Seiten der Bauchwand eintreten (Curling). Mit der weiteren Entwicklung und Ausdehnung des Abdomens rückt der Testikel gegen Ende des Foetalzustandes in den Bauchring. Der Samenstrang gleitet zuerst hinein, während das Peritoneum sich über den Hoden zurückschlägt und ein zweites Involucrum bildet, die *tunica vaginalis propria* (Fig. 2). Epididymis und Funiculus bleiben von ihr entblösst, je tiefer aber der Testikel herabsteigt, desto weiter zieht er auch die Vaginalis und mit ihr das Peritoneum als schlauchförmige Verlängerung nach sich. In der Norm schliesst sich dieser hohle Peritonealfortsatz schon vor oder kurz nach der Geburt. Er verwächst seiner ganzen Länge nach zu einem zelligen Strange und nur der Theil, welcher den Testikel, wie der Herzbeutel das Herz, umgiebt, bleibt offen und bildet als *vaginalis propria* eine ringsum geschlossene Tasche (Fig. 4, *c*). Wird der Verschluss verzögert oder fällt sofort mit dem Testikel eine Darmschlinge in den Peritonealschlauch vor, so entsteht die *hernia congenita* (Fig. 3). Die Gefässe des Samenstranges und das *vas deferens* selbst liegen immer ausserhalb des Bruchsackes, auch bei der angeborenen Hernie.

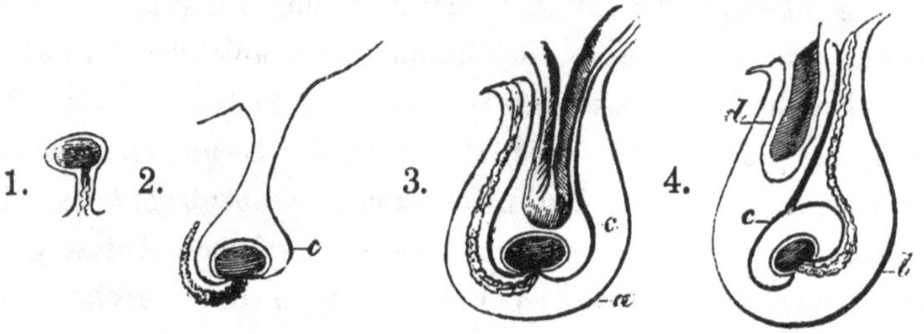

1 und 2. *Descensus testiculi* mit *vaginalis propria.*
3. *Hernia congenita*, in der *vaginalis propria* (*c*) als Bruchsack.
4. *Hernia acquisita*, im vorgeschobenen Peritoneum (*d*) als Bruchsack.
a u. *b vaginalis communis ex fascia transversali.*
c, c, c vaginalis propria.

Erreicht der Testikel nicht den Ausgang des Leistenkanales und das Scrotum, sei es wegen Kürze des Gubernaculum, wegen Enge des Leistenringes, oder wegen eingegangener Verwachsung, so bleibt er als öfter empfindliche und eine Hernie simulirende Geschwulst, als *krypsorchis,* im Leistenkanal zurück. Zur Unterscheidung dient, dass in diesem Falle der entsprechende Testikel im Scrotum fehlt. — Füllt sich der offen gebliebene Peritonealschlauch mit seröser Flüssigkeit, so entsteht eine fluctuirende durchsichtige Geschwulst, deren Inhalt bei horizontaler Lage leicht in die Bauchhöhle zurückfliesst und bei Aufrichtung des Körpers noch schneller wieder hervorschiesst: die *hydrocele congenita.* Es kann die Obliteration des Sackes eine partielle sein und der Zwischenraum — bisweilen mehrere — von Flüssigkeit ausgedehnt werden: *hydrocele funiculi.*

Hat sich dagegen der Verbindungskanal mit der Bauchhöhle geschlossen, so muss der Darm, wenn er vorfällt, das Peritoneum zugleich mit hervordrängen. Er senkt sich gegen die Fovea externa, vertieft sie und schiebt das Peritoneum als Bruchsack vor sich her (Fig. 4). Er fällt nicht unmittelbar auf den von seiner Albuginea überzogenen Testikel, wie es beim angeborenen Bruche möglich ist; er fällt aber auch nicht ausserhalb des Samenstranges, denn dieser ist selbst extraperitoneal; sondern er senkt sich in die äussere Scheide, welche den Testikel und den Funiculus gemeinschaftlich umgiebt. Wenn der Testikel mit seinem Peritonealfortsatz und dem Samenstrange in den Leistenkanal eintritt, stülpt er die *fascia transversalis* ein (Taf. XV, Fig. 1, *c*); sie umkleidet als faltige Tasche diese Theile, äusserlich verstärkt durch Muskelbündel des Obliquus internus und transversus und steigt mit ihnen in's Scrotum herab. So kommt die Hernie, angeboren oder acquirirt, in die Tunica vaginalis communis zu liegen (Fig. 3 u. 4, *a*, *b*). Bei seinem Austritt aus dem Leistenkanal wird der Samenstrang mit seinen Hüllen aufgenommen von der *fascia superficialis*, welche sich im Herabsteigen verdickt und in zwei Schichten scheiden lässt, eine oberflächliche glattzellige Lamelle und eine innere weichröthliche Membran, welche organische Muskelfasern in sich verwebt enthält und die *tunica dartos* bildet (Taf. XIII, *g*). — Es ist die Tunica dartos im Umkreise des Annulus inguinalis und an der Wurzel des Penis angeheftet und bildet einen für jeden Testikel vollkommen geschlossenen Sack. Das Scrotum wird hiernach in zwei für sich bestehende seitliche Höhlen abgetheilt, welche in der Mittellinie, entsprechend der Raphe der äusseren Haut, durch eine von den beiden Lamellen der zusammentretenden Dartos gebildete Scheidewand von einander gesondert werden. In jeder dieser Höhlen umschliesst die Vaginalis communis (*h*) den Funiculus, so wie auch den Testikel ziemlich eng. Schneidet man sie vorsichtig auf dem Testikel ein, so kommt eine im gesunden Zustande äusserst zarte seröse Hülle zum Vorschein, welche vom Testikel sich leicht bauschig abheben lässt, die *vaginalis propria* (*i*). Ueber die Epididymis ist sie noch eine kurze Strecke weit zu verfolgen, so dass diese keineswegs ganz ausserhalb derselben liegt; dann aber zusammengefallen und verwachsen als zelliger Strang begleitet sie die Gefässe des Testikels im Funiculus. Der Testikel selbst liegt in der Vaginalis propria von einer glatten fibrösen Membran, der *albuginea*, überzogen.

Hiernach hat man bei der *herniotomia scrotalis* zu durchschneiden: 1. die äussere Haut mit ihrer Fascie, 2. die Tunica dartos, 3. den Cremaster und die Vaginalis communis, 4. den Bruchsack. Man sucht sodann die Strictur auf und schneidet sie in Rücksicht auf den Verlauf der A. epigastrica in der Richtung nach aussen und oben hin ein. — Bei der Hernia congenita [1]) hat man ebenso viele Hüllen des Bruches zu öffnen, der Bruchsack aber wird vertreten durch die offene Vaginalis propria, in welche der Darm bis auf den Testikel herabfällt, während eben dieselbe als in sich geschlossener Sack bei der H. acquisita als Scheidewand dient. Die Arterie liegt auch hier nach innen. — Bei der Hernia inguinalis interna hat man ebenfalls eine gleiche Anzahl von Schichten zu trennen, die Vaginalis communis aber nimmt den Bruch nicht auf, sondern es geschieht eine neue Ausstülpung der Transversalis an der Stelle, wo sie den Boden des Leistenkanales hinter dem Annulus inguinalis überzieht, entweder der Transversalis allein, zwischen die Muskelbündel oder die Maschen der Aponeurose des Transversus hindurch, oder es wird der ganze Boden des Leistenringes, die Aponeurose des Transversus zugleich mit vorgedrängt. Beide liegen dann dicht auf einander. Ob die Aponeurose des Transversus überhaupt sich vorlagert oder nicht, hängt von der Dichtigkeit ihres Gewebes und ihrer wechselnden Breite ab, indem die Muskelfasern bald schon hinter dem Annulus, bald erst näher dem Rande des Rectus sehnig werden. Wird sie als

[1]) Taf. XIV.

zusammenhängende Aponeurose vorgedrängt, so leistet sie natürlich mehr Widerstand, als wenn der Bruch zwischen ihre lockeren isolirten Bündel eintritt. Im ersten Falle behält er eine breite Basis und bleibt hoch gelegen, im zweiten kann er sich freier und tiefer herabsenken. Bei der Hernia inguinalis interna liegt die A. epigastrica nach aussen und man muss die Strictur nach innen zu einschneiden. Ist man zweifelhaft, ob man eine Hernia interna oder externa vor sich habe, so schneidet man parallel der Arterie die Strictur in der Richtung nach aufwärts ein.

Beim Weibe verhält sich der Leistenbruch im Wesentlichen wie beim Manne, ist bald ein äusserer, bald ein innerer; er findet keine lose Vaginalis communis zu seiner Aufnahme, muss aber doch die Transversalis hervorstülpen, wenn er in den Kanal eintritt. Da der Inguinalring beim Weibe viel enger ist, als beim Manne, und das runde Mutterband am Austritt aus demselben sich ausbreitet und verwächst, so findet der Bruch einen stärkeren Damm für sein Vorschreiten und bleibt in der Regel auf den Kanal und die Regio pubis beschränkt; steigt er tiefer herab, so senkt er sich in die grosse Schaamlippe und wird in derselben auch hier von der unter dem lockeren Fettzellgewebe derselben sich ausbreitenden Tunica dartos aufgenommen.

Der Inhalt des Bruchsackes bei vorgefallenen Eingeweiden ist verschieden. Am häufigsten ist es eine Dünndarmschlinge oder ein ganzes Convolut derselben. Bisweilen ist auch nur ein Stück der freien convexen Wand des Darmes ampullenförmig in den Bruchsack hineingezogen und bildet den sog. Littre'schen Bruch, obwohl dessen Beschreibung ursprünglich auf den Vorfall des Proc. vermiformis oder eines falschen Divertikels des Darmes sich beziehen soll. Der Littre'sche Bruch im ersteren Sinne kommt selten als Inguinal-, häufiger als Schenkelhernie vor, weil ein Darmstück, einmal in den Bauchring eingetreten, dann auch bald den ganzen Leistenkanal passirt und eine vollständige Schlinge nach sich zieht; der Schenkelkanal dagegen ist sehr viel kürzer und leistet vorzugsweise an seinem Eingange Widerstand, so dass hier schon das einseitige Hervortreten einer Darmwand einen Bruch bilden und eine Einschnürung erleiden kann. Auch ein Theil des Omentum magnum, sowie das Coecum treten nicht selten in den Bruchkanal ein. Ersteres besteht oft lange für sich allein, bis später eine kleine Darmschlinge unter ihm hervortritt, und dann leicht Einklemmungssymptome sich hinzugesellen. Bei der Herniotomie findet man dann, dass das fettreiche Netz gewissermaassen eine Kappe über den Darm bildet und diesen verbirgt. Es ist Regel zuerst den Darm und dann das Netz zu reponiren. Das vorgefallene, weiche, gefässreiche Netz ist besonders zu mehr chronischer Entzündung und Verwachsung mit dem Bruchsack geneigt; tritt aber die Entzündung acut auf und breitet sie sich auf das Peritoneum der Bauchhöhle aus, so kann auch ein einfacher Netzbruch Incarcerationssymptome hervorrufen. Auch wenn eine Verwachsung mit dem Bruchsack nicht stattgefunden hat, pflegt man das vorgefallene Netz nicht zu reponiren, sondern zur Schonung des Cavum peritonei, sowie zur Verhütung eines Darmvorfalles gewissermaassen als Obturator in der Bruchpforte liegen und anwachsen zu lassen. Den überflüssigen Theil, zumal wenn er erkrankt oder theilweise gangränös ist, schneidet man ab und unterbindet die Gefässe. Neuere französische Chirurgen, namentlich Jobert, erklären sich sehr entschieden gegen die früher übliche Ligatur des Netzbruches in Masse, und erkennen darin nur eine fortgesetzte Incarceration, zu deren Hebung man doch den Bruchschnitt gemacht habe; und gewiss darf man nicht vergessen, dass das Netz eine Peritonealfalte ist. — Bei sehr strammer Incarceration kann es passiren, dass eine Falte des Omentes oder des mit dem Darm hervorgezogenen Mesenteriums sich unter die Klinge schiebt und eingeschnitten wird. Sowie dann die Theile gelöst und in die Bauchhöhle zurückgeschoben werden, entsteht eine versteckte Blutung aus den durch die Einschnürung geschwellten Gefässen, und Hämorrhagie und Peritonitis führen rasch den Tod herbei.

Es kann ausnahmsweise vorkommen, dass ein Coecalbruch ohne Bruchsack sei, indem sein blindsackiges Ende unter dem Peritoneum sich herauslöst und retroperitoneal, immer unter Ablösung des Peritoneums von der Parietalwand des Beckens gegen den Bauch- oder Schenkelring sich vorschiebt; die allgemeine Regel ist diess gewiss nicht. Luschka hat bereits dagegen remonstrirt. Auch wenn das Coecum nicht, wie er gezeigt hat, vollständig oder bis auf einen schmalen Streif vom Peritoneum eingeschlossen wäre — beim Foetus fand ich es frei beweglich völlig intraperitoneal — so ist mindestens doch die untere und vordere Wand auch nach der früheren Beschreibung vom Peritoneum umhüllt, und gegen diese, nicht gegen die hintere am Becken liegende Seite senkt sich der Darm, wenn er vorfällt; er dringt also gegen die Peritonealhöhle hinein und wird mithin beim Austritt auch einen Bruchsack bekommen, gerade wie wenn er mit dem Dünndarm zugleich vorfällt.

Selten findet sich in einem Bruch die Harnblase oder das Ovarium vorgefallen. Auch diese, als Leistenbrüche haben wohl immer einen Bruchsack, denn nicht ihre beschränkte und entlegene extraperitoneale Fläche, sondern die vom Peritoneum überzogene senkt sich gegen die Foveae abdominales, von denen sie das Peritoneum nicht abstreifen. Ich habe wiederholt Anfänge solcher Hernien an Leichen untersucht. Immer waren Spuren einer partiellen Peritonitis wahrzunehmen, durch welche das Ovarium oder der Vertex vesicae mittelst falscher Häute an die Bauchwand angelöthet war; ausserdem fanden sich pseudomembranöse peritoneale Fransen, in deren Zellgewebe sich Fettklumpen gebildet hatten, welche in den Bauchring hineingefallen, das Bauchfell grubig eingedrückt und den Blasengipfel oder das Ovarium nach sich gezogen hatten. Für die Blase mag es indess immerhin vorkommen, dass sie im ausgedehnten Zustande nach abgestreiftem Peritoneum gegen den Boden des vorderen Leistenringes hereingezogen werde und ohne Bruchsack als innerer Leistenbruch auftrete. Bei der Cystocele sammelt sich der Harn in der vorgefallenen Blasentasche, lässt sich ausdrücken und die Reposition des Bruches ruft das Bedürfniss zum Uriniren hervor. Doch kann man sie übersehen. Roux in einem Falle von Enterocystocele scrotalis schnitt die vorgefallene Harnblase an, indem er sie für verdicktes Netz hielt [1]). — Bei der Hernia ovarii findet sich in Folge der Zerrung und Entzündung innerhalb des Bruchsackes örtliche Schmerzhaftigkeit ohne hervorstechende Symptome der Darmeinklemmung. Der Inhalt des Bruches zumal nach Eröffnung desselben ist plattrundlich derb und hügelig anzufühlen, so dass man auch ihn wohl für verdicktes Netz halten könnte; oder in Folge der Abschnürung, welche es erleidet, dehnen sich die Graaf'schen Follikel aus und füllen sich mit Serum, so dass man eine Cystengeschwulst vor sich zu haben glauben kann. Guersant [2]) verfiel in solchen Irrthum und exstirpirte bei einem 11jährigen Mädchen das in's Labium majus vorgefallene Ovarium. Vielleicht war es in diesem Falle ein congenitaler Descensus, wie er für den Testikel regelmässig geschieht, für das Ovarium aber bis jetzt unbekannt und jedenfalls abnorm ist. Der Canalis inguinalis war übrigens nicht mehr wegsam und eine Reposition wäre unmöglich gewesen. Solchen Missgriff zu vermeiden, dient der Umstand, dass das vorgefallene Ovarium lang und dünn gestielt, daher im Bruchsack frei beweglich ist, nicht voll und prall wie Darm oder mit kurzem Stamm breit aufsitzend, wie das Netz. Auch wird man bei näherer Nachforschung die Tuba und ihre Fimbrien, die Ala vespertilionis u. s. w. erkennen. Uebrigens sollen nach Mulert [3]) die Ovarien selten allein und primär den Bruchinhalt ausmachen, sondern meist sind es veraltete grosse Brüche, in welche secundär auch das Ovarium hineingezogen ist.

[1]) *Union méd.* 5. *Febr.* 1853.

[2]) *Gaz. d. hôp. No.* 60, 1851. — Pott sogar operirte eine Hernia ovarii beiderseits, indem er eine Schlinge fest um den Stiel legte und die irreponibeln Geschwülste vor derselben abschnitt. Das Mädchen erfreute sich seitdem guter Gesundheit, wurde aber magerer und offenbar muskulöser, die Brüste schwanden und die Menstruation kehrte seitdem nicht wieder (*Surgical works, London* 1783, *vol. III p.* 329).

[3]) Journ. f. Chir. u. Augenheilk. Heft 3, 1850.

In der Entwicklung der Hernien sowohl als während ihres Bestehens treten zahlreiche Abweichungen von ihrem gewöhnlichen Verhalten auf. So können zwei und mehr Leistenbrüche zugleich und auf derselben Seite bestehen, ein äusserer und ein innerer und noch ein dritter, der durch eine besondere Spalte zwischen den Faserbündeln der Aponeurose des Transversus und Obliquus externus hervortritt, oder aus der Fovea pubovesicalis vor der obliterirten Umbilicalarterie her sich zum Annulus inguinalis hervordrängt. Es kann der Bruch nachdem er in den Leistenkanal eingetreten ist, an der äusseren Mündung Widerstand finden und im Leistenkanal selbst durch Auseinanderschieben der Bündel des Cremaster zwischen Obliquus internus und externus oder zwischen jenem und dem Transversus sich herlagern, so dass er innerhalb der Bauchwand eingeschlossen bleibt als interstitieller oder interparietaler Bruch. Ferner kann ein Inguinalbruch, nachdem er zum Leistenringe herausgetreten ist, seine Richtung ändern, statt nach innen und abwärts vorzudringen, gegen die Schenkelbeuge zu verschoben werden und eine Schenkelhernie simuliren. Die Hernia inguinalis interna statt über den Funiculus wegzutreten, steigt bisweilen unter ihm herab, so dass der Bruchhals vom Funiculus halbwegs umschlungen ist. Es kann die Vaginalis propria geschlossen sein, allein es bleibt nach oben zu eine trichterförmige Einmündung, welche den Bruch aufnimmt, wie bei der Hernia congenita; dann aber über dem Verschlusse stülpt sich dieselbe aus und bildet einen besonderen Bruchsack, wie bei der Hernia acquisita, so dass beide Verhältnisse, die des angeborenen und erworbenen Bruches sich combiniren. — Es kann die Hernie reponirt sein, allein der Bruchsack wird durch Verwachsungen zurückgehalten. Auch wenn diess nicht der Fall ist, bleibt bei grossen reponibeln Leistenbrüchen die seröse Umhüllung meist nach aussen zurück. Cloquet untersuchte in dieser Beziehung an 200 Leichen mit Hernien, und nicht eine einzige fand er, deren Bruchsack er zurückbringen konnte. Anders verhält es sich freilich, wenn eine Einschnürung durch den Bruchsackhals besteht, oder Adhäsionen zwischen Bruchsack und Darm. Im letzteren Falle sind oft beide irreductibel. Der leere, auslogirte, durch Bruchbänder comprimirte Peritonealsack, schrumpft mit der Zeit zusammen, sein Kanal verengt sich oder obliterirt selbst, an seinem freien Endzipfel entwickelt sich reichliche Fettmasse, dehnt den Leistenkanal aus und erscheint wie ein Bruch. Es sollen Lipome im Leistenkanal vorkommen, allein es fragt sich, ob diese etwas Anderes sind als Fettanhänge eines alten theilweise zurückgezogenen Bruchsackes [1]). Auch können solche abgesetzte Bruchsäcke durch seröse Ausschwitzung zu Cysten ausgedehnt werden oder sich entzünden und eitern, eine Hernia incarcerata simuliren u. s. w. Selbst noch unter der Operation glaubte Chassaignac [2]) [in Folge der falschen Theorie] das bruchsacklose gespannte Coecum vor sich zu haben; auch führt er einen Fall von Bluterguss in einen alten Inguinalbruchsack an, welcher — gewissermaassen eine Hämatocele — bei einer Frau plötzlich entstand und Symptome einer Hernia incarcerata hervorrief. Man muss nach dieser Erfahrung auch bezüglich der Diagnose einer Hämatocele funiculi spermatici vorsichtig sein.

Wenn das Netz vorgefallen ist, kann es im Bruchsackhals eingeschnürt werden, ohne Einklemmungssymptome zu bedingen. Es tritt Verwachsung zwischen Netz und Bruchsack ein, Adhäsionen und Pseudoligamente werden zwischen beiden ausgespannt; in Folge der Blutstase findet seröse Exsudation in das fettreiche Gewebe des Omentum statt, wodurch die Fettblasen desselben zum Theil gelockert werden und schmelzen; auch die Räume zwischen Bruchsack und Netz füllen sich mit blutig seröser oder synoviaartiger Flüssigkeit und bilden durch Druck und Reibung unterhaltene falsche Synovialsäcke. Man erhält so eine multiloculäre, von fettwandigen Bälgen durchzogene Cystengeschwulst [3]).

[1]) S. Szokalski, Arch. f. phys. Med. H. 7. 8, 1850; *Union méd. No.* 126, 1850.

[2]) *Des sacs herniaires déshabités, Revue méd. chir., Mai* 1855.

[3]) Diese Beschreibung gründet sich speciell auf Untersuchungen aus Langen-

Als ganz ausserordentlicher Vorfall in der Herniologie ist auch das Beispiel einer Extrauterinschwangerschaft in einem Bruchsack zu erwähnen, welche bei einer Frau, die an einem angeborenen Inguinalbruche litt, beobachtet wurde. Das Ei war unter fühlbarem Schock in die offene Peritonealausstülpung eingedrungen, entwickelte sich hier ganz normal, und wurde am Ende der Conception ein lebendes Kind durch den Bauchschnitt herausgeholt[1]).

In der Regel trifft man nach Eröffnung des Bruchsackes etwas seröse Flüssigkeit, welche ihn vom Eingeweide trennt und vor dessen Verletzung schützt. Es kann aber der Sack auch so innig mit der Darmschlinge, zumal wenn sie klein ist, verklebt sein, dass er mit der Pincette sich nicht abheben lässt; man glaubt den prall gespannten, blaurothen Darm vor sich zu haben und reponirt den Bruch im Sack, in Folge dessen die Incarceration als durch den Bruchsack bedingt fortbesteht. Es findet sich diess zumal bei Littre'schen Brüchen und im Schenkelringe, wo ich das ausgestülpte Bauchfell so kurz und dicht verwachsen gefunden habe, dass es noch bei der Section unmöglich war, den Bruchsack abzuziehen, ohne ihn mit dem Messer los zu präpariren. — Den Bruchsack findet man bei der Herniotomie meistens livid gefärbt von einzelnen dunkelrothen Gefässramificationen durchzogen; bisweilen ist das auswendige Zellgewebe blutig villös, öfter dagegen ist die äussere Oberfläche des Bruchsackes glatt, von weisslichen Exsudatflocken bestäubt; der Bruchsack ist vor der Eröffnung wenig beweglich, scheint mit breiter Basis aufzusitzen, zeigt keinerlei Falten und Einziehungen. Der vorliegende Darm ist dagegen blässer, die Gefässinjection seiner Oberfläche ist feiner, auf den convexen Rand zulaufend und sich zerstreuend; man findet bisweilen fleckige Sugillationen unter der Serosa, so wie äusserlich getrübte weisse rauhe Stellen, an denen die Serosa ihren Glanz verloren hat,

beck's Klinik. Auch ausserhalb des Bruchsackes kommen zumal in der Schenkelbeuge derartig falsche Synovialbälge vor, deren Inhalt schliesslich vollkommen serös werden kann.

1) Zeitschr. der Wien. Aerzte 1852.

von Exsudat getränkt und brüchig geworden oder mit weichen fibrinösen Niederschlägen verklebt ist. Die Darmschlinge, nach Eröffnung des Bruchsackes und Entleerung des Bruchwassers, ist immer klappenförmig frei beweglich, wenn auch die Einschnürung ihres Stieles noch fortdauert; sie schmälert sich immer, vorausgesetzt, dass es kein Littre'scher Bruch sei, gegen ihre Anheftungsstelle zu, erscheint öfter aufgerollt, geflochten, ringförmig über dem Mesenterium aufgezogen. Auch wenn man das letztere nicht sieht, veranlasst es doch durch seinen Zug unverkennbare Einziehungen und Falten.

Die Einschnürung wird in der Mehrzahl der Fälle ausschliesslich durch den gefalteten, entzündeten, öfter adhärenten Bruchsackhals bedingt. Man trifft Hernien, bei denen man mit der ganzen Spitze des Zeigefingers in den Inguinalring eingehen und noch die Scrotalhaut einstülpen kann, und doch sind sie eingeklemmt. Bei alten, umfänglichen Leistenbrüchen hat die Incarceration niemals ihren Sitz im Leistenringe. Er ist, wie jeder ligamentöse Apparat, durch allmählige Ausdehnung fast ohne Schranken dilatabel, so dass der ganze bewegliche Darm in's Scrotum vorfallen kann. Ich erinnere mich an einen Fall, in welchem etwa ¾ Ellen Dünndarm, das Ileum mit dem Coecum, der Processus vermiformis und ein Theil des Colon ascendens im freilich sehr gespannten Bruchsack lagen. — Der primitive Mechanismus einer Brucheinklemmung liegt wohl ohne Zweifel in einer plötzlichen Ausdehnung des vorgefallenen Darmes durch Gaseintritt und Aufblähung, oder bei vorgefallenem Netz in der Einschiebung einer oft nur kleinen Darmschlinge; sehr rasch tritt aber dann in Folge des Druckes und der Strangulation Hyperämie der Darmwand und des Bruchsackes, sowie Entzündung der beiden einander berührenden serösen Flächen des Darmes und Bruchsackes im Bruchsackhalse hinzu. Die mechanische Einklemmung wird durch Exsudation des Bruchwassers, Verklebung zwischen Darm und Bruchsackhals zu einer entzündlichen gesteigert. Aus diesem Grunde empfiehlt man, um die Einschnürung zu lösen, den Darm etwas hervorzuziehen.

Gewiss in vielen Fällen kann sie ohne Incision des Leistenringes gehoben werden, aber nicht immer genügt die Lösung des Darmes zur raschen Reposition des an der Atmosphäre sich aufblähenden Darmvorfalles.

Für den günstigen Erfolg der Herniotomie ist es ohne Frage ein sehr schlimmer Umstand, dass man den Bruchsack öffnen muss, dass die Einschnürung einen meistens intraperitonealen Sitz hat. Könnte man den Darm unberührt lassen und ohne ihn der Luft und äusseren Schädlichkeiten auszusetzen, sicher reponiren, die Herniotomie würde eine geringfügige, gewissermaassen subcutane Operation sein. Als man die Bruchgegenden zuerst studirte und die Bruchpforten kennen lernte, glaubte man in ihnen auch die eigentlichen und einzigen Klammern der Einklemmung gefunden zu haben, und J. L. Petit, der grosse Chirurg, empfahl bereits, sich auf Incision dieser Gabeln zu beschränken und den Bruch im Bruchsack zu reponiren. Es hätte aber sicherlich solcher Theorie und Autorität nicht bedurft, und sie würden auch ebenso wenig vergessen sein, wenn sie überhaupt befolgt werden dürften: der gefüllte Bruchsack aber rührt sich nicht; er ist meistens auch äusserlich frisch verklebt, an seiner Wölbung wie an der Einschnürungsstelle; wenn man ihn auch mit dem Finger umgeht und die Bruchpforte erweitert, er weicht so wenig jetzt als bei der Taxis; die Erfahrung hat die Theorie gestürzt, sonst würde man von selbst nicht weiter incidiren. Wenn man nun zwischen beiden — der äusseren und der inneren Einschnürung — in der Praxis ein Compromiss getroffen hat, der Theorie zu Folge regelmässig die Bruchpforten incidirt und der Nothwendigkeit gehorsam den Bruchsack ohne Ausnahme öffnet, so hat man auch wohl hierin gefehlt und mit Recht haben neuerdings Danzel und englische Chirurgen, namentlich Luke, für gewisse Fälle wieder die Herniotomie ohne Eröffnung des Bruchsackes empfohlen. Befindet sich nämlich die Einschnürung, was übrigens höchst selten und im Allgemeinen nur bei kleinen, frischen Hernien zu erwarten ist, im Leistenringe und ist nach Incision desselben der Bruch im **Bruchsacke beweglich**, so darf und soll man ohne Eröffnung desselben die Reposition versuchen. Wenn der Bruchsack — aber zuverlässig der Bruchsack — aussen bleibt, so ist diess kein Schade; man wird um so sicherer sein, dass keine innere Einklemmung durch den gleichzeitig zurückgebrachten Bruchsack fortbestehe. Wie schwer es übrigens hält, sich davon zu überzeugen, wie gegründet die Furcht vor der Reduction *en masse* ist, mag der Umstand erweisen, dass nach Hancock [1]) unter 84 Fällen erfolglos reponirter Hernien in 44 Fällen die Einklemmung durch den Bruchsack fortbestand.

Hat man sich dagegen genöthigt gesehen, den Bruchsack zu öffnen und sich überzeugt, dass die Einschnürung durch den Bruchsackhals bedingt war, so mag auch daran erinnert sein, dass unter diesen Umständen die Erweiterung der Bruchpforte überflüssig ist und man dieselbe, wo es irgend thunlich ist, unterlassen soll. Weite Bruchpforten setzen Prädisposition zu Hernien, erweiterte Bruchpforten zu Recidiven.

Ein Bursche von 20 Jahren, der schon seit vielen Jahren an einer Hernia inguinalis dextra litt, war schon wiederholt von Zufällen so ernster Incarceration betroffen, dass zweimal bereits von Dieffenbach die Herniotomie hatte ausgeführt werden müssen; zuletzt vor zwei Jahren. Obwohl der Operirte seitdem beständig ein Bruchband trug, fiel doch der Darm wieder vor. Seit vier Tagen waren von Neuem Erscheinungen der Einklemmung eingetreten. Die Operation wurde verschoben, da man auf Reposition hoffte, denn der Leistenkanal war so weit offen, dass man neben dem eingeklemmten Bruch mit dem ganzen Finger eingehen konnte. Der Bruchsack war durch dickes Narbengewebe, welches äusserlich das Scrotum durchzog, verzerrt und verschiedentlich abgeschnürt, so dass der Bruch mehrere scheinbar abgesonderte Geschwülste bildete. Bei der am folgenden Tage vorgenommenen Herniotomie fand sich neben dem verdickten Bruchsack Dünndarm etwa eine Spanne lang vorliegen. Die Wunde heilte langsam, doch hätte man erwarten sollen desto fester und tiefer. An demselben Tage jedoch, als der Kranke vier Wochen später in der Klinik geheilt vorgestellt werden konnte und entlassen werden sollte, trat in Folge einer heftigen Körperbewegung der Bruch von Neuem vor und blieb irreponibel. Es musste zum 4. Male der Bruchsack geöffnet werden und der Kranke überstand es leicht.

Befindet sich die Einschnürung in der Gegend der hinteren Leistenöffnung, und man unternimmt die Reposition ohne jene zu lösen, so drängt man den Darm zwischen die Muskellagen der Bauchwand oder unter das Peritoneum bis gegen das Darm-

[1]) *Lancet*, 23. *Nov.* 1850.

bein: man hat die Herniotomie gemacht und scheinbar auch den Darm in die Bauchhöhle zurückgebracht, aber die innere Einklemmung besteht fort. Wohl niemals ist der Bauchring Schuld daran, sondern nur die Verwachsung des Bauchfells im Umkreise desselben und mit dem Darm. Wollte man den Annulus abdominalis mit dem Bistouri erweitern oder frei machen, so riskirt man eine Falte des Peritoneums zu fassen und einzuschneiden. Es scheint desshalb rathsam nur mit dem Finger tief in den Leistenkanal einzugehen und mechanisch die Erweiterung zu versuchen, sowie durch Hervorziehen des Darmes die Lösung des Bruchsackhalses.

Ein Darmbruch, der eine irgend dauernde Einklemmung besteht, erleidet, durch Druck und Exsudation in seine Häute, Hyperämie und Blutaustretung vorzüglich in die Schleimhaut, sowie durch Lähmung seiner Muskeln eine Veränderung, welche zur Desintegration, Erweichung, Ulceration oder Gangrän führt. Die Serosa resistirt am längsten, aber auch sie kann endlich perforirt oder durch gröbliche Taxisversuche zum Platzen gebracht werden: es entsteht Verschwärung mit Durchbruch nach aussen und Kotherguss, eine Stercoralfistel, welche sich bald zum widernatürlichen After gestaltet. — Die innere Ulceration und Entzündung der Darmwand kann nach der Reposition durch Vernarbung eine Darmstenose oder bei gestörtem Heilungsprocess zu innerer Perforation des Darmes führen, wie wir oben solche Fälle gesehen haben. Nach Morawek's Beobachtungen hat man auch Verwachsungen des entzündeten und reponirten Darmes mit dem Bruchsack an der ursprünglichen Einklemmungsstelle zu fürchten, welche dann später dem regelmässigen Kothdurchgange hinderlich in den Weg treten können, indem der Darm abgezogen, eingeknickt, von anderen beweglichen Darmschlingen umschnürt wird. Auch Verwachsungen des Epiploons mit dem Darm oder dem Bruchsackhalse können nach der Reposition bestehen bleiben und zu Strängen sich ausziehen, in denen die Därme sich verschlingen mögen. Leider hat man diese übelen Folgen eingeklemmter Brüche ebensowohl nach einfacher Taxis, als auch nach ausgeführter Operation zu fürchten, denn so bequem es ist, ergiebig freizulegen, darf man doch nicht zu weit darin gehen. Es ist die Frage, ob man nach gehobener Einschnürung etwaige Verlöthungen des Darmes mit der Bauchwand überhaupt trennen soll, und vom Zustande des Darmes selbst und seiner inneren Fläche kann man oft nur sehr ungenügend sich unterrichten.

Bei der Stercoralfistel tritt der Koth durch einen geschwürigen Gang nach aussen, welcher später von entzündlich verdichtetem Gewebe umgeben wird. Beim Anus praeternaturalis soll nach Scarpa der Bruchsack dütenförmig nach aussen verwachsen, und einen abgeschlossenen Kanal für den Abfluss der Faecalmaterie bilden. Diese Membran indessen, welche den Anus praeternaturalis auskleidet, ist nach Malgaigne [1]) kein Peritoneum, auch keine mit Einschluss des Bruchsackes, des Zellgewebes und der Haut gebildete Geschwürsmembran, wie Dupuytren wollte; sondern es ist die Darmschlinge dermaassen der äusseren Haut genähert, dass sie ihr unmittelbar anliegt und nach der Durchbohrung die sich vordrängende Schleimhaut mit der Ulcerationswunde der äusseren Haut verschmilzt. Der Darm ist dem Sack und dieser mit der Umgebung hinter der äusseren Oeffnung innig verwachsen. — Die einfache Fistel trachtet immer sich zu verengern und heilt leicht, der *anus praeternaturalis* fast niemals, ohne Kunsthülfe. Und diese besteht nach Malgaigne darin, dass man die umgeworfene Schleimhaut vom Hautrande ablöst und nach einwärts schlägt. Zugleich wird das umgebende Narben- und Zellgewebe mit abgetrennt und sammt der Schleimhaut gegen die Darmwunde hereingezogen; dann wird zuerst diese vollständig durch Hefte vereinigt. Ueber dieser einfach blutenden Wunde heftet man dann gleichfalls die Hautränder zusammen. Malgaigne selbst hat zuerst mit Erfolg diese Methode ausgeführt und mit gleichem Resultat sind ihm Nélaton, Denonvilliers, Gosselin darin gefolgt. — Ob wirklich die Darmschleimhaut lippenförmig mit der äusseren

[1]) *Moniteur des hôpitaux*, No. 14, 1855.

Haut und ihren Wundrändern verwächst, ist im Wesentlichen gleichgültig. Es bestätigt sich hier das allgemeine Gesetz für die Schwierigkeit der Heilung communicirender Fisteln, dass nämlich das perforirte Hohlorgan im Umkreise seiner abnormen Ausmündung verwachsen ist und klaffend erhalten wird: das Organ kann sich nicht zurückziehen, die durchlöcherte Wand nicht collabiren; die Eiterung, der Kothaustritt, selbst die Einknickung des Darmes sind hiebei ganz unwesentlich; soll Heilung und Schliessung möglich werden, so muss man subcutan im Umkreise der Fistel das prolabirte Organ lösen, frei machen, und über der inneren Mündung die äussere sammt der Haut verziehen. Die Communication aufzuheben und das fistulöse Organ in seine Lage und den Zustand seiner Wandung möglichst ad integrum zurückzuführen, ist die Aufgabe; auf dem Wege der directen Vernarbung gelingt die Schliessung selten, oder wie Malgaigne sagt: niemals.

Beim widernatürlichen After kommen nun freilich noch andere besonders erschwerende Umstände hinzu, und diese muss man vorher beseitigen, weil sonst, wenn auch, wie in obigen Fällen, die Schliessung gelingt, doch eine Darmenge zurückbleiben möchte. Es geht nämlich bei dem Process ein Theil der vorderen Darmwand verloren, während die hintere Wand der vorgefallenen und eingeknickten Darmschlinge klappenartig gegen das Lumen derselben einspringt. Hierdurch wird der Uebergang der Faeces aus dem oberen in das untere Darmrohr aufgehalten und beständig nach aussen geleitet. Soll daher nach der äusseren Schliessung der Durchtritt des Darminhaltes leicht vor sich gehen, so ist es zuvor noch die Aufgabe der Chirurgie, jene Einknickung zu beseitigen und den Darm allmählig gegen die Bauchhöhle zurückzudrängen, damit die Lücke im Darm nach geschehener Lösung desselben, ohne Verengerung oder Verziehung des Darmes heilen könne. Diesem Zwecke entsprechen die bisherigen Behandlungsmethoden nach Dupuytren und Dieffenbach.

Ehe wir speciel die Anatomie der Hernien verlassen, haben

wir noch ein Wort über die **Radicalheilung** beweglicher Leistenbrüche hinzuzufügen. Die Methoden von Gerdy, Wutzer, Rothmund sind in dieser Beziehung berühmt und mannichfach von Anderen wiederholt und modificirt. Sie bestehen im Wesentlichen in der Einstülpung der Scrotalhaut in den Leistenkanal und der Befestigung derselben durch Holzklemmen und Ligaturen bis zu geschehener Verwachsung und Narbenstrictur. Die letztere ist ohne Zweifel die Hauptsache dabei, denn die Invagination für sich, auch wenn sie durch die Ligaturen befestigt, theilweise verwächst, ist nicht im Stande, dem vordrängenden Darm zu widerstehen. Man hat zu diesem Zweck alle möglichen Mittel angewandt, das Zurückgleiten der invaginirten Haut zu verhindern, z. B. durch Incisionen im Umkreise der Einstülpung (Roubaix), oder durch applicirte Caustica eine feste Narbenmasse zwischen der Bauchwand und dem eingestülpten Theil zu erzielen, im Allgemeinen jedoch immer nur mit der äusseren Wand des Leistenkanales. Hat auch diese Operation in den meisten Fällen nur temporär geholfen, so ist sie doch für die oft sehr deprimirten Kranken eine grosse Erleichterung, zumal sie, mit einiger Vorsicht ausgeführt, durchaus ohne Gefahr ist: die Peritonealhöhle selbst bleibt dabei völlig aus dem Spiele. Ein Haupthinderniss für den vollständigen Erfolg möchte darin liegen, dass es selten gelingt, auch den Bruchsack völlig zu reponiren; er wird nur verschoben hinter die Scrotalhaut und die Bruchwege bleiben offen. Dieser Uebelstand möchte kaum zu beseitigen sein; ein zweiter aber liegt meiner Meinung nach im operativen Verfahren: man wendet viel zu dicke Zapfen an, gerade, als wollte man absichtlich den Leistenkanal dilatiren und weite Bruchwege bahnen. Sie dürfen nicht stärker sein, als für die Zurückhaltung des Darmes bei horizontaler Lage nöthig ist und müssten, sobald die Entzündung der Wandungen, die Schwellung, Retraction u. s. w. eintritt, immer dünner genommen werden. Wo man einen membranösen Kanal auf Sondenstärke verengen will, darf man nicht zwei und mehr Finger dicke Holzzapfen einführen und liegen lassen. Ein

Kautschukkatheter, den man zweimal durchsticht, möchte in den meisten Fällen hinreichend sein, sowohl um die an ihrer Spitze geöhrte und eingefädelte Ligaturnadel zu leiten, als auch um als fremder Körper zu wirken. Es ist dieser Sachlage völlig entsprechend, wenn die einfache Durchziehung einer Ligatur durch den Leistenkanal mit darüber angewandtem Druckverband, wie sie von Mösner und Pauli empfohlen und geübt ist, verhältnissmässig vielleicht mehr Radicalheilungen aufzuweisen hat, als die Anwendung der Dilatatorien, deren nachtheiliger Effect nur zeitweilig durch die Hinzufügung Verwachsung erregender Mittel aufgewogen wird. Auch bei der einfachen Durchführung eines Fadens wird man die Einstülpung der Scrotalhaut vorausschicken und die Nadel auf dem Finger leiten müssen, um eine Durchstechung des zurückgebliebenen Peritonealsackes zu vermeiden. — Von hohem Interesse ist ein von Streubel [1]) mitgetheilter Sectionsbefund nach einer von ihm ausgeführten Radicaloperation. Der Kranke wurde zweimal kurz hinter einander von ihm operirt und blieb 2½ Jahre geheilt, als er an der Cholera starb. Bei der Section fanden sich beide Aperturen, sowie der Kanal selbst sehr weit, der alte Bruchsack war im Kanal selbst obliterirt, der Bruch oberhalb fest im Umkreise angelöthet. Nach unten vor dem vorderen Leistenringe hörte die dichte fibröse Verwachsung des Bruchsackes und seines Halses auf, seine Höhlung war nur durch verschiedene fadenförmige, bandartige Stränge gewissermaassen in eine Menge unregelmässiger Fächer abgetheilt. Am Grunde des Bruchsackes fand sich eine wallnussgrosse Höhlung, die einiges trübes Serum enthielt. — Diese auch nur partielle Schliessung des Bruchsackes möchte eben selten erreicht werden; sie allein kann die Heilung sichern; sie setzt aber auch, wie St. bemerkt, der Gefahr einer fortschreitenden, allgemeinen Peritonitis aus. Die äussere Verwachsung des Bruchsackhalses ist dagegen für das Gelingen der Operation völlig irrelevant.

Ausser den bereits angeführten, angeborenen Abnormitäten,

[1]) Prag. Vierteljahrschr. 1852, 1. Bd.

sind es eine Anzahl anderer pathologischer Zustände der Scrotal- und Weichengegend, welche die chirurgische Aufmerksamkeit erfordern, um so mehr, als sie dem oberflächlichen Anschein nach oft das Bild der Hernia inguinalis oder scrotalis wiedergeben, oder auch in der That mit einer solchen sich compliciren können. Sie finden sich vorzüglich beim Manne und gehen von Erkrankungen des Testikels und seiner Anhänge aus. Zu oberst in dieser Reihe steht die Hydrocele. Sie nimmt, mit Ausnahme der H. congenita und einiger besonderer Cystenformen, die geschlossene Höhle der Tunica vaginalis propria ein; sie entwickelt sich von unten nach oben, umgekehrt wie die Inguinalhernie, kann aber den Leistenring als birnförmige Geschwulst erreichen. Wenn sie grossen Umfang hat, zeigt sie sich mitunter in eine obere kleinere und eine untere grössere Blase eingeschnürt, was durch kürzere und stärkere Faserstränge der oberflächlichen Fascie oder einzelne Bündel des Cremaster bedingt sein mag; sie bildet darum doch nur eine Höhle. Bei der Operation der Hydrocele durch Incision hat man ausser der Haut, der Dartos, der Vaginalis communis noch die Vaginalis propria einzuschneiden, welche letztere bei der Herniotomie ausserhalb des Operationsfeldes bleibt, sie müsste denn eine H. congenita treffen, in welchem Falle der Testikel frei — oder mit dem vorgefallenen Eingeweide verwachsen — im Grunde des Bruchsackes, nämlich der Vaginalis propria, liegt. — Jene einzelnen Lamellen, besonders die oberflächlichen, sind durch lockeres, weitmaschiges Zellgewebe verbunden und infiltriren sich leicht, sobald sich Flüssigkeit in sie ergiesst. Wir werden hierauf zurückkommen bei Gelegenheit der Harninfiltration und machen jetzt nur aufmerksam auf die leicht möglichen Extravasate bei der Punction und Injection der Vaginalis propria behufs Heilung der Hydrocele. — In Folge von chronischer Entzündung ist die eigene Scheidenhaut des Hodens bei der Hydrocele oft sehr verdickt, so dass sie die Diagnose erschweren und eine massige Geschwulst statt einer Ansammlung von Flüssigkeit simuliren kann.

Der Hydrocele in Bezug auf den Raum, die Form und später

auch den Inhalt ähnlich, ist die Hämatocele. Sie besteht in einem Bluterguss in die Vaginalis propria, in Folge von Stoss, Quetschung u. s. w. Diese können Wochen und Monate lang vorausgegangen sein; die Anschwellung entsteht ziemlich rasch, der Inhalt kann sich aber mit der Zeit sehr verändern, so dass man die ursprüngliche Hämatocele darüber verkennt. Am häufigsten kommt es vor, dass Cruor, Faserstoff und Serum sich scheiden; die Blutkörper lösen zum Theil sich auf und ihre Membranen schlagen sich mit Faserstoffgerinseln nieder, der Farbestoff wird grösstentheils resorbirt, das Serum sondert sich vor und über der geronnenen Masse und umgiebt sich mit einer aus dem Eiweissgehalt desselben geformten zarten Cyste, welche der Vaginalis sich dicht anlegt. Macht man unter diesen Umständen eine Punction, so entleert man eine gelblich klare Flüssigkeit, gerade als wäre es eine gemeine Hydrocele. Die Faserstoffniederschläge organisiren sich mit der Zeit von der Innenwand der Vaginalis aus zu Bindegewebsbrücken und Sehnenflecken. — Wenn dagegen die Blutbestandtheile länger flüssig gemischt bleiben, so wird der Inhalt bei der Hämatocele in einen graurothen chocoladenartigen Brei verwandelt, der sich allmählig mehr und mehr entfärbt, durch Resorption und Umwandlung seiner Elemente schrumpft und zuletzt eine weissgelbliche, blätternd bröckliche Fettmasse bildet, welche Spuren zerrissener Blutkörper, zerfallenen Eiters, Fettkörnchen und viel Cholestearin enthält.

Die Hydrocele cystica ist in ihrem anatomischen Zusammenhange erst in neuerer Zeit richtig erkannt worden. Früher, als man Cystengeschwülste noch überall sich frei entwickeln liess, nahm man auch keinen Anstand, diese Form mit beliebigen Blasen und Scheidewänden neu aus primitiven Zellen oder auf unbekanntem Wege entstehen zu lassen. Die neueren Untersuchungen vorzüglich von Gosselin [1]), Verneuil [2]) u. A. berücksichtigten dabei die physiologische Grundlage und sind diese Cystenbildungen auf hydropische Ausdehnung blindsackiger Anhängsel der

[1]) *Du testicule et de l'appendice testiculaire. Arch. de méd.* 1848.

[2]) *Recherches sur les kystes de l'organe de Wolff.*

Epididymis und Residuen der Wolff'schen Körper zurückgeführt. Als solche Ueberbleibsel bestehen vorzüglich die Morgagni'sche Hydatide und das *vas aberrans Halleri*, oft aber auch mehrfache röhrige Schleifen, welche von der übrigen Epididymis und den Samenkanälen in der Norm durch Obliteration völlig abgeschlossen sind. Sie liegen auf und hinter dem Testikel, am Rande zwischen ihm und der Epididymis, in der Umschlagsstelle der Vaginalis propria. Ihr blindes Ende kann sich hydropisch ausdehnen und bildet dann, je nach dem Umfange und der Anheftung an ihrer Basis bald gestielte kolbige Cysten, bald mit breiter Basis aufsitzende Blasen. Sie können sehr beträchtlichen Umfang erreichen, bedecken aber von oben her den Testikel, den man als festere, ziemlich separirte Masse an der Basis der Geschwulst, im Grunde des Hodensackes fühlt. Diese Cysten lassen sich, nach Eröffnung der Vaginalis unversehrt enucleiren; man sieht dann den Testikel entblösst unter der Cyste liegen, beide eingeschlossen von der Vaginalis propria. Ihr Inhalt ist für gewöhnlich ein klares Serum. Wenn aber die Communication mit den Samenkanälen, wie es Ausnahmsweise der Fall sein muss, fortbesteht, so ist ihr Inhalt milchig trübe und weist bei der mikroskopischen Untersuchung grosse Mengen Zoospermien auf. Dass solche bisweilen in der Flüssigkeit der Hydrocele enthalten sind, hat man lange gewusst und ihr Auftreten bald einer spontanen Berstung von Samenkanälen oder einer Verletzung des Testikels bei der Punction zugeschrieben. Es möchte nun wohl nicht zweifelhaft sein, dass diese verirrten Spermatozoen nur unter solcher Bedingung, d. h. in der falschen Hydrocele, der blasenartigen Erweiterung communicirender Appendices vorkommen. Uhde [1]) hat einen solchen Fall an der Leiche durch sorgfältige Zergliederung untersucht und die Communication der einen Cyste mit den Samengefässen der Epididymis noch mittelst der Sonde nachweisen können, während zwei andere abgeschnürt waren. In diesem Falle hatten sich auch die Cysten hinter die Vaginalis propria hervorgedrängt. In einem Falle, den Prof. Ried operirte,

[1]) Deutsche Klinik No. 19, 1853.

lag die einfache grosse Cyste augenscheinlich innerhalb derselben, und möchte auch dieses wohl, nach dem Sitz der Appendices zu schliessen, der gewöhnliche Hergang sein.

Die Anschwellung im Scrotum bei der Epididymitis ist immer am hinteren Umfange des Testikels als länglich harte, plattrundliche Geschwulst durchzufühlen, welche wannenförmig den gesunden weicheren Testikel an seinem Grunde umfasst. Nur als Anomalie findet sich eine umgekehrte Stellung des Testikels, so dass die Epididymis nach vorn und unten gelegen ist. Die acute Entzündung der Epididymis ist nicht selten von einem geringen, entzündlich serösen Erguss in die Vaginalis propria begleitet, in Folge dessen man nach der Resorption und Heilung die Scheidenhaut, wie ich durch Autopsie mich überzeugt habe, mit dem Umfange des Testikel kurzzellig bis auf einige an der Umschlagsstelle freibleibende grössere Höhlen verwachsen findet. Derselbe Ausgang wird durch die Radicalheilung der Hydrocele mittelst Injectionen wohl meistens herbeigeführt. In anderen Fällen findet man nur wenige lang gezogene Adhäsionen; auch habe ich die Vaginalis völlig frei, doch sehr erweitert und fibrös verdickt gefunden ohne bemerkbaren flüssigen Inhalt, und scheint auch diese Veränderung einer vorausgegangenen acuten Hydrocele oder Vaginalitis anzugehören, oder einer Verödung des Sackes nach Injection. — Die Epididymis findet man nach vorausgegangener Entzündung nicht selten indurirt durch fibröse Verdickung des Zwischengewebes und der Wandungen der Samenkanäle; doch scheint sie unter günstigen Bedingungen auch ohne solche Residuen heilen zu können. Es ist eine in causaler Beziehung bemerkenswerthe Wahrnehmung, dass der Entwicklung der Cystenhydrocele meist eine Epididymitis und Entzündung längs dem Samenstrange vorauszugehen scheint; so dass unter dem Druck der Blutstase sich die Lacunen der obsoleten Embryonalschläuche wieder öffnen, vielleicht auch neue Aussackungen längs der Epididymis von den Samenkanälen entstehen, wie ich ein solches Präparat von Verneuil in der *Société de biologie* vorzeigen sah.

Bei der Orchitis propria, d. h. der Entzündung der Pulpa testis und ihrer Albuginea, bald mit, bald ohne Epididymitis und Vaginalitis, kann die Spannung der straffen fibrösen Einkapselungsmembran so beträchtlich sein, dass die Schmerzen durch die ausgeübte Zusammendrückung des geschwellten Testikels den höchsten Grad erreichen, und durch gehemmte Circulation Asphyxie mit dem Ausgange in partielle Nekrose die Folge sein können. Vidal hat für diese Form der Orchitis die subcutane Incision der Vaginalis propria und der Albuginea mit sehr begründeter Voraussicht des unmittelbaren Nutzens empfohlen und geübt. Die Befürchtung, dass nach solcher Kapseltrennung das Hodenparenchym prolabire und necrotisire, ist unbegründet. Ich habe wohl durch unbehutsame Operation der Hydrocele die Incision sofort bis in die Pulpa testis hineinführen sehen; das Hodenparenchym drang aus der Schnittwunde etwas hervor, der Hode aber wurde darum doch nicht sequestrirt und die Heilung erfolgte ebenso rasch und ohne Störung. Viel weniger hat man bei der subcutanen Spaltung der Albuginea eine Vereiterung des Hodens zu fürchten, im Gegentheil wird sie dadurch verhütet; denn kommt es in Folge des Widerstandes der fibrösen Haut zu einer Abscedirung im Inneren des Hodens, so ist die Vereiterung und Zerstörung des ganzen Testikels unabwendbar, während bei rechtzeitig gemachter Incision sofort die Spannung gehoben, der Testikel auf sein normales Volumen durch die Entleerung der Gefässe u. s. w. zurückkehren kann und höchstens eine oberflächliche Narbe im Testikel zurückbleibt; diese bringt aber keinen Schaden, indem die Samenkanäle des Hodens keine zusammenhängende Verknäulung einer einzigen Röhrenwindung bilden, sondern concentrische Bögen vieler unabhängiger Samengefässe, welche zu Schleifenbündeln geordnet, durch fibröse Septa von einander abgeschieden werden und zu einer Anzahl Ausführungsgänge zusammentretend, jedes für sich in die Epididymis einmünden. Hiernach wird durch eine oberflächliche oder auch partiel in die Tiefe dringende Narbe nicht sofort die Secretion und Communication des ganzen Testikels intercipirt.

Vereiterung und rasche Nekrose des Testikels kann der Ausgang der acuten Orchitis sein; dieselbe tritt aber auch unter chronischem Verlaufe auf. Es bildet sich ohne sonderlichen Schmerz ein Abscess im Testikel, der mit dem Scrotum verwächst und einen gerötheten, teigigen und bald fluctuirenden Knoten bildet; man incidirt und entleert den oberflächlichen Eiter; bald aber heften sich an die Verbandstücke und Eiterkrusten Schlingen von abgelösten Samenkanälen, die bei Abnahme des Verbandes mitunter der Kranke selbst als lange Fäden herauswickelt. Drückt man auf den gelockerten weichen Testikel, so kann man ganze Pfröpfe hervordrängen, die aus abgestorbenem Zellgewebe, eingedicktem Eiter und nekrotisirten Samenkanälen bestehen. Dieser Process dauert solange, bis die ganze Pulpa testis sich abgestossen hat, dann schliesst sich die Fistel und es bleibt höchstens ein Rudiment der Drüse mit verdichtetem Narbengewebe zurück. Bei der gewöhnlichen Auffassung dieses Processes als Vereiterung und Nekrose des Testikels, oder als *fungus testiculi*, und einer demgemäss eingeleiteten Behandlung kommt man zu keinem anderen Resultat. Vielleicht möchte die völlige Sequestrirung dagegen verhütet werden können, wenn man sein Augenmerk auf die vorhandene Drüsenfistel richtet und die Unterhaltung der Absonderung nach Entleerung des Abscesses als in der Verwachsung des Testikels mit der Haut und den äusseren Hüllen und der dadurch verhinderten Retraction und Schliessung der ulcerösen Drüsenöffnung begründet findet. Dieser Weg, ohne jedoch über den näheren Zusammenhang sich Rechenschaft zu geben, ist mit richtig chirurgischem Tact und besserem Erfolge von Syme bereits eingeschlagen: er löst zu beiden Seiten des prolabirten Testikels die Verwachsungen, frischt die Wundränder an, löst nach oben und unten die Hautlappen und vereinigt so durch Verschliessung die fistulöse Wunde. Jarjavay [1]) lässt auch durch einen primären Scrotalabscess die Albuginea durchbrochen und den Testikel abgesponnen werden; diess ist nicht wahrscheinlich. Die ausgedehnteste Entzündung, Eite-

[1]) *Fongus bénin du testicule, Arch. de méd.* 1850.

rung, Ulceration des Scrotum mit Blosslegung des Testikels, z. B. nach Harninfiltration, Excision der Vaginalis propria bei Hydrocele u. s. w., führt nicht zur Perforation des Testikels. — Nicht immer bricht der Eitererguss im Hoden nach aussen auf, sondern es kann die ganze Pulpa testis zerstört und die verdickte ausgedehnte Kapsel mit anhängenden Parenchymresten zur gemeinsamen und geschlossenen Abscesswand werden. Ich habe wiederholt Beispiele gesehen, in denen wegen eines *tumor testiculi* die Kastration vorgenommen werden musste und sich bei der Untersuchung Nichts fand, als ein in der prall gespannten verhärteten Albuginea vereiterter Testikel.

Die Tuberculose des Hodens befällt in der Regel zuerst die Epididymis und zeigt sich hier immer als knotiger Infarct, als sog. gelber Tuberkel von Haselnuss- bis Wallnussgrösse. Er entwickelt sich öfter nach vorausgegangener gonorrhoischer Epididymitis. Eine Induration bleibt zurück, in welcher ein rundlich tuberculöser Heerd sich absondert, der Monate und Jahre lang bestehen kann, ohne nach aussen aufzubrechen oder das Leben zu gefährden. Doch wird mitunter vorschnell die Castration geübt, und frisch untersucht, findet man dann einen in der Circumferenz mässig eingetrockneten im Centrum noch dickflüssigen Eiterheerd. Sich selbst überlassen, trocknet derselbe mehr und mehr ein zu einer bröcklich käsigen, gelblich gefärbten Masse. Nach solchem primären Hodentuberkel sieht man mitunter allgemeine acute Miliartuberculose mit rasch tödtlichem Ausgange nachfolgen, zum Beweise, dass beide wesentlich sich gleich nur verschiedene Exsudationsformen sind. In den meisten Fällen besteht der Hodentuberkel, der übrigens auch schon bei Knaben in sehr frühem Alter vorkommt, geraume Zeit für sich allein; neue Knoten treten neben dem ersten und im Verlauf des Samenstranges auf, bisweilen rosenkranzförmig an einander gereiht. Das *vas deferens* selbst füllt sich mit käsiger Tuberkelschwarte, die Prostata, die Samenblasen werden davon erfüllt, im Testikel selbst treten indolente solitäre Knoten auf; endlich durch entzündliche Exsudation in der Umgebung der einzelnen

Infarcte und seröse Exsudation werden sie zerbröckelt, desintegrirt und nach ulceröser Perforation der Scheidenhäute und der äusseren Haut brechen sie nach aussen auf und bilden ebensoviele Tuberkelhöhlen mit sinuösen Fistelöffnungen, aus denen eine serösflockige Absonderung stattfindet. Diese können nach allmähliger Verödung der inneren Cavernen sich endlich schliessen und die Heilung, wie ich gesehen habe, mit Residuen von Hodenparenchym und narbigen Einziehungen noch dauernd erfolgen. — In anderen Fällen ist der Hodentuberkel secundär auf vorausgehende und gleichzeitige Lungentuberculose und dann von schlimmerer Bedeutung. — Die Schmelzung, d. h. Ablösung der Tuberkelmasse durch serös eitrige Exsudation, lässt sich, wenn sie einzeln stehen und wenig zahlreich sind, vielleicht durch theilweise Enucleation nach dem Vorschlage von Malgaigne beschleunigen.

Der Fungus testiculi bei allem Umfange, den er erreichen mag, ist immer eiförmig, schwer von Gewicht, die äussere Haut infiltrirt, verdickt, entzündet, während sie bei der Hernie und Hydrocele bloss durch mechanische Ausdehnung gespannt und verdünnt wird. Der Fungus erreicht wohl niemals den Leistenring, ohne dass man nicht deutlich den Samenstrang und das Fortschreiten längs diesem unterscheiden könnte; übrigens kann er scheinbar fluctuirend, scheinbar durchsichtig sein. Andere Geschwulstformen, wie das Hodencystoid [1]), lassen sich im Leben schwer von jenem unterscheiden. Das Enchondrom des Testikels geht wohl ohne Ausnahme von der Epididymis aus und bildet eine compacte harte Geschwulstmasse. Es ist häufig mit dem Fungus testiculi combinirt, in jedem Falle bleibt auch der Testikel selbst nicht ohne consecutive Schwellung und Ent-

[1]) Ueber die Entwicklung des Hodencystoid's durch varicöse Erweiterung und stellenweise Abschnürung der Samenkanäle, sowie durch Hypertrophie in der Form von seitlichen Ausstülpungen und Sprossungen derselben siehe Billroth im Arch. f. path. Anat. Heft 4, 1855. Nach Robin sollen die sämmtlichen Aussackungen und Erweiterungen von den *vasa efferentia* der Epididymis ausgehen, was indess auch nach meinen Untersuchungen irrthümlich ist.

artung. Neuerdings hat Paget[1]) einen Fall von Enchondrom des Testikels beschrieben, wobei er Lymphgefässe mit Knorpelmasse angefüllt und längs dem Verlauf derselben bis zu den Nieren hinauf secundäre Ablagerungen fand, es ist aber wohl zu bezweifeln, ob dieses Enchondrom wirklich auch von den Lymphgefässen des Hodens ausging. Der gewöhnliche Sitz ist das Hodenparenchym selbst. — Der Fungus testiculi tritt nach Exstirpation des erkrankten Hoden zunächst meist im anderen Hoden, dann in den retroperitonealen Lymphdrüsen oder den Nieren als secundäre Ablagerung auf. Als Nebenbestandtheil von anderen Geschwulstformen finden sich nicht selten asbestartig glänzende blättrig geschichtete Kugeln von Cholesteatom. Sie liegen eingeschlossen in partiel dilatirten Samenkanälen, welche ober- und unterhalb öfter obliterirt sind und dadurch Cysten bilden. Sie gehen hervor aus einer Füllung der Epithelialzellen mit Cholestearin und bestehen aus krystallinisch frei gewordenen Tafeln und noch mit flüssigem Gallenfett gefüllten Epithelien, beide zusammengeballt.

Die syphilitische Sarcocele gehört den tertiären Ausbrüchen der constitutionellen Syphilis an, entwickelt sich ohne Entzündungserscheinungen allmählig als schmerzlose Geschwulst. Sie befällt stets den Testikel selbst und besteht zur Zeit immer nur auf einer Seite. Nach Ricord ist das fibröse Gewebe des Hodens, die Albuginea mit ihren Fortsätzen in die Substanz des Hodens der Sitz der Ablagerung. Es ergiesst sich ein rasch und amorph gerinnendes Plasma in das Zwischengewebe, welches ohne weitere Organisation in callöse Verhärtung übergeht. An der Oberfläche des Hodens lassen einzelne, oft knorpelharte Stellen sich durchfühlen, von denen aus die Verhärtung sich weiter verbreitet, bald gleichmässig über den ganzen Hoden, bald als gürtelförmig buckelige Induration. Ausser diesen Eigenthümlichkeiten dient zur Unterscheidung von anderen Hodengeschwülsten, dass die Epididymis und das Vas deferens stets verschont bleiben, wenn auch jene durch Druck und Ausdehnung

[1]) *Lond. med. chir. transact. Bd.* 38, S. 247, 1855.

sich abflachen kann; dass ferner die äussere Haut und das subcutane Zellgewebe nie mit ergriffen sind; dass die Geschwulst schleichend, wie sie gekommen ist, auch wieder abnehmen und völlig verschwinden kann. Ich habe die knotige Form namentlich öfter mit Hodentuberkel verwechseln sehen.

Der syphilitischen Sarcocele verwandt ist die Orchitis syphilitica, welche erst in neuerer Zeit durch Vidal und de Castelnau erkannt worden. Früher hat man sie wahrscheinlich oft genug für einen rasch entwickelten Fungus testiculi genommen. Ehe noch jene Autoren ihre Beobachtungen bekannt gemacht hatten, habe ich in Langenbeck's Klinik einen Fall der Art gesehen, der mich lebhaft interessirt hat, mir aber erst nachträglich klar geworden ist. Ein junger Mann hatte vor längerer Zeit eine Gonorrhoe überstanden; jetzt kam er auf mit einer enormen Anschwellung beider Testikel, besonders des linken; sie waren schmerzhaft, schwer, die Haut entzündet und infiltrirt und bildeten festweiche eiförmige Geschwülste, welche den Testikel sammt der Epididymis einnahmen. Der Umstand, dass die Geschwülste in verhältnissmässig kurzer Zeit, etwa 6 Wochen, sich herangebildet hatten, dass beide Testikel gleichzeitig befallen, dass endlich eine Gonorrhoe vorausgegangen war, liess L. die Möglichkeit eines Fungus verwerfen. Es wurde jederseits eine tiefe Incision gemacht, welche eine von theils flüssig lymphatischem, theils grauroth breiig geronnem Exsudat durchtränkte Schnittfläche freilegte. Diese wurde in Eiterung erhalten und in wenig Wochen war der ganze Testikel auf sein normales Volum abgeschwollen und der scheinbare Fungus geheilt. — Die einfache Gonorrhoe hat, wenn sie auf den Hoden übergeht, wie bekannt, Epididymitis, allenfalls mit serösem Erguss in die Vaginalis oder seltener die äusserst schmerzhafte Vaginalitis s. Orchitis propria ohne sonderliche Anschwellung des Hodens zur Folge; die syphilitische Sarcocele entwickelt sich schmerzlos und schleichend nach vorausgegangenen anderweitigen Affectionen der allgemeinen Lues. Die eben beschriebene entzündliche Anschoppung des ganzen Testikels beruht nun nach Vidal darauf, dass hier eine Blennorrhagie, d. h. ein mit Gonorrhoe verbundener Urethralschanker vorausgegangen ist. Jene erzeugt zunächst eine Epididymitis, leitet aber zugleich die Syphilis auf den Hoden und accelerirt ihren Ausbruch in demselben unter der Form der subacuten, schmerzhaften, entzündlichen Orchitis. Während sonst der Testikel erst spät ergriffen wird, entwickelt sich hier eine frühe secundäre Form, gewissermaassen eine diffuse Gummigeschwulst, welche die Eigenthümlichkeit hat, dass sie nach kurzem Bestande auch den anderen Testikel gleichzeitig befällt.

Am Schluss dieser Betrachtung der verschiedenen Testicularerkrankungen möchte es am Platze sein, auch der in neuerer Zeit vorzüglich durch Gosselin erforschten Obliteration der Samenkanäle zu gedenken. Epididymitis und Induration durch fibröses Gewebe soll ihr meistens zum Grunde liegen, und die Verschliessung wenigstens zeitweilig so vollständig sein können, dass kein Sperma ausgeschieden wird. In einzelnen Fällen entstanden, wohl durch mechanische Zurückhaltung des Secretes, secundäre Cysten an den Vasa efferentia, am Uebergange des Testikels zur Epididymis im Conus Halleri. Seitdem hat man mehrfach Gelegenheit gehabt, sowohl frische Fälle von Epididymitis zu untersuchen und die Windungen der Samengefässe im Nebenhoden selbst mit faserstoffigem Exsudat angefüllt gefunden, als auch in anderen inveterirten Fällen eine Verstopfung der Vasa deferentia nachgewiesen, woraus hervorgeht, dass die Exsudation bei entzündlichen Processen des Samenstranges und des Nebenhodens keineswegs bloss auswendig in's interstitielle Zellgewebe geschieht. Für die Tuberculose des Hodens und Samenstranges ist es seit langer Zeit bekannt, dass ihre Ablagerung bald in Knotenform, bald in flacher Gerinnung zunächst längs der Innenwand des Vas deferens und der Samenkanäle sich zeigt.

Als allgemeine Unterscheidungsmerkmale der bisher betrachteten Scrotalgeschwülste lässt sich anführen, dass alle vom Hoden und seinen Häuten ausgehenden Anschwellungen in der Richtung von unten nach oben sich entwickeln, dagegen die aus der Bauchhöhle stammenden Anfüllungen des Hodensackes mehr und mehr in den Grund desselben sich herabsenken; dass man bei diesen den Hoden meist deutlich im Grunde des Hodensackes isoliren und mit den Fingern umschreiben kann, während bei jenen der Hoden oder ein Theil desselben in der Geschwulst selbst aufgeht; endlich lassen sich alle erworbenen Geschwülste des Hodens und seiner Häute meist deutlich vom Leistenringe abgrenzen, oder man fühlt deutlich den verdickten und indurirten Samenstrang in den Leistenkanal eintreten, die Hernien dagegen füllen immer den Leistenkanal selbst aus, lassen sich nicht abziehen und den Samenstrang ausgebreitet, aber übrigens normal neben sich durchtreten.

Wir haben noch eine Geschwulstform zu bemerken, welche allenfalls für eine Hernie oder einen leeren gefalteten Bruchsack genommen werden könnte, nämlich die Varicocele. Sie befällt die geschlängelten Venen des Plexus pampiniformis, welche die Epididymis umgeben und mit dem Samenstrange zum Leistenringe hinaufziehen. Bisweilen ist dieselbe auch mit deutlich sichtbarer Schwellung der Venen des Scrotum verbunden; aber auch ohne diese Hindeutung wird man immer die geschwellten Gefässknäuel längs dem Samenstrange und hinter dem Hoden durchfühlen können, mag auch das umliegende Zellgewebe noch so verdickt und hypertrophisch sein. Die Anfüllung der Venen nimmt ausserdem bei aufrechter Stellung zu, bei längerer horizontaler Lage dagegen ab, was auch in Beziehung auf die Operation der Varicocele zu beachten ist. Diese wird ausserdem dadurch erleichtert, dass die Anschwellung, Verlängerung und stärkere Windung der Venen bei der Varicocele die Bestandtheile des Funiculus mehr auseinander drängt, so dass es leicht ist, das nach hinten und innen liegende, als abgeplattete harte Schnur fühlbare Vas deferens, dem die Arteria spermatica benachbart bleibt, von den umgebenden Venen zu isoliren und diese für sich subcutan zu umschnüren.

Durch varicöse Ausdehnung seiner Venen und in Folge des Druckes, den sie auf das Hodenparenchym ausüben, und der gestörten Ernährung kann der Testikel selbst in hohem Grade atrophisch werden, so dass man an seiner Stelle nur ein compressibles Venenpacket durchfühlt. Es kommt auch vor, dass der Testikel in Folge mangelhafter Entwicklung ganz auf foetaler Stufe zurück- und so klein bleibt, dass man ihn nicht durchzufühlen vermag. Meist kommt diese Abweichung auf beiden Seiten zugleich vor und oft bei Männern von stattlichem Körperumfange, aber mit dünnen zerbrechlichen Knochen, bei hoher Stimmlage und Bartlosigkeit.

Die Varicocele findet sich häufiger auf der linken, der Leistenbruch dagegen häufiger auf der rechten Seite. Beides hat seinen sehr nahe liegenden anatomischen Grund. Der unterste nächstliegende Darm, welcher vorfallen kann und auch am häufigsten im Bruchsacke gefunden wird, ist das Ileum. Dieses ausserdem ist an seinem oberen Ende, wie der übrige Dünndarm, durch ein langes Mesenterium frei beweglich, seine untere Einmündung dagegen wird am Coecum, welches an der Parietalwand angeheftet ist, festgehalten. Während dem ganzen übrigen Dünndarm eine freie peristaltische Raumbewegung zukommt, wird sie beim Ileum an seiner Einmündungsstelle gehemmt. Wird noch die Ueberführung des Darminhaltes in das Coecum erschwert und dadurch der Motus peristalticus verstärkt, so wirkt diess auf den höher gelegenen, freier beweglichen Theil des Ileum zurück und trachtet ihn zu dislociren. Wir finden dasselbe von der Flexura iliaca, wenn durch irgend mechanische Hindernisse die Ueberführung der Faeces in das kurz angeheftete Rectum erschwert ist. Was man bisher als Gründe für die Bevorzugung der rechten Seite, die stärkere Entwicklung derselben, die grössere Muskelanstrengung u. s. w. angeführt hat, ist doch zu vag, als dass man es verstehen könnte. — Mit der Varicocele verhält es sich folgendermaassen: der Plexus pampiniformis geht auf der linken Seite mit dem Vas deferens unter dem Intestinum rectum weg; der mechanische Druck, dem er in Folge dessen bei erschwerter Defäcation und habitueller Constipation ausgesetzt ist, wird ohne Zweifel die Ursache des häufigeren Auftretens der Varicocele auf der linken Seite sein. Die

Venen, welche den Plexus pampiniformis zusammensetzen, stammen aus der Epididymis und der Umgebung des Funiculus und begeben sich zum Plexus hypogastricus und vesicalis und durch diese in die Venae hypogastricae. Durch die letzteren Plexus anastomosiren die Venen des Samenstranges im Becken beiderseits, und da auch ihre Entleerung mehr oder minder erschwert ist, so treten allmählig auch die Venen der rechten Seite unter den gesteigerten Druck einer verstärkten Blutsäule: die Varicocele setzt sich von der linken auf die rechte Seite fort. Eine Varicocele des Testikels selbst ist selten, denn seine Venen fliessen zur Vena spermatica interna zusammen, welche in Begleitung der Arterie längs dem Psoas hinaufsteigt und keinerlei mechanischen Druck erfährt. Sie ist klappenlos wie die vorigen, allein dieser Umstand ist so wenig Ursache ihrer peripheren Dilatation, als die Einmündung der linken Spermatica in die Vena renalis, die der rechten Spermatica dagegen direct in die Vena cava die Ursache des linkseitigen Auftretens der Varicocele ist. Die Erweiterung der Testicularvenen hat in dem allmähligen Fortschreiten der Varicosität von den Venenwurzeln des Plexus pampiniformis auf die Anfangsäste der Vena spermatica ihren Grund und geschieht auf dem Wege der Anastomose. Dass diesen Venen die Klappen mangeln und die linke Spermatica häufig nicht direct in den grossen Blutstrom der Cava einmündet, sind Nebenumstände, welche nur die Ausdehnung dieser Venen erleichtern, aber für sich allein die Stagnation nicht bedingen.

Die Venen des Scrotum, welche, wie erwähnt, mitunter gleichfalls varicös werden, ergiessen sich zum Theil in die Vena cruralis, zum Theil durchziehen sie den Leistenkanal zur Vena epigastrica und iliaca externa. Sie werden wohl überhaupt nur dann dilatirt, wenn sich die Stagnation auf einen grösseren Gefässbezirk erstreckt, wie man denn meistens auch die Schenkelvenen gleichzeitig varicös findet.

Entsprechend diesen Venen nimmt der Samenstrang vier Arterien auf. Die hauptsächlichste ist die *a. spermatica interna*, welche rechts aus der Aorta, links öfter aus der A. renalis entspringt. Sie begleitet zunächst den Urether, am Beckeneingange trennt sie sich von ihm und schliesst sich in der inneren Hüftbeingegend dem Vas deferens an. Mit ihm durch den Leistenkanal zum Hoden herabsteigend, verzweigt sie sich an den Testikel selbst. Eine zweite Arterie tritt mit dem Vas deferens aus der Beckenhöhle hervor, stammt von der A. hypogastrica, und vertheilt sich vorzüglich an den Nebenhoden. Auf diese *a. deferentialis* stützt man sich, dass sie nach Unterbindung oder Obliteration der Spermatica interna der ferneren Secretion des Samens vorstehe. Zwischen beiden Arterien besteht wenigstens nach Gerlach eine ausgedehnte Anastomosirung. Eine dritte Arterie geht als *a. cremasterica s. spermatica externa* von der Epigastrica ab, verläuft oberflächlicher in der Umhüllung des Samenstranges. Endlich nehmen die *aa. pudendae externae,* welche das Scrotum versorgen, ihren Ursprung in der Schenkelbeuge aus der A. cruralis.

Von den Nerven des Samenstranges und des Scrotum stammt der *n. spermaticus internus*, welcher im Hoden selbst sich verästelt, aus dem Plexus renalis. Dieser giebt zunächst ein kleineres Geflecht an den Ursprung der Art. spermatica ab, aus welchem dann der N. spermaticus hervorgeht. Es ist hauptsächlich aus sympathischen Fasern und Ganglien zusammengesetzt, indess glaube ich einmal von einem *ramus communicans spinalis* vor seinem Eintritt in das letzte Brustganglion eine directe Abzweigung zum Plexus spermaticus gesehen zu haben. Gewöhnlich ist es ein Zweig vom N. splanchnicus minor, aus dessen unterster Wurzel, welcher in den Plexus renalis und spermaticus sich einsenkt. Es entsteht so eine mehr oder minder directe Verbindung des N. spermaticus internus mit der Medulla und erklärt die oft so jähen und heftigen Kreuzschmerzen, welche bei der Castration, bei Injectionen in die Vaginalis propria, beim Fungus testiculi auftreten. Auch der nach der Castration und zumal nach Totalunterbindung des Funiculus nicht selten beobachtete Tetanus möchte auf diesem Wege der Centralreizung der Medulla seinen Grund haben. Es ist daher eine wohl zu beachtende Mahnung, die spritzenden Arterien isolirt und nicht den Samenstrang *en masse* zu unterbinden. Auch gewährt diese Procedur keine hinreichende Sicherheit; ich habe noch 14 Tage darnach, als die Ligatur noch nicht einmal abgestossen, sondern nur gelockert war, eine beträchtliche Nachblutung eintreten sehen. — Ausser dem N. spermaticus internus, welcher der Arterie und dem Vas deferens sich anschliesst, verläuft vom *n. ileoinguinalis* oder *ileolumbalis* ein Hauptzweig durch den Leistenkanal. Nachdem der Nerv über die Spina a. inferior oder superior in die Bauchwand eingetreten ist, durchsetzt er den Transversus abdominis und tritt zwischen den unteren Muskelbündeln des Obliquus internus aus; er verläuft oberflächlich von dem Samenstrange längs dem Cremaster auf die Regio pubis zu, wo er im Schaamberg sich vertheilt und die *nn. scrotales anteriores* nach abwärts sendet. — Der *n. genitocruralis*, welcher die Schenkelarterie im Becken begleitet, giebt einen Ast, welcher in den hinteren Leistenring eintritt und mit dem Samenstrang an dessen hinterer Seite durch den Leistenkanal in's Scrotum herabsteigt, den *n. spermaticus externus s. pudendus externus*.

In der lockeren, pigment- und drüsenreichen, durch die Dartos gerunzelten **Haut** des Scrotum kommen Bindegewebsgeschwülste mit gleichzeitig einfacher Hypertrophie der bedeckenden Haut als sog. Elephantiasis scroti, ausserdem Ulcera und Infiltrationen verschiedener Art nicht selten vor. Bei ihrer grossen Dehnbarkeit wird die Haut durch wässrige Infiltrationen oft durchscheinend dünn und blasig ausgedehnt, die Gefässe rücken aus einander und werden durch Compression und Spannung undurchgängig, daher leicht, zumal am abhängigsten Theil des Scrotum, Blutunterlaufung und Decubitus eintreten. Ist die Infiltration ätzender Art, durch Austretung von Harn u. s. w., oder auch rein entzündlicher Beschaffenheit mit beträchtlicher Schwellung der Theile, so führt sie leicht zur partiellen Gangrän; daher auch Wunden des Scrotum, welche bis in die Vaginalis communis oder propria eindringen, oftmals ausgedehnte

Vereiterung und durch Retraction des Scrotum einen Prolapsus testiculi veranlassen. Häufig, wenn nicht jedesmal, tritt wenigstens nach Freilegung des Testikels durch Entzündung und Eiterung der Umgebung eine Verwachsung desselben mit der vernarbenden Scrotalwand ein.

Das Cancroid des Scrotum, als sog. Schornsteinfegerkrebs, ist bei uns sehr selten. Unter den Geschwülsten des Scrotum haben wir indess noch eine auf Hemmungsbildung beruhende congenitale Form zu bemerken, nämlich den Foetus in foetu. Dieselbe hat in der Beckenregion ihren bei weitem häufigsten Sitz; nächst dem hinteren Umfange des Beckenausganges kommt sie indessen vorzugsweise auch im Scrotum vor.

Dem Scrotum entsprechen beim Weibe die Labia majora. Auch in ihnen kommen, wenngleich seltener, Geschwülste vor, die eine Hernia labialis vortäuschen könnten; die grossen Schaamlippen schliessen sich indess zu eng der Beschreibung der übrigen Genitalien und des Dammes an, als dass wir sie von dieser trennen könnten. Wir gehen daher zur Beschreibung der benachbarten zweiten Bruchgegend über, welche nächst der Leistengegend der häufigste Sitz auch eingeklemmter Brüche wird.

Die innere Schenkelgegend.

In dem Winkel zwischen der Unterbauchgegend und der anstossenden Schenkelbeuge findet sich ein zweiter Verbindungsweg mit der Bauchhöhle zur Aufnahme von Hernien natürlich vorbereitet. Zumal wenn im höheren Alter das die Lücken ausfüllende Fettzellgewebe spärlicher wird und die schützenden Fascien durch eintretende Rigidität sich retrahiren und stellenweise durch Abzehrung lockern, legt sich Netz oder Darm vor die Bruchpforten und tritt allmählig oder nach einer plötzlichen Anstrengung jäh unter Einklemmungserscheinungen in die Schenkelbeuge herein.

Nach Abtrennung der Haut und der Fascia superficialis finden wir in und unter der letzteren zahlreiche Cutannerven, welche meist nach abwärts oder nach innen gegen die Schaamgegend hin verlaufen, sodann die *vena saphena interna*, welche in einer besonderen Scheide eingehüllt an der inneren Schenkelfläche heraufsteigt, parallel dem inneren Rande des Sartorius und etwa einen Daumen breit von ihm entfernt; mit ihr mündet eine *saphena superior*, welche vom inneren Winkel des Schenkels bogenförmig nach vorn heraufsteigt, zusammen. Etwas höher ergiessen sich die *v. epigastrica superficialis*, die *vv. pudendae externae*, sowie die dem Poupartischen Bande fast parallel verlaufenden *vv. inguinales*. Diese Venen vereinigen sich sämmtlich zur *vena saphena magna*, ein wahres Torcular venosum, welche nach kurzem Bestand etwa 3 Querfinger breit unter dem Lig. Poupartii in die Tiefe geht und in die *vena cruralis* sich ergiesst. Ausserdem finden sich zahlreiche Lymphstränge und Drüsen in diesem Winkel zusammengedrängt. — Die Fascia superficialis ist oft nur dünn, oft auch aus mehreren Lamellen geschichtet, indem sie am Arcus cruralis verwachsend sich faltig nach innen und abwärts umschlägt.

Unter all' diesen Theilen finden wir die Schenkelbeuge noch eingehüllt von der gemeinsamen Schenkelbinde, der *fascia lata*. Diese ist einerseits eine continuirliche Fortsetzung der äusseren Beckenfascie, der *fascia sacroiliaca*, welche vorzüglich durch ihre Ursprünge von der Crista ilium nach dieser Richtung hin sich verstärkt und oberflächlich von aussen her die vordere Schenkelfläche überzieht. Andrerseits entspringt sie vom Ramus ascendens ossis ischii und descendens ossis pubis, schlägt sich von innen gegen die Schenkelbeuge herauf und trifft hier mit dem ihr entgegenkommenden Blatte der anderen Seite zusammen. Man hat das äussere Blatt als *portio iliaca*, das innere als *portio pectinea fasciae latae* unterschieden. — Die Portio iliaca hüllt von der Spina anterior superior nach abwärts und vorn den *m. sartorius* ein, legt sich nach oben an die Unterbauchgegend an und ist an die mittleren Bündel des Poupartischen Bandes angeheftet. Indem sie quer vor der Schenkelbeuge sich ausspannt, lässt sie eine halbmondförmige Lücke, deren Schenkel nach innen gebogen sind. Das *cornu superius* dieses als *processus falciformis* bezeichneten Ausschnittes, welcher dem Ein- und Durchtritt zahlreicher Gefässe und Nerven zur Oberfläche und in die Tiefe seinen Ursprung verdankt, das obere Horn reicht bis in die Gegend des Tuberculum pubis und bildet die Grenze des oberen an den Arcus cruralis sich anlegenden Zipfels der Fascie. Es bildet gewissermassen das Dach der Schenkelbeuge. Das *cornu inferius* der Sehnenbinde tritt über den inneren Rand des Sartorius herüber und verschmilzt sodann mit dem von innen sich herüberschlagenden Blatte der Fascie. Beide Cornua sind mit ihren Spitzen etwa $1\frac{1}{2}$ Zoll von einander entfernt. Der obere Zipfel verschmälert sich nach seinem inneren Ende zu immer mehr und ist auch in der Mitte über der ovalen Lücke nur wenige Linien breit; das untere Horn dagegen ist nur der ausgeschweifte Rand der unteren Fortsetzung der Fascia lata. Die Lücke zwischen beiden wird *fovea ovalis* genannt. Sie ist oberflächlich ausgefüllt von einem mit Fettballen gepolsterten, kurz gewirkten und netzförmig durchlöcherten Bindegewebe, der *fascia cribriformis;* sie umschreibt die Einmündungsstelle der Vena saphena magna, welche hier in die Vena cruralis sich ergiesst. Die Vena saphena steigt auf der Fascia lata, die Vena cruralis unter ihr zur Fovea ovalis herauf; das Cornu inferius legt sich zwischen beide in den Winkel ihrer Vereinigungsstelle; das Cornu superius deckt sie beide in ihrem gemeinsamen Stamme.

Durchschneidet man die Vena saphena unter der Einmündungsstelle, löst dann die Fascia cribriformis nebst den sie durchsetzenden Venen, Lymphgefässen und Drüsen aus der Fovea ovalis, trennt endlich das Cornu superius vom Poupartischen Bande, das Cornu inferius vom Rande des Adductor longus und schlägt so die Portio iliaca der Fascie nach aussen zurück, dann sieht man, wie eine zweite Fascie von der inneren Schenkelgegend her in die ovale Grube hineinzieht und den Boden der Schenkelbeuge auskleidet (Taf. XVIII, *a*, *a*). Sie stammt vom Adductor und Gracilis und überzieht als Fascia pectinea den M. pectineus, heftet sich an den unteren Zipfel des Poupartischen Bandes und verstärkt von aussen dessen Ansatz am Pecten ossis pubis, das Lig. Gimbernati; sie verwebt sich längs dem Ursprunge des Pectineus mit dem Ligamentum cristae pubis und verschmilzt am Tuberculum ileopectineum mit der Fascia iliaca und dem Lig. ileopectineum.

Wir erhalten durch diese Scheidewände einen pyramidalen Raum, dessen Spitze unter dem Poupartischen Bande, dessen Basis in der Fovea ovalis liegt. Die Spitze öffnet sich in den *annulus cruralis* (Taf. XV u. XVIII), eine rundliche Oeffnung, welche nach oben vom Poupartischen Bande, nach innen vom Lig. Gimbernati, nach unten vom Ramus horizontalis und dem Lig. cristae pubis, nach aussen vom Lig. ileopectineum und der Uebertrittsstelle des M. psoas begrenzt wird. An seinem oberen Rande stossen die Aponeurosen der Bauchmuskeln zusammen und nehmen den Canalis inguinalis mit dem Funiculus oder dem runden Mutterbande auf. Dieser Durchgang verlängert sich zu einer kurzen vorderen Wand durch das Cornu superius fasciae latae; seine hintere Wand wird vom Ramus horizontalis und M. pectineus gebildet, überzogen vom tiefen Blatte der Fascie; die schmale äussere Wand wird vom Lig. intermusculare internum, welches, eine Fortsetzung des Lig. ileopectineum, unter dem Sartorius am inneren Rande des Ileopsoas sich in die Tiefe senkt, zur Abscheidung gegeben. Die innere Kante wird durch das Zusammentreffen der Fascia cribriformis mit dem tiefen Blatte der Fascia lata am inneren Rande des Pectineus abgegrenzt. Durch diesen ungleichseitig trichterförmigen Kanal, dessen Uebergangsstelle zur Bauchhöhle des Beckens am Lig. Gimbernati immerhin ziemlich tief und 1 — 1½ Zoll von der Einmündungsstelle der Saphena entfernt liegt, verläuft die *art.* und *vena cruralis*, eingehüllt in einer besonderen Scheide, welche von der Fascia transversalis und unterwärts von der ileo-pectinea gebildet wird. Beide Gefässe sind ausserdem durch eine fibröse Zwischenwand getrennt. Die Uebergangsstelle über den Ramus horizontalis befindet sich ungefähr 2 Zoll von der Symphysis pubis entfernt.

Am inneren Umfange der zu innerst gelegenen Vena cruralis bleibt im Canalis cruralis ein Zwischenraum, der auch in den Annulus hinein sich fortsetzt. Er ist von Lymphgefässen, Drüsen, Fettgewebe ausgefüllt. Namentlich liegen auch vor und dicht hinter dem Gimbernatischen Bande, sowie im Annulus selbst einzelne beachtenswerthe Lymphdrüsen. Dieser Zwischenraum mit seinen leicht verschiebbaren Theilen ist es, in welchen in der Regel die Hernia cruralis eintritt (Taf. XV).

Bisweilen ist das äussere Blatt der Fascia lata wenig entwickelt und wird in der Gegend des Trigonum crurale bloss durch ein zusammenhängendes lockeres Zellgewebe und eine weit herabsteigende Fascia cribriformis ersetzt. Eine Fenestra ovalis in der Fascie scheint alsdann zu fehlen, doch ist nur die Richtung vertauscht und umgekehrt. Es findet sich nämlich alsdann ein sichelförmiger Ausschnitt an der inneren Seite der Gefässe, welcher concav nach aussen mit scharfem Sehnenrande vom inneren Blatte oder der Portio pectinea sich erhebt, etwa 1½ Zoll lang nach abwärts steigt und dann mit seinem unteren Horn vor der Art. und Vena cruralis unter der Einmündungsstelle der Vena saphena magna durchzieht und am inneren Rande des Sartorius verwächst. Das obere Horn stammt wie gewöhnlich vom äusseren Blatte (Taf. XIV, *k*). — In seltenen Fällen ist auch die Fascia cribriformis so stark und weit durchlöchert, dass sie vor der Oeffnung in der Fascia lata und parallel mit ihr ein zweites ovales Fenster bildet.

Die Richtung des Schenkelkanales [1]) führt nach aufwärts und hinten. Bei aufrechter Stellung neigt der Annulus mit dem Lig. Gimbernati und dem Poupartischen Bande mehr nach vorn

[1]) In neuerer Zeit haben einige Anatomen wie Chirurgen das Bestehen eines Schenkelkanales leugnen wollen. Diess ist verzeihlich, insofern es sich dabei um Dimensionen handelt, die dem Einen lang genug scheinen, um einen Kanal vorzustellen, dem Anderen dagegen zu kurz. Jedenfalls, wenn man die Fascia cribriformis nicht als Fortsetzung der vorderen Wand will gelten lassen, wird man doch einen nach oben geschlossenen Halbkanal zugeben müssen, was sich praktisch völlig gleichbleibt, da es sich nur um die Anerkennung eines vorgebahnten Bruchweges handelt, in welchen sich die Hernie weiter senkt, nachdem sie in den Schenkelring eingetreten ist.

herüber, dagegen bei horizontaler Lage mit angezogenen Knieen mehr nach hinten. Bei angespannten Bauchdecken und gestreckten Schenkeln wird die vordere brückenförmig ausgespannte Fascie angezogen, bei flectirtem Schenkel und Oberkörper dagegen relaxirt, ein Umstand, der für die Reposition vorgefallener Eingeweide zu beachten ist.

Wie die vordere Oeffnung durch die Fascia cribriformis, so ist auch die hintere über dem Annulus durch membranösen Ueberzug rings um die Gefässe abgesperrt. Will man von der Beckenhöhle aus den Annulus freilegen, so hat man zuerst das Peritoneum, welches von der vorderen Bauchwand über das Schaambein weg zur Beckenhöhle und Blase übergeht, zurückzuschlagen. Unter ihm findet man den Annulus noch geschlossen durch die Fascia transversalis, welche vom Poupartischen Bande zum Ramus horizontalis übertritt und wie ein Vorhang hinter dem Annulus cruralis ausgebreitet ist, daher auch *septum crurale* genannt wird. Vor ihm bleibt noch eine von lockerem Fettzellgewebe und einer oder mehreren Drüsen ausgefüllte Lücke. Erst wenn man auch diese hinweggenommen hat, sieht man frei die hintere Fläche des Gimbernatischen Bandes. Der eigentliche Uebertritt des Schenkelkanales zur Beckenhöhle befindet sich also nicht streng am Annulus, sondern einige Linien weiter nach hinten, an der Umschlagsstelle des Peritoneum zum kleinen Becken. Entsprechend dieser Stelle findet sich über dem Beckenrande eine seichte Vertiefung mit nachgiebiger Unterlage, rings umgeben von resistenten Rändern, den grossen Gefässstämmen nach aussen, dem Lig. Fallopiae und der Umbilicalfalte nach oben und innen, dem Ramus horizontalis nach unten. Hier ist es, wo in den meisten Fällen von Schenkelbrüchen das Peritoneum als Bruchsack herausgestülpt wird und der Bruch zwischen dem sichelförmigen Rande des Gimbernatischen Bandes und der Vena cruralis zur Schenkelfläche gedrängt wird. — Das Zellgewebe im Annulus selbst ist bisweilen membranös geformt und ausgespannt, und bildet dann die sog. *fascia propria.*

Die Hüllen, welche der Bruch mit sich nimmt, sowie die

Auswege aus dem Schenkelkanal, welche er aufsucht, sind wie die Incarcerationshebel nicht immer dieselben. Tritt der Bruch hervor, ohne eine der verschiedenen Querwände zu durchbrechen, so treibt er ausser dem Peritoneum zunächst das Septum crurale oder die Fascia transversalis nebst dem darauf gelegenen Fettzellgewebe, fürs zweite die zwar weiche, nachgiebige, aber dicke und von den durchtretenden Gefässen als Zügeln zurückgehaltene Fascia cribriformis hervor, mit welcher letzteren die Fascia superficialis verwebt ist. Im anderen Falle dagegen bahnt sich der Bruch seinen Weg aus dem Kanal durch allmählige Erweiterung einer höher oder tiefer gelegenen Masche der Fascia cribriformis, so dass diese selbst nicht mit vorgestülpt wird, und nur das Septum die alleinige fibro-adipöse Hülle bildet. Im ersteren Falle können die Bruchdecken sehr dick sein, zumal die Bindegewebslamellen bei alten Hernien aus dem Zellgewebe der Fascia superficialis und der Lamina cribriformis sich mehrfach doubliren können; ist dagegen diese durchbrochen, das Individuum abgemagert, so trifft man wohl schon nach dem ersten Schnitt den Bruchsack mit einer spärlich von röthlichem Fett besetzten äusseren Hülle.

Die Incarceration hat ihren Grund wohl niemals in einer Constriction des Processus falciformis, also in einer zu grossen Enge der Fossa ovalis. Die Cruralbrüche erreichen zwar ausnahmsweise beträchtlichen Umfang, allein was im Annulus Raum gefunden, wird auch durch die Fossa ovalis nicht eingeklemmt. Meist sind die Schenkelbrüche klein, kurz und kugelig. Wenn sie unter der Haut deutlich und stärker hervortreten, so haben sie die Lamina cribriformis durchsetzt, sonst bleiben sie undeutlich umschrieben und tiefer gelegen, es müsste denn die Person sehr abgemagert und welk sein. Das Balkenwerk der Lamina cribriformis bildet nun ohne Zweifel häufig den Sitz der Einschnürung, wenn durch eine ihrer Oeffnungen der Bruch sich durchgeklemmt hat. Bei irreponibeln Hernien findet man zugleich den Bruch im Umkreise öfter verwachsen. Ausserdem, wenngleich seltener, kann eine Einschnürung im Annulus bestehen, wie man denn nicht selten das Lig. Gimbernati bei der Herniotomie so scharf angespannt fühlt, dass es kaum möglich ist den Nagelrand des Fingers mit dem Herniotom zwischen ihm und dem Bruchhals einzuführen. Es versteht sich von selbst, dass die Incarceration auch hier durch den Bruchsack selbst bedingt sein kann und ist sie ohne Zweifel die häufigste und zugleich schlimmste Form. Der Bruchsack ist meist enger, als bei der Inguinalhernie und mitunter über der ganzen Fläche des vorgefallenen Darmes oder Netzes frisch entzündlich verlöthet. Noch habe ich eine andere Form der Einschnürung an der Leiche gefunden. Es waren im Leben keine entzündlichen Einklemmungssymptome vorhanden gewesen, der vorliegende Bruch aber irreponibel. Er war von der Fascia cribriformis vollständig bedeckt, ehe man aber zum Bruchsack gelangte, war er von kurzen Strängen verdichteten Bindegewebes im Canalis cruralis selbst sammt dem ihn umgebenden Septum eng umschnürt. Trennte man auch dieses oberflächlich, so dass der Bruchsack freilag, so blieben doch die Zügel im hinteren Umkreise noch angespannt genug, um die Reposition zu verhindern [1]).

Die Hernia cruralis ist selten beim Manne, so sehr, dass Malgaigne [2]) unter 330 Bruchkranken nur 14 Schenkelbrüche fand. Auch in Bicêtre bei lauter bejahrten Leuten kamen auf 200 Personen 90 mit Leistenbrüchen und nur 14 mit Schenkelbrüchen vor. Bei Frauen sind dagegen die Cruralbrüche ungleich häufiger, doch übertreffen sie an Häufigkeit nach M.'s Untersuchung nicht die bei ihnen vorkommenden Leistenbrüche. Im Gegentheil unter 62 Frauen mit Brüchen waren 53 mit Leistenbrüchen und nur 8 mit Schenkelbrüchen behaftet. Mit diesen statistischen Angaben stimmen im Allgemeinen auch die Nach-

[1]) Die Angabe, dass die Einschnürung bei der Hernia cruralis ihren Sitz nicht im Annulus, sondern in den Löchern der Fascia cribriformis habe, stammt von Thompson und Demeaux (*Annales de chirurgie, Par.* 1842). Der letztere räth daher auch, bei der Herniotomie vor dem Annulus cruralis gerade nach aufwärts das von ihm sog. Infundibulum fibrosum einzuschneiden.

[2]) *Union médicale No.* 37, 1854.

forschungen überein, welche Danzel [1]) über diese Verhältnisse bei uns angestellt hat. Was indessen die chirurgische Statistik betrifft, so darf man unbedenklich behaupten, dass die eingeklemmten Schenkelbrüche bei Frauen über die eingeklemmten Leistenbrüche bei Weitem überwiegen; bei Männern kann es nicht der Fall sein, weil sie überhaupt in der Zahl so sehr zurückstehen. Die leichtere Einklemmung der Schenkelbrüche kann aber nur in der grösseren Enge der Bruchpforten, der grösseren Schwierigkeit sie vollkommen reponirt zu erhalten, sowie in der Zerrung und Reibung durch die Schenkelbewegungen begründet sein. Das häufigere Vorkommen von Schenkelbrüchen bei Weibern mag in der grösseren Abflachung und Neigung des Beckens, dem Gebrauch der Schnürbrust, wodurch die Eingeweide gegen die Beckenhöhle herabgedrückt, und in dem relativ engeren Verschluss des Canalis inguinalis seinen Grund haben.

Eine besondere Berücksichtigung behufs der Operation dieser Hernien erheischt der Verlauf der benachbarten Gefässe und übrigen verletzlichen Theile. Durch den äusseren Abschnitt des Annulus treten, wie erwähnt, die grossen Gefässe aus der Beckenhöhle, die Hernien dagegen an deren innerem Umfange. Auch bei Abmessung des Bruchbandes hat man diese Nachbarschaft zu respectiren, damit insbesondere nicht die Vena cruralis durch die Pelotte comprimirt werde. Kurz vor ihrem Austritt giebt die Art. cruralis dicht hinter dem Annulus die *a. epigastrica* ab, welche zuerst etwas nach innen, sodann aber nach aufwärts verläuft. Bei athcromatöser Verbiegung drängt sich die Arterie bisweilen tiefer gegen den Annulus herein (Taf. XVIII, 3). Selten entspringt sie unterhalb des Annulus in der Fossa ovalis, und steigt von dieser gerade herauf zur hinteren Bauchwand. Noch unmittelbar hinter dem Schenkelringe geht ein kleiner Ast von ihr ab, die *a. cristae pubis*, welcher dem Poupartischen Bande folgt, den inneren befestigten Umfang des Gimbernatischen Bandes umkreist und hinter dem Schaambein

[1]) Herniologische Studien, Göttingen bei Wigand.

mit Zweigen aus der Art. obturatoria anastomosirt. Die *a. obturatoria* entspringt entweder aus der Art. hypogastrica und verläuft parallel dem Nervus obturatorius am inneren Umfange des kleinen Beckens entlang über dem M. obturator internus zum Foramen obturatorium. Sie verschwindet also sofort unter dem horizontalen Schaambeinast und liegt in diesem Falle ausser dem Operationsfelde der Hernia cruralis. Nicht selten aber entspringt sie entweder direct oder durch einen gemeinschaftlichen Stamm mit der Epigastrica aus der Cruralis dicht hinter dem Annulus. In diesem Falle senkt sie sich entweder sofort nach abwärts und bleibt, auch wenn sie über die Vena cruralis nach innen herüberliegt, ehe sie in die gerade Richtung hinter das Schaambein nach unten einlenkt, doch immer an der äusseren Seite des prolabirten Eingeweides liegen. Anders verhält es sich in den sehr seltenen Fällen, in denen die Obturatoria bei solchem Ursprunge den unteren Rand des Poupartischen Bandes und den freien Ausschnitt der Gimbernatischen Sichel umkreist. Sie umschlingt alsdann als sog. *corona mortis* den oberen und inneren Umfang des Bruchhalses. Es wird diess ihr Verhalten von den Chirurgen am meisten gefürchtet, weil alsdann im ganzen Umkreise des Annulus eine gefahrlose Erweiterung nicht möglich ist. Weniger schon hat es zu bedeuten, wenn die Art. obturatoria den Verlauf des vorhin genannten Ramulus obturatorius, der Art. cristae pubis, einschlägt und sich dadurch von dem freien Rande oder der Basis des Gimbernatischen Bandes mehr entfernt und der befestigten Spitze am Tuberculum pubis nähert [1]. — Ausser diesen Gefässen des Annulus haben wir

[1]) Diese Abweichungen im Ursprunge und Verlauf der Art. obturatoria muss man kennen; specielle numerische Bestimmungen können uns nicht dienen. Man findet sie in den chir. Anatomien von Velpeau, Malgaigne; eine Aufzählung in grossem Maassstabe hat Ernst Gruber darüber angestellt, und Redfern (*Edinb. monthl. journ. of med. science, Sept.* 1850) eine ausführliche Abhandlung nebst Mittheilung von Fällen, in denen durch Verletzung der Arterie Blutung erfolgte, veröffentlicht. Zur Warnung mögen zwei Fälle aus jüngster Zeit bemerkt sein. Mackenzie in Edinburg präsentirte ein Präparat, in welchem die Art. obturatoria aus einem gemeinsamen Stamme mit der Epigastrica entsprang und den Hals einer vorhandenen Hernie umringte. Es

unmittelbar über ihm im Canalis inguinalis die Arteria spermatica interna und das *vas deferens* zu respectiren; indess liegen diese immer noch einige Linien über dem unteren Rande des Poupartischen Bandes und sind leicht verschiebbar.

Bestimmen wir nach diesen Verhältnissen die Incision des Annulus bei der Herniotomie, welche man wegen der geringeren Ausweitung und Dehnbarkeit desselben, auch wenn die Einschnürung wirklich in ihm ihren Sitz nicht haben sollte, behufs einer leichten Reposition des Darmes viel seltener wird umgehen können, als die Incision des Leistenringes bei der Hernia inguinalis, so wird man den Schnitt vor Allem nicht horizontal nach aussen führen dürfen wegen der Vena cruralis, auch nicht nach oben und aussen wegen des Stammes der Epigastrica und des oft mit ihr gemeinschaftlichen Ursprunges der Obturatoria. Nach oben müsste man das Poupartische Band trennen und etwa 2 Linien über ihm liegt der Funiculus, so dass die Incision wenigstens keine tiefe und nicht durch Zug von hinten nach vorn ausgeführt werden dürfte; wohl aber kann man ohne Gefahr mehrere kurze Einkerbungen vornehmen. Indess, nach Fergusson, sollen diese Einschnitte in das Poupartische Band die Bauchwand erschlaffen und neuen Vorfall begünstigen. Nach innen finden wir in den meisten Fällen das Gimbernatische Band frei, und sollte auch die Obturatoria über dasselbe hinweglaufen, so wird man doch ihre Verletzung vermeiden können, wenn man nur durch Gegendruck der Messerspitze den angespannten scharfen Rand des Bandes sprengt. Würde man durch Messerzug die Membran spalten, so würde leicht auch die Arterie von

stammte von einem Patienten, bei dem die Operation der Schenkelhernie, doch ohne Verletzung der Arterie, ausgeführt war (*Edinb. med. and surg. journ.* 1855, S. 142). — Dieselbe Art. obturatoria umschnürte als Corona mortis den Bruchhals während einer Operation und verhinderte die Reposition der Hernie. Ihre Pulsation wurde gefühlt, der Strang hervorgezogen, doppelt unterbunden und durchschnitten. Der Bruch liess sich jetzt zurückbringen. Der Operirte starb indessen an Peritonitis. Bei der Section constatirte man, dass es wirklich die Art. obturatoria war, welche, von der Epigastrica entspringend, von aussen nach innen über die Hernie weglief (Dr. Spence, im *Association med. journ., Gaz. hebd. No.* 35, 1855).

der Klinge aufgefangen werden, während sie bei einfacher Druckwirkung in ihrer Scheide zurückgedrängt wird.

Die Schenkelhernie ist bisweilen mit gleichzeitigem inneren oder äusseren Leistenbruch verbunden, so dass an derselben Seite zwei herniöse Geschwülste dicht über einander liegen, die eine über dem Poupartischen Bande, die andere unter demselben; eine leichte Einschnürung trennt sie beide und fühlt man ausserdem das Tuberculum pubis für die Inguinalhernie nach hinten und aussen, für den Schenkelbruch nach innen gelegen. In anderen Fällen drängt sich eine zweite kleinere Hernie zugleich zwischen die Bündel des Poupartischen Bandes dicht oberhalb des Lig. Gimbernati durch, oder das Gimbernatische Band wird selbst durchbrochen. Bei einer Hernia cruralis duplex der rechten Seite, welche ich untersuchte, bildete sogar die untere Aussackung, welche durch den Annulus sich senkte, die kleinere Geschwulst, die längere, welche das Lig. Gimbernati durchbrochen, aber nicht herausgestülpt hatte, war von jener durch eine fibröse Querleiste getrennt. Schon die Hernia cruralis bleibt oft sehr tief gelegen und kann Einklemmungszufälle hervorrufen, ohne dass man den Bruch äusserlich sehr bemerklich findet [1]); die Hernie des Gimbernatischen Bandes ist eine Seltenheit und wird meist klein und zurückgelegen bleiben, so dass man sie noch leichter übersieht. Auch können durch sie Einklemmungserscheinungen bedingt sein und fortbestehen, nachdem man in derselben Gegend schon eine Cruralhernie reponirt hat. Obwohl auf der Scheidelinie zwischen Annulus inguinalis und cruralis gelegen, wird die Hernie des Gimbernatischen Bandes, wenn sie nach aussen zum Vorschein kommt, doch wegen der Anheftung der Fascia lata an das Poupartische Band stets in die Schenkelbeuge sich senken. — Indess kann die Hernia cruralis selbst von ihrem Wege abweichen, und noch ehe sie die Fossa ovalis erreicht unter dem Cornu superius nach vorn herauf vor das Poupartische Band sich schieben und eine Hernia in-

[1]) Prof. Langenbeck wurde zu einem solchen Falle gerufen, in welchem man die Einklemmung einer gleichzeitigen Umbilicalhernie zuschrieb.

guinalis simuliren. — Es soll auch in einzelnen Ausnahmsfällen vorgekommen sein, dass die Hernia cruralis, statt an der inneren Seite der Gefässe durchzutreten, nach aussen von denselben unter dem Poupartischen Bande sich durchdrängte. Sie erscheint dann in der Schenkelbeuge auf dem Psoasmuskel. Da die Fascia iliaca interna nach aussen vom Schenkelringe mit einer Falte zum Poupartischen Bande aufsteigt und mit demselben verwächst, da der Raum ausserdem vom Ileopsoas eng ausgefüllt und das Poupartische Band selbst durch das Lig. ileopectineum straff angezogen gehalten wird, so ist der Widerstand für eine Hernie natürlich auf dieser Seite viel mächtiger als im inneren Umkreise des lockeren, vertieften Schenkelringes.

Eine beginnende Hernie im Schenkelringe kann man hier, wie im Leistenkanal, dadurch erkennen, dass man bei dem aufrecht stehenden etwas vorgebeugten Kranken, den Zeige- oder kleinen Finger so tief als möglich gegen die Bruchpforte hineindrückt und den Kranken husten lässt. Man fühlt alsdann den Gegenstoss des anschlagenden Darmes. Freilich können solche Personen oft noch lange gehen, ehe die Hernie sich wirklich etablirt, d. h. eine bleibende Schlinge in den Bruchkanal eintritt und nur durch ein Bruchband oder anhaltend horizontale Lagerung zurückgehalten werden kann. Die Bruchbänder sind beim Schenkelbruch viel schwerer zu appliciren, als beim Leistenbruch, weil eben in der That ein Schenkelkanal besteht, dessen Eingangspforte durch tiefe Lage und Anspannung der Fascie und des Schenkelbogens vor seinem Ausgange schwer zu erreichen ist. Der Leistenkanal ist flacher gelegen und in seinen Wandungen viel nachgiebiger. Bei jenem muss die Compression der Schenkelgefässe vermieden werden und die Pelotte nach aufwärts, bei diesem mehr direct nach hinten wirken.

Ueber den Bruchinhalt gilt dasselbe, was wir beim Leistenringe angeführt haben. Auch kann die Hernie selbst, wie ihr Bruchsack, dieselben pathologischen Veränderungen eingehen, wie die Hernia inguinalis (Abschnürung und Degeneration des Omentum, Fettauflagerung auf den obliterirten Bruchsack, Verwachsungen, Entzündung, Perforation u. s. w.). — Bisweilen hypertrophirt und verdichtet sich während der allmähligen Entwicklung einer Hernie das im Annulus cruralis gelegene Fettgewebe. Es liegt dann dieses dem Bruchsacke auf und sieht einem Netzbruche täuschend ähnlich. Bisweilen bilden sich auch Cysten in den Maschen des Fettgewebes, durch Auflösung der Fettzellen eines Fettläppchens als falscher Synovialbalg oder durch Abschnürung von Venen, und man glaubt es fliesse Bruchwasser aus, während der Bruchsack noch gar nicht geöffnet ist.

Anderweitige Erkrankungen und Degenerationen, welche unter sich und mit der Hernia cruralis verwechselt werden können, sind verschiedene Affectionen der Lymphdrüsen, welche hier theils in der oberflächlichen Fascie bis über das Poupartische Band hinaus, theils unter der Fascia cribriformis und im Schenkelkanal so zahlreich gehäuft liegen. Die oberflächlich und höher gelegenen können sogar einen Leistenbruch vortäuschen. Wenn sie sich entzünden, abscediren, können sie durch eine entsprechende Localgeschwulst, Unbeweglichkeit, Schmerz, fieberhaften Zustand, Brechneigung sogar den Gedanken einer Einklemmung erwecken. Es kommen freilich wohl einfach rheumatische Bubonen vor; wenn man aber bedenkt, dass Lymphdrüsen selten eine schmerzhaft entzündliche Anschwellung erleiden ohne peripherische Ursache, so wird immer die Auffindung einer solchen, z. B. eines Schankers, zur Aufklärung der Diagnose genügend sein. Schlimmer ist der entgegengesetzte Irrthum, dass man einen entzündeten Darmbruch für einen Bubo ansieht, ihn öffnet und Koth statt Eiter entleert, oder ihn kataplasmirt und brandig werden lässt. Nicht leicht wird man eine sich chronisch entwickelnde feste Drüsengeschwulst, ein Sarkom, einen Fungus für eine Hernie nehmen, desto leichter möchte indess die Verwechslung bei tiefliegenden, entzündeten und zum Theil in Eiterung übergegangenen Lymphdrüsen geschehen. Ist eine Drüse im Annulus selbst vereitert, so bleibt die äussere Haut vielleicht unverändert, doch ist die Gegend auf Druck in der Tiefe schmerzhaft, die geschwollene Drüse dehnt den Annulus aus, in Folge der Entzündung verwächst ihr Balg mit dem Peritoneum und zieht dieses nach sich; ihm heftet eine Darmschlinge sich an und folgt gleichfalls dem Zuge der gegen die Fovea ovalis sich ausdehnenden Drüse — und wir haben so einen Bubo, welcher zuerst eine Hernie simulirt und dann eine Hernie, welche als Bubo erscheint. Ich habe diesen Vorgang an der Leiche controliren können. Ehe es noch zur Einklemmung des auf solche Weise herangezogenen Bruches kommt, kann durch den benachbarten Eiterheerd die vordere Darmwand exulcerirt werden und eine phlegmonöse Entzündung mit dem Ausgange in Kotherguss verkündet erst den vorliegenden Darm. Auch dieses habe ich gesehen.

Senkungsabscesse, wenn sie nicht ihre besondere Krankheitsgeschichte hätten, nicht fluctuirend wären, auf Druck und beim Wechsel der Stellung schnell regurgitirten, könnten gleichfalls eine Hernie vortäuschen. Die extraperitonealen Abscesse, welche von einer Caries der Wirbel, des Hüftbeines, einer phlegmonösen Entzündung der Psoasscheide abstammen, senken sich unter der Fascia iliaca interna entlang, bisweilen hinter dem Poupartischen Band in die Höhe zur vorderen Bauchwand, meistens aber unter ihm durch und kommen dann nach aussen vom Annulus und den Gefässen vor den vereinigten Bäuchen des Ileopsoas, mitten vor dem Schenkel zum Vorschein. Die Senkungsabscesse, welche von einer Vereiterung des Ovariums, einer Perityphlitis u. s. w. herstammen, sind wohl immer intraperitoneal, aber abgekapselt, und schlagen häufig die Richtung der Bruchwege ein; sie treten durch den Annulus an der inneren Seite der Gefässe hervor. Auf die Aneurysmen der Iliaca externa brauchen wir nur aufmerksam zu machen; sie sind von Anfang an unbeweglich und irreponibel, im Verlauf der Arterie unter unversehrter Haut gelegen, pulsiren und schwirren. Nur wenn die Umgebung sich entzündet, Fluctuation fühlbar ist, können sie Drüsenabscesse vortäuschen.

Das Becken, der Damm und die Beckenorgane.

Das Becken, als ringförmig knöcherne Einfassung des unteren Umfanges des Truncus, dient ihm als Unterstützung bei Hebung des Körpers, als Träger bei aufrechter und sitzender Stellung. Es bildet eine Knochenverbindung, welche gleich der Schulter die Bewegungen der Extremität ergänzt, die dem Schenkel unausführbaren Bewegungen zumal in pathologischen Zuständen übernimmt und seinen Stellungen sich accommodirt, wie die Schulter dem Arm. Es nimmt den untersten Abschnitt der Bauchhöhle mit ihren Organen in sich auf, und birgt als eigenthümlich in seinem Inneren den grösseren Theil der Geschlechts und Harnorgane, zumal beim Weibe, das untere Darmende, die Gefässe und Nervenstämme für diese Organe und die unteren Extremitäten.

Das Becken ist aus einer Anzahl Knochen zusammengesetzt, welche zum Theil unter einander verschmelzen, zum Theil aber beweglich mit einander verbunden bleiben. Das Kreuzbein bildet den Mittelpunkt, durch welchen die Seitenarme des Beckens an die Wirbelsäule sich anschliessen. Der Uebergang vom Körper des letzten Lendenwirbels auf den noch ziemlich deutlich geformten ersten Kreuzbeinwirbel springt mehr oder minder stark nach innen vor und bildet das sog. Promontorium. Eine besonders dicke faserknorpelige Zwischenmasse mit grösserer

Höhlung im Inneren verbindet beide Wirbel unter einander und gestattet dieser Synchondrose eine ausgedehntere Beweglichkeit, als sie den übrigen möglich ist. Diese ist besonders in pathologischen Zuständen des Hüftgelenkes wichtig, weil sie die gestörten Bewegungen desselben aufnimmt und durch fortgesetzte Uebung, wie durch gleichartige Betheiligung der übrigen Beckengelenke in hohem Maasse ersetzt. Die von oben abgeplatteten flügelförmigen Processus transversi des ersten Kreuzbeinwirbels treten gegen den Vorsprung seines Körpers etwas zurück und lehnen sich an die Hüftbeine an. Die übrigen Wirbel des Kreuzbeines verlieren die deutliche Form, verschmälern sich mehr und mehr, so dass das Kreuzbein nach abwärts keilförmig sich zuschrägt; sie verschmelzen vollständig knöchern unter einander und mit dem ersten Kreuzbeinwirbel, so dass nur die Zwischenwirbellöcher übrig bleiben und als *foramina sacralia anteriora* und *posteriora* nach vorn und hinten sich öffnen. An der hinteren Fläche springen noch die über einander verwachsenen Processus spinosi kielförmig hervor. Nur die beiden seitlichen Hälften der Dornfortsätze des letzten Kreuzbeinwirbels bleiben gespalten, gewissermaassen als normale Spina bifida, jedoch ohne Rückenmarkskanal, und bilden die *cornua sacralia*, zwischen welchen der abgeflachte Wirbelkanal nach aussen sich öffnet. Ihnen kommen die gleichbedeutenden *cornua coccygea* vom obersten Wirbel des *os coccygis* entgegen und werden mit jenen durch die *lig. sacro-coccygea* verbunden, der Halbkanal selbst aber durch die Ausspannung des Lig. apicum und der bedeckenden Fascien oberflächlich geschlossen. Das Os coccygis ist nicht allein mit dem Kreuzbein äusserst beweglich verbunden, sondern auch die kleinen Wirbel desselben bleiben oft das ganze Leben hindurch unverwachsen. Nur ausnahmsweise findet eine Ankylosirung zwischen Kreuz- und Kuckuksbein statt. — Das Kreuzbein in seiner Totalität ist nach hinten ausgebogen und tritt die vordere Aushöhlung um so mehr hervor, als sein erster Wirbel gegen die Beckenhöhle hereingedrängt und auch das Os coccygis nach vorn umgebogen ist.

An die breiten Seitenränder des Kreuzbeines legen sich unter Einschiebung einer mächtigen Synchondrose die abgestumpften glatten hinteren Ränder der Hüftbeine an. Sie überragen seitlich nach hinten und oben mit rauher ohrförmiger Knochenplatte die hintere Kreuzbeinfläche und bilden dadurch zu beiden Seiten der Crista sacralis eine tiefe Knochengrube, in welcher die langen Rückenmuskeln ihren Ursprung nehmen. Die abgeflachte, wannenförmige Hüftbeinschuppe wendet sich alsdann seitlich nach vorn herum und bildet die *fossa iliaca*. Ihr oberer Umkreis steigt bogenförmig auf und bildet die lippenförmig umrandete Crista ilium, welche zu beiden Seiten nach vorn mit der *spina anterior superior* endet und gegen das Schaambein zu doppelt ausgeschweift absteigt. Der vordere Abschnitt dieses Beckentheiles entbehrt mithin der Knochenwand. Die Spina ant. sup. bildet die Ecke des oberen Ausschnittes, die Spina ant. inferior den Anfang der unteren Incisur. Der abgerundete vorspringende Winkel, mit welchem die hintere Ohrplatte zur Seitenwand umbiegt, wird als *spina posterior superior* bezeichnet. Es ist der Theil, welcher am meisten absteht, aber nicht der höchste Theil der Crista ilium. Der untere Rand der Hüftbeinschuppe schliesst sich nach hinten den Seitenflügeln des ersten Kreuzbeinwirbels an, ist schräg einwärts gestellt und fällt dann steil oder leicht ausgebogen gegen die Beckenhöhle zu ein. Er bildet so eine knöcherne Einschnürung, welche nach vorn durch die horizontalen Aeste des Schaambeines geschlossen wird. Dieser einspringende Knochenreif wird als *linea innominata*, besser *limbus arcuatus* bezeichnet. Er bildet den Uebergang vom breiteren, flachen, offenen *pelvis major* zu dem kanalförmig verengten *pelvis minor*. Das letztere wird ausserdem von dem Sitzbein und Schaambein nebst dem übrigen Theil des Kreuzbeines geformt, ist aber nach unten und oben offen und seitlich vielfach durchbrochen. Erst die umgebenden Weichtheile vervollständigen seinen Verschluss. Das Hüftbein selbst wendet sich mit seinem unteren Rande von seiner Verbindung mit dem Kreuzbein in weitem Bogen ab. Dieser wird vom Sitzbein aufgenommen und entsteht dadurch die *incisura ileo-ischiadica s. ischiadica superior.* Die vorspringende, vom Kreuzbein abstehende Ecke des Umbiegungswinkels am Hüftbein wird als *spina posterior inferior* bezeichnet, ist jedoch bedeckt von Muskeln äusserlich im Allgemeinen nicht durchzufühlen.

Das Sitzbein ist ein winkelförmiger Knochen, dessen hinterer Schenkel platt und breit mit dem ganzen vor der Incisura ileo-ischiadica gelegenen Abschnitte des unteren Hüftbeinrandes verwachsen ist, dann sich zuschmälernd abwärts steigt. Der zweite vordere Schenkel ist nach vorn aufwärts gerichtet. Zwischen beiden bleibt nach vorn und seitlich am Becken eine Lücke. Vom hinteren Rande des *ramus descendens* springt die *spina ischii* vor und bildet am Knochenrande die Grenze des oberen Sitzbeinausschnittes, zugleich aber den Anfang eines zweiten, der *incisura ischiadica inferior.* Diese findet ihr Ende am *tuber ossis ischii,* welcher als dicker Knochenwulst am Vereinigungswinkel beider Sitzbeinäste entsteht. Auch das Schaambein besteht aus zweien im Winkel zu einander gestellten Knochenarmen. Der obere horizontale Ast legt sich in den nach vorn offenen Winkel der Hüftbeinverbindung mit dem absteigenden Ast des Sitzbeines und verschmilzt mit ihnen. Diese Vereinigung ist von einem fast kreisförmigen knöchernen Randsaume umgeben und bildet das *acetabulum.* Der kürzere vordere *ramus descendens* verbindet sich mit dem aufsteigenden Aste des Sitzbeines und schliesst die zwischen diesen Knochen offen gebliebene Gabel zu einem Knochenringe, welcher das verschobene unregelmässig umschriebene *foramen ovale* umfasst. Es befindet sich dasselbe unterhalb und vor der Pfannengegend. Auf dem oberen Rande des *ramus horizontalis* entsteht an der Uebergangsstelle zum Hüftbein das *tuberculum ileopectineum* und bildet die Grenze des vorderen unteren Hüftbeinausschnittes. Gleichfalls am oberen Rande des R. horizontalis über dem Verbindungswinkel mit dem absteigenden Aste liegt das *tuberculum pubis,* welches von aussen in der Regel ziemlich deutlich durchzufühlen ist. Längs der abgeplatteten oberen Fläche des Ramus horizontalis verläuft als scharfe Knochenkante der *pecten ossis pubis* und verbindet beide Tubercula unter einander. — Beide Schaambeine treten mit ihrem Winkel nach vorn und innen zusammen, sind überknorpelt und durch eine oft dicke Faserknorpelmasse unter einander verbunden. Im Inneren derselben befindet sich eine enge, oft zottige, mit Synovia gefüllte Höhle. Die Knorpelverbindung ist durch die Winkelstellung der Knochenflächen keilförmig gestaltet, nach vorn breiter, als hinten. Im späteren Alter und bei Männern ist sie sehr verdünnt und öfter theilweise verknöchert. So wird der Beckenring durch die *symphysis ossium pubis* nach vorn geschlossen; die nach unten divergirenden Schaambeinäste bilden den Schaambogen oder die vorderste Umgrenzung des Beckenausganges, welcher seinen tiefsten Stand in der Höhe der Tubera ischii hat, dann wieder aufsteigt und endlich am Kreuzbein mit dem Os coccygis gewissermaassen als Dreifuss endet.

Die Beckenknochen, soweit sie nicht knöchern verschmelzen oder durch Synchondrosen beweglich unter einander verbunden sind, werden noch durch besondere Bänder zusammengehalten. Die Hüftbeine werden an die Wirbelsäule und das Kreuzbein angeschlossen durch die *ligamenta ileolumbalia* und *sacro-iliaca*. Jene befinden sich im Winkel zwischen dem letzten Lendenwirbel und der Superficies auricularis, gehen breit und glatt ausgespannt über die Seitenflügel des Kreuzbeines und aufwärts längs dem Proc. transversus des letzten Lendenwirbels zur Innenfläche des hinteren Hüftbeinrandes über; diese, oder die Lig. sacroiliaca liegen vorzüglich auf der Rückseite, entspringen von der Spina posterior superior und inferior und heften sich mit mehreren stark sehnigen Fascikeln abwärts steigend an die hinteren Bögen der Kreuzbeinwirbel fest. — Das Sitzbein ist durch zwei einander nach hinten kreuzende starke breite Bänder an das Kreuzbein gebunden, das oberflächlicher gelegene *lig. tuberoso-sacrum,* welches platt rundlich vom Tuber ischii entspringt und breit zulaufend am hinteren Seitenrande des Kreuzbeines und dem Os coccygis sich befestigt, und das von jenem grösstentheils verdeckte *lig. spinoso-sacrum*, welches von der Spina ischii quer gegen das Kreuzbein ausgespannt und hier unter dem vorigen befestigt ist. An seiner Innenfläche verläuft der *musc. coccygeus*, welcher das Os coccygis eingezogen erhält und dadurch zu einem Stützmuskel des Dammes wird. Beide Ligamente tragen dazu bei die hintere grosse Seitenöffnung des Beckens zu beschränken, sie verwandeln ausserdem die beiden *incisura ischiadica superior* und *inferior* in zwei Foramina, indem sie deren unteren Umkreis schliessen. Die *apertura ileoischiadica* ist die bei weitem grössere, die untere wird noch durch die aufsteigende Richtung des Lig. tuberososacrum verkürzt und dreieckig gestaltet.

Das vom Sitz- und Schaambein eingeschlossene Foramen ovale wird von einer mehr oder minder starken *membrana obturatoria* grösstentheils abgesperrt. Nur im oberen Winkel bleibt zum Durchtritt des *nervus* und der *vasa obturatoria* ein offenes Fenster, das *foramen obturatorium* [1]. R. Fischer [2]) unterscheidet an dieser Membran zwei Blätter, ein inneres und ein äusseres, von denen das letztere am Acetabulum endigt. Das Foramen obturatorium und der aus ihm hervorgehende Kanal liegt so versteckt und ist so eigenthümlich geformt, dass wir schon jetzt näher auf einzelne Verhältnisse eingehen müssen. Indem das Schaambein zum Ramus descendens umbiegt, wird es breiter und flacher. Das Foramen ovale rückt dadurch mehr nach aussen; an der Winkelstelle entsteht eine vordere Aussenfläche und eine mehr zurückgelegene ovaläre Kante. Nach unten zu verschmälert sich der Ramus descendens und beide Ränder treten wieder mehr in ein Niveau. Der horizontale Ast des Schaambeines wird nach aussen breiter und flacht sich ab, nach unten leicht ausgehöhlt; seine hintere Fläche ist länger als die obere, sein vorderer Rand kürzer als der obere hintere Rand. Unter dieser schiefen Ueberdachung geht der *canalis obturatorius* hin-

[1]) Wir halten diese Unterscheidung in der Bezeichnung beider Foramina fest. Das For. ovale könnte auch als *for. obturatum* betitelt werden.

[2]) Zeitschr. f. rat. Med. 1852, H. 3.

durch, schräg von hinten und aussen nach vorn und innen, und öffnet sich hinter dem oberen inneren Umfange des Acetabulum gerade in der Mitte zwischen der Spina anterior inferior und Symphysis pubis. Der innere Ovalärrand des Schaambeines geht in den oberen hinteren Rand des Foramen ovale über, der vorübergeneigte vordere Rand des horizontalen Schaambeinastes wird dagegen zum äusseren Rande des eirunden Loches. Beide Ränder kreuzen sich in der Höhe des Foramen obturatorium und die obere Knochenwand erscheint hierdurch wie geflochten. Ihr vorderer Rand wird noch verbreitert durch eine fibröse Leiste des Ligamentum pubo-femorale, welches vom Periost desselben entspringt und über den Knochenrand sich überfaltet. Das innere Blatt der Membrana obturatoria nimmt nun genau den inneren hinteren Umkreis des Foramen ovale ein; die Membrana obturatoria anterior entspringt dagegen von der vorderen Aussenfläche des Os pubis, verschmilzt im inneren und unteren Umfange des Foramen ovale mit dem hinteren Blatte, hebt sich dagegen nach oben und aussen zu flügelförmigen Fortsätzen ab, welche gerade unter dem Foramen obturatorium herziehen, auf den äusseren Knochenrand und das Acetabulum zulaufen und vor der Incisura acetabuli mit der Gelenkkapsel verschmelzen. Zwischen beiden Blättern ist Fett abgelagert und entsteht dadurch bereits syndesmotisch eine untere Wand für den Canalis obturatorius. Die weitere Vertiefung dieses Kanales geschieht durch die Bedeckung des Foramen ovale und seiner Scheidewand mittelst des M. obturator internus und externus.

Beide Schaambeine sind im Winkel unter der Symphyse durch ein dreieckiges nach hinten und unten halbmondförmig ausgeschnittenes Band, das *lig. arcuatum,* unter einander verbunden. Längs dem Schaambeinkamme verläuft beiderseits eine fibröse Leiste, welche mit dem Periost verwachsen ist und über der Symphyse mit dem der anderen Seite zusammentrifft, das *lig. cristae pubis.*

In der Form und Stellung des Beckens kommen durch Individualität, Geschlecht, Alter bedingte Verschiedenheiten, sowie andere krankhafte Abweichungen vor. In der Norm ist das Becken nicht bloss nach vorn tief ausgeschnitten, sondern obenein abwärts geneigt. Der Beckenring mit dem Beckeneingange tritt dadurch in eine schiefe Ebene, so dass der Winkel des Schaambogens nicht mehr in einem Niveau mit dem ersten Kreuzbeinwirbel, sondern dem Os coccygis gegenüber liegt und selbst noch einige Linien unter dessen Endkrümmung. Bei horizontalstehendem Becken liegen die Hüftpfannen zur Aufnahme des Schenkelkopfes stark seitlich nach vorn; in Folge der Neigung des Beckens aber treten sie mehr zurück, der Queraxe des Beckens näher. Das eigene Uebergewicht des Beckens fällt nach hinten und wird dadurch vermindert, allein die Schwerlinie des aufgerichteten Körpers fällt nach vorn, vielleicht in die Verbindungslinie beider Schenkelpfannen und wird sonach durch ihre vorgeschobene Lage angemessen unterstützt. Die Winkelstellung des Beckens wird nach der Neigung zum Horizont bei aufrechter Körperhaltung bemessen. Kohlrausch [1]) fand sie bei übrigens normalen Verhältnissen zwischen 50 und 70 Grad schwankend. Beim Weibe ist die Beckenneigung grösser als beim Manne; Kohlrausch nimmt 56 Grad für das männliche und 64 Grad für das weibliche Becken als mittlere Stufen an. Sie ist ausserdem willkürlich und je nach der Haltung des Körpers veränderlich. Bei horizontal gestrecktem, über dem Kreuzbein gehobenem und unterstütztem Becken ist sie am stärksten; sie nimmt ab, wenn bei gebeugten Schenkeln der untere Beckenrand gehoben, die Lendengegend nach hinten ausgebogen wird; sie wird fast vollständig ausgeglichen bei sitzender Stellung mit vorgeneigtem Oberkörper. Diese Bewegungen gehen in der Lumbo-sacral-Verbindung vor sich. Mit der Neigung des Beckens schwankt auch die Richtung der Beckenaxe; die Form derselben richtet sich nach der Krümmung des Kreuzbeines, mit welcher sie parallel verläuft. Die Neigung des Beckens bildet sich erst heraus mit der Entwicklung der Bauch- und Beckenorgane, und mit der

[1]) Anatomie der Beckenorgane, Leipzig bei Hirzel, 1854.

Unterstützung des Körpers durch die Unterextremitäten, durch den Gang. Bei Kindern bis sie anfangen zu gehen und selbst noch später, sind ausserdem die Beckenknochen klein, sie bleiben verhältnissmässig in der Entwicklung zurück und der Beckenraum ist desshalb gleichfalls eng: das Rectum ist kurz und die Flexura iliaca liegt noch ganz über dem Promontorium, frei beweglich in der Bauchhöhle, die Kreuzbeinkrümmung ist wenig ausgeprägt, das Promontorium verhältnissmässig tief stehend; auch die Blase hat sich noch nicht in den unteren Beckenraum zurückgezogen und ragt über der Symphyse in die Schaamgegend hinauf.

Auf die geburtshülflichen Beziehungen einzugehen, liegt nicht in unserem Plan, nur als allgemein anatomische Unterschiede bemerken wir, dass die Durchmesser des Beckens beim Weibe verhältnissmässig, und bei gleichen Körpergrössen auch absolut grösser sind als beim Manne: das grosse Becken ist flacher, die Seitenflügel des Kreuzbeines sind breiter, die Sitzbeinhöhe ist kürzer, die innere Pfannengegend dagegen breiter und mehr nach aussen gedrängt, der Schaambogen weiter.

Auf eine, wie es scheint, constante und normale Verschiebung des Beckens meistentheils nach links gerichtet, hat zuerst mein College Dr. H. M. Cohen mich aufmerksam gemacht. Bei vergleichender Abmessung der beiden seitlichen Beckenhälften findet man nämlich, dass das Becken nach links mehr ausgebogen und weiter ist als nach rechts; der linke Seitenflügel des Kreuzbeines ist länger als der rechte, die Umbiegung der Hüftbeine rechts kürzer und enger, links mehr allmählig und nach vorn gerichtet; der linke Querdurchmesser ist um einige Linien grösser als der rechte, der von der rechten Synchondrosis sacro-iliaca ausgehende schräge Durchmesser trifft auf die Synostosis puboiliaca weiter entfernt von der Symphyse als der linke und ist in seinem vorderen Abschnitt nach der Kreuzung des Querdurchmessers länger als der zweite. Die herzförmige Gestalt des Beckeneinganges wird hierdurch um etwas verschoben, und zwar meistens zu Gunsten der linken Beckenhälfte, seltener unter Umkehrung der Verhältnisse zu Gunsten der rechten Beckenhälfte. Es sind diese Dimensionsunterschiede in geburtshülflicher Beziehung ohne Zweifel überaus wichtig (für das Vorwalten der ersten Kindslagen u. s. w.). Die stärkere Ausbiegung des Beckens nach links scheint in Abhängigkeit zu den seitlichen Krümmungen der Wirbelsäule zu stehen, welche vom Lendentheil auf das Becken übergehen und schliesslich wieder auf die überwiegende rechte Extremität übertragen werden. Diess bestätigen auch die skoliotischen Verkrümmungen der Wirbelsäule. Sind die unteren Lendenwirbel convex nach rechts ausgebogen, so nimmt die Erweiterung und secundäre Ausbiegung der Beckenhälfte nach links um so mehr zu; sind dagegen die unteren Lendenwirbel stark nach links skoliotisch, so tritt am Kreuzbein und Becken die Verbiegung nach rechts ein und ist der rechte Beckenraum weiter. Eben diese Verhältnisse zeigen auch, dass die in der Regel grössere Weite der linken Beckenhälfte nicht etwa durch die Gegenwart der Flexura iliaca und des Mastdarmes bedingt ist, so sehr sie ihnen auch zu Statten kommt.

Die krankhaften Veränderungen und Stellungen des Beckens werden theils durch Knochen- und Gelenkleiden, theils durch Muskelcontracturen bedingt. Die letzteren, soweit sie nicht von Verkrümmungen der Wirbelsäule abhängig sind, werden wir beim Hüftgelenk besprechen. Unter jenen sind es vorzüglich die Rhachitis, die Osteomalacie, die Ankylose der Synchondrosen, welche diese Abweichungen begründen. Beim rhachitischen Becken ist zu beachten, dass das Kreuzbein zwischen den Hüftbeinen eingekeilt ist, dass es zunächst die Körperlast aufnimmt und den Druck derselben weiter auf die Hüft- und Sitzbeine überträgt. In Folge dessen wird das Promontorium nach vorn hereingedrängt, die Concavität des Kreuzbeines verstärkt, die Hüftknochen werden zur Seite geschoben und etwas gesenkt, der Querdurchmesser des Beckens nimmt zu, in dem Maasse, wie die oberen geraden und schrägen Durchmesser sich verkürzen. Bei gleichzeitig rhachitischer Verkrümmung der Wirbelsäule tritt eine complementäre von Seiten des Kreuzbeines und des Beckens ein. Durch den Gegendruck der Schenkel im Acetabulum von unten her gegen das vordere Beckensegment, wird dieses, wie H. Meyer näher ausgeführt hat, etwas gehoben. Die Sitzbeine rücken entweder mehr auseinander, der Arcus pubis wird weiter, wenn die Einkeilung des Kreuzbeines überwiegt; oder enger, wenn der Gegendruck, den die Schaambeine erleiden, vorwaltet. Die sämmtlichen Knochenstücke sind verkürzt und die Höhe des Beckens hat abgenommen.

Die Osteomalacie hat man von jeher für einen von der Rhachitis durchaus verschiedenen Process genommen, bis in neuerer Zeit einzelne Stimmen die wesentliche Gleichheit derselben haben geltend machen wollen. Beide Erkrankungen stimmen darin überein, dass sie einen Congestivzustand im Knochen mit Exsudation und theilweiser Auflösung desselben hervorrufen. Allein abgesehen davon, dass Rhachitis das kindliche Alter, die Osteomalacie dagegen Erwachsene befällt, geht jene vom Periost und den Diaphysenknorpeln aus, während diese ausschliesslich die spongiöse Substanz befällt. Mit Unrecht hat man jene als eine blosse Hemmung des Verknöcherungsprocesses angesehen. Sie characterisirt sich vielmehr 1. durch eine Auflösung des bereits gebildeten Knochens in mehr oder minder ausgedehntem Grade. Diese geschieht unter den Erscheinungen der Hyperämie und Anfüllung der Markräume mit einem röthlich klebrigen, und wie ich gefunden habe, sauer reagirenden Exsudate. 2. Das Periost befindet sich gleichfalls im Zustande der Hyperämie, ist aufgelockert und dick; während aber im Innern des Knochens die Stase theils durch mechanischen Druck, theils durch die Beschaffenheit des Exsudates einen Knochenschwund herbeiführt, so dass von spongiöser Substanz mitunter keine Spur mehr vorhanden ist, wird das verdickte Periost vom Knochen abgehoben, der alte Cortex verdünnt sich und schwindet, durch ein Exsudat aber, welches unter dem Periost ihn bedeckt, und welches rasch verknöchert, wird er alsbald durch eine oft ziemlich dicke von Bindegewebe und Gefässen reichlich durchzogene, daher anfangs fein poröse Knochenschicht ersetzt.

3. Neben der Auflösung des alten Knochens im Innern, findet gleichzeitig von den Epiphysenknorpeln ausgehend eine reichliche Knorpelwucherung statt, welche nur langsam verknöchert, dann aber, der knorpeligen Hypertrophie entsprechend, einen um so dichteren und festeren Knochencallus bildet. Der geheilte rhachitische Knochen ist daher in seiner Form verbildet und zugleich sklerotisch. Durch die Umfangszunahme und Succulenz der Zwischenknorpel werden die Knochenstücke oft verschoben; durch die Maceration des Cortex und der spongiösen Substanz neben der Verdickung des Periostes und der Auflagerung eines feinblättrig äusseren Knochengewebes sind Infractionen häufig, doch für die Verkrümmungen durchaus nicht so überwiegend, wie man angenommen hat. Unter 18 stark rhachitischen Skeletten in der Sammlung des Clamart mit hochgradigen Verkrümmungen ist auch nicht ein einziges, an dessen Extremitäten eine solche local begrenzte Knickung oder Verrückung der Theile stattgefunden hätte, vielmehr sind die Knochen in ihrer Dicke selbst, in den Diaphysen ebenmässig verbogen, und diess zeigt eben, dass der Knochen selbst im Lauf der Krankheit biegsam war, biegsam, wenn wir nicht jede elementäre Lockerung der Theile als Brüche und Zertrümmerung bezeichnen wollen. Diese Weichheit des Knochens bringt es nun aber auch mit sich, dass die Enden und Flächen des Knochens, welche dem Druck ausgesetzt sind, nachgeben, dass sie in ihrem Höhendurchmesser verkürzt werden, während sie an Dicke zunehmen, dass sie von der geraden Axe abweichend ausgebogen werden, wenn sie überwiegend einen einseitigen Muskeldruck u. s. w. erfahren.

Die Osteomalacie besteht in einer chronischen Blutanschoppung im Knochen, mit Extravasat und Exsudation eines gallertigen Exsudates, wodurch die Markräume erweitert, der Knochen aufgebläht, der Cortex verdünnt wird. Es ist eine chronische Osteomyelitis mit Atrophie des Balkengerüstes und des Cortex mit geringer Periostalschwellung ohne Knorpel- oder Knochenneubildung. Der auf solche Weise erweichte Knochen giebt dem äusseren Druck nach, wird abgeplattet und verbogen, zugleich aber auch an anderen Stellen aufgetrieben, wulstig und missgestaltet. So giebt sich am Becken die Formveränderung kund durch schnabelförmiges Vorspringen der Schaambeinverbindung, durch scheinbar einwärts gerollte Verdickung der Cristae ilium und der Sitzbeinhöcker, Hervortreibung des Promontoriums, Verkleinerung und Verunstaltung des Beckenraumes in allen Dimensionen. — Von dieser Osteomalacie ist die einfache Osteoporose zu unterscheiden, welche gleichfalls häufig am Becken vorkommt und wesentlich nichts weiter ist, als eine Atrophie des Knochens, wobei derselbe seine Gestalt und seinen Umfang nicht verändert, nur leichter wird, die Markhöhle weiter, die spongiöse Substanz spärlicher, so dass nur die stärkeren Lamellen erhalten bleiben, der Cortex sich verdünnt, die Fett- und Markmasse im Inneren des Knochens schwindet. Die Ernährung des Knochens bei pathologisch gesteigerter Resorption ist gehemmt. Grosse Sprödigkeit und Lockerheit der Knochen ist die Folge. Selbst auf geringfügige mechanische Einwirkung springen sie, wie Glas, so dass solche Kranke oft mit zahlreichen Knochenbrüchen behaftet sind. Diese Fragilitas ossium findet sich bei Personen, die an chronischem Krebs leiden, und findet sich an den Beckenknochen besonders dann, wenn die Krebsgeschwulst im Becken selbst ihren Sitz hatte und mit der Knochenwandung desselben verwachsen war; sie tritt ausserdem öfter bei tertiärer Syphilis auf und dann oft weiter, besonders über die Extremitätenknochen verbreitet. Es ist keine Uebertreibung, dass solche Kranke oft im Bette sich nicht umdrehen können, ohne eine neue Fractur sich zuzuziehen.

Der Krebs selbst tritt selten primitiv in den Beckenknochen auf, häufig finden sich dagegen secundäre Ablagerungen in ihnen, oder es dringt der Krebs, nachdem er, von einem Nachbarorgan ausgehend, die Fascien, Muskeln u. s. w. durchwachsen hat, direct von aussen in die Beckenknochen ein. Der Krebs findet sich mitunter diffus im Knochen infiltrirt, öfter inselförmig abgesetzt, selten bildet er grössere gegen die Beckenhöhle hereinwachsende

Geschwulstmassen. Ein solcher Fall ist von Prof. Martin mitgetheilt [1]).

Die Geschwulst hatte sich unter Erscheinungen von Zucken und Zittern in den Beinen, Beschwerden beim Harnlassen entwickelt. Die Frau war schwanger und kam mit einem unreifen, abgestorbenen Foetus, der gänzlich platt gedrückt war, nieder. Bald darauf starb sie. Schon bei Lebzeiten hatte man im Becken stark hereinragende Geschwülste wahrgenommen. Bei der Section fand sich, dass die eine grössere, vom Umfange zweier Mannesfäuste vom vorderen Theil des horizontalen und absteigenden Astes des rechten Schaambeines ausging und nach innen die Beckenwand vom eirunden Loch bis zur Incisura ischiadica einnahm. Auch nach aussen drang sie zwischen die Adductoren des Oberschenkels. Die andere minder grosse Geschwulst entsprang vom inken Seitenflügel des Kreuzbeines, erstreckte sich über die ganze Breite des Knochens herüber und reichte links bis in die Incisura ischiadica major herab. Andere nach aussen dringende apfelgrosse Geschwülste hatten ihren Sitz in der linken und rechten Darmbeinschuppe und hatten, von der diploetischen Substanz ausgehend, die äussere Knochentafel sammt dem Periost durchbrochen. Weitere Ablagerungen fanden sich in den Wirbelkörpern, Rippen, Schädelknochen und verschiedenen inneren Organen.

Häufiger als Krebsgeschwülste entwickeln sich Enchondrome von den Beckenknochen und scheinen sie gerade hier ausnahmsweise von einem faserknorpeligen Mutterboden, der Synchondrosis sacroiliaca, vorzugsweise auszugehen. Sie können enorme Grösse erreichen und sind dann meist im Innern zu Gallertknorpel geschmolzen oder im Nachwuchs als solcher rasch entwickelt. Die einzelnen Knoten mit gallertigem Inhalt und häufigen Blutextravasaten bilden dann Cysten mit knorpelig faseriger Wandung. Sie können partiell fluctuirend werden. Ein ausgezeichneter Fall der Art ist von Fichte [2]) beschrieben. — Fasergeschwülste entwickeln sich an der inneren Beckenwand verhältnissmässig selten, doch habe ich eine solche gesehen, welche cocosnussgross mit breiter Basis von der linken Synchondrose und dem Periost des Kreuz- und Darmbeines sich entwickelt hatte und unterhalb des Beckeneinganges gegen die Höhle hereinragte. Alle diese Geschwülste heben die Muskeln vom Knochen ab und bringen sie zur Atrophie; durch Druck und Zerrung der über sie hinwegtretenden Nerven erregen sie neuralgische oder Krampfzufälle, selbst Lähmung der entspre-

[1]) Illustr. med. Zeitung III, 4.

[2]) Ueber das Enchondrom, Tübingen, Fues 1850.

chenden Extremität; durch Druck auf die Gefässe Circulationsstörungen und Oedem; durch Beeinträchtigung der Beckenorgane endlich Stuhlverstopfung, Uterinbeschwerden, Harnverhaltung u. s. w.

Als hauptsächlichste Erkrankungsformen der Synchondrosis sacroiliaca haben wir die Sacrocoxalgie, die Ankylose, die Diastase derselben anzuführen. Die Sacrocoxalgie entspricht seltener dem sog. Tumor albus anderer Gelenke, d. h. sie ist weder eine tuberculöse, noch fungöse, noch rheumatisch eitrige Gelenkentzündung, auch kommt sie selten in jüngeren Jahren vor, dagegen meistens nach dem Puerperium und entspricht dann einer pyämischen Entzündung des Gelenkes, wie sie bei Puerperalkranken nicht selten auch in anderen Gelenken vorkommt. Durch die Schwangerschaft und die mechanische Einwirkung der Niederkunft ist dazu eine besondere Disposition gegeben, insofern die grössere Succulenz und Weichheit der Beckensynchondrosen, welche während der Gravidität sich einstellt, auch zur Entzündung der faserknorpeligen Kapsel und Eiteransammlung innerhalb des Gelenkraumes sich steigern kann. Dieselbe Abscessbildung kommt auch in der Schaambeinfuge vor und kann, wie ich in einem Falle gesehen habe, nach aussen durchbrechen, so dass vor und über der Symphyse bei unveränderter Haut eine in der Tiefe fluctuirende, schmerzhafte Geschwulst zu fühlen ist. Mit der grösseren Lockerung der Zwischenknorpel und Erweiterung der Gelenkhöhle ist auch eine grössere Verschiebbarkeit der Gelenkflächen verbunden, und macht sich dieselbe besonders bei der Hüftbeinverbindung geltend. Mit ihr scheint die Sacrocoxalgie gewissermaassen erst vollständig zu werden und daher oft plötzlich einzutreten. Sobald nämlich die Kranke das Wochenbett verlässt, hinkt sie; mit jedem Schritt sinkt der Rumpf ein und tritt die Hüfte herauf, so dass sie mit einer scheinbar beträchtlich verkürzten Extremität einhergeht. Meist beschränkt sich das Leiden auf die Synchondrose einer Seite und tritt mit der Zeit auch eine Muskelcontractur des *m. quadratus lumborum* und *lumbo-costalis* ein, wodurch das

Becken halbseitig heraufgezogen und die Wirbelsäule ihm zugebogen wird. Sind einmal die Bänder und Faserknorpel durch Dehnung verlängert, so bleibt, auch wenn der Process übrigens geheilt ist, die mechanische Störung bestehen.

Die grössere Nachgiebigkeit, welche die Beckensynchondrosen während der Gravidität erlangen, hat man auch zur Erweiterung des Beckenraumes bei schweren Entbindungen benutzt und zu dem Ende die Durchschneidung der Symphysis pubis vorgenommen. Es lässt sich nun allerdings auch ausser der Zeit des Puerperiums nach der Symphyseotomie die Schaambeinverbindung um etwa $^3/_4$ Zoll auseinanderziehen und jede Beckenhälfte im Kreuzbeingelenk sich entsprechend auswärts drehen, allein die damit erzielte Erweiterung steht meistens in keinem Verhältniss zu der unter solchen Umständen nöthigen Vergrösserung des Raumes, sowie zu den Gefahren und übelen Folgen der Operation, wohin man die Vereiterung des Gelenkes, Entzündungen im Becken und hinterher einen beschwerlichen unsicheren Gang zu rechnen hat. Auch ist bei der Stärke des Knorpels und festen Einkeilung desselben an eine subcutane Trennung mittelst schmalen Tenotoms nicht wohl zu denken.

Unter welchen Erscheinungen die Ankylose der Synchondrosis sacroiliaca auftreten mag, ist mir unbekannt; genug eine knöcherne Verschmelzung des Kreuz- und Hüftbeines findet man nicht ganz selten und kommt sie, soviel ich weiss und gesehen habe, stets auf eine Seite beschränkt und völlig isolirt vor. Es scheint die Verknöcherung des Knorpels ganz allmählig und ohne begleitende Periostose vor sich zu gehen. Auch findet sich diese Ankylose fast ohne Ausnahme auf der rechten Seite. Durch die Verknöcherung selbst kann eine leichte Verschiebung oder Einziehung des entsprechenden Hüftknochens eintreten und durch den verstärkten Gebrauch der linken beweglichen Beckenhälfte eine Verschiebung derselben nach links mit Diagonalvergrösserung ihres Raumes. Es entsteht so das „schräg verengte Becken", welches für sich wohl immer die Folge einer solchen Ankylose ist, doch ist nicht umgekehrt jede Ankylose mit einer schrägen

Verengung verbunden. Ich habe zwei solcher Becken gesehen, in denen die Ankylose ohne alle wahrnehmbare Verschiebung der Knochen bestand, und der Beckenraum und Eingang völlig normal gestaltet und regelmässig weit geblieben war. — Die Ankylose kommt auch an der Schaambeinverbindung vor, doch hier viel seltener.

Gurlt [1]) führt auch eine Dislocation des 5. Lendenwirbels und Verschiebung desselben über den 1. Kreuzbeinwirbel gegen die Beckenhöhle hinein, in Folge eines chronischen Erweichungsprocesses des Intervertebralknorpels an. Auch beschreibt derselbe ein Becken, an welchem bei einem übrigens normal gebildeten Manne, ohne Inversio vesicae, die Knochen der Schaambeinfuge 20½ Linie auseinander standen und nur durch ein besonderes 4—6 Linien breites Querband mit einander verbunden waren. — Exostosen und stachelige Periostosen entwickeln sich in der Nachbarschaft des Sacrolumbalgelenkes und am Schaambein in der Gegend des Tuberculum ileopectineum, oft mit ausgedehnten Osteophyten an der Aussenseite des Knochens und in der Umgebung des Hüftgelenkes.

Es mag hier der Ort sein, noch der Fracturen des Beckens zu gedenken. Sie treffen entweder die Darmbeinschaufel und sprengen sie in senkrechter oder querer Richtung, meist ohne Verschiebung und als Spaltbrüche, so dass sie im Knochen selbst sich verlaufen. Ausserdem werden am häufigsten die Schaambeine gebrochen, und zwar so, dass entweder die Schaambeinverbindung mit ihren beiden Aesten nach rechts und links keilförmig aus der vorderen Beckenwand herausgesprengt wird; oder so, dass die eine Beckenhälfte neben dem Kreuzbein von der anderen abgetrennt wird. In diesem Falle findet neben der senkrechten Fractur des horizontalen und absteigenden Astes des Schaambeines zugleich eine Diastase der entsprechenden Synchondrosis sacroiliaca statt. Solche Doppelbrüche finden sich nach Malgaigne fast regelmässig, sobald die einwirkende Gewalt den Beckenring trifft und auf Contre-coup stösst. Die ver-

[1]) Missgestaltungen des Beckens, Berlin bei Reimer.

anlassenden Momente bringen diess mit sich, indem der Verletzte entweder durch Ueberfallen einer Last zugleich zur Erde geworfen wird, oder in aufrechter Stellung durch eine einwirkende Gewalt zugleich mit dem Becken gegen eine Mauer gepresst, oder zur Erde gefallen von einem beladenen Wagen überfahren wird. In all diesen Fällen hat die Gewalt auch die Wirkung des Gegenschlages zu überwinden, und Stoss und Gegenstoss bewirken jeder ihre Fractur, so dass allemal ein Segment des Beckenreifes abgetrennt wird. Wirkt die Gewalt von der Seite her ein, so weichen die schwächeren Schaamknochen aus ihrem Zusammenhang, wirkt die Gewalt von vorn ein, so wird die Verbindung des Bogens mit dem Kreuzbein gelöst. Die Knochen scheinen nach der Fractur wohl öfter in ihre Lage zurückzuspringen, doch sind die Bruchenden eingedrückt gewesen und oft Fragmente abgesprengt, so dass solche Beckenfracturen häufig mit Verletzung innerer Organe, als Durchbohrung der Blase, Zerreissung der Harnröhre, Durchstossung der hypogastrischen Gefässe mit beträchtlicher innerer Blutung u. s. w. verbunden sind.

Die inwendige musculöse Auskleidung des Beckens besteht zu beiden Seiten an der inneren Hüftbeingegend aus dem *m. ileopsoas;* das Foramen obturatorium und die innere Pfannengegend wird eingenommen vom *m. obturator internus,* das Foramen ischiadicum superius vom *m. pyriformis;* ausserdem entspringt am unteren Umkreis des Beckens, von der Spina ischiadica bis zur Symphysis pubis ein umfänglicher platter Quermuskel, dessen Bündel concentrisch gegen die Beckenaxe verlaufen, dessen einzelne Portionen sich verschiedentlich vertheilen, doch ihrer gemeinsamen Lage, Richtung und Function nach als *m. obturator pelvis* zusammengefasst werden können. Sie treten gegen die Mittellinie zu den verschiedenen die Beckenhöhle durchziehenden Organen heran und bilden demgemäss die Urethralmuskeln, den Transversus profundus, den Levator ani, den M. coccygeus; zusammengenommen, scheiden sie indessen die Bekkenhöhle von der ausserhalb nach unten gelegenen Dammgegend ab, dienen als Stützmuskeln für die Organe des Beckens und als musculöser Verschluss für die untere, durch das Becken eingeengte Bauchhöhle.

Der *m. psoas* tritt zu beiden Seiten über die Seitenflügel des Kreuzbeines herüber, verläuft längs dem Limbus arcuatus, den er nach innen überragt, in gerader Richtung schräg von oben und innen nach vorn und aussen, begrenzt den Beckeneingang und tritt durch die Incisura iliaca inferior über den Bekkenrand nach aussen. Der *m. iliacus* nimmt die innere Fläche der Hüftbeinschuppe ein, wird nach innen von dem vorigen bedeckt, seine Bündel treten concentrisch zusammen und zum Theil durch die Incisura iliaca superior zum Becken heraus. Ueber der Hüftbeinpfanne verbindet er sich mit der starken, langen, runden Sehne des Psoas. Der letztere ist in seiner oberen Partie von der Fascia transversalis eingehüllt; in seiner unteren dagegen von der aponeurotischen Ausbreitung der Fascia iliaca. Diese entspringt zum Theil vom inneren Umkreis der Crista ilium und überzieht den M. iliacus, tritt hinter dem Psoas weg und befestigt sich an der Linea arcuata; zum Theil aber ist sie eine Dependenz des *m. psoas minor.* Dieser entspringt mit einem schmalen langen Muskelbauch selbständig von den Lumbalwirbeln, und steigt vor dem Psoas major herab, oder bildet nur ein besonderes Fascikel, welches von dem letzteren nach vorn sich ablöst. Er geht in eine platte Sehne über, welche nach unten als mehr oder minder starke Aponeurose über den Psoas und nach aussen über den M. iliacus sich ausbreitet. Sie verschmilzt über diesem Muskel mit dessen Fascie und verstärkt dieselbe besonders nach unten. Im Winkel ihrer Uebertrittsstelle vom Psoas auf den Iliacus liegt zwischen beiden Blättern der Nervus cruralis eingeschlossen. Nach unten und vorn befestigt sich die mit der Aponeurose vereinigte Fascia iliaca durch eine aufsteigende Falte an das Poupartische Band und zwar von der Spina anterior superior bis zum Tuberculum ileopectineum oder dem inneren Rande des Psoas, wodurch die innere Hüftbeingegend über der Austrittsstelle der Muskeln völlig abgeschlossen wird. Nur Flüssigkeiten, welche unter der Fascie sich ansammeln, können leicht unter dem Poupartischen Bande längs den Muskeln nach aussen durchtreten und in der vorderen Schenkelgegend zum Vorschein kommen; Flüssigkeiten dagegen, welche auf ihr sich ansammeln, werden zurückgehalten und müssen sich andere Wege bahnen. — Nach innen geht die aponeurotische Ausbreitung des Psoas minor unter der Art. und Vena iliaca weg, welche längs dem inneren Rande des Psoas, eingehüllt von der losen Fascia transversalis, herabziehen. Sie befestigt sich gleichfalls an der inneren Fläche des Limbus arcuatus. Auch nach vorn und innen hinter dem Arcus cruralis tritt die Fascie unter den Schenkelgefässen, Lymphdrüsen u. s. w. durch, sie verlässt den Psoas und heftet sich dem Limbus arcuatus folgend weiter am horizontalen Ast des Schaambeines fest, längs dem Pecten ossis pubis mit dem Lig. cristae pubis, dem Ursprunge des M. pectineus und seiner Fascie, so wie der unteren Anheftung des Poupartischen Bandes und dem Lig. Gimbernati verschmelzend.

Der *m. obturator internus* entspringt vom inneren Umkreis des Foramen ovale und der inneren Fläche der Membrana obturatoria; sein oberer Rand geht unter der Incisura obturatoria weg und treten über denselben der Nervus und die Vasa obturatoria hindurch; sein Muskelbauch legt sich sodann an die innere Fläche des absteigenden Sitzbeinastes und seine Cauda schlägt sich durch die Incisura ischiadica inferior um den hinteren Rand des Sitzbeinastes zur Aussenseite des Beckens nach vorn herum. Indem er um den Knochenrand als Rolle gleitet, befestigt sich über demselben seine Sehnenscheide und bildet einen mehr oder minder geräumigen Schleimbeutel. Der Muskel ist an seiner Innenfläche von einer Fascie überzogen, welche an der Beckenwand heraufsteigt und am inneren Umkreis des Limbus arcuatus mit der Fascia iliaca am Knochen verwächst; nur dem Foramen obturatorium entsprechend lässt sie eine Lücke, verwächst hier am oberen Rande des Muskels mit der Membrana obturatoria interna und bildet das von Roman Fischer sog. *crus tendineum annuli obturatorii.* Nach unten verwächst die Fascie längs der Innenfläche des absteigenden Astes des Schaambeines und des

Tuber ischii. An der Austrittsstelle des Muskels begleitet sie ihn als Sehnenscheide. — Längs der Innenfläche der Fascia obturatoria und durchschnittlich in der mittleren Höhe derselben entspringt der *m. obturator pelvis* und seine ihn von oben überziehende Fascie. Dadurch entsteht an der Innenwand des kleinen Beckens ein gezahnter Sehnenstreif, der *arcus tendineus*, welcher zu beiden Seiten der Symphysis pubis mit dem sog. Ligamentum puboprostaticum laterale beginnt und am Obturator internus, unterhalb des Foramen obturatorium sich fortsetzend bis zur Spina ischiadica reicht, von hier längs dem Lig. spinososacrum auf die innere Kreuzbeinfläche übertritt. Er bildet, wie gesagt, die Ursprungsbefestigung des *m. obturator pelvis* und seiner Fascie, welche ihn quer nach innen gegen die Beckenhöhle begleitet und diese abscheidet. Der Muskel zerfällt je nach seiner besonderen Bestimmung in verschiedene Portionen, die Fascie aber wird je nachdem man sie von der Beckenhöhle aus präparirt oder vom Damm her freilegt, als *fascia pelvis* oder als *fascia perinaei profunda* angesehen und beschrieben. Zur Fascia pelvis wird dann auch die obere, der Beckenhöhle angehörige Portion der Fascia obturatoria hinzugerechnet, so dass die Fascia pelvis zunächst an der Innenwand des Beckens abwärts steigt, dann quer nach innen tritt, während, von unten gesehen, die Fascia perinaei profunda ausschliesslich quer ausgespannt erscheint. — In ähnlicher Weise, wie an seiner oberen Fläche, ist der *m. obturator pelvis* auch von der unteren Seite her mit einer Fascie überzogen, welche im Umkreis des Schaambogens mit dem Lig. arcuatum zusammenhängt, bis zu den Tubera ischii straff ausgespannt und hervorgewölbt ist, während sie an der hinteren Beckenapertur zu beiden Seiten des Rectum durch dickes Fettpolster eingestülpt ist, nach oben an die untere Fläche des Levator ani und nach aussen in den unteren Theil der Fascia obturatoria continuirlich übergeht. Es ist dieses die vorzugsweise sog. *fascia perinaealis*, oder mit Rücksicht auf die Fascia pelvis als obere, und eine andere oberflächlich gelegene äussere Scheide, die *fascia perinaei media*.

Der *m. pyriformis* entspringt im hinteren Umfange der Incisura ischiadica superior vom breiten Seitenrande des Kreuzbeines, durchzieht, indem er nach oben und unten eine Spalte lässt, das Foramen ischiadicum und wendet sich über deren vorderen Rand zur Aussenseite des Beckens. Die Fascia transversalis, welche die Gefässe und Nerven einscheidet und sie bei ihrem Austritt aus der Beckenhöhle theils durch die obere, theils durch die untere Spalte begleitet, hüllt auch den Muskel an seiner vorderen und hinteren Fläche in der Incisura ischiadica ein.

Die Eingeweide, welche die durch die Fascia pelvis geschlossene Beckenhöhle enthält, sind, beim Manne, von vorn nach hinten gezählt, die Harnblase mit den Uretheren, die hinter ihr an ihrem unteren Umfange gelegenen Samenblasen mit den seitlich abgehenden Vasa deferentia, dann in der Kreuzbeinbiegung das Intestinum rectum. Beim Weibe sind es die Harnblase, der Körper des Uterus und das hintere Scheidengewölbe, die Tuben, die Ovarien und das runde Mutterband, endlich das Rectum. — Wir haben schon früher gesehen, dass diese Organe extraperitoneal gelegen sind. Nur der oberste Abschnitt des Mastdarmes ist unter Bildung des kurzen Mesorectum am Uebergange über die linke Synchondrosis sacroiliaca noch ganz vom Peritoneum umgeben; dann schlägt sich dieses noch eine Strecke weit über die vordere Wand des Rectum herüber und löst sich ungefähr in der Mitte seiner ganzen Länge vollständig von ihm ab, bildet die Douglasische Tasche und geht auf die hintere Blasenwand, oder beim Weibe auf die Vagina und den Körper des Uterus über. Da indessen das Rectum in seiner unteren Hälfte eine starke Biegung nach hinten und wieder nach vorn macht, so entspricht die gerade Entfernung vom After bis zur Peritonealscheide nicht mehr seiner halben Länge, sondern ist beträchtlich verkürzt. Die Länge des Mastdarms beträgt beim Erwachsenen etwa 8 Zoll, die Höhe aber, in welcher vom After aus in gerader Richtung das Peritoneum erreicht wird, ist für die vordere Wand nur etwa 2 Zoll oder 6 Ctm [1]). Es ist diess Verhältniss für die

[1]) S. Taf. XXII.

Exstirpation des Rectum wichtig, wobei indessen zu bemerken ist, dass bei Erstarrung der Mastdarmwände durch Hypertrophie oder Krebs derselbe sich streckt und verlängert, während das Peritoneum selbst durch die Infiltration der Mastdarmwand und des Zellgewebes zwischen beiden verschoben und hinaufgedrängt wird, so dass man wohl an 3 Zoll der Mastdarmlänge ohne Peritonealverletzung exstirpirt hat. — Aehnlich verhält es sich mit dem Uterus und der Scheide. Obwohl im Normalzustand das Peritoneum dem Fundus und der hinteren Uteruswand ziemlich fest angeheftet ist und vom Cervix uteri auf die hintere Wand des Scheidengewölbes übergeht, so kann man doch bei Erkrankung der Portio vaginalis diesen in die Scheide hineinragenden Theil des Uterus bis zum Cervix und vielleicht mit einem Theil des ihn umfassenden Scheidengewölbes selbst ohne Verletzung des Peritoneum excidiren. Ja bei Hypertrophie des Organes und hoch in seine Substanz hinaufreichender Degeneration hat man den ganzen Uterus aus dem unversehrten Peritoneum enucleirt. Auch ist es in mehrfachen Beispielen vorgekommen, und ich selbst habe solchen Fall in Langenbeck's Klinik gesehen, dass bei der Inversio und Prolapsus uteri, welche unter der Entbindung entstanden waren, der ganze Uterus von unkundigen Hebammen von der Scheide weg abgeschnitten wurde. Doch war, nachdem die Scheide zurückgebracht, die Bauchhöhle vollständig abgeschlossen. Alles diess ist nur möglich unter der Voraussetzung, dass bei solchen Processen das subperitoneale Zellgewebe entweder infiltrirt oder sehr gelockert worden sei, wodurch bei der Exstirpation das Peritoneum leicht ablösbar, bei der Inversio aber spontan wie ein eingestülpter Handschuhfinger von Uterus abgezogen werde und frei hinter ihm zurückbleibe.

Die Harnblase, bei mässiger Anfüllung und frei im Bekken gelegen, bildet kein Ovoid, wie man gewöhnlich annimmt, sondern eine Kugel; sie ist nicht nach oben spitzig zu einem Vertex ausgezogen, und hat desshalb keine einfach vordere und hintere Wand, sondern eine vordere, eine obere und eine hintere untere Wand. Jene liegt hinter der Symphyse, die obere ist der Peritonealhöhle zugekehrt und vom Peritoneum selbst überzogen, die untere ruht auf dem Damme. Das Peritoneum ist nach vorn bis zur Abgangsstelle des Urachus der Blase angeheftet. Der Urachus verbindet die Blase mit der vorderen Bauchwand, und diese Uebertrittsstelle findet sich unmittelbar hinter und über der Symphyse, nicht von der oberen Mitte der Blase aus. Wenn man den Urachus ablöst und die Blase hervorzieht, so bekommt sie eine ovoide Gestalt, der Urachus tritt in den Gipfel der Blase, die obere Wand wird zur hinteren. Auch wenn die Blase ziemlich leer ist, erscheint durch die Ausspannung des Peritoneum ihre zusammengezogene obere Wand schräg abgedacht und abschüssig nach hinten gerichtet. Es ist aber nur die zeltförmige Ueberdachung durch das Peritoneum, welche der Blase unter diesen Verhältnissen eine konische Gestalt verleiht. Die obere Wand der Blase geht in den peritonealfreien hinteren unteren Umfang der Blase über, welcher unter dem Peritonealblindsack gegen den Mastdarm zu gelegen ist. Zwischen beide legen sich die Samenblasen. Beim Weibe ist es die vordere Wand des Uterus und der Scheide, auf welcher die hintere untere Blasenwand ruht. Wie die Befestigung der Blase an die Bauchwand von der oberen Grenze der vorderen Blasenwand ausgeht, so findet sich auch die Ausmündung der Blase nicht in der Mitte des unteren Kugelsegmentes, sondern nahe der vorderen Wand. Wenn man nun den hinter der Symphyse gelegenen Theil der Blase als deren vordere Wand bezeichnet, den übrigen aber der Kürze wegen als hintere Blasenwand zusammenfasst, so ergiebt sich leicht, dass die vordere Wand beträchtlich kürzer ist als die hintere. Ausserdem kann sich die vordere Wand wegen ihrer doppelten Befestigung und des Widerstandes der Symphyse weniger ausdehnen, als die hintere, welche frei gegen die Beckenhöhle hineinragt und bei ihrer Ausdehnung nur Weichtheile zu verdrängen hat. Wird daher die Blase beträchtlich angefüllt, so bekommt sie auch dann, vermöge der Schwere der Flüssigkeit und der ungleichen Nachgiebigkeit ihrer Wandungen eine nach hinten und unten ausgebauchte, nach vorn mehr abgeflachte, nach oben gipfelig erhobene ovoide Gestalt. Es entsteht ein Fundus vesicae und ein Vertex. Als Fundus vesicae kann man überhaupt den Abschnitt der Blase bezeichnen, welcher von der Harnröhrenmündung bis zur Grenze des Peritonealüberzuges reicht. Es ist der ausdehnbarste, freieste Theil der Harnblase, und zugleich der bei Anfüllung am tiefsten gelegene Blasengrund. Die Blase enthält weder Luft, noch bildet sie einen leeren Raum; ist sie leer, so ziehen sich ihre Wände kugelförmig bis zur Berührung zusammen; indem sie sich füllt, wird zunächst ein Cavum über den Eintrittsstellen der Harnleiter gebildet zur Aufnahme des Harnes. Je mehr aber die Wände aus ihrem gegenseitigen Anschluss verstreichen und durch Ausdehnung sich verdünnen, desto mehr wirkt der Druck der Flüssigkeit auf die nachgiebigsten tiefsten Stellen, die Blase verliert ihre Kugelgestalt, wird nach vorn und unten, besonders aber nach unten und hinten ausgedehnt, während der mittlere Theil ihrer Basis und die Gegend der Ausmündung derselben durch die Prostata eine feste Unterlage bekommt, durch Muskeln und Ligamente gestützt wird und eine ziemliche fixe Stellung beibehält. Die Blase steigt nicht in die Höhe in dem Maasse, wie die Anfüllung geschieht; die Ausdehnung ihrer Wände ist eine ungleiche. Die Blase kann sich nicht senken, soweit es aber der Beckenraum und die in denselben hineinragenden Baucheingeweide erlauben, füllt sie erst die Bekkenhöhle ganz aus, ehe sie, vom Becken getragen, gegen die Bauchhöhle zu aufsteigt. Bei mässiger Anfüllung überragt die Harnblase nie die Symphysis pubis. Erst wenn sie stark ausgedehnt wird, erhebt sich ihr Gipfel und drängt ihre vordere Wand, vom Urachus gehalten, in den Winkel zwischen dem Peritoneum und der vorderen Bauchwand hinauf. So kann sie unter fortschreitender Abstreifung des Peritoneum bis zum Nabel hin ausgedehnt werden und zeichnet sich dann auch unter der Bauchwand als länglich rundliche pralle Geschwulstform ab.

Nach hinten liegt der Blasengrund in der Medianlinie über einer Ausbuchtung der vorderen Wand des Rectum und während dieses sich nach hinten abwärts wendet, die Blase aber nach vorn umbiegt, liegen zu beiden Seiten im Winkel zwischen beiden, unter den Douglasischen Taschen und über der Fascia pelvis die Samenblasen, eingehüllt von der Fascia transversalis. Von ihrem oberen Gipfel, aus allmählig sich verengernden Windungen der in Taschen ausgestülpten schlauchartigen Drüse hervorgehend, steigen die *vasa deferentia* auf und ziehen bogenförmig unter dem Peritoneum an der Beckenwand herauf, schlagen sich über den Beckenrand zur Fossa iliaca herüber, verbinden sich mit den *vasa spermatica interna*, indem sie über dem Rande des Psoas mit den Schenkelgefässen sich kreuzen und wenden sich vor dem M. iliacus herabsteigend zur inneren Leistengegend und dem hinteren Leistenringe. — Im Winkel des Blasengrundes zwischen beiden Samenblasen münden die beiden vom Psoas und über der Fascia pelvis herabsteigenden Uretheren ein. In ihrem ganzen Verlaufe convergirend und vor den Vasa deferentia über ihrer Eintrittsstelle in die Samenblasen mit ihnen sich kreuzend, treten sie in die Blase unter einem Winkel zusammen, dessen Schenkel ungefähr in der Spitze der Blasenmündung sich kreuzen würden. Sie durchsetzen die Blasenwand in schiefer Richtung, so dass ihre innere Einmündung ein gut Theil tiefer liegt, als die äussere Eintrittsstelle. Sie sind dadurch einerseits der Einwirkung der Muskelwand der Blase ausgesetzt, wenn sich dieselbe contrahirt und die dadurch ermöglichte Absperrung derselben mag nicht ohne Einfluss sein auf die Zurückhaltung des Harnes in den Uretheren und die Erweiterung derselben bis zum Nierenbecken hinauf bei fortgesetzter Harnverhaltung. Es giebt Zustände von Reizbarkeit der Blase, zumal bei Entzündung des Blasenhalses, bei denen in den kürzesten Zwischenräumen, sobald nur die entzündeten Flächen der Blasenmündung mit Harn in Berührung treten, der Harndrang sich geltend macht, die Blase sich krampfhaft zusammenzieht und der Sphincter vesicae ebenso gewaltsam geschlossen gehalten wird. Unter solchen, wohl momentanen, doch oft wiederkehrenden Contractionen, in denen das Widerstreben der Blase den Harn zu halten, auch zu einem Widerstreben gegen die Aufnahme desselben wird, entsteht ein antagonistischer Krampf auch zwischen den Schliessmuskeln des Urethers und der musculösen Schicht seiner Wandung, welche den Harn auszutreiben versucht, daher ein schmerzhafter Krampf, welcher oft bis zu den Nieren hinauf sich fühlbar macht. Indem andrerseits die Uretheren die Blasenwand durchlaufen und über ihrer Ausmündung die Schleimhaut allmählig abheben und durchbohren, entsteht eine Art von Klappe, welche, wenn unter normalen Verhältnissen die Blase sich ausdehnt, den Druck der Flüssigkeit vom Orificium urethrae abhält, indem sie ausgespannt wird, den ferneren Eintritt des Harnes in die Blase nicht hindert, wohl aber das Hinaufsteigen desselben in die Harnleiter verhütet. Wenn übrigens die Harnblase oftmals sehr ausgedehnt war, die Schleimhaut durch chronische Entzündung gelockert oder verdickt und verzogen ist, so verstreicht die Klappe mehr oder weniger, die Mündungen der Uretheren stehen weit offen; findet nun die Ausleerung des Harnes bei Contraction der Blase Hinderniss, so wird er zum Theil in die Uretheren hinaufgedrängt. Die Oeffnungen der Uretheren liegen in gleicher Höhe etwa 8 Linien von einander entfernt und bei erschlaffter Blase ungefähr ebenso weit vom Orificium vesicae. Sie sind durch eine Querleiste an ihren oberen Rändern verbunden und ähnliche Leisten ziehen von ihrem unteren Umkreis auf die Mitte der hinteren Blasenöffnung zu. Es sind Schleimhautfalten, welche Muskelbündel einschliessen und ihrem Verlauf nach ein dreieckiges Feld umgrenzen, welches als *trigonum vesicae* bezeichnet wird. Es ist derjenige Theil der Blase, welcher unmittelbar hinter der Harnröhre liegt und am wenigsten in seinen Dimensionen veränderlich ist. Die Schleimhaut der Blase liegt hier dichter ihrer zum Theil fibrösen Unterlage auf und ist straffer ausgespannt, als in der übrigen Blase, wo sie bei leerem Zustande und Contraction derselben sich stark faltig zusammenlegt. Abweichend von den anderen Schleimhäuten sind in ihr eigentliche Drüsen als ausgebuchtete Kapseln oder Schläuche nicht nachweisbar. Nur an der Uebergangsstelle zur Harnröhre zumal in der lippenförmigen Randwulstung der hinteren Wand sind sowohl einfache als zusammengesetzte Schleimdrüsen vorhanden. Dieser Theil der Blase ist zugleich äusserst gefässreich; auch finden sich daselbst nach Gerlach einzelne papillenartige Erhöhungen, welche durch ihren Reichthum an Nervenfasern sich auszeichnen. In diesen Umständen mag sowohl die grössere Empfindlichkeit, als die vorwaltende Neigung zu Entzündung und Capillarstase des sog. Blasenhalses begründet sein. Auch die grössere Concentration des Harnes in seinen unteren Schichten, die Neigung zur Ausscheidung von Harnsalzen, trägt als äusserer Reiz wesentlich dazu bei. Der Katarrh der Blase nimmt constant von hier seinen Ausgang und breitet sich allmählig fortschreitend weiter auf die übrige Schleimhaut aus, peripherisch an Intensität abnehmend, während im Umkreise der Blasenmündung immer die tiefere Röthung, Wulstung, Lockerung besteht. In der übrigen Schleimhaut bestehen statt der Drüsen nur einfache Cryptae mucosae, seichte, mehr oder minder umfängliche Vertiefungen. Beim chronischen Katarrh der Blase nehmen diese an Umfang zu und treten die zwischen ihnen hindurchziehenden Schleimhautbalken mit eingeschlossenen Muskelbündeln stärker hervor, wodurch die Innenwand der Blase ein grubig gegittertes Ansehen bekommt. Durch fortbestehende Ischurie und wiederholte Harnretention können diese Gruben sich tiefer aussacken, dringen zwischen die umgebenden äusseren Muskelschichten durch und bilden sog. Divertikel, herniöse Ausstülpungen, welche unter der lockeren zelligen Umhüllung der Blase hervortreten und durch Stagnation des Harnes bei mangelnder oder unzureichender Contractionsfähigkeit, den Umfang der Blase selbst erreichen können, sowie zur Bildung von Blasensteinen in ihrer Höhle Anlass geben. Der Uebergang dieser auch sehr ausgedehnten Divertikel in die Harnblase selbst ist meist eng, ringförmig und von scharfer Schleimhautleiste umrandet. — Divertikel sind oftmals die Ursache, dass nach eben erfolgter Ausleerung des Harnes bei veränderter Körperlage oder angewandtem äusseren Druck, die Harnblase sich wieder füllt und ein neuer Erguss durch den Katheter, oder auch spontan sofort ein neues Harnbedürfniss erfolgt. Der Uebergang der Harnblase in die Harnröhre geschieht mit Einkräuselung ihrer Schleimhaut in Längsfalten, von der vorderen Wand her unter gleichmässiger Abdachung, von der hinteren Wand aber unter mehr oder minder scharfer Abstufung. Die letztere rührt davon her, dass sich die Prostata unter die hintere Wand der Blasenmündung legt und ungefähr bis zur Mitte der hinteren Fläche des Trigonum hinaufreicht. Die Richtung der Harnblasenmündung ist senkrecht nach abwärts gerichtet, der Anfang aber der Harnröhre in der Prostata steht zu ihr im stumpfen, öfter sogar rechten Winkel. Hieraus geht hervor, dass man beim Katheterismus, wenn man der natürlichen Wegsamkeit ohne Verziehung der Bahn folgen will, am Eingange der Blase die Richtung plötzlich zu ändern hat: man darf das Instrument nicht mehr weiter schieben, sondern muss die Spitze desselben ohne Vorschub heben. Bei jungen Subjekten und weicher, dehnbarer Beschaffenheit der Theile gleicht sich die Abstufung unter dem Druck des Katheters aus und seine Spitze schlüpft leicht in die Blase hinein. Ganz anders verhält es sich, wenn durch Schwellung der Prostata die Blasenwand gehoben, die Umschlagsstelle der Schleimhaut klappenartig ausgespannt und der Sinus der Harnröhre unter dieselbe hinaufgerückt ist. Wir werden darauf zurückkommen. Hier wollen wir nur die Annahme eines Blasenhalses als anatomisch und zumal chirurgisch begründet erweisen. Die Blasenmündung ist kein blosses in der Sphäre der Blase ausgeschnittenes Loch, wie es neuerdings Kohlrausch [1]) darzustellen versucht hat, sondern sie ändert in derselben Form und Textur. Sucht man freilich eine allmählig trichterförmig sich zuspitzende Ausmündung, so ist diese nicht vorhanden, denn bei

[1]) Anatomie und Physiologie der Beckenorgane, Leipzig bei Hirzel 1854.

wenig gefüllter Blase, wo ein längerer Kanal besteht, liegen dessen Wände aufeinander und eine innere Hohlkugel liegt völlig abgeschlossen in der dickwandigen äusseren. Ist dagegen die Blase voll, so sind auch die Wände des Kanales verstrichen, und doch bleibt noch ein freilich enges und kurzes, doch deutliches Infundibulum an der vorderen tiefsten Stelle der Blase, auf welches die Falten der Schleimhaut zulaufen, welches auf einen Mittelpunkt sich einsenkt und die Ausmündung geschlossen hält. Das letztere geschieht durch den Sphincter vesicae, dessen Abgrenzung nach oben freilich ebenso wenig umschrieben ist, als die besondere Beschaffenheit der Schleimhaut dieser Partie. Doch finden sich um die Ausmündungsstelle überwiegend circuläre Muskelfasern, welche durch Zusammenschnürung die Schleimhaut in Längsfalten hereindrängen und für den Raum, den sie einnehmen, den Kanal so eng geschlossen halten, dass es noch an der frischen Leiche nur mit der grössten Schwierigkeit gelingt, die in der Blase enthaltene Flüssigkeit durch dieselbe auszupressen. Die Ausdehnung des Sphincter beträgt übrigens nach Kohlrausch eigener Angabe 6—9 Linien im Umkreis der Oeffnung, eine hinreichende Ausbreitung, um diese nicht als einfache Spalte zu betrachten. Es ist ein unwillkürlicher Schliessmuskel, dessen der Willkür unterworfene Lösung auch im Leben vorausgehen muss, wenn der Kanal sich öffnen soll. Ebenso kann seine Zusammenziehung willkürlich unterhalten und gesteigert werden, wie andrerseits die spontane Contraction zu reflectorischem Krampf sich steigern kann.

Durch seine Lage und bleibende stärkere Verkürzung steht der Sphincter vesicae in Antagonismus nicht bloss mit den übrigen die Blase umgebenden Längsmuskeln, sondern auch mit den übrigen schiefen und kreisförmigen Muskelschichten ihres Körpers. Diese sind im Ganzen mehr lose ausgebreitet und dehnen sich mit Anfüllung der Blase aus. Die Längsmuskeln liegen zu äusserst und sammeln sich besonders zu einem mittleren Streifen, welcher als *detrusor vesicae* von der vorderen zur hinteren Wand die Blase umgürtet. Die Contraction dieser

Muskeln bewirkt die Entleerung des Harnes unter Erschlaffung des Sphincters. Nach Kohlrausch sind dieses nicht zwei gleichzeitige Acte, sondern die letztere ist von der ersteren mechanisch achängig. Es sollen nämlich die Muskelfasern des Detrusor am Blasenhals unter die Bündel der Kreisfasern durchlaufen, und indem sie sich contrahiren und unter den Sphincter greifen, öffnen sie das Orificium. Sie überwinden ihn durch die mechanische Verstärkung, welche ihnen durch Anfüllung der Blase selbst zu Theil wird. Es ist immerhin möglich und wahrscheinlich, dass auf solche Weise die jedoch erschlafften Ringfasern aufgezogen und das Lumen für die einströmende Flüssigkeit hergestellt werde, weil durch den Druck der Flüssigkeit allein auch die Schleimhaut vorgestülpt und die Oeffnung verlegt werden könnte oder der Sphincter selbst über die Harnröhre verschoben würde.

Die Nerven der Harnblase treten nicht direct zu ihr, sondern unter Plexusbildung und stammen theils von sympathischen, theils spinalen Strängen, doch treten zum Collum und Sphincter vesicae vorzugsweise spinale Nerven vom Plexus pudendalis, während es vorzugsweise sympatische Fasern sind, welche durch den *plexus vesicalis* zur übrigen Blase und ihrer Schleimhaut sich begeben. Am Blasenhals sind beiderlei Nerven gemischt. Seine grössere Empfindlichkeit, seine willkürliche oder krampfhafte Verschliessung wird durch die rein spinalen Fasern bedingt. Dagegen ist die Schleimhaut des Blasenkörpers wenig empfindlich und seine Muskelschicht gehorcht einem anderen Impulse; sie contrahirt sich, wenn der Sphincter erschlafft, z. B. in der Chloroformnarkose. Wir haben schon bei einer früheren Gelegenheit erwähnt, wie eine mangelnde willkürliche Erschlaffung des reflectorisch geschlossenen Sphincters Harnverhaltung und scheinbare Lähmung der Harnblase bewirken kann. Unter Incontinentia urinae versteht man zweierlei, einmal das fortdauernde unwillkürliche Abtröpfeln des Harnes durch Lähmung des Sphincters, sowohl in seiner reflectorischen als willkürlichen Thätigkeit. Sie kann spinalen Ursprunges sein, unter Umständen aber auch auf rein localer Verödung des Sphincters beruhen, wenn man nach langwieriger Erkrankung statt seiner nur Fett und Narbengewebe findet oder eine krebsige Masse ihn durchwachsen und zerstört hat. Uneigentlich versteht man unter Incontinentia urinae auch den häufig wiederkehrenden Harndrang, welcher leicht so kräftig wird, dass ein unwillkürliches Abfliessen erfolgt. Sie findet sich vorzugsweise bei Entzündung des Blasenhalses. Sobald die Ansammlung des Harnes die geschlossene Einstülpung des Blasenhalses erreicht und ausdehnt, bewirkt der Reiz desselben auf der entzündeten, wunden Fläche das sofortige Bedürfniss der Entleerung, welches willkürlich oder unwillkürlich befriedigt werden muss, wenn nicht durch krampfhafte Zurückhaltung oftmals eine wirkliche Retention erfolgen soll.

Die Gefässe laufen von allen Seiten auf den Blasenhals zu, bilden ein grobes Maschenwerk im submucösen Zellgewebe und breiten sich zu einem feinen, dichten, oft pathologisch vermehrten Capillarnetz in seiner Schleimhaut aus. Die Venen bilden in der Falte ihres Randsaumes Schlingen, welche kranzförmig die Ausmündung umgeben. Sie können durch Stagnation und varicöse Entwicklung beträchtlich geschwellt werden und ihrerseits durch Verlegung der Blasenmündung eine Harnverhaltung bewirken. Der Katheter oder ein einfaches Bougie dringt ohne Schmerz und Hinderniss ein, der Druck des Instrumentes entleert sie und der Kranke kann sofort freiwillig harnlassen. Nicht selten bersten sie und grössere oder geringere Mengen Blutes werden dem Harn beigemischt. Es giebt auch Kranke, welche fast beständig Blut harnen, und es mag eine besondere Blutbeschaffenheit dazu beitragen, wie ich denn solchen Harn überaus reich an oxalsauerm Kalk gefunden habe, bei gleichzeitig vermindertem Gehalt an Harnstoff und fehlender Harnsäure. In anderen Fällen treten intercurrirend oft beträchtliche Blutungen aus der Blase ein, ohne dass man eine andere Ursache als einen geborstenen Varyx annehmen könnte.

Ist schon der Blasenhals durch seine Form, die besondere Textur seiner Schleimhaut, die eigenthümlichen Circulations- und

Innervationsverhältnisse ausgezeichnet, sowie durch die Anordnung und die Function seiner Muskeln im Antagonismus zur übrigen Blase, so wird er auch noch durch seine äusseren Befestigungen von ihr geschieden und strenger abgegrenzt. Der Blasenhals ruht auf der Prostata, oder beim Weibe auf der oberen Wand der Vagina, eingeschlossen von der *fascia pelvis s. perinaei profunda.* Die Ligamenta pubo-vesicalia lateralia treten beiderseits vom unteren Drittheil der Schaambeine neben der Symphyse zur vorderen Seitenwand der Blase herüber und umfassen sie oberhalb ihrer Ausmündung. Sie werden beim Manne verstärkt durch ein mittleres dreieckiges Band, das *lig. puboprostaticum medium,* welches etwas tiefer als jene breit von der Symphyse entspringt, über die Prostata sich ausbreitet und zum Blasenhals aufsteigt. Beim Weibe ist es wenig entwickelt und treten die Lateralligamente näher zusammen. Nach Kohlrausch tritt ein Theil der Muskelfasern des Detrusor unter das Ligamentum medium und befestigt sich an dieses; Sappey[1]) sogar betrachtet die Ligamenta puboprostatica überhaupt nur als platte sehnige Ausbreitung und Anheftung der vorderen Längsmuskeln der Blase, so zwar, dass diese vor dem Blasenhalse selbst sich kreuzen. Immerhin sind es Haltbänder der Blase, welche in Verbindung mit dem Urachus und den von beiden Seiten der Blase zur vorderen Bauchwand aufsteigenden, obliterirten Umbilicalarterien das Zurückweichen und Herabsinken der Blase, zumal ihrer vorderen Wand, verhüten, welche die Blasenmündung stets auf demselben Fleck fixirt erhalten. Die Blase liegt unmittelbar der hinteren Fläche der Symphyse an und ist ihr ausserdem durch lockeres Zellgewebe angeheftet: man kann bei Eröffnung der Bauchhöhle und abgezogenem Peritoneum jene unteren Bänder nicht gewahren, sondern muss die Blase selbst erst ablösen und zurückziehen, dann treten sie als sehnig glänzende, straff ausgespannte Membranen hervor, welche beim Weibe nur kurz, beim Manne länger sind und jetzt die Richtung von vorn nach hinten haben, solange aber die Blase

[1]) *Recherches sur la conformation de l'urètre, Paris, Baillière* 1854.

aufgerichtet stand, unzweifelhaft aufwärts sich erstreckten. Die Lücke zwischen den Bändern ist von oft reichlichem Fettpolster angefüllt; immer treten auch durch die Interstitien sowie durch Löcher im mittleren Bande viele weite Venen in diesen Winkel herein und bilden den *plexus Santorini*, welcher seitlich mit dem Plexus vesicalis und unterwärts mit dem Plexus prostaticus zusammenhängt. — Sieht man von oben her in diesen sehnigen Verschluss, so gewahrt man, dass er ohne Unterbrechung und in gleicher Höhe rings um den unteren Abschnitt der Blase sich fortsetzt, dann seitlich nach hinten auf das Rectum und in das Interstitium zwischen dem Rectum und der Blase übergeht: es ist die Fascia pelvis in ihrer vollen Ausbreitung, welche über die Prostata herübertretend den Blasenhals aufnimmt und gewissermaassen ein Perinealstück derselben vom Beckentheil abschneidet, ebenso wie sie den mittleren Darmtheil des Rectum vom unteren verengten Mastdarm abscheidet. Beim Weibe wird die Blase nur vorn und seitlich von der Fascia pelvis umschlossen; dann geht dieselbe auf die Seite und hintere Wand der Vagina über, so dass ein Theil der letzteren noch über ihr gegen die Peritonealhöhle heraufragt. Durch das Gewicht des Uterus zumal nach wiederholter Entbindung ist die Fascie oft gegen die Mitte des Beckenraumes eingesunken. Auch gestattet sie vermöge des oberen freien Theiles der Vagina einen Descensus uteri mit gleichzeitiger Umstülpung der Vagina. Am Rectum verhält sich dieselbe wie beim Manne und bildet auch hier die Grenze der mittleren Krümmung desselben. Sie heftet sich über dem Sphincter internus an, und beide bedingen eine gewisse Einschnürung des Darmes an dieser Stelle, sowie eine ampullenartige Hervortreibung der vorderen oberen Wand desselben, welche über die Fascie nach vorn sich herüberlagert, beim Manne gegen die hintere Blasenwand und unter Umständen seitlich auf die Samenblasen und den hinteren Rand der Prostata. Bis zu dieser erweiterten Stelle des Rectum häufen sich die Kothmassen an und dehnen sie besonders bei andauernder Constipation oder vorhandener Strictur, welche nicht selten gerade die Umbiegungsstelle des Rectum einnimmt, oft beträchtlich aus. Die Flexura iliaca findet man dann gleichfalls verlängert und voll gegen den Beckenraum hereingedrängt. Beim Weibe drückt der Darm auf die hintere Wand der Vagina und den Uterus und kann eine Senkung, Schiefstellung oder Inflexion desselben bewirken. Umgekehrt vermag der reclinirte Uterus die vordere Blasenwand und das Rectum zu comprimiren und Beschwerden und Zufälle von beiden Seiten her zu bewirken.

Zwischen dem Peritoneum und der Fascia pelvis breitet sich als lockere, fettreiche Zellstoffmembran die *fascia transversalis* aus. Von der Inguinal- und Hüftbeingegend herabtretend, hüllt sie das Vas deferens und die Samenblasen ein, nimmt die oberflächlich im Becken verlaufenden Gefässe und Nerven in sich auf und giebt die äussere zellige Umkleidung für die peritonealfreien Partien der Blase, des Rectum, soweit sie noch innerhalb der Beckenhöhle gelegen sind. Beim Weibe wird das Peritoneum durch den Uterus, die Tuben, die Ligamenta rotunda und die Ovarien zu einer breiten mittleren Querfalte heraufgezogen, welche dann an der Seitenwand des Beckens sich wieder ausebenet. Die Agglutination dieser Falte und Ausfütterung derselben geschieht durch die gleichfalls in sie eingeschlagene Fascia transversalis. Beide zusammen bilden die *ligamenta uteri lata.* In denselben hüllt die Transversalis wieder die Ligamenta rotunda ein und ist der Seitenwand des Uterus angeheftet. Die Ovarien werden so eng vom Peritoneum umschlossen, dass nur an ihrem unteren Rande ein schmaler Saum frei bleibt; noch mehr die Tuben, deren Fimbrien frei in die Peritonealhöhle hineinhängen und deren Ostium abdominale mit der Peritonealhöhle in offener Verbindung steht. Zwischen den Tuben, welche im oberen Rande der Peritonealfalte eingeschlossen sind, und den Ovarien liegen in den sog. *alae vespertilionis* oder der peritonealen Verbindungsbrücke zwischen beiden, die Residuen der Wolff'schen Körper, welche als Rosenmüller'sches Organ bezeichnet werden und deren ursprüngliche Uebereinstimmung mit den Nebenhoden beim Manne neuerdings Kobelt nachgewiesen hat. Sie bestehen aus gewundenen Drüsenröhrchen, welche in der Norm obsolesciren, pathologisch aber bisweilen sich wieder öffnen und zerstreute kleine Cysten bilden, welche man hier nicht selten, bald breit aufsitzend, bald gestielt entwickelt findet [1]).

Die Fascia pelvis bildet die Scheidewand zwischen der Bekkenhöhle und dem Damm. Soweit die Beckenorgane über ihr gelegen sind, in dem dilatabeln Raume zwischen der Beckenfascie und dem Peritoneum, gehören sie und ihre Erkrankungen der Beckenhöhle an und greifen leicht in die Bauchhöhle und das Cavum peritonei über; soweit sie dagegen unter der Beckenfascie gelegen sind, bilden sie die Organe des Dammes, sind oberflächlicher gelegen, von unten her zugänglich und haben auch ihre besonderen im Perinealraume sich entwickelnden Krankheiten. Im streng anatomischen Sinne versteht man unter Perinaeum nur die Commissur zwischen dem After und der Wurzel des Scrotum, oder beim Weibe der Vulva; im weiteren Sinne beschreibt man schon den ganzen unteren Verschluss der Bekkenapertur als Perinaeum; chirurgisch gehören indess auch wesentlich die Organe dazu, welche von ihm umfasst werden. Es sind diess besonders die zum Theil zwar tiefgelegenen, doch aus der Bauchhöhle ausgeschlossenen Harn- und Geschlechtsorgane nebst dem unteren Mastdarm. Das Scrotum und die Testikel schliessen sich der Leistengegend anatomisch und chirurgisch so innig an, dass wir sie bei dieser Gelegenheit schon abgehandelt haben, dagegen ist der Penis durch seine Wurzeln und als Fortsetzung der Harnröhre gleich der Vagina und Clitoris ein integrirender Theil des Dammes.

Seinem Inhalte, seiner Form und Anlage nach besteht das Perinaeum aus zwei gesonderten Hälften, welche beide durch eine die Tubera ischii verbindende Querlinie oberflächlich geschieden werden. Sie bildet die Basis zweier Dreiecke, von denen das vordere seine Spitze an der Symphysis pubis und seine Schenkel am Schaambogen hat, das *trigonum pubo-ischiadicum;* das andere hat seine Spitze am Os coccygis und wird mit ihm durch den

[1]) S. Verneuil, *Recherches sur les kystes de l'organe de Wolff.*

hinteren absteigenden Ast des Sitzbeines und die Ligamenta tuberososacrum und spinososacrum verbunden; es bildet das *trigonum ischiococcygeum.* Ihrem Inhalte nach kann man auch beide Hälften unterscheiden als *portio urogenitalis* und *portio analis* [1]). Die erstere ist voll, steigt bei horizontal gestelltem Becken nach vorn aufwärts; die letztere wird vom Rectum nicht ausgefüllt und bildet zu beiden Seiten desselben zwei tiefe Excavationen, welche besonders bei mageren Personen sich einsenken, übrigens nur unvollständig durch Fettballen ausgeglichen werden. Bei gleicher Stellung des Beckens erhebt sich auch diese Abtheilung um Etwas nach hinten. Der Beckengrund wird also aus zweien mit einem nach oben offenen Winkel zusammenstossenden schiefen Ebenen zusammengesetzt; die Neigung der einzelnen übrigens wechselt sehr je nach der Stellung des Beckens, so dass die vordere bei aufrechter Stellung abwärts sinkt, während die hintere sich hebt, und bei horizontaler Körperlage steht die vordere quer und fast senkrecht zu jener. Mit dem Becken zugleich ändern in entsprechender Weise auch die Organe des Dammes ihre Lage. Wir werden auf die praktische Bedeutung dieses Umstandes noch bei mehrfacher Gelegenheit zurückkommen [2]).

Es zerfällt die Dammgegend auch in zwei seitliche Hälften, welche unter sich jedoch völlig gleich sind. Nur für die Entwicklungsgeschichte ist diess Verhältniss wichtig, weil auch hier angeborene Spaltungen vorkommen, während in der Norm die Verschmelzung bis auf die natürlichen Orificien vollständig geschieht und äusserlich noch durch die Raphe am Damme, welche beim Manne längs dem Scrotum und Penis sich fortsetzt, angedeutet wird.

Die Anordnung der Theile in der Regio urogenitalis ist beim Manne und Weibe wesentlich die nämliche, nur die Form und

[1]) Vgl. zu dem folgenden die Taf. XVI und XVII.

[2]) Man betrachte in dieser Beziehung Taf. XXII, welche bei horizontaler Körperlage abgebildet ist, und drehe sie dann mit dem äusseren Rande nach unten in die aufrechte Stellung, wobei der untere Rand der Symphyse fast senkrecht unter dem Promontorium zu stehen kommt.

Gestaltung ist durch die Ungleichheit der Organe je nach dem Geschlecht verschieden. Wir betrachten sie zunächst beim Manne und haben hier als hauptsächlichen Bestandtheil, nach welchem alle übrigen sich ordnen, die Harnröhre. Wir theilen sie ab in die *urethra pelvis* und die *urethra penis*, welche beide sowohl anatomisch geschieden sind, als ihre besondere chirurgische Bedeutung haben. Der Beckentheil umfasst die *pars prostatica* und *membranacea*, der äussere begreift die *pars bulbosa, cavernosa* und die *glans penis*.

Als gemeinsamer Ausführungsgang der Harnblase und Samendrüsen ist die Harnröhre der zu einem Kanal verengte und fortgesetzte Schlauch dieser Organe, mit Schleimhaut, Muskelhaut als integrirenden Bestandtheilen, zu denen während ihres Verlaufes und ihrer gleichzeitigen Entwicklung als Sexualorgan andere drüsige Organe, Schwellkörper und animale Muskeln hinzutreten. Zunächst bei ihrem Austritt aus der Harnblase wird die Harnröhre aufgenommen von der Prostata, welche von unten her den Blasenhals umgiebt, den vorderen Umfang desselben jedoch frei lässt, während sie nach hinten die Blasenmündung überragt. Auf der vorderen oberen Fläche der Drüse bleibt eine Rinne, in welche die Harnröhre sich hineinlegt und in einer Ausdehnung von etwa 10—12 Linien die *pars prostatica urethrae* bildet. Die Drüse ist vorzüglich im hinteren und seitlichen Umfange dieses Theiles der Harnröhre entwickelt, hat eine nach hinten ausgebauchte breite, nach vorn zugespitzte Gestalt und besteht aus einer compakten Masse verzweigter Drüsenschläuche, welche theils durch festes Bindegewebe, theils durch organische Muskelfasern zusammengehalten werden. Die letzteren treten nach Leydig's Untersuchungen [1]) an der Peripherie der Drüse als continuirliche Membran zusammen und überziehen als glatte muskulöse Schicht die Aussenfläche der Drüse, während sie in die Substanz hinein auch die einzelnen Schläuche bis zu ihrer Ausmündung begleiten. Ausserdem ist die Drüse äusserlich von einer festen fibrösen Haut eingeschlossen. Die

[1]) Ztschr. für Zoologie II. 1. 1850.

hintere Wand der Harnröhre erhält hierdurch eine feste Unterlage, über welche sie glatt ausgespannt ist. Nur der dem Blasenhals noch angehörige Winkel ihrer Einsenkung in die Prostata bleibt frei und bildet die chirurgisch wohlbekannte, von Kohlrausch sog. schwache Stelle der Harnröhre. Am Uebergange von der Blase zur Harnröhre bildet die Schleimhaut eine quere wulstige Demarcation, welche eben von der Anheftung der Blase über der Prostata herrührt und durch die Einlagerung des Sphincter vesicae und die mehr lockere gefässreiche Schwellung der Schleimhaut am Orificium vesicae im Gegensatz zur glatten Ausbreitung im Eingange der Prostata verstärkt wird. Es entsteht hierdurch eine leichte Abstufung, welche um so deutlicher hervortritt, wenn man durch Erweiterung von unten oder oben den Kanal breit auseinander zieht. Diese Querfalte läuft, entsprechend der inneren Raphe, an der hinteren Wand der Pars prostatica in eine kurze mittlere Längsfalte aus. Man hat diese Umgrenzung der Blasenschleimhaut nicht mit Unrecht mit dem Gaumensegel verglichen, indem zwei von beiden Seiten concave Ränder abwärts auf ein mittleres Zäpfchen, die sog. *uvula vesicae* zulaufen; doch ist diess Verhältniss nur unter pathologischen Verhältnissen wirklich hervorstechend. Oft verlängert sich die mittlere Anheftung bis zum *veru montanum* oder *caput gallinaginis*, einer dicht unter der Blasenmündung gelegenen länglichen Erhebung, auf deren Spitze sich ein tiefes Grübchen befindet, der sog. *utriculus* oder die *vesicula prostatae*. Es soll diese Einsackung, in welche zahlreiche Schleimdrüsen ausmünden, beim Manne die verkümmerte Vagina oder nach Leuckart[1]) Vagina und Uterus zugleich repräsentiren, während man bisher

[1]) Illustr. med. Ztg. I, H. 2. Es wird die Ansicht von L. bestätigt durch die Zwitterbildungen, welche nach ihm meistens aus einer abnormen Entwicklung zunächst des Utriculus hervorgehen. Es zeigt diess der folgende neuere Fall von sog. Uterus masculinus: Derselbe war 7 Zoll hoch zwischen dem Mastdarm und der Blase gelagert und hing nach hinten mit der Prostata zusammen. Er war bicornis und seine beiden Hörner liefen in zwei Tuben mit deutlichen Fimbrien aus. Die Lig. lata und rotunda waren ebenfalls deutlich entwickelt. Nur der linke Hode war in den Hodensack herabgetreten und hatte die Tuba nach sich gezogen. Die Vasa deferentia mündeten in der vorderen Wand des

die muskel- und drüsenreiche Prostata als dem weiblichen Uterus entsprechend annahm. Zu beiden Seiten neben dem *veru montanum* münden die Samenblasen aus, deren *ductus ejaculatorii* die Prostata schief durchsetzen. Die Drüsenlappen der Prostata münden mit zahlreichen Oeffnungen an der ganzen Oberfläche der hinteren Schleimhautwand. — Wie die Schleimhaut, so setzt sich auch die Muskelschicht der Blase über die Rinne der Prostata fort, wird jedoch hier sehr verdünnt. Nach Sappey bilden die hinteren seitlichen Längsfasern der Blase ein dickes Muskelbündel, welches an die äussere Fläche der Basis der Prostata sich ansetzt. Die hinteren mittleren Fasern gehen zum Theil an die letztgenannte Stelle, der grössere Theil verlängert sich aber dergestalt, dass sie unter der Schleimhaut des Blasenhalses bis in den prostatischen Theil der Harnröhre hineingehen. Theils befestigen sie sich hier am Utriculus prostaticus und bedingen besonders im hypertrophischen Zustande das Hervorspringen der mittleren Längsfalte, theils gehen sie in die Pars membranacea über.

Die vordere Wand der Blase geht ohne deutliche Grenze continuirlich in die vordere Wand der Harnröhre über. Sie bildet den oberen Verschluss zugleich der Prostatarinne und nur in ihrem unteren Abschnitt ist sie gleichfalls vom Drüsengewebe der Prostata überwachsen. Sie ist daher viel beweglicher, in ihrer Contractions- und Erweiterungsfähigkeit viel freier gestellt als die hintere Wand. Doch ist die ganze Pars prostatica bei völlig erschlafftem Zustande sehr ausdehnbar, so dass man von der Blase aus ohne Gewalt den Finger in sie einführen kann. Doch schon die Todtenstarre verengt sie so, dass diess kaum

Uterus. Die im Caput gallinaginis befindliche Vesicula prostatica liess eine Sonde in die vorhandene Uterushöhle eindringen. Diese spitzte sich gegen die Prostata, namentlich das Caput gallinaginis, allmählig zu. Das unterste etwa 1 Zoll lange Stück war in die Prostatamasse eingetragen [man hat bekanntlich die Prostata auch insbesondere mit der Portio vaginalis verglichen] und communicirte nach aussen mit der Vesicula prostatica. Die Samenblasen fehlten, allein diese sind bloss als schlauchartige Erweiterungen des Endstückes des Vas deferens anzusehen. (Der Fall ist von Langer in der Zeitschr. der Wiener Aerzte, Juli 1855 näher beschrieben.)

möglich wird. Statt des Drüsengewebes befindet sich im oberen Abschnitt der vorderen Wand nach Kohlrausch eine Schicht quer verlaufender animaler Muskeln, welche nach ihm vom *m. urethralis transversus* eintreten, und nachdem sie als constituirendes Element sich ihr einverwebt haben, seitlich im Drüsengewebe sich verlieren sollen. Sie würden demnach als willkürlicher *sphincter prostaticus* fungiren. Ausserdem treten Längsfasern vom Detrusor auf die vordere Wand der Harnröhre über. Diese ist kürzer als die entsprechende hintere Wand, theils durch den höheren Stand der hinteren Blasenwand, theils durch eine mehr minder deutliche Verschiebung nach hinten, welche die Prostata bewirkt, so dass, wie wir früher erwähnt, der Blasenhals nahe zu senkrecht auf dieser steht [1]).

Die unmittelbare Fortsetzung der beschriebenen Urethralportion ist die *pars membranacea;* sie besteht aber nur, wie der Name sagt, aus dem häutigen Theil derselben. Sie wird umgeben von Muskeln, einem lockeren Zellgewebe und venösen Gefässschlingen, übrigens ist sie der freieste, engste, kürzeste Theil der Harnröhre, insofern auch als Isthmus urethrae bezeichnet. Ihre Länge wird auf 8—10—12 Linien angegeben, doch möchten diese Dimensionen wohl sämmtlich zu hoch sein, was

[1]) Man hat sich vielfach bemüht, die Durchmesser der Prostata nach verschiedenen Richtungen auszumessen, um darnach die Länge und Ausdehnung der Spalte beim Steinschnitt für die Ausziehung des Steines zu ermitteln. Da man indessen jedesmal auch die Pars membranacea aufschlitzt und beide zusammen einen Stein durchtreten lassen, der ohne Erweiterung des Blasenhalses füglich nicht passiren kann; da man es ferner bei Einführung der gerinnten Sonde bis in die Blase durchaus nicht in seiner Gewalt hat, die Incision auf die P. prostatica zu beschränken, dieses auch der etwaigen Dilaceration des Blasenhalses wegen garnicht einmal versuchen soll, so erscheinen jene Maassbestimmungen recht überflüssig. Nur im Allgemeinen bemerken wir daher, dass die Prostata im Kindesalter wenig entwickelt ist, dann im Jünglingsalter eine Länge von 11—12 Linien erreicht und durch das Mannesalter bis zum Greisenalter auf 13, 15, 17 Linien im geraden Durchmesser anwächst (Déschamps, Petrequin). Der Querdurchmesser schwankt in derselben Stufenfolge zwischen 6, 10, 18 Linien. Nach Sappey (l. c.) hat die untere Fläche der Prostata im Mittel eine Ausdehnung von 30 Mm., die obere 18; die Breite an der Basis der Drüse beträgt 40, die Höhe 27 Mm. Der schiefe Mediandurchmesser nach unten und aussen ist mit 22, der quere mit 15 Mm. angegeben.

von der grossen Ausdehnbarkeit dieses Abschnittes namentlich der Länge nach herrührt, ausserdem haben ihre obere und untere Wand eine ungleiche Länge, indem sich die Pars membranacea schief in die Pars bulbosa hineinsenkt. Präparirt man von unten her, so wird sie fast ganz vom Bulbus überragt und ohne besondere Lösung der Theile bekommt man sie garnicht zu Gesicht; von oben her wird sie von der Symphyse verdeckt, und ohne die abgelöste Blase stark zurückzuziehen, wird man ihrer ebenfalls nicht ansichtig. Nachdem man aber die Blase mit der Harnröhre völlig frei präparirt und aus dem Becken herausgenommen und ausgebreitet hat, ist dieser Theil so gestreckt worden, dass man über sein normales Verhältniss kein Urtheil mehr hat. Ebenso wird sie durch Einführung des Katheters lang gezogen. Dagegen habe ich Median-Durchschnitte gefrorener Becken gesehen, bei denen die Pars bulbosa sich fast unmittelbar an die prostatica anlegte, so dass kaum eine Einschnürung bestand. Diess habe ich öfter auch bei Hypertrophie der Prostata bestätigt gefunden, allein hier hatte effectiv die Prostata die Pars membranacea von ihrer unteren Seite her vollständig überwachsen. Der häutige Theil bestand eben nicht mehr, allein die Verlängerung der Pars prostatica nach vorn zeigte auch, dass er bestanden haben mochte. Auf Taf. XXII beträgt die Länge der unteren Wand 5 Linien, auf einem anderen Durchschnitt bei gleichfalls gesunden Organen waren es dagegen nur 2 Linien. — Ist die vordere Masse der Prostata deutlich entwickelt, so beginnt bei der schief geneigten Stellung der Pars prostatica die vordere Wand des Isthmus öfter erst an einer Stelle, wo die untere schon in den Bulbus übertritt, rechnet man nun die ganze freie obere Wand der Harnröhre, bis sie von den Corpora cavernosa bedeckt wird, zum membranösen Theil, so erhält die Wand allerdings eine beträchtliche Ausdehnung. Allein die Pars membranacea hat ihre ganz feste anatomische Grenze, nämlich die Durchtrittsstelle durch die Fascia perinaei. Diese schliesst dicht unter und hinter dem Lig. arcuatum den Beckentheil von der Urethra penis völlig ab, und von dem diese Pforte durchsetzenden Theil der Harnröhre kann man überhaupt nur sagen, dass er ein kurzes, der festen Wandungen entbehrendes, jedoch ausdehnbares Zwischenstück bilde. Für die Länge der intacten Harnröhre beim lebenden Individuum kommt er so gut wie garnicht in Betracht; bei Einführung des Katheters entsteht er gewissermaassen erst, ist aber auch ebenso leicht überschritten, und nach Einlegung des Katheters verkürzt er sich wieder, vermöge der eigenen Retractililät, auf seine gewohnte Kürze.

Am Uebergange der Pars membranacea in die Pars bulbosa findet an der unteren Seite eine leichte Knickung statt, welche theils durch die Einschnürung der Harnröhre in der Fascia perinaei, theils durch die Schwere des von hinten und unten an sie herantretenden Bulbus, theils endlich durch den mittleren Contractionsgrad der an diesen befestigten Muskeln und die Ausspannung des Lig. bulbi bedingt wird. Ausserdem wird mit dem Eintritt in die Pars bulbosa die Harnröhre plötzlich erweitert und bildet in dem abgestuften und etwas nach hinten gezogenen Bulbus eine nach hinten gerichtete buchtige Vertiefung. Hierzu kommt, dass mit dem Eintritt in die Pars bulbosa die Harnröhre ihre Richtung ändert. Schief absteigend wie sie bisher verlief, wendet sie sich nun unter dem Schaambogen an der Symphyse herauf. Immerhin ist bei unberührten Theilen diese Knickung keine plötzliche; sie wird es aber, wenn ein Instrument mit fester Krümmung oder eine gerade Sonde in dieselbe eingeführt wird. — Seine vordere Begrenzung findet dieser Abschnitt vor der Symphyse, an der Stelle, wo das Lig. suspensorium auf den Penis übertritt und die *mm. ischio-* und *bulbocavernosi* ihren Ansatz finden. So wird dieser Theil der Harnröhre und des Penis zwischen dem Lig. arcuatum und suspensorium nicht allein in seiner Lage ziemlich fixirt erhalten, sondern es entsteht durch den freien herabhängenden, extraperinealen Theil des Penis noch wieder eine zweite, ungleich stärkere Winkelknickung der Harnröhre, welche sich indess durch Heraufziehen des Penis völlig ausgleichen lässt. Auch die hintere Abstufung wird durch dasselbe Manoeuvre grösstentheils geebnet, indem der Bulbus hervorgezogen und die Fovea urethrae gestreckt und in eine Linie mit dem Isthmus gestellt wird. — Der Bulbus bildet den kolbigen Anfangstheil der *corpora cavernosa urethrae*, welche von unten her und von den Seiten die Urethra penis umgeben und an ihrem vorderen Ende, indem sie nach Art einer Manchette sich umkrämpen, dic *glans penis* bilden. Solches ist wenigstens die Darstellung, welche Jarjavay nach sehr plausibeln Präparaten über die Entstehung dieser Endanschwellung in der Societé anatomique (Sommer 1855) vortrug. Der obere mittlere Streifen der Pars bulbosa, bis sie den Schaambogen erreicht, bleibt frei von spongiöser Umwandung. Die untere Wand wird in der Erection verlängert, die obere nicht, der geschwellte Bulbus senkt sich und die Pars membranacea wird gestreckt; so macht sich eigentlich erst unter diesen Umständen der Gegensatz zwischen hinterer und mittlerer Harnröhrenkrümmung erheblich geltend. Wenn unter der Einführung des Katheters eine Erection eintritt, so drückt der Schnabel das Instrument in dem Maasse auf die hintere Krümmung, wie die vordere an Convexität zunimmt, und der Druck insbesondere auf den Blasenhals ist öfter so unerträglich, dass die Kranken das Instrument nicht einbehalten können.

Zu beiden Seiten neben und hinter dem oberen Umfange des Bulbus urethrae liegen die Cowper'schen Drüsen. Sie sind in der Norm stark erbsengross und bilden eine grobkörnig, röthlich traubige Masse, welche auf dem Durchschnitt kleine mässig collabirende Acini wahrnehmen lässt. Sie liegen eingebettet in ein dichtes Muskelgewebe, bekommen eine starke arterielle Verzweigung und sollen mit dünnen langen Ausführungsgängen den Bulbus durchsetzen, wo sie auf der hinteren Wand in der Fovea urethrae ausmünden (Taf. XVI, Fig. 2.).

Die *portio cavernosa urethrae* entsteht, indem die beiden cavernösen Körper des Penis sich über die spongiöse Harnröhre herüberlegen. Sie entspringen als *crura penis* zu beiden Seiten vom absteigenden Theil der Schaambeine, mit deren unterem Innenrande fest verwachsen, treten vor dem Lig. arcuatum zur

Symphyse herauf und bilden den Rückentheil des Penis bis zur Glans, in welcher sie sich zuschmälernd endigen und gewissermaassen den Grundstock bilden. Die cavernösen Körper sind von ihrem Ursprung an von einer dichten derben Albuginea überzogen, welche vor der Symphyse verstärkt wird durch Ausbreitung der Sehnen ihrer Muskeln und das Ligamentum suspensorium. Indem die inneren Flächen der fibrösen Ueberzüge vor der Symphyse einander berühren und durch zwischentretende Fasern vom Lig. suspensorium zusammengehalten werden, entsteht das Septum fibrosum longitudinale, welches den Rückentheil des Penis durchzieht, nach abwärts hin sich verdünnend. Auch der Bulbus und die spongiösen Körper der Harnröhre sind von einer eigenen, durch Fasern des Lig. bulbi verstärkten Albuginea überzogen. Indem nun im Penis die unteren Flächen der cavernösen Körper zu beiden Seiten des Septum longitudinale mit den oberen Flächen der spongiösen Körper der Harnröhre verwachsen, entsteht das Septum transversum. Im Winkel zwischen beiden verlaufen die *arteriae profundae penis*, während die *dorsales* längs dem oberen Rande des mittleren Septum herabsteigen. Die cavernösen Körper sind durch zahlreiche Septula fibrosa in Maschenräume abgetheilt, durch welche die ihnen adhärenten, sehr dünnhäutigen Venen sich durchwinden. Die Anfüllung und der Rückfluss des Blutes wird dadurch aufgehalten. Die Septula sollen auch glatte Muskeln enthalten, welche indessen schwerlich durch active Verlängerung ihrer Substanz — eine Action ohne Gleichen — eine Erweiterung der Maschenräume herbeiführen und somit der Erection beispringen möchten. Es sind Stützmuskeln der Septa, um ihren Widerstand zu vermehren und damit scheint ihrer Action völlig genügt zu sein. Die spongiösen Körper der Harnröhre sind weicher, die Maschenräume kleiner, das fibröse Zwischengewebe ist viel sparsamer, dagegen haben Venen und selbst Arterien (*art. helicinae*) besonders im Bulbus und bei geringer Anfüllung einen stark gewundenen und verknäuelten Verlauf. Spongiöse und cavernöse Körper communiciren gegenseitig, doch unter einander wenig. Die cavernösen Körper münden in die unter dem Winkel des Schaambogens und dem Lig. arcuatum beginnenden weiten *sinus venosi* aus, welche auch als *venae profundae* bezeichnet werden; die Venen der spongiösen Körper und des Bulbus dagegen zunächst in die Vena dorsalis penis und die Venen des Bulbus am Damm. Die *vena dorsalis*, welche unter der Fascie die gleichnamige Arterie begleitet, steht durch *venae circumflexae* an der Wurzel des Penis in Anastomose mit den Profundae; auch besteht nach Kohlrausch ein Abfluss in die Venae pudendae externae zur Saphena.

In der *glans penis* ist die Harnröhre ausgezeichnet durch die *fossa navicularis* an ihrer unteren Wand, und die *valvula urethrae* an ihrer oberen Wand. In der unteren Mittellinie dieses Theiles ist die Harnröhre fast nur membranös, indem die spongiösen Körper zur Bildung der Glans auseinanderweichen. Die Valvula ist eine Hautfalte an der oberen Wand nahe der Corona glandis, am Uebergange zum cavernösen Theil. Sie wurde zuerst von Guérin (de Vanne) beschrieben und soll nach ihm das Analogon des Hymens vorstellen. Als Rudiment ist sie häufig vorhanden, bei Kindern oft sogar sehr entwickelt, bei Erwachsenen dagegen mehr oder weniger verstrichen. Vor dem Ostium spongiosum, welches durch die nachenförmige Grube angedeutet wird, ist durch Einziehung der äusseren Haut, als *frenulum*, und ihrer Verschmelzung mit der Schleimhaut das äusserliche Orificium urethrae merklich verengt.

Eine mit der Fascia perinaei superficialis und den oberflächlichen Zügen des Lig. suspensorium zusammenhängende Fascia penis umschliesst ihn ziemlich eng. Darüber gleitet mit losem, lamellösem Zellgewebe die fettarme äussere Haut. Sie umgiebt als offene Falte, mehr oder weniger tief herabreichend, die Glans penis, und bildet das *praeputium*. Die Haut der Glans und die Innenfläche des Präpuz verhalten sich als Schleimhaut, doch möchte genetisch die Umschlagsstelle hinter der Corona glandis die Grenze sein. Diese letztere ist wie das Frenulum besonders drüsen- und papillenreich. Bleibt die Glans bedeckt und das

Präputium eng, so wird auch die auskleidende Membran und das Involucrum glandis weich und feucht erhalten; sie sind leichter verletzlich und es sammelt sich das reichlicher abgesonderte Smegma öfter in den Faltungen an. Ist dagegen die Glans für gewöhnlich entblösst, das Präputium kurz, so wird auch der Epidermoidalüberzug derselben dicker und härter, die Oberfläche mehr trocken; sie sind der Ansteckung und blennorrhoischen Entzündung weniger ausgesetzt. — Die Venen der Glans münden in die an der Basis der unteren Seite austretenden Venen des Frenulum, welche zum Theil in die *venae perinaeales superficiales* übergehen, ausserdem in die Hautvenen, welche auf der Rückseite des Penis verlaufen und in die Pudendae externae übergehen. Beide, insbesondere die letzteren, sind von Lymphsträngen begleitet, welche in die oberflächlich vor dem Poupartischen Bande gelegenen Lymphdrüsen eintreten.

Während ihres Durchzuges durch den Damm verläuft die Harnröhre in einem nach oben ausgeschweiften Bogen, dessen Endpunkte durch die Befestigung des Blasenhalses und das Haltband des Penis fixirt sind. Der Beckentheil steigt nach vorn abwärts, die Pars bulbosa aufwärts und die Urethra penis wiederum abwärts. Es stellt sich auf solche Weise eine im Allgemeinen Sförmige Krümmung ihres Verlaufes her. Die vordere Krümmung, welche dem freien Theil des Penis entspricht, lässt sich durch Anziehen desselben ausgleichen, die hintere ist, wie gesagt, an ihren Endpunkten befestigt und macht es nöthig, dass Instrumente, wenn sie bequem eingeführt werden sollen, ihr nachgebildet seien. Man hat sich viel Mühe gegeben, die Grösse dieser Krümmung und im Allgemeinen die R i c h t u n g und L a g e der H a r n r ö h r e n t h e i l e bis zur Blase zu bestimmen. Doch hat man auch ohne Zweifel diese Krümmung und ihren Einfluss auf die Einführung von Instrumenten überschätzt. Man hat ihr zugeschrieben, was faktisch garnicht i h r, sondern d e r E i n f ü g u n g d e s B l a s e n h a l s e s i n d i e P a r s p r o s t a t i c a zuzuschreiben ist. Die Harnröhre auch im Beckentheil ist durchaus dehnbar und nachgiebig und accomodirt sich mit Ausnahme einer geringen Hemmung, welche der Katheter durch das Lig. suspensorium erfährt, leicht jeder Form und Krümmung des Instrumentes. Die Schwierigkeit zeigt sich erst, sobald man den Blasenhals erreicht, der fixirt ist und von der zumal über den Bogen des Katheters ausgespannten Harnröhrenkrümmung abweicht. Um indessen mit dem Instrument nicht in ganz verkehrte Richtung nach abwärts gegen den Damm, nach hinten in das Interstitium zwischen der Blase und dem Mastdarm oder nach aufwärts gegen oder unter die Symphyse zu gelangen, um ihm eine angemessene Direction geben zu können, ist es nützlich von der Lage der Theile, den Wahrzeichen der Orientirung, der Verlaufsrichtung sich vor der Ausübung des Katheterismus zu instruiren, damit man an jeder Stelle Bescheid wisse, wo man ist und welche Richtung man weiter einzuschlagen habe. Um diess indessen zu erkennen, muss man auch fühlen können und eine leichte Führung haben.

An frischen weichen Becken, nach der Präparation oder passenden Durchschnitten, ist es kaum möglich, die Theile so in ihren normalen Lageverhältnissen zu erhalten, wie es für deren Bestimmung erforderlich ist. Man kann sich wohl durch alleinige aufmerksame Einführung des Katheters, während die Blase von der Bauchhöhle aus geöffnet ist und Einsicht gestattet, überzeugen, wie die hauptsächlichste Krümmungshemmung allein am Blasenhalse liegt, von der Krümmung der Harnröhre selbst aber nur aus geraden Durchschnitten gefrorener Becken ein möglichst unverändertes Bild erhalten [1]). Es finden sich nun freilich auch hier bei Vergleichung verschiedener Durchschnitte mehr oder minder bedeutende Abweichungen, sie lehren aber auch deren Art und Bedingungen kennen, sie lehren, dass jene Harnröhren-

[1]) Kohlrausch hat sich bemüht durch Erhärtung des Beckens und seiner Organe in Spiritus möglichst genaue Durchschnitte zu erhalten, und waren wohl seine davon übertragenen Abbildungen die besten und richtigsten, welche wir bis dahin aufzuweisen hatten; doch hat er zwei Umstände übersehen, welche wesentlich die normalen Verhältnisse ändern, nämlich 1. die Zusammenziehung der Theile durch den Spiritus, wodurch z. B. die Blase und Harnröhre sich kürzer und

krümmung eine **keineswegs constante**, sondern je nach Anfüllung der Blase oder des Mastdarmes, der Beckenneigung oder dem Umfange der Prostata veränderliche ist; und hat dadurch die Harnröhrenkrümmung für den Katheter einen grossen Theil ihrer Wichtigkeit verloren, so sind andere Theile und Beziehungen dafür um so bedeutsamer geworden, und nimmer wird man so verkehrte Ansichten rechtfertigen und darnach handeln können, wie z. B. die Angabe, dass ein Blasenhals nicht existire, oder dass die Pars prostatica von oben und vorn nach unten und hinten gerichtet sei.

Zwei Umstände sind es, welche man bei der Beschreibung wie der Vorstellung von der Richtung der Harnröhrenkrümmung und all' ihrer Abweichungen vorzugsweise zu beachten hat, nämlich 1. die Befestigung der vorderen Blasenwand über dem Blasenhalse durch die Lig. vesicalia, während der hintere Umfang der Blase über der Prostata frei beweglich ist; 2. die Körperstellung, je nachdem man bei Angabe der Harnröhrenkrümmung die horizontale Rückenlage oder aufrechte Stellung im Sinne hat, man möchte sonst auf die eine beziehen, was kaum für die andere Gültigkeit hat. Es steht dahin, ob nur das Lageverhältniss sich gleichbleibt, aber die Richtung verändert sich durchaus. Nur für die aufrechte Stellung ist es annähernd wahr: „die P. prostatica steigt in einem nach hinten convexen Bogen senkrecht herab“, während sie doch bei der Rückenlage, welche doch für den Katheterismus die wichtigere ist, vielmehr eine seichte Horizontalcurve beschreibt. In dieser Beziehung ist auch zu bemerken, dass bei aufrechter Stellung die gefüllte Blase vermöge der Beckenneigung auf der Symphyse ruht, während sie

höher hinaufziehen und an die Symphyse näher heranrücken; 2. die Anfüllung des Mastdarmes mit Watte, wodurch gleichfalls die Blase und Prostata nach vorn hinauf verschoben werden.

Die oben folgenden Angaben und die nach Taf. XXII getroffenen Bestimmungen insbesondere sind von Durchschnitten fest gefrorener Becken bei uneröffneter Bauchhöhle nach **Pirogoff's** Methode entnommen. Ich verdanke die Einsicht der Präparate, sowie die aus mehreren anderen ausgewählte Abzeichnung der Freundlichkeit des Herrn **Legendre**, derzeit Prosector am Clamart.

in der Rückenlage sich abflacht und mit ihrem Fundus gegen den Damm und Mastdarm sich senkt.

Die Pars prostatica, in welche die eingefaltete Blasenmündung übergeht, ist bei leerer Blase hinter der Symphyse gelegen und reicht bis hinter ihren unteren Rand (Taf. XXII). Eine Linie von diesem aus auf die Spitze des Os coccygis gezogen, kreuzt sich mit ihr, und kommt die Drüse in das mittlere Drittheil dieses 3 Zoll langen Raumes zu liegen. Nach Kohlrausch's Abbildung liegt sie noch fast ganz im vorderen Drittheil, und diess ist auch der Fall, wenn der untere Theil des Rectum gefüllt ist. Ihre Stellung ist im Allgemeinen nach vorn und abwärts gerichtet, steiler, wenn die Blase leer ist, flacher, wenn sie angefüllt und das Rectum zusammengezogen ist. Der Uebergang der hinteren Blasenwand in die Prostata ist durch ihre Anheftung und Ausspannung über dieselbe scharf abgegrenzt, dagegen ist die vordere Grenze je nach der Zusammenziehung oder Ausdehnung des Blasenhalses durchaus veränderlich (Taf. XXII, *a*). Die vordere Blasenwand legt sich höher an bei zusammengezogener leerer Blase, als bei gefüllter, und stellt sich demnach die Blasenmündung nach vorn höher oder tiefer. Bei leerer Blase beschreibt der eingezogene, auf Taf. XXII etwa 5 P. L. hohe Blasenhals eine kurze starke Krümmung nach vorn aufwärts, indem er durch die Lig. lateralia verhindert wird sich zu senken; die Pars prostatica aber weicht bei der Rückenlage von der horizontalen Richtung wenig ab, so dass sich jener fast im Winkel zu ihr stellt. Die leichte Biegung, welche sie eingeht, wird ausserdem noch durch den Druck des Katheters und die Ausdehnung ihrer Wandung leicht gestreckt; so entsteht denn die fixe Krümmung der Harnröhre, die chirurgische, erst im Blasenhals. Bei gefüllter Blase verstreicht der Blasenhals und befindet sich der Eingang zur Blase geradezu in der vorderen Wand der Harnröhre; ein gekrümmter Kanal kommt hier nicht in Betracht, aber eine Seitenmündung, welche nur bei grosser Nachgiebigkeit der Theile durch Zurückdrücken der hinteren Wand zu einer medianen sich poussiren lässt und für gerade Instrumente durchgängig wird, übrigens auch als blosse Oeffnung eine Schnabelkrümmung des Katheters erfordert. — Die Richtung nach vorn und aufwärts beginnt in der Rückenlage erst im Blasenhals, dagegen bei aufgerichtetem Körper nimmt mit der veränderten Beckenstellung auch die Pars prostatica eine mehr verticale Richtung ein, die Ablenkung ist minder gross und der Katheterismus mit geraden Instrumenten bei dieser Haltung meistens sehr viel leichter. Bei vollständiger Rückenlage mit Ausgleichung der Sacrolumbalkrümmung und der Beckenneigung fällt die Höhe der Blasenmündung in eine Verticalebene mit dem unteren Rande der Symphyse und weicht von dieser ab in der Richtung nach vorn und aufwärts; bei Erhebung des Körpers mit Wiederherstellung der Beckenneigung stellt sich dagegen die Blasenmündung in ein Niveau mit einer Horizontallinie, welche durch die Mitte der Schaambeinfuge gedacht wird. In Folge der Drehung des Beckens steigt also bei aufrechter Stellung die Blasenmündung höher hinauf hinter die Symphyse und der Katheter muss noch über die Längsaxe hinaus nach hinten bewegt werden, um in die Blase zu gleiten; bei der Rückenlage stellt sich dagegen der Schnabel des Katheters schon in den Blasenhals, nachdem er nur wenig aus der Stellung im rechten Winkel zum Körper vorübergeneigt ist, weil die Blasenmündung tiefer und mit dem ganzen Damm auch mehr nach vorn gerückt ist. Zum Theil mit diesen Umständen, der verschiedenen Beckenstellung, dem flacheren oder höheren Stande der Prostata, bei voller oder leerer Blase, dann mit der Präparation und der verschiedenen Dicke des Dammes selbst und des Fettpolsters mag es zusammenhängen, dass die Angaben über die Entfernung des Orificium vesicae vom Damme zwischen 3 und 11 Ctm. variiren. Malgaigne nimmt 6 Ctm. an, und mag diess im Allgemeinen richtig sein. Die Entfernung des Blasenhalses von der hinteren Fläche der Symphyse beträgt auf Taf. XXII 3½ Ctm. oder 16 P. L. und mag durch Erweiterung desselben bei Anfüllung der Blase sich auf 1 Zoll und mehr verkürzen. Durch aufrechte Stellung,

Anfüllung des Mastdarmes, überhaupt Alles, was eine Erhebung und Vorschiebung desselben bedingt, mag er der Symphyse noch näher rücken. Blandin giebt 27 Mm., Pétrequin 12 L., Kohlrausch 10—12 Linien als Entfernung an. Im Verlaufe durch die Prostata und sodann besonders in der P. membranacea nährt sich die Harnröhre dem unteren Rande der Symphyse; auf Taf. XXII bleibt sie indess noch 2 Ctm. oder 9 L. von ihm entfernt. Diess differirt erheblich von der gewöhnlichen Angabe, welche auf 4—5 L. lautet. Vielleicht ist in der Abbildung die Spitze der Symphyse zu kurz und stumpf gezeichnet. Jedenfalls, wenn man das straff angespannte Lig. arcuatum zu ihr hinzurechnet, sowie durch alle Umstände, unter welchen die Blase hinaufgezogen wird, schliesst sich auch die P. membranacea dem Rande der Symphyse dichter an.

Mit der Pars bulbosa steigt die Harnröhre aufwärts, so dass Blasenhals und vordere Knickung des Penis bei gewöhnlicher Rückenlage fast in gleiche Höhe zu liegen kommen; bei voller Horizontallage mit Erhebung des Beckens nach vorn steigt die Pars cavernosa gleichfalls nach vorn herauf und steht höher als der Blasenhals; bei aufrechter Stellung dagegen senkt sich die vordere Knickung in demselben Maasse als der Blasenhals hinaufrückt. Auch hierdurch wird die verschiedene Richtung bestimmt, welche der Katheter je nach dem Stande der Theile einzuschlagen hat, in liegender Stellung nach abwärts, in aufrechter dagegen nach hinten und aufwärts.

Von der Knickungsstelle bis zum Blasenhals beschreibt die Harnröhre nach Taf. XXII einen Kreisbogen von 120 Graden, dessen Centrum hinter der Symphyse entsprechend ihrem mittleren Querdurchschnitt gelegen ist, mit einem Radius von 19 P. L. oder etwas über 4 Ctm. Länge. Nach Sappey beträgt dieser Krümmungswinkel zwischen aufsteigender und absteigender Partie der Harnröhre im Durchschnitt 105 Grade. Es ist begreiflich, dass beim weichen Becken in frischer Leiche durch Compression, Senkung und Erschlaffung der Theile der Bogen kürzer und enger wird. Sappey bemerkt übrigens gewiss sehr richtig, dass die Krümmung der Harnröhre um so weniger ausgesprochen sei, je mehr die Blase gefüllt ist, was seinen Grund darin hat, dass die hintere Blasenwand durch Ausdehnung nach unten und hinten sich erweitere und die Basis der Vorsteherdrüse nachziehe [1]). Jedenfalls ist die Krümmung, natürlich immer mit Ausnahme der Einsenkung des Blasenhalses, sehr viel flacher, als man gemeinhin annimmt. Die Sehne des Bogens der Urethra pelvis schneidet die verlängerte Symphyse bei leerer Blase in einem Winkel von 70 Graden und trifft auf die horizontale oder bei liegender Stellung verticale Ebene des Dammes in einem nach vorn offenen Winkel von 130 Graden. Dieser flache Verlauf nimmt bei starker Füllung der Blase und im Allgemeinen bei allen pathologischen Verschiebungen nur zu; da-

[1]) Blandin bestimmte den Verlauf des Beckentheils der Harnröhre als einen Kreisbogen von 5 Zoll Durchmesser, was unzweifelhaft zu weit ist. Kohlrausch giebt ihrer Curve einen Radius von 18 Linien, verlegt aber das Centrum fast in die Mitte der Synchondrose, wodurch die Biegung enger der Schaamfuge sich anschliesst, als oben bemerkt wurde, doch freilich immer noch weiter als Ségalas, Houston, Velpeau bestimmten, welche ihr einen Radius von 10, 13, 15 Linien gaben. Der von Kohlrausch vorgeschlagene Katheter ist nach einem Radius von 2 Zoll, jedoch mit verschiedenen Krümmungswinkeln gebogen, so dass er gegen die Spitze zu auf 1½ und 1 Zoll Radius abnimmt. Der Schnabel ist länger und gerade die Spitze enger gebogen als gewöhnlich, wodurch die Einführung einigermaassen erschwert sein muss. — Gely, der neuerdings über die Harnröhrenkrümmung Untersuchungen anstellte, empfiehlt eine Sonde, deren Krümmung ein Drittheil eines Kreises von 12 Ctm. Durchmesser beschreibt. Die Sonde hat mal wieder eine sehr lange und dabei weite Krümmung. Sie wird leicht um den Schaambogen und durch die Urethra pelvis, aber nicht in die Blase gleiten. Der gewöhnliche Pariser Katheter ist auf einen Halbmesser von 4 Ctm. oder 17 P. L. gebogen und besitzt nur einen verhältnissmässig kurzen Schnabel, was bei der Kürze der Urethra pelvis und der geringen Erhebung des Blasenhalses hinter der Symphyse im Allgemeinen vortheilhaft ist. Uebrigens hat alle diese Berechnung keinen Bezug auf die Harnröhre selbst, der man mit Unrecht irgend welchen Krümmungswiderstand zugeschrieben hat, sondern nur auf die leichtere oder erschwerte Einführung in die Blase. Ein Katheter mit langer Krümmung findet Widerstand, einmal am Lig. suspensorium, so dass das Manubrium schwer abwärts bewegt und der Schnabel gehoben werden kann, für's Zweite, bis die Hauptkrümmung den Schaambogen umgangen hat, ist sie zu lang eingedrungen, mit Zurückbeugung der Harnröhre, um zeitig genug in den Blasenhals nach vorn eingelenkt zu werden.

gegen wird dann freilich der Winkel, in welchem die Blase einmündet, um so enger und stellt sich um so tiefer [1]).

In der leeren Harnröhre legen sich die Wände dicht zusammen, sie besitzen aber eine verschiedene Weite und Dehnbarkeit. Eine solche Erweiterung findet im Eingange der Pars prostatica statt; die Harnröhre verengt sich und ist am wenigsten ausdehnbar am Uebergange zur Pars membranacea und im Isthmus selbst; dann tritt wieder eine mehr oder minder sinuöse Erweiterung im Anfange der Pars bulbosa ein; die Harnröhre bleibt sich dann in ihrem Caliber ziemlich gleich bis zur Fossa navicularis, wo sie breiter, und bis zum Orificium urethrae, wo sie am engsten eingeschnürt wird. Die Erweiterung befindet sich also jedesmal an der unteren Wand der Harnröhre und an den Uebergangsstellen ihrer entsprechenden Abtheilungen. Die zugehörige Verengerung befindet sich allemal dicht dahinter. An diesen Stellen wird man auch am leichtesten von der Bahn der Harnröhre abweichen und zwar nach hinten und unten. Es ist desshalb Regel, dass man mehr die Harnröhre mit dem Penis am Katheter heraufziehen, als diesen vorschieben soll, dann, hinter dem Schaambogen angelangt, dass man mit dem Schnabel des Katheters an der vorderen Wand der Harnröhre sich halte; doch

[1]) Zur Ergänzung der obigen Angaben bemerke ich noch, dass nach Jarjavay die Pars membranacea mit der Pars spongiosa in einem Winkel von 45 Grad zusammentreffen soll, während in Wirklichkeit nur eine seichte Curve und bei Einführung des Katheters aus anderen Gründen eine leichte Abstufung gebildet wird. Nach Kohlrausch steht die Sehne des Bogens der Pars prostatica fast senkrecht zur Horizontalebene oder vielmehr der Verbindung zwischen dem Lig. arcuatum und der Spitze des Os coccygis, — offenbar ein Ergebniss seiner Präparationsweise der Durchschnitte, vielleicht auch der in dem besonders beschriebenen Falle vorhandenen Erection und Schwellung des Bulbus. — Die Neigung der Urethra pelvis ist geringer als die Beckenneigung und beträgt zur oberen Horizontalebene bei aufrechter Stellung nach Taf. für die Prostata einen nach vorn offenen Winkel von 60 Grad, welcher bis zum Ende der Pars membranacea sich auf 50 Grad vermindert. Das untere Ende der Prostata erhebt sich bei der Rückenlage um 30 Grad über der Horizontalebene, um 40 bis zu Ende der Pars membranacea, um 75 bis zur vorderen Knickung. Natürlich variiren diese Dimensionen je nach dem Stande des Blasenhalses, welcher hinauf und herunter, aber nicht zurücktreten kann.

letzteres ist leichter gesagt, als ausgeführt, weil eben die Harnröhre durchaus keine fixirte Wandungen hat und jeder Wendung des Katheters sich anschmiegt. Auch gleitet er leicht durch alle Stufen, bis er am Blasenhalse die Harnröhre verliert; ihrer Richtung folgend, drängt er gegen dessen hintere Wand, an der Stelle, wo die Schleimhaut und Muscularis von der Prostata zur Blase sich einschlagen. Sind die Theile gelockert, so bildet sich leicht eine Falte, welche das Orificium vesicae verlegt; je mehr man das Manubrium senkt, um so tiefer wird sie. Bildet der Vorsprung nur eine kurze, durch den Katheter straff gespannte Leiste, so springt sie bei fortgesetztem Druck bisweilen mit einem durch den ganzen Arm fühlbaren Ruck über die Spitze des Katheters zurück und die Passage ist frei. Bei enger Harnröhre und normaler Festigkeit ihrer Häute wird zumal bei jugendlichen Individuen jene Abstufung schon durch die Ausweitung des Kanales selbst geebnet und macht sich wenig bemerklich; dagegen kann sie in pathologischen Fällen mitunter uneinnehmbar werden. Wir müssen in dieser Beziehung die Abweichungen im Verlaufe der Harnröhre betrachten, welche auch an anderen Stellen der Sondirung derselben Hindernisse bereiten können.

Bei weitem die meisten Anomalien und misslichsten Hindernisse für den Katheterismus bietet die Prostata und der Uebergang der Harnröhre in die Blase. Sie haben in der Regel ihren Grund in einer chronischen Entzündung, Anschoppung und Hypertrophie der Drüse. Bald ist sie mit weicher blutreicher Schwellung und reichlich schleimiger Absonderung verbunden, welche auch bei Druck auf die Drüse aus den erweiterten Follicularmündungen an der Harnröhrenwand hervorquillt. Häufig gesellen sich ihr acutere Entzündungserscheinungen intercurrirend hinzu; das Secret wird eitrig, die Follicularmündungen verschwären oder umschriebene Abscesse durchsetzen die Drüse, bald einzelne grössere, bald zahlreiche kleine, so dass fast jeder Follikel eine Eiterhöhle geworden ist. Diese Entzündung geht bei längerem Bestande fast regelmässig auf den Blasenhals über und erkennt man dessen acuteres Ergriffensein an der Zersetzung des Harnes, der ammoniacalisch und reich an freier Harnsäure sofort gelassen wird. Ausserdem möchte sich diese Form der Prostatitis nicht selten auf die Samenblasen fortsetzen, Spermatorrhoe bedingen oder Eiterung auch in ihnen veranlassen. Ich untersuchte einst einen Fall von anscheinend spontaner Pyämie, d. h. einer Entwicklung von Eiterherden in den verschiedensten Körperorganen, ohne dass sich eine eiternde Wunde, eine primäre Phlebitis, überhaupt ein bestimmter Ausgangsherd und Grund dafür gefunden hätte; zuletzt fand sich unter den Douglasischen Taschen, versteckt zwischen dem Mastdarm und der Blase ein abgesackter Eiterherd, welcher mit der abscedirten linken Samenblase communicirte und wohl der ursprüngliche gewesen sein mochte. Diese Abscesse hat man in andern Fällen, mit den Douglasischen Klappen und der Flexura iliaca verwachsen, sich fistulös in den Darm öffnen sehen, oder sie waren frei in die Peritonealhöhle durchgebrochen und hatten dann rasch durch Peritonitis getödtet. Es ist bekannt, wie die Urethritis gonorrhoica leicht auf die Prostata übergeht, dann durch die Samenblase und das Vas deferens nicht selten auf die eine oder andere Epididymis; doch ändert sie bis dahin ihren Charakter und wird selten eitrig. Die zweite Form der Prostataanschwellung besteht in der einfachen chronischen Hypertrophie derselben. Sie besteht in einer Verdickung des Stroma der Drüse und der Wandungen ihrer Acini neben mässiger Erweiterung derselben. Die Drüse wird voller und derber, das Secret ist mehr glarig, fadenziehend, wird sparsam abgesondert und setzt sich dagegen mehr eingedickt und in Form sog. Colloidkörper in den Blindsäckchen der Drüse ab. Auch finden sich nicht selten Concretionen und bisweilen zahlreiche ausgestreute schwarze Pigmentkörner. Auch kleine Venensteine mögen sich nicht selten in den abgeschnürten Verästelungen bilden, zumal bei vorausgegangener varicöser Anschwellung. In den umgebenden Venenplexus trifft man sie häufiger. In Begleitung dieser langsam fortschreitenden Hypertrophie mit Gewebsverdichtung entwickeln sich auch mitunter kleine Fibroide in ihr, welche ein Analogon der Uterusfibroide bilden. — Zu einer vorhandenen fest organisirten Hypertrophie tritt oft ein rascher üppiger Nachwuchs hinzu, blutreich, schwammig, leicht zerdrückbar, doch bietet er wesentlich den nämlichen Bau. Unter diesen Umständen nimmt die Hypertrophie einen cancroiden Charakter an und kann durch theilweise Nekrose oder Zerbröckelung der Geschwulst auch stellenweise ulcerös werden. Da die Prostata an ihrer unteren Fläche von einer festen Kapsel eingeschlossen ist, so drängt sich ihr Parenchym bei Schwellung oder Hypertrophie vorzugsweise gegen die Harnröhre und den Blasenhals. Hiermit steht auch eine besondere Verunstaltung derselben, nämlich die Entwicklung des sog. mittleren Lappens in Verbindung. Dieser ist in der Norm nicht besonders abgegrenzt, sondern entsteht erst aus der mehr einseitigen Hypertrophie der mittleren Drüsenpackete und ihrem Vordrängen gegen den Blasenhals. Ebenso findet man in anderen Fällen mehr den einen oder anderen seitlichen Lappen halbkugelig gegen die Harnröhre hineingedrängt. Im letzteren Falle wird die Harnröhre verschoben, im ersteren die Mündung der Blase verlegt. Paget beschreibt einen Fall, in welchem eine Portion der vergrösserten Drüse gestielt und kolbig in die Blase hineinragte und wie ein Ventil ihren Ausgang verschloss. Durch gleichmässige feste Hypertrophie wird auch die Passage durch die Pars prostatica gleichmässig verengt, doch selten so, dass sie wie eine Strictur dem Eindringen des Katheters wirklichen Widerstand leistete. Die Schwierigkeit, den Katheter bei Hypertrophie der Prostata einzuführen, hängt ab von einer Lageveränderung derselben, von der Entwicklung der *valvulae prostaticae* und des etwa gebildeten mittleren Lappens.

Man nimmt im Allgemeinen an, dass durch Hypertrophie der Vorsteherdrüse die Blase höher gestellt und die Curve der Urethra prostatica steiler gerichtet werde, und zwar desshalb, weil man die Spitze des Katheters früh und stark nach vorn und aufwärts lenken muss, um in die Harnblase zu gelangen. Allein diess hat einen ganz entgegengesetzten Grund: die hypertrophische Prostata senkt sich und tritt in eine mehr horizontale Winkelstellung zum Blasenhals, der durch die Lig. vesicalia fixirt ist. Die Hypertrophie betrifft vorzugsweise immer die untere Drüsenmasse, selten den Abschnitt, welcher die vordere Harnröhrenwand bedeckt. Sowohl das Gewicht der Drüse selbst, als auch der Druck, den die dauernden Anstrengungen bei Emission des Urines auf sie ausüben, bewirken die Senkung. Die Drüse nähert sich dem Damm; ich habe sie sowohl bei der Präparation ganz oberflächlich, in einem Niveau mit dem gleichfalls herabgedrängten Bulbus liegen gefunden, als auch bei gefrorenen Becken von ihrem tieferen Stande mich überzeugt. Auch spricht im Allgemeinen die Verkürzung der Harnröhre dafür, so dass man mit der Spitze des Katheters schon am Blasenhalse sich befindet, noch ehe man fast die geringste Erhebung vorgenommen hat. In einem Falle fand ich auch die Pars membranacea bis zu ihrer Einsenkung in den Bulbus ganz vom Drüsengewebe der Prostata umwachsen, wodurch auch noch die sonst nicht unerhebliche Dehnbarkeit der Harnröhre im Becken beschränkt werden mag. Nur der letzteren und der grösseren Mobilität der Harnröhre ist es wohl zuzuschreiben, wenn man von einer Verlängerung derselben bei Prostatahypertrophie gesprochen hat. Da nun aber die Richtung der Pars prostatica mit der des Blasenhalses sich kreuzt, jene nach hinten, dieser nach vorn und oben sich wendet, so muss man dem Katheter eine stärkere plötzliche Drehung nach aufwärts geben, als bei allmähliger Curve; daher auch Katheter mit kurzer starker, fast winkelförmiger Einbiegung für diesen Fall sich besonders eignen. Doch giebt es Ausnahmen, in denen gerade flache Katheter sich leichter einführen lassen. Die geschwellte, mehr oder weniger hypertrophische Prostata fühlt man durch das Rectum durch, und zwar nicht bloss weil sie vergrössert ist, sondern auch weil sie tiefer steht, so dass sie sofort dem eingebrachten Finger begegnet, während man im Normalzustande mit Mühe sie erreichen und umschreiben kann. Auch ist diese hypertrophische Drüse durch Verdichtung des Zellgewebes ihrer Umgebung gewöhnlich mehr oder minder adhärent, während sie im Normalzustande unter dem Druck des eingebrachten Fingers entweicht. Man kann diese Art der Exploration auch vortheilhaft zur Einführung des Katheters in schwierigen Fällen benutzen und wird gewöhnlich finden, dass man mit der Spitze des Instrumentes zu weit nach hinten gelangt ist. Auch umfänglichere Abscesse der Prostata hat man auf diesem Wege geöffnet.

Die sog. *valvulae prostatae* gehören streng genommen dieser Drüse nicht mehr an, sondern befinden sich am Blasenhalse; sie entstehen aber dadurch, dass die entzündete Schleimhaut aufgelockert und geschwellt gegen die Prostata hereinragt, und durch Hypertrophie, insbesondere der Basis der Drüse und Senkung derselben die hintere Blasenwand stärker vorspringend wird. Sie scheinen übrigens vorwaltend auf einer Erkrankung der Schleimhaut zu beruhen, wobei die Prostata oft wenig betheiligt oder vergrössert ist. Sie bestehen in einer abnormen Entwicklung der Schleimhautfalten, welche am Eingange zur Blase sich befinden. Ihre Erhebung von der hinteren Wand der Harnröhre und Anheftung an das Caput gallinaginis nach Art umgekehrter Semilunarklappen, wobei die Mitte oft zapfenförmig als *uvula urethrae* hervorragt, macht sie zu Schlupfwinkeln für den Katheter und zu Barrieren für die Emission des Urines. Der Strahl wird abgelenkt, getheilt, verdünnt, indem er über diese Abstufung oder in den Rinnen zu beiden Seiten des mittleren Vorsprunges wegfliesst. Auch wird die Blase bei höheren Graden des Hindernisses nicht ganz ausgeleert, sie ermüdet in ihren Contractionen und der Fundus vesicae vertieft sich in Folge der beständigen Neige, so dass bald neues Bedürfniss zur Harnentleerung sich einstellt. Geht man mit dem Katheter ein, so fährt man gegen das blindsackige Ende der Prostata; senkt man dann den Katheter, so treibt man den Blasenhals in die Höhe und stösst gegen dessen hintere Wand; drückt man dennoch vorwärts, so ist es möglich, den hinteren Winkel zwischen der Prostata und Blase zu durchbohren, besonders wenn die Theile krank und entzündlich erweicht sind. Waren die Klappen noch wenig entwickelt, doch schon ein hinderlicher Vorsprung vorhanden und man drängt ihn von der einen oder anderen Seite zurück, und wiederholt sich dieser Act öfter, nun, so ist die Sackgasse, wo sie noch nicht bestand, gar bald gebildet. In manchen Fällen dringt man bald sehr leicht, bald wieder nur nach wiederholten mühsamen Versuchen in die Blase; dann besteht nicht selten auf der einen Seite eine solche Tasche, während auf der anderen der Eingang in die Blase glatt und eben ist; je nachdem man nun rechts oder links vom *veru montanum* den Katheter einführte, dringt man ein oder setzt sich fest. Der Eingang zum Blasenhals ist, wie erwähnt, sehr dilatabel; um ihn weit zu öffnen und die Schleimhautfalten möglichst zu verziehen, ist es daher vortheilhaft bei solchen Zuständen schwerer, dicker Katheter sich zu bedienen.

Ausser den erwähnten Krankheitszuständen oder mit ihnen gleichzeitig verbunden kommen in der Prostata und am Blasenhalse noch anderweitige Geschwulstformen und Ablagerungen vor, vornämlich in der Vorsteherdrüse Tuberkeln und sog. Prostatasteine, am Blasenhalse der Krebs in verschiedenen Gestalten. Die Tuberculose der Prostata ist nicht selten und scheint, sobald sie von den Sexualorganen primitiv ausgeht, in ihr zu beginnen. Nur wenn durch Epididymitis eine besondere Gelegenheitsursache gegeben ist, schlägt sie wohl den umgekehrten Weg ein. Sie zeigt sich in Form von Linsen- bis Erbsen grossen weichen umschriebenen Knoten, welche wesentlich nur aus amorpher eingedickter Exsudatmasse bestehen, bei acuterem Auftreten indessen noch einen dickflüssig eitrigen Kern einschliessen. Die gegen die Harnröhre peripherisch gelegenen sind oftmals durchgebrochen und bilden kleine ulceröse Cavernen. Immer besteht eine gleichzeitige Schwellung der Drüse und ein Reizungszustand der Schleimhaut, welche Harnbrennen, erschwerten Abfluss u. s. w. bedingen. Ich habe diese Form schon bei Knaben in frühem Alter auftreten sehen, so dass man an etwaigen Harnstein dachte. Erst die später auftretende Tuberculose des Nebenhodens klärte den Zustand und seine Beschwerden auf. Von der Prostata aus kann die Tuberkelablagerung sich langsam oder rasch auch auf die Samenblasen, die Schleimhaut des Penis, selbst die innere Blasenwand und die Nieren weiter verbreiten. In der Harnröhre besteht sie meistens in kleinen, an der Oberfläche hervorragenden, dicht unter der Schleimhaut gelegenen Granulis neben gleichzeitig concreter Faserstoffgerinnung an der Oberfläche, welche in Flocken mit dem Urin abgespült wird; in der Blase sah ich sie in einem Falle eine fingerdicke gelb käsige Borke bilden, welche unter und auf der verdünnten Blasenschleimhaut die ganze innere Wandung ausfüllte. Bei einem Manne von etwa 40 Jahren sah ich nach einer mehrjährigen Behandlung, nach fistulöser Vereiterung und Schrumpfung beider Hoden, nach Abschwellung der knotigen Prostata unter Fistelbildung am Damm, die Affection vollständig stille stehen und local geheilt werden. In einem anderen recidivirte sie nach einer länger dauernden, scheinbar vollständigen Heilung mit grosser Heftigkeit und gleichzeitig auftretender allgemeiner Miliartuberculose.

Die eigenthümlichen Prostatasteinchen sind so tief im Gewebe der Drüse verborgen, so klein und glatt, hanfkorngross, dass sie wohl selten zu jener Form Veranlassung geben, welche man chirurgisch als Prostatasteine bezeichnet. Diese liegen in Sinuositäten ihrer Oberfläche nach der Blase zu, wo sie mitunter einen förmlichen, in die Blasenöffnung hineinragenden Obturator bilden. Es ist wahrscheinlich, dass sie aus der Blase stammen, wie sie denn auch mit den Blasensteinen ihrer chemischen Zusammensetzung nach übereinzustimmen scheinen. Meist sind Blasensteine oder Harngries gleichzeitig vorhanden oder es ist in einer früheren Periode bereits eine Steinoperation gemacht. Steine, welche die Blase verlassen, aber die Prostataenge nicht passiren können, Niederschläge, welche bei der Emission des Harnes im Sinus prostatae zurückbleiben und sich festsetzen, oder Fragmente, welche zurückbleiben, geben zur Entstehung derselben Anlass und vergrössern sich durch Stagnation des Harnes und Filtration desselben.

Der Krebs geht meistens vom Blasenhalse aus und von

diesem auf den Fundus vesicae über. Er besteht bald in der Form des Zottenkrebses und ist als solcher zunächst als einfache Schleimhauthypertrophie mit Papillarwucherung anzusehen, bald als reines Carcinom mit gleichmässig markiger Ablagerung durch alle Gewebe der Blasenwandung.

Die Pars membranacea, obwohl der freieste, engste Theil der Harnröhre, bietet doch verhältnissmässig die wenigsten pathologischen Abweichungen, dafür aber eine besondere, welche zu den schlimmsten von allen gehört, nämlich Zerreissungen. Falsche Wege, Geschwülste u. s. w. sind ihr fast fremd und Stricturen lassen sie meistens frei; wenn aber ein Fall auf den Damm, ein plötzlicher heftiger Stoss Zerreissung zur Folge hat, so ist es fast immer in diesem schwächsten Theil. Dabei ist das wirkliche Einreissen der Harnröhre verhältnissmässig selten; was man als Harnröhrenzerreissung bezeichnet, scheint in den meisten Fällen nur eine Lostrennung dieses häutigen Theiles aus seinen Befestigungen zu sein. In Folge der plötzlich einwirkenden Gewalt und heftigen Contraction der Dammmuskeln finden Zerreissungen statt, sie scheinen aber vorzugsweise das umgebende Zellgewebe, vielleicht die Fascie und die Urethralmuskeln zu betreffen. Dafür spricht wenigstens die in den meisten Fällen mangelnde Harninfiltration und die geringe Blutung. Auch der Verlauf, dass Harnretention oft schon beim ersten Versuch den Harn zu lassen oder meistens doch sehr bald eintritt, so dass sie einer durch die Verwachsung der Harnröhrenwunde entstandenen Strictur nicht wohl erst zuzuschreiben ist; die ausserordentlich schwierige, oft unmögliche Einführung des Katheters; der grosse Wechsel in den Zufällen, so dass der Verletzte bald im vollen Strahle Harn lässt, bald wieder ihn bei aller Anstrengung nicht durchtreiben kann; sie sprechen weit mehr für eine Knickung und Verziehung der Harnröhre, als für eine Ruptur ihrer selbst. Auch fühlt man während der Heilung vom Rectum aus einen harten dicken Strang, welcher vom Damm aus zur Prostata hinaufläuft und ohne Zweifel von Schwellung und Exsudat herrührt, welches um die Pars membranacea sich herumgelegt hat. Mit der Zeit tritt meistens die Harnröhre wieder in eine befestigte, unbeengte, gerade Lagerung und die Emission des Harns wird wieder frei und ungestört. — Doch giebt es ebenso unzweifelhafte wirkliche Rupturen, aber mit Blutung aus der Harnröhre, Harninfiltration am Damm und zum Scrotum, und nachfolgender bleibender Strictur. In diesem Fall ist die Zerreissung oftmals durch Beckenfractur mit Splitterung oder Eindrückung der Schaambeine veranlasst.

Die Pars cavernosa ist häufig der Sitz von Stricturen, doch steht sie in dieser Beziehung der Pars bulbosa nach. Im Geleit von Gonorrhoe oder Schankern entwickeln sich mitunter auch Abscesse in den Corpora cavernosa, welche in die Urethra sich öffnen können. Ihre Wände fallen zusammen und bei tiefer dringender Vernarbung entsteht eine seitliche Einziehung oder Knickung, welche die Erection und auch die Harnröhre beeinträchtigt. Während der Erection hat man ferner Rupturen der Corpora cavernosa spontan oder auf einwirkende Gewalt eintreten sehen. Nicht immer wird das einen festen derben Knoten bildende Blutextravasat vollständig resorbirt und die Integrität wieder hergestellt; häufig bleibt eine Induration zurück, welche nicht erectil eine Ablenkung des Penis in der Erection, gewissermaassen eine Hemiplegie unterhalb der verdichteten Stelle bedingt. Ich selbst habe einen solchen Fall einseitiger Induration des rechten *corpus cavernosum penis* gesehen, der eine andere Deutung nicht wohl zuliess; dagegen kommen andere mitunter colossale Indurationen vor, welche aus einer tertiären syphilitischen Ablagerung hervorgehen und als callös verdichtete Gummata oder Nodi zu betrachten sind. Finden sie sich auf eine Seite beschränkt, während die gegenüber liegende Wand der Harnröhre frei und ausdehnbar bleibt, so ist auch die Emission des Harnes wenig gehemmt; nehmen sie dagegen die Schwellkörper beider Seiten ein, so kann die Harnröhre in dem Maasse verengt werden, dass kaum eine für die feinste silberne Knopfsonde durchgängige Spalte bleibt.

Die eigentliche Wahlstatt der Stricturen ist das hintere Ende der Pars bulbosa und zwar scheinen sie aus folgenden Gründen sich hier vorzugsweise festzusetzen. Die Ursachen ihrer Entstehung sind Entzündung und Infiltration der Schleimhaut selbst und des submucösen Zellgewebes, wodurch nach Heilung des Processes eine narbige Schwiele entsteht, über welcher scheinbar die Schleimhaut wieder glatt sich restituirt; oder es bestanden gleichzeitig Erosionen der Schleimhaut, welche mit narbiger Zusammenziehung heilen, oder, wenn sie an gegenüberliegenden Stellen sich befinden, unter einander verwachsen, die Wandung der Harnröhre einziehen, seitlich leistenförmige oder mehr oder minder ringförmige Coarctation durch Narbenstränge bedingen. Stagnation des Eiters, Intensität der Entzündung und Behinderung ihrer Flächenausbreitung begünstigt diese Ausgänge. Diese Bedingungen finden vorzugsweise in der Pars bulbosa sich vorbereitet. Sie nimmt die tiefste Stelle im Verlaufe der Harnröhre ein; der Eiter von der Symphyse an senkt sich gegen ihre Fovea, während er aus der vorderen Harnröhre leichter nach aussen abfliesst; die Harnröhre erweitert sich über dem Bulbus zur Fovea oder dem Sinus urethrae, während unmittelbar dahinter dieselbe sich erheblich verengt und durch die Pforte in der Fascia perinaei eingeschnürt und etwas dislocirt wird; auch nimmt sie mit der Pars membranacea ihre Richtung mehr nach aufwärts. Hierzu kommt, dass der Bulbus urethrae ungemein gefässreich ist, so dass man ihn auch den *ventricule uréthral*, das Herz der Urethra, genannt hat. Ein drittes Moment ist noch in der Gegenwart der Cowper'schen Drüsen gegeben, deren Ausführungsgänge im Sinus bulbi sich öffnen. Sie participiren leicht an der Entzündung und längs ihren Ausführungsgängen verbreitet sich dieselbe in die Tiefe durch den Bulbus. Die Abscesse, welche man im Verlaufe von Gonorrhoen am Damm nahe der Wurzel des Penis auftreten sieht, mögen meistens in einer Vereiterung dieser Drüsen ihren Grund haben. Oeffnen sich die Abscesse gegen die Harnröhre, werden die Mündungen ulcerös, durch die Berührung mit Harn ferner excoriirt, so wird die Heilung um so mehr verzögert und die narbige Verwachsung um so tiefer und callöser. Wird die Schleimhaut am Uebergange zum Isthmus geschwellt, verdichtet, von Narbengewebe durchzogen, so entsteht durch fernere Retraction desselben leicht eine sehr resistente Verengerung. Ist sie noch frisch, so gesellt sich zu ihr in Folge der entzündlichen Reizung nicht selten ein heftiger Krampf der Urethralmuskeln und in Folge dessen Harnverhaltung. Dringt man dann vorsichtig ein in die Strictur, so löst sich der Krampf; man hat sie mitunter noch nicht überschritten, so strahlt schon der Harn unter mächtiger Zusammenziehung der Blase neben dem Katheter aus [1]).

Durch unvorsichtige Einführung von Instrumenten entstehen vorzugsweise in der Pars bulbosa bei vorhandenen Stricturen falsche Wege. Schon in der Pars cavernosa stösst man mitunter auf seitliche Taschen und ausgedehntere Kunststrassen, doch wird bei der häufigeren Anwesenheit von Stricturen in dieser Gegend und der Ablenkung der Harnröhre von ihrer bisherigen Richtung gerade die hintere Sinuosität des Bulbus zu einer wahren Fallgrube für zumal nicht gekrümmte, elastische Sonden. Auch durch forcirten Catheterismus wird unter solchen

[1]) Bei Behandlung der Harnröhrenstricturen hat man nie ausser Acht zu lassen, dass dieselben aus einem retractilen Gewebe bestehen, welches zu oft und anhaltend gereizt um so schlimmer reagirt. Ich habe selbst erst durch Erfahrung lernen müssen, dass die beliebte alte Methode täglich Bougies einzuführen und sie eine halbe Stunde bis 1—2 Stunden liegen zu lassen, gerade das Gegentheil von dem herbeiführt, was man bezweckt. Nach solchen Versuchen tritt Reaction ein, d. h. neue Schwellung, festere Zusammenziehung, tiefere Verdichtung. Man muss täglich zu feineren Bougies greifen, täglich sich länger bemühen, lässt sie täglich länger liegen und kommt schliesslich garnicht mehr durch. Wenn man statt dessen nach einer gelungenen Einführung die dadurch hervorgerufene Schwellung und Reaction, welche immer wenigstens 2—3 Tage besteht, vorübergehen lässt, so bewahrt man nicht allein die erhaltene Erweiterung, sondern kann auch zu fortlaufend stärkerem Caliber übergehen. Es ist vollkommen hinreichend, eine Bougie 10 Minuten liegen zu lassen, um eine Abspannung der Strictur zu bewirken und man muss mehrere Tage Pause machen, ehe man nur die Einführung wiederholt. Jedes längere Liegenlassen hat nach momentaner Erweiterung nur um so hartnäckigere Verengerung zur Folge. Man muss die Bougie langsam und vorsichtig einführen, aber fast noch leiser wieder entfernen, weil man sonst die Strictur hervorzieht. Man lässt diess am besten den Kranken selbst thun.

Umständen leicht die schwammige Substanz des Bulbus eingedrückt und zu einem Seitenweg erweitert.

Harnröhrenfisteln nehmen gleichfalls ihren häufigsten Ausgang vom hinteren Umfang der Pars bulbosa, zumal wenn sich die Strictur im vorderen Theil derselben befindet und Harn und Eiter in ihrer hinteren Sinuosität stagnirt, oder wenn die Cowperschen Drüsen sich abscedirt haben und nach ihrer Entleerung nicht collabiren, oder endlich wenn Folliculargeschwüre oder Abscesse in der spongiösen Substanz entstehen und ulceröse Cavernen bilden. Diese Fisteln bedingen Harninfiltration längs der Wurzel des Penis oder in's Scrotum und öffnen sich daselbst. Entsteht der Durchbruch plötzlich, nicht durch allmählige Senkung in fistulösen Gängen, sondern mit freiem Erguss von Harn und Eiter ins Zellgewebe und unter die Fascien, so ist eine mehr oder minder heftige phlegmonöse Entzündung die Folge, welche in Gangrän des Scrotum, des Penis übergehen und bis zur vorderen Bauchwand sich hinauf erstrecken kann.

In der Glans penis kann durch Atresia congenita die Harnröhre verschlossen sein; entweder ist nur das Orificium membranös verwachsen, oder es besteht eine sich weiter hinauf erstreckende Imperforatio urethrae. Sehr selten sind die Fälle, dass der vordere Theil der Harnröhre frei, dagegen an einem höher gelegenen Abschnitt verwachsen ist. Dr. Ebert[1]) veröffentlichte drei Fälle der Art, in denen die Pars membranacea bei Kindern obliterirt war. — Eine angeborene Verengerung der Urethra glandis kann auch durch abnorme Entwicklung der Valvula urethrae bedingt sein. Ich habe einen Fall der Art gesehen, in welchem bei einem Kinde von Geburt an der Harn nur sehr schwer und in feinem Strahl gelassen werden konnte. Durch Entzündung der Harnröhre wurde die Entleerung zuletzt schmerzhaft und entstand zeitweilige Retention. Bei Einführung des Katheters fand sich ein faltiger, leistenförmiger Widerstand an der oberen Wand und am Uebergange der Glans zur Portio cavernosa. Er liess sich ziemlich leicht überwinden und nach-

[1]) Charité Annalen 1852.

dem so mehrmals der Katheter eingeführt war, verstrich die Falte und die Urinentleerung geschah ohne weitere Behinderung.

Auch höhere Grade von Phimose, bei denen die Oeffnung im Präputium so eng und klein ist, dass sie das Orificium urethrae nur theilweise frei lässt, während es vom Hautringe übrigens umschlossen wird, können die Emission des Harnes beschränken und ein Ueberströmen desselben unter den Präputialsack bedingen. Bei jeder Entleerung wird das Präputium mit Harn unterlaufen, der nur langsam und unvollständig wieder abfliesst und durch seine ätzende Wirkung auf die Schleimhaut, Entzündung und Excoriationen derselben zur Folge hat. Auch entsteht in Folge der Reizung nicht selten eine Papillarhypertrophie, welche die grösste Aehnlichkeit mit den Wucherungen spitzer Condylome hat, die gleichfalls so häufig und oft in ausgedehnten Blumenkohl artigen Geschwülsten an der Glans penis und ihrem Präputium auftreten. Auch von dem papillären Cancroid der Glans sind jene Vegetationen anatomisch nicht verschieden, nur dringen die hypertrophischen Papillen bei dieser Form stark in die Tiefe, sind zu Entzündung, Abstossung, Ulceration geneigt und umgeben die verunstaltete Glans, mit der sie verkörpert sind, oft so dicht und massig, dass sie die Harnröhrenmündung verschliessen und fistulösen Durchbruch an anderer Stelle durch die Geschwulstmasse hindurch bedingen; oder unter der Menge von Spalten zwischen den Lappen der blättrigen Geschwulstmasse sucht man vergebens das Orificium aufzufinden. Vorhandene Phimose und Ansammlung des Harnes unter dem Präputium begünstigt stets in hohem Grade und einem gewissen Alter die Entwicklung dieses Cancroids. — Die Phimose ist auch ein geeigneter Schooss für die Entwicklung des Präputialtrippers. Um sie zu operiren, hat man zu beachten, dass die gerunzelt zusammengezogene äussere Haut weit und dehnbar, ihr inneres Blatt aber kurz und eng über der Glans ausgespannt ist; wenn daher auch scheinbar das Präpuz zu lang ist, so hat man doch vorzugsweise durch Trennung des Schleimhautblattes eine Erweiterung desselben zu erzielen. Diese ist leicht zu bewirken, wenn das Präputium der Glans lose aufliegt, so dass man mit einem geeigneten Instrument zwischen denselben durchgehen kann; die Spaltung und Lösung des inneren Blattes kann aber völlig unausführbar werden, wenn dasselbe — worauf man zu sondiren hat — ringsum kurzzellig mit der Glans und fest verwachsen ist.

Verengerung und Verschliessung der Harnröhre in der Glans tritt nicht selten auch acquirirt auf und möchte dann meistens in geheilten Urethralschankern ihren Grund haben, besonders wenn dieselben durch Ausbreitung im Contact die Gürtelform annehmen. Während die Geschwüre nach vorn vernarben und Verwachsung der Harnröhre bedingen, vertieft sich ihr hinterer Abschnitt durch den Druck und ätzenden Einfluss des Harnstrahles und wird zur Harnröhrenfistel, welche meist unmittelbar hinter der Glans und der Fossa navicularis nach unten und aussen sich öffnet. Die äussere Haut ist im Umkreise derselben fest verwachsen; die Schnürnaht nach Dieffenbach vermag sie einigermaassen durchzuschneiden, doch geschieht die Lösung ohne Zweifel schneller und sicherer mit dem Messer, unter Verschiebung und Verziehung der Haut über der Fistel. Doch darf diese Operation begreiflich erst vorgenommen werden nach vollständiger Heilung des Geschwüres. Auch hier ist nicht das durchfliessende Secret die alleinige und wesentliche Ursache für das Offenbleiben des Ganges, sondern die Einziehung der äusseren Haut. Die blosse Anfrischung und Zusammenheftung der Fistelränder genügt nicht, so lange die Haut nicht frei über der Mündung beweglich ist. Nélaton's glückliche Methode der Operation der Harnröhrenfistel *par dédoublement de l'orifice fistuleux* beruht auf diesem anatomischen Sachverhalt. Nächst dieser Stelle kommen die Harnröhrenfisteln im Verlauf des Penis am häufigsten an seiner Wurzel, im Winkel zwischen dem Penis und Scrotum vor. Weiterhin am Damm macht die Heilung der Fisteln selbst keine Schwierigkeit, sobald nur die Durchgängigkeit der Harnröhre wiederhergestellt ist: der Grund liegt eben darin, dass hier wegen grösserer Tiefe die äussere Haut nicht mit der Harnröhre verwachsen kann und frei beweglich bleibt.

Ganz analog verhält es sich mit der Hypospadie und Epispadie, nur ist bei ihnen die Schleimhaut selbst durch die verschobene oder zurückgelegene Seitenöffnung der Harnröhre ausgestülpt. Sie können bei Durchgängigkeit des unteren Abschnittes der Harnröhre unter Ablösung der äusseren Haut von der Schleimhaut in ähnlicher Weise mit Erfolg operirt werden. Die Seitenöffnung bei der Epispadie befindet sich bisweilen hoch oben auf dem Rücken des Penis, unmittelbar vor der Symphyse. Der höchste Grad dieser Missbildung besteht in der Ektrophie der Blase oder der *inversio vesicae*, wobei die vordere Bauchwand und die vordere Blasenwand weitgespalten sind und die offen liegende Schleimhaut der letzteren im Umkreis mit den Hauträndern verwachsen ist. Der Penis ist zugleich mangelhaft entwickelt, der Sphinkter vesicae nicht geschlossen, der Harn tröpfelt beständig aus den Mündungen der Uretheren sofort nach aussen und die Schaambeine sind meistens gleichfalls unvereinigt. Langenbeck hat versucht, durch Bildung von Hautlappen im Umkreis der Blase, welche vor dieselbe eingeschlagen und vereinigt werden, einen Verschluss des Defectes herzustellen. Es kann dadurch wenigstens eine schützende Bedeckung für die Blase und ein bestimmter Abflusskanal für den Harn erreicht werden, wenn auch ein Cavum vesicae wegen des mangelnden Sphinkters sich schwerlich herausbilden möchte.

Durch phagedänische Schanker kann die Glans, oder bei urethralem Sitz desselben ein mehr zurückgelegener Theil des Penis partiell zerstört werden; es kann die Glans aus einer phagedänischen Durchlöcherung der Vorhaut prolabiren, oder bei heftig entzündlicher Paraphimosis durch enge Einschnürung hinter der Corona glandis gangränös zerstört werden. Das Carcinom nimmt seinen Ausgang von der Glans, setzt tiefe kraterförmige Geschwüre bei keulenförmiger Anschwellung des Gliedes durch die umgebende Geschwulstmasse. Man hat es übrigens oft mit phagedänischem Schanker verwechselt. Wenn unter solchen Umständen die Amputation des Penis indicirt sein kann, so hat man zu berücksichtigen, dass hinterher der cavernöse Theil des Penis sich stark zurückzieht; muss daher die Absetzung nahe dem Schaambein vorgenommen werden, so ist es rathsam, sie in Absätzen zu vollführen, um vor der vollständigen Trennung die Unterbindung der Gefässe, der zwei *arteriae dorsales* und beiden *profundae,* mit Sicherheit bewerkstelligen zu können. Nach der Amputation verwächst die äussere Haut durch Narbe mit der Schleimhaut der Harnröhre und entsteht, indem sich diese zurückzieht, eine Stenose ihrer Ausmündung. Um diess zu verhüten, hat Demarquay vorgeschlagen, die Harnröhre während der Amputation eine Strecke weit nach abwärts frei zu präpariren, so dass ihre Abtrennung an einer tieferen Stelle geschieht, als die der cavernösen Körper, dann nach oben und unten dieselbe einzuschneiden, nach aussen umzuschlagen und mit dem Wundrande der äusseren Haut zu vereinigen. Dann fällt die Narbenbildung nicht gerade in's Orificium; die Harnröhre mag sich verkürzen, ihre Mündung bleibt immer von Schleimhaut umsäumt.

Von besonderem Interesse ist das Verhalten der Lymphgefässe des Penis und des Dammes. Sie participiren leicht bei Entzündung, Ulceration und abnormen Vegetationsprocessen der Vorhaut und der Glans penis, verlaufen oberflächlich in und unter der Haut und leiten zu den am Poupartischen Bande hoch und oberflächlich im Trigonum crurale befindlichen Lymphdrüsen. Dorthin verpflanzen sie bei Gonorrhoe einfache Eiterungsheerde, bei Schankern syphilitische Entzündungen, phagedänische Ausbrüche, secundäre Indurationen. Beim Cancroid des Penis hat man wiederholt auch in ihnen eine cancroide, aus Epithelialzellen bestehende Ablagerung gefunden, sowie Krebszellen beim Carcinom. Eine andere Erkrankung, auf welche man erst in neuerer Zeit aufmerksam geworden ist, besteht in einer Hypertrophie und massenhaften Entwicklung, oder varicöser Erweiterung der Lymphgefässe. Der erste Fall der Art, welcher bekannt gemacht ist, betraf nun zwar nicht die Lymphgefässe des Penis, sondern der Bauchwand, doch nach den späteren Beobachtungen zu urtheilen, scheint diese im Ganzen seltene Affection am Penis und der inneren Schenkelgegend am häufigsten vorzukommen. Wir fassen sie in dem Folgenden kurz zusammen:

Fetzer beschrieb im Arch. f. phys. Heilk. (8. Jahrg. 1. H.) einen Fall von beträchtlicher Ausdehnung der Lymphgefässe der Haut im linken Hypochondrium, von der Linea alba gürtelförmig auf die Wirbelsäule zulaufend. Er betraf ein Mädchen von 16 Jahren, bei dem aus warzenähnlichen Hervorragungen zeitweilig grosse Mengen milchiger Flüssigkeit sich entleerten. Diese wurde von Schlossberger zu einer chemischen Analyse verwandt, welche durchaus die Zusammensetzung als Lymphe bestätigte. — Der 2. Fall kam in Langenbeck's Klinik vor und ist von A. Wagner in der Deutsch. Klin. No. 35, 1851 mitgetheilt. Er betraf einen Knaben von 15 Jahren, bei dem von seinem 6. Lebensjahre an sich eine unregelmässig wurmförmig verknäulte Geschwulstmasse auf dem Rücken des Penis und am Damme entwickelt hatte. Sie lag in und unter der stark pigmentirten und verdickten Haut und bestand aus einzelnen harten gewundenen und stark verschlungenen, spuhlartigen Strängen. Auch am Rumpfe fanden sich zerstreut zahlreiche, länglich knotige, braungefärbte, leicht verschiebbare, schmerzlose Anschwellungen. Die Geschwulst am Penis wurde mit der Haut exstirpirt; sie hing stellenweise mit der Oberfläche des übrigens gesunden Corpus cavernosum fest zusammen. Bei der mikroskopischen Untersuchung fand ich die einzelnen stark rabenfederdicken Stränge auf dem Querschnitte bestehend aus einem sehr engen Lumen, einer mehr als eine Linie dicken mittleren musculösen Wand und einer äusseren bindegewebigen Hülle. Ein Tröpfchen klarer Lymphe liess als Inhalt sich ausdrücken. — Hier also bestand die Degeneration in einer concentrischen Hypertrophie der Wandungen, stellenweise wohl mit gänzlicher Obliteration, da W. die Stränge als solid bezeichnet. — Aehnlich scheint es bei dem folgenden, von Chassaignac der *société de Chirurgie* im November 1851 vorgestellten Kranken sich verhalten zu haben. Derselbe kam mit einem Bubo axillaris in Folge einer Verbrennung des Vorderarmes auf; zugleich fand sich die Oberfläche des Körpers besäet mit einer grossen Anzahl kleiner, harter spindelförmiger Geschwülste, besonders an der Brustwand. Ueberall fanden sich zugleich die Lymphdrüsen, sowie die Lymphstränge, welche sie verbinden, mit Atrophie indurirt. Ch. bezeichnet den Zustand als Obliteration des Lymphsystems. — Zu gleicher Zeit stellte Demarquay einen Fall von varicöser Dilatation eines Lymphgefässes an der inneren Seite des rechten Oberschenkels vor. Die Gefässerweiterung hatte ganz die Form eines Varix, platzte mehrmals und ergoss bald tropfenweise, bald im Bogen eine reichliche Menge reiner coagulirender Lymphe (*Gaz. d. hôp.* No. 139 und 143, 1851). — Ein analoger Fall von Erweiterung der Lymphgefässe des Präputiums und Dorsum penis mit Schwellung der Inguinaldrüsen wurde von Friedreich im Juliushospital beobachtet und in den Würzb. Verhdl. II, S. 319 mitgetheilt. Sie war entstanden nach der Vernarbung eines grossen Schankergeschwüres auf der äusseren Haut und an der unteren Fläche des Penis unter gleichzeitiger Infiltration der Lymphdrüsen. Nachdem die letztere durch Eiterung gelöst war, fielen auch die Lymphgefässe wieder auf ihr normales Lumen zusammen. — Huguier beobachtete bei einem Manne von 39 J., der wegen einer Hernia inguinalis dextra seit zwei Jahren ein Bruchband trug und seit 18 Jahren an einer Varicocele litt, die Corona glandis umgeben von durchscheinenden, harten, gewundenen, 3—4 Millim. dicken Gefässen. Sie scheinen am Frenulum zu entspringen, umkreisen die Glans und erreichen, an Umfang zunehmend, die Rückseite derselben; von da an verlaufen 3—4 etwas dünnere, aber gleichfalls hart und geschlängelt zur Wurzel des Penis, wo sie in die fibröse Hülle sich einzusenken scheinen. Auf einen Einstich mit der Lanzette fallen sie zusammen, indem klare, fast farblose Lymphe ausfliesst (*Gaz. d. hôp. No.* 67, 1852). — Ein Mann von 29 Jahren hatte von früher Jugend an zwei kleine, kugelige weiche Geschwülste in der hinteren Partie der Raphe scrotalis bemerkt, welche an Umfang ab- und zunahmen und auf Druck verschwanden. Sie schwollen in der letzten Zeit bedeutend an und öffneten sich spontan, worauf eine opalescirend milchige Flüssigkeit austrat. Später bildete sich an der Wurzel des Penis eine neue Anschwellung, welche gleichfalls aufbrach. In der Perinaealgegend bemerkte man einen unregelmässigen, bräunlichen gewundenen Strang, der wie eine Art Hypertrophie der Raphe sich ausnahm. Auch in seinem Verlaufe fanden sich zwei beträchtlichere Anschwellungen, von denen die eine aufgeplatzt war und durch eine fistulöse Hautöffnung dieselbe weissliche Flüssigkeit ergoss, namentlich auf Druck von hinten nach vorn. Das Mikroskop wies darin Körperchen nach, welche ganz den Lymphkügelchen glichen (*Union méd. No.* 145, 1853). — Dujardin beobachtete wieder solche varicöse Erweiterungen der Lymphgefässe an der inneren Schenkelgegend. Sie lagen als klare Blasen in der Haut und punktirt entleerten sie beständig tröpfelnd eine langsam coagulirende, weisse, milchige Flüssigkeit bis zu 120 Grm. stündlich, welche alkalisch reagirte, etwas Faserstoff, caseinöse Substanz, ziemlich viel Fett, Salze und besonders auch Zucker enthielt. Das Coagulum wurde theilweise roth durch darin enthaltene rothe Blutkörper. Andere ähnliche Geschwülste sassen unter der Haut und vielleicht subaponeurotisch (*Gaz. méd.* 1854). — Auch Simpson beobachtete bei einer Frau eine beträchtliche Erweiterung der Lymphgefässe in der Haut über der Schaamgegend und dem Abdomen (*Edinb. med. and surg. Journ.* 1855).

Die Construction des Dammes unterstützt die verschiedenen Abtheilungen der Harnröhre und ihrer Organe, sowie den Mastdarm. Sie steht in enger Beziehung zu deren Function und Erkrankungen, insbesondere den Perforationen und Senkungen, sowie zu operativen Eingriffen, welche an ihnen und dem Damme vorgenommen werden. — Die ganze Dicke des Dammes zerfällt durch vier hauptsächlich quer ausgespannte Fascien in drei über einander gelegene Zonen. Die oberste (Taf. XVII) enthält zwischen der Fascia profunda und media: die Prostata und die Pars membranacea, den vom Sphinkter internus umschlossenen Theil des Rectum, den *m. obturator pelvis*, welcher im Trigonum urogenitale in den Wilson'schen Urethralmuskel, den Transversus urethrae von Guthrie, und den Transversus perinaei profundus von J. Müller zerfällt, nach hinten als Levator intestini recti zu diesem übergeht. Sie umfasst die Venenplexus der Prostata und der Blase und führt an ihrer äusseren Grenze die Art. und

Vena pudenda communis mit dem gleichnamigen Nerven. — Die mittlere Zone (Taf. XVI), welche zwischen der mittleren und der unteren Fascie ausgebreitet ist, begreift die Pars bulbosa urethrae mit den Cowper'schen Drüsen, die Art. und Vena transversa perinaei, die *mm. bulbocavernosus* und *ischiocavernosus;* nach hinten die Fossa ischiorectalis mit Hämorrhoidalgefässen und Nerven. — Die dritte äusserste Schicht endlich liegt zwischen der unteren Perinaealfascie und der oberflächlichen Fascie mit der Haut. Sie schliesst ein dickes Fettzellgewebe, die *art.* und *vena superficialis perinaei*, die Ausbreitung der oberflächlichen Perinaealnerven, den After mit dem Sphinkter ani externus, den M. transversus perinaei superficialis ein und bedeckt die Fossa ischiorectalis. Da die Fascien des Perinaeum im Trigonum urogenitale durch zwischengelagerte Theile nach vorn fächerig aus einander weichen und an der Basis desselben, in der queren *linea bi-ischiadica* concentrisch zusammentreffen, dann über den hohlen Theil der hinteren Dammgegend zu beiden Seiten des Rectum theils durch Muskel und Fettpolster ausgespannt sind, theils zur Tiefe der Fossa rectalis sich einschlagen, so entsteht an der Uebergangsstelle des vorderen zum hinteren Dreieck zwischen beiden Tubera ischii eine quergestellte Einfaltung besonders der mittleren Fascien. Dieselbe ist hinter den Transversalmuskeln des Perinaeums oft mit scharfem nach hinten halbmondförmigen Rande abgesetzt, sie reicht hinauf bis zur Prostata und scheidet den Levator recti von den Urethral- und Dammmuskeln von unten her ab, ist an die Tubera nach aussen und an das Lig. bulbi nach innen befestigt, entspricht dem von J. Müller mit Recht unterschiedenen *ligamentum ischioprostaticum* und ist neuerdings wieder von Denonvilliers und Jarjavay als *aponeurosis lateralis prostatae* beschrieben (Taf. XVI, Fig. 1 *e* und Fig. 2 *g*; Taf. XVII, Fig. 2 *g*).

Da der *m. obturator pelvis* mit seinen verschiedenen Portionen gegen seine Insertionspunkte zu schief abwärts steigt, so wird die obere Fläche des Perinaeums gegen die Mittellinie zu vertieft; da die unteren Perinaealfascien im Gegentheil von den

Seiten her schief aufwärts steigen, um die aus dem Becken austretenden Organe zu erreichen, so ergiebt sich, dass im Allgemeinen der Perinaealraum an den Seiten höher ist, als in der Mittellinie.

Der *m. sphincter ani* umgiebt kreisförmig den Ausgang des Mastdarmes und hat eine Breite und Dicke von etwa $^1/_2$ Zoll. Er besteht aus jederseits halbkreisförmigen Bündeln, welche in der Mittellinie vor und hinter dem After fibrös werden und eine ligamentöse Befestigung bilden, durch welche er nach hinten an das Os coccygis, nach vorn an den Bulbus angeheftet ist. Er ist wesentlich ein der Fascia superficialis einverwebter Hautmuskel, und seine einzelnen Bündel sind durch radiäre kurzsehnige Fortsätze mit der Haut und der Fascie verwachsen; ausserdem aber entspringt er von den auf der unteren Fläche des Os coccygis zusammentreffenden Fascien und von diesem selbst. Der sehnige Theil, mit welchem er hier entspringt und einige fibröse Bündel besonders in der Tiefe, welche in gerader Linie zum After ziehen und denen nach Kohlrausch auch gerade Muskelbündel sich hinzugesellen sollen, bilden das hintere Haltband des Afters, dessen Oeffnung etwa $2^1/_2$ Ctm. vor dem Coccyx sich befindet. Nach vorn verweben sich die Bündel des Sphinkter theils unter einander, theils verstärkt durch fibröse Bündel des Transversus superficialis verwachsen sie mit der oberflächlichen und äusseren Perinaealfascie, gehen so zum Bulbus über und bilden das zwischen diesem und dem After gelegene oft stark und tief entwickelte *ligamentum bulbi* (Taf. XVI, Fig. 1 *g*, Fig. 2 *i*).

Die *fascia superficialis* ist dick, locker, von Fett durchsetzt und unregelmässig geschichtet, so dass sie leicht in mehrfältige unvollständige Lamellen sich spalten lässt. Die oberflächlichsten gehen in die superficielle Fascie der inneren Schenkelgegend über und sind mit dieser und der Haut lose beweglich, die tieferen dagegen verdichten sich und sind im äusseren Umfange der Beckenapertur, in der inneren Schenkelfalte, fest mit der Fascia lata verwachsen, so dass die Communication zwischen dem Damm und der inneren Schenkelgegend auch oberflächlich abgesperrt ist. Nach hinten und aussen ist die Fascie über den unteren Rand des grossen Gesässmuskels ausgespannt und verwächst mit dessen vom Lig. tuberoso-sacrum sich heraufschlagender eigener Fascie, welche beide auf dem Muskel sich verdünnen und verschmelzen. Sie ist dem Coccyx angeheftet und zerfällt bis zu den Tubera ischii in ein grobmaschiges Fettzellgewebe, welches nach der Mitte den Sphinkter ani zwischen sich und der Haut aufnimmt, nach vorn in gleicher Weise den *m. transversus perinaei superficialis* [1]) umgiebt. Derselbe ist beiderseits vom Tuber ischii quer zur Mittellinie ausgespannt, verwächst daselbst zwischen dem After und Bulbus mit dem Ligamentum bulbi. Von dieser Stelle an wird die Fascie eine deutlicher isolirbare fettreiche Membran, welche lose das Trigonum urethrale bedeckt, der Raphe entsprechend eine kurze Längsfalte längs der unteren Mittelinie der Pars bulbosa einschlägt, dann vom Perinaeum an der unteren Wurzel des Penis sich abhebt und in die *tunica dartos* des Scrotum übergeht.

Die *fascia perinaei externa* [2]) ist eine glatte, dichte sehnige Membran, welche vom äusseren Knochenrande der Beckenapertur und nach hinten vom unteren Rande des Lig. sacrotuberosum bis zum Coccyx entspringt. Im Trigonum urethrale ist sie quer und straff ausgespannt und verwächst von beiden Seiten her in der Mittellinie. Sie überzieht den *m. ischiocavernosus* (1), welcher von der Vereinigungsstelle des Sitz- und Schaambeinastes entspringend, die Crura penis von unten her bedeckt und am Schaambogen zum Dorsum penis heraufsteigt, woselbst er vor der Symphyse in dessen Albuginea sich aponeurotisch ausbreitet. Die Fascie überzieht desgleichen den *m. bulbocavernosus* (2), welcher von beiden Seiten die Pars bulbosa von unten her umfasst. Beide Muskeln des Bulbus liegen in der Mittellinie dicht neben einander, nur durch eine Fasciennaht getrennt; nach vorn in der Höhe der Pars cavernosa gehen sie dann auseinander und um-

[1]) Taf. XVI, Fig. 1, 3.

[2]) a. a.

geben dieselbe nach oben und aussen schleifenförmig, aponeurotisch zum Dorsum penis sich ausbreitend. Ihr Ursprung ist nicht immer ganz der nämliche, doch steht er immer in Zusammenhang mit tieferen Bündeln des Sphinkter ani, doch ohne dass sich dieselben vor dem After kreuzen. Ausserdem treten Bündel vom Transversus perinaei zu ihm, wie an den Sphinkter externus über, und entspringt er selbständig zu beiden Seiten des Lig. bulbi. Kohlrausch hat neuerdings wieder die Aufmerksamkeit auf einen kleineren separaten Muskel gelenkt, den er als *erector accessorius* (4) bezeichnet, und der vom Tuber ischii entspringend schräg durch das vom Ischio- und Bulbocavernosus eingeschlossene seitliche Dreieck hindurchzieht und beiderseits unter den Bulbocavernosi an die spongiösen Körper der Harnröhre sich festsetzt. Es ist ein schmales langes Muskelbündel, welches man seinem Verlauf entsprechend als *m. ischiobulbosus* bezeichnen kann. Ich habe ihn öfters gefunden, seiner Lage, seinen Anheftungspunkten nach durchaus von den benachbarten Muskeln unterschieden. In Fällen dagegen, in denen er fehlte, war der Bulbocavernosus stärker entwickelt und entsprang mit selbständigen Bündeln unter und vor dem Transversus superficialis auch von den Tubera ischii. — Die Fascie, nachdem sie von beiden Seiten her den Raum zwischen dem Beckenrande und der Pars bulbosa abgeschlossen hat, hüllt diese selbst ein und wird im weiteren Verlauf zur Fascia penis. Entzündungen der Wurzel des Penis am Damm setzen sich längs derselben fort, und Senkungen und Fisteln aus diesem Theil der Harnröhre kommen vor der Symphyse zwischen dem Penis und Scrotum zum Durchbruch. Wird die dem Penis sich eng anschliessende Fascie am Damm selbst durchbrochen, so sammelt sich die Flüssigkeit unter der Fascia superficialis und senkt sich in die Dartos zum Scrotum, welches dann bei Harninfiltration beträchtlich anschwillt und phlegmonös entzündet wird. Von hieraus steigt die Infiltration auf unter den Damm und nach vorn unter die oberflächliche Fascie in der Schaamgegend. Am Uebergange zur hinteren Dammgegend wird die äussere Fascie durch Einschiebung des Transversus superficialis und des Fettgewebes, welches ihn umgiebt, lückenhaft und communicirt offen mit dem von der superficialis eingeschlossenen Raum, so dass Perforationen vom hinteren Umfange des Bulbus sofort in den letzteren übergehen können und Senkungen zum Scrotum bedingen. Die Cowperschen Drüsen (Taf. XVI, Fig. 2 *cc*) liegen dieser Stelle nahe, zu beiden Seiten über und hinter dem Bulbus, verdeckt von den *mm. bulbocavernosi,* an ihrem seitlichen oberen Umfange von Bündeln des Transversus urethrae und der Fascia perinaei media umspannt. Bei Entzündung schwellen sie an und dehnen sich frei nach unten hin aus und der Abscess derselben kommt nahe der Wurzel des Penis am Damme zum Durchbruch. Hinter dem Transversus superficialis schlägt sich die Fascie nach aufwärts zur Tiefe, verhütet dadurch die Senkung in's Trigonum anale, sowie aus diesem in die vordere Dammgegend. In der Excavatio rectalis giebt sie dann die innere fibröse Kapsel für das Fettpolster, welches jene ausfüllt. Sie verwächst zugleich besonders fest und tief mit dem vorderen und seitlichen Umfange des Rectum und verstärkt das Ligamentum bulbi. Die Fistula ani, welche zwischen dem Sphincter externus und der Anheftung des Levator durchbricht, durchzieht den Raum zwischen der Fascia externa und superficialis und kommt in der Umgebung des Afters nach aussen zum Vorschein.

Ueber der Pars bulbosa, vor und unter der Pars membranacea und der Prostata ist die Fascia perinaei media [1]) oder das Ligamentum triangulare von Colles, Lig. perinaeale von Carcasonne, oder *lig. pubo-prostaticum* nach Kohlrausch, als Scheidewand der Beckenapertur vom äusseren Damme ausgespannt. Auf ihr und ihren Muskeln ruht die Urethra pelvis, welche auf ihrem Uebergange zur Pars bulbosa die Fascie durchsetzt. Sie bildet nach Abtragung der äusseren Fascien und Muskeln den resistenten Boden der unteren Dammgrube. Im Trigonum urethrale wird sie hervorgedrängt durch die über ihr gelegenen Theile, ist dreieckig mit breiter Basis in der Linea bi-

[1]) Taf. XVI, Fig. 1 *d*; Taf. XVII, Fig. 1 *f*.

ischiadica und geht dann scharf abgesetzt zur inwendigen Auskleidung der Fossa rectalis über [1]). Sie überzieht von unten her die verschiedenen Portionen des M. obturator pelvis, hüllt die Venen, Arterien, Nerven der Tiefe ein, und besteht in Folge der Uebereinanderlagerung derselben im Trigonum urethrale aus zwei an den Rändern und der Basis vereinigten Blättern.

Von den ihr speciell angehörigen Urethralmuskeln entspringt der *m. transversus perinaei profundus* oder *levator prostatae* von Santorin oder *constrictor isthmi urethrae* nach J. Müller von der inneren Fläche des absteigenden Schaambeinastes, verläuft zur Seite des Beckens bogenförmig von vorn nach hinten und abwärts bis zur Tuberositas ischii [2]). Durch die Prostata und die Fascie wird er bis dahin an die Beckenwand angedrückt, dann aber wendet er sich, durch Muskelbündel, welche vom Tuber entspringen, verstärkt, quer nach einwärts gegen die Mitte des Dammes und breitet sich aus zur unteren Fläche der Pars membranacea und Prostata und der vorderen Fläche des Rectum und heftet sich zugleich an das fibröse Verbindungsband zwischen dem Rectum und Bulbus. Er ist während seines ganzen Verlaufes und namentlich am Damm auf die Kante gestellt, so dass seine Flächen nach vorn und hinten sehen. Am Damm bildet er zwischen dem Trigonum urethrale und anale eine musculöse Querwand, welche durch die ihn einhüllende Fascie und den Transversus superficialis verstärkt wird [3]). Er ist nächst dem Levator intestini recti der stärkste unter den Perinealmuskeln. — Ueber dem vorderen oberen Umfange des Transversus profundus entspringen zu beiden Seiten neben der Symphyse und von der Fascia obturatoria unterhalb des gleichnamigen Foramen noch andere Muskelbündel, bald mehr bald minder zahlreich und stark, welche unter den *lig. vesicalia lateralia* von vorn nach hinten verlaufen und die Prostata von oben und von den Seiten

[1]) Taf. XVI, Fig. 1, *e* und *b*. Bei *c* ist die Fascie vom Rande des Sitzbeines abgelöst und nach einwärts gezogen, um die Gefässe sichtbar zu machen. S. auch Taf. XVII, Fig. 1, *f* und bei *g* die Einschlagsstelle zur Fossa ischiorectalis *h*.

[2]) Taf. XVII, Fig. 2, *f*.

[3]) Taf. XVI, Fig. 2 bei *g*.

her umfassen. Sie bilden den Muskel von Wilson. — Der dritte dieser Muskeln ist zu unterst gelegen und bildet ein dünnes, horizontal und quer gelagertes Muskelstratum, den *m. transversus urethrae*, auch *compressor urethrae* von Guthrie [1]) genannt. Er entspringt unter dem Transversus profundus, den Ursprung desselben von der inneren Fläche des Schaambogens bis zum Sitzbein hin fortsetzend, wendet sich aber sofort quer nach einwärts, den Kopf des Transversus profundus von unten her verdeckend, so dass dieser sich hinter ihm herumschlagen muss, um am Damme frei hervorzutreten. Der Transversus urethrae befestigt sich hinter dem Schaambogen längs der Rückseite der Pars bulbosa und von unten her um die Eintrittsstelle der Pars membranacea. Sein hinterer Rand wird nach unten und oben überragt von dem quer verlaufenden Stück des auf die Kante gestellten Transversus profundus. — Nachdem diese durch ihren Ursprung innig zusammenhängenden Muskeln durch den verschiedenen Verlauf ihrer Bündel sich abgesondert haben, bleibt noch die starke hintere Portion des Obturator pelvis übrig und bildet den *levator intestini recti* [2]). Er setzt im oberen Umkreis den Ursprung des Transversus perinaei längs dem Arcus tendineus bis zur Incisura ischiadica inferior fort und wird hier wieder durch einen besonderen kleineren Muskel den *m. coccygeus* ergänzt, der von der inneren Fläche der Ligamenta sacro-ischiadica zum hinteren Umfange des Rectum und der Innenseite des Os coccygis herabsteigt. Der Levator ani steigt von beiden Seiten schief nach abwärts am Rectum herab und befestigt sich oberhalb des Sphincter externus. Oberwärts werden diese Muskeln von der Fascia perinaei profunda oder der Fascia pelvis überzogen; unterwärts ist die Fascia perinaei media vor ihnen hergespannt und hüllt sie ein.

Die *fascia perinaei media* entspringt im Winkel der Schaambeinverbindung und von der inneren Fläche des Schaambogens bis zu den Tubera ischii und ist in diesem vorderen Abschnitt

[1]) Taf. XVII, Fig. 1 *i*.
[2]) Taf. XVII, Fig. 1 *k*, Fig. 2 *h*.

horizontal und quer ausgespannt, überzieht von unten her die quer verlaufenden Bündel des Transversus urethrae und ist mit ihnen auf der Rückseite der Pars bulbosa angeheftet; dann geht sie auf den M. transversus profundus über und verwächst an seinem unteren Rande mit der äusseren Fascie. Indem sie auf seine hintere Fläche sich überschlägt, bildet sie einen nach hinten sichelförmig scharfen Rand, welcher zwischen den Tubera ischii und vorderer Wand des Rectum quer ausgespannt ist. Diese Einfaltung reicht hinauf bis zur Ausbreitung des Muskels an die Prostata und bildet das *lig. ischio-prostaticum* oder *transversum perinaei*. Die Fascie ist ausgespannt hinter und über den Bulbus, unter der Pars membranacea weg, und verwächst im Zwischenraum zwischen dieser und dem Rectum, verstärkt das Lig. bulbi. Die Pars membranacea wird durch diese Querwand der Fascia media gänzlich von den äusseren Abtheilungen der Harnröhre geschieden und ist ohne tiefe Ablösung dieses Blattes, des Lig. bulbi, der Anheftungen der Transversi u. s. w. vom Rectum gegen den Bulbus zu nicht sichtbar zu machen [1]). Von der Querfalte an, in welcher die Fascie den Transversus profundus aufnimmt, senkt sich dieselbe mit tiefer Einbuchtung in die Fossa rectalis, überzieht nach einwärts die äussere Fläche des Levator ani und geht an der Aussenwand derselben in die Fascia obturatoria continuirlich über. Nach hinten ist sie an die Innenfläche des Lig. sacrotuberosum angeheftet und überzieht den M. coccygeus. — Präparirt man den vorderen horizontalen Abschnitt der Fascia media sammt den M. transversi urethrae ab, so bemerkt man ein lockeres von zahlreichen Venen durchzogenes röthliches Fettzellgewebe [2]) und hinter diesem wieder ein dünnes Fascienblatt, welches am Lig. arcuatum (*f*) entspringt, quer und horizontal zwischen dem Schaambogen ausgespannt ist und von unten her den vorderen Abschnitt des Transversus profundus überzieht, dann an der Umbiegungsstelle dieses Muskels um den hinteren Rand des Transversus urethrae (bei *e*) mit dem unteren

[1]) Taf. XVII, Fig. 2 *e*.
[2]) Taf. XVI, Fig. 2 *d*.

Blatte verschmilzt. Löst man auch dieses Blatt, so stösst man auf die untere Fläche des noch von Bündeln des *m. pubo-urethralis* Wilson bedeckten *lig. pubo-vesicale* und *prostaticum medium*, die Fascia perinaei profunda, welche die Scheidewand von der Beckenhöhle bildet.

Perforationen der Harnröhre oberhalb der Fascia perinaei media, also aus der P. membranacea und prostatica, senken sich gegen ihren tiefsten Theil nach hinten in die Nähe des Rectum. Die Oeffnung dieser Harnfisteln, falls nicht durch rasche Infiltration auch die äusseren Fascien durchbrochen werden, findet sich am Damm. Sehr grossen Einfluss hat ohne Zweifel auf den Gang der Fistelkanäle auch die quere Scheidewand, welche die Einfaltung der Fascia media mit dem unteren Querstück des M. transversus profundus bildet, sodass Fisteln, welche vor derselben herabziehen, auch im Trigonum urethrale selbst sich öffnen; Fisteln dagegen, welche von der Prostata hinter dem Muskel sich herabsenken, hinter der Scheidewand im Trigonum anale, bald am Tuber ischii, bald zur Seite des Afters durchbrechen; sie können selbst bis in die hintere untere Gesässfalte dringen. Uebrigens durchziehen diese Fisteln nicht die Fossa ischiorectalis selbst, sondern senken sich über ihre von der Fascia media gebildete innere oder äussere Wand.

Die Hauptarterie des Dammes, die *a. pudenda communis* [1]), zweigt sich von der Hypogastrica ab, tritt durch die untere Spalte der Incisura ischiadica superior zwischen dem unteren Rande des M. pyriformis und dem oberen des Lig. spinososacrum nach hinten aus der Beckenhöhle hervor. Sie ist mit ihrer begleitenden, durch Zusammenmündung mit der *v. ischiadica* sehr erweiterten Vene dem äusseren Knochenrande zunächst gelegen, beide gehen über die äussere Fläche der Spina ischii selbst hinweg, so dass sie über derselben sowohl mechanisch von aussen comprimirt werden können, als auch durch Contraction des Pyriformis selbst gegen den Knochenrand angedrückt werden. Sobald die Arterie die Spina ischii überschritten hat, tritt sie

[1]) Taf. XVII, Fig. 1 *l* und Fig. 2 *i i*.

zwischen dem Lig. spinoso- und tuberososacrum wieder in die Beckenhöhle ein, kreuzt sich mit der Cauda des Obturator internus und verläuft am hinteren unteren Umkreis desselben am Sitzbein herab, angeschlossen durch die Fascia perinaei media, oder das ihr entsprechende untere Segment der Fascia obturatoria [1]). Vena und Nervus pudendalis begleiten sie und geben *rami haemorrhoidales externi* in die Fossa ischiorectalis und zum After ab. An der inneren Fläche des Tuber angelangt, geht die Arterie nach aussen vom Transversus profundus durch, erreicht das Trigonum urethrale und giebt im Winkel zwischen jenem Muskel und dem aufsteigenden Ast des Sitzbeines die *a. transversa perinaei* mit der *a. bulbi* ab [2]), von welcher auch Zweige an die Cowperschen Drüsen treten. Dieser Ast verläuft zwischen dem oberen und unteren Blatte der Fascia media. Von ihm, häufig aber selbständig entspringend, während die Pudenda hinter dem Tuber herabsteigt, zweigt sich die *a. superficialis perinaei* [3]) ab. Im letzteren Falle tritt sie unter dem M. transversus superficialis durch und gelangt früh zur Oberfläche, während sie im ersteren, die Fascia media durchsetzend, schräg durch den dreieckigen Raum zwischen dem *m. ischio-* und *bulbocavernosus* hindurchzieht und dann der unteren Fläche der Pars bulbosa sich nähert. Während der Hauptstamm am Schaambogen angeschlossen bleibt, senkt sich in die *crura penis* jederseits die *a. profunda penis* ein; jener erreicht den unteren Rand der Schaamfuge, tritt unter dem Lig. arcuatum durch und wird zur *art. dorsalis penis*.

Bei ihrer geschützten Lage hinter dem Schaambogen sind Verletzungen der *a. pudenda communis* auch bei Operationen am Damm nicht leicht zu befürchten; dagegen werden beim perinaealen Steinschnitt die *aa. perinaei superficialis* und Zweige der *transversa* allemal getrennt, doch ist die Blutung derselben meist unbedeutend und sind sie leicht zu unterbinden, was mit

[1]) Taf. XVI, Fig. 1, *I* und *c*.
[2]) Fig. 2.
[3]) Fig. 1, *III*.

der Pudenda nicht der Fall ist, die man nach dem Beispiele von Roux wohl nur mittelbar unterbinden kann. Die A. haemorrhoidalis inferior ist bei der Operation der Fistula ani u. s. w. gefährdet; doch vermag sie im lockeren Fettzellgewebe sich leicht zu retrahiren, und ihr Kaliber ist meist nur klein. — Anders verhält es sich bei einigen wichtigen Anomalien dieses Stammes. Abgesehen davon, dass die A. pudenda communis bisweilen erst ausserhalb des Beckens von der Ischiadica entspringt, was weiter in ihrem Verlauf nichts ändert, als dass der kurze Bekkentheil fehlt, kommt es nach Dubreuil auch vor, dass sie zwar am Damme verläuft, das Becken aber garnicht verlässt; es fehlt dann der Schenkelabschnitt, indem die Arterie nicht über dem Lig. sacrospinosum hinwegtritt, und weicht sie meistens zugleich in ihrem Verlaufe am Perinaeum ab, indem sie der Mittellinie und der Prostata näher tritt[1]). Noch in einem anderen, wie es heisst nicht seltenen Falle, ist die Pudenda am Damme bloss rudimentär, verzweigt sich in die oberflächlichen Aeste; ein starkes Supplementärgefäss dagegen verläuft unter der Fascia pelvis gerade durch die Mitte der Beckenhöhle, giebt eine *a. vesico-prostatica* und endigt als Art. penis. Der Stamm des Gefässes verläuft dann zu beiden Seiten des Blasenhalses und der Prostata. Dieses Supplementärgefäss entspringt bald direct aus der Hypogastrica, häufiger von der Obturatoria; ja auch von der Epigastrica oder vesicalis inferior. Es ist vorgekommen, dass nach dem Steinschnitt der Operirte in Folge einer solchen Arterienanomalie verblutete (S. Schaw).

Ueber der Beckenfläche des Perinaeum begiebt sich die *a. haemorrhoidalis media* aus der Wurzel der Pudenda oder der

[1]) Ich selbst habe einen Fall präparirt, in welchem die volle Arterie in die Transversa sich fortsetzte. Diese, nachdem sie an die vordere Seite des M. transversus durchgetreten war, theilte sich sofort in 3 Aeste, die Art. bulbi, die cavernosa oder profunda und die Dorsalis penis. Die letztere als Fortsetzung des Stammes verlief unter dem oberflächlichen Blatte der Fascia media, vor dem M. transversus urethrae, in der Mitte zwischen dem Bulbus und Tuber am Damme entlang, ging dann vor dem Lig. arcuatum herauf zum Dorsum penis über. Vene und Nerv verliefen von ihr getrennt am Schaambogen, traten hinter dem Lig. arcuatum ein und durchsetzten dasselbe, wie gewöhnlich.

Hypogastrica zum Rectum und dem Levator ani; verläuft über und unter der Fascia pelvis; die *a. vesicalis superior* geht aus dem offen gebliebenen Anfangsstück der Art. umbilicalis hervor und vertheilt sich am Blasenkörper; die selbständig aus der Hypogastrica entspringende *a. vesicalis inferior* verzweigt sich an den Samenblasen, der Prostata und dem Fundus vesicae. Diese drei Arterien anastomosiren unter einander; von der letztgenannten geht ausserdem die Art. deferentialis ab.

Die oberflächlichen Venen des Dammes, der hinteren Scrotalgegend, die Bulbo-urethralvenen sammeln sich zu einem die Art. superficialis und transversa perinaei begleitenden Venenknäuel, welches im Zwischenraum zwischen dem Ischio- und Bulbocavernosus gelegen ist und weiterhin direct in die Vena pudenda communis einmündet. Unter der Symphyse, im Winkel zwischen dem Lig. arcuatum und dem unteren Blatte der Fascia media befindet sich ein aus weiten klaffenden Höhlen zusammengesetzter Venenconflux, in welchen die an der Wurzel des Penis einfache *vena dorsalis* mit den von den Corpora spongiosa urethrae seitlich aufsteigenden Ringvenen und dicht dahinter mehrfache *vv. profundae* der Corpora cavernosa zusammenmünden. Aus diesen zunächst setzt sich die *v. pudenda communis* zusammen, welche das Lig. arcuatum nach oben durchsetzt und wie ein Sinus der Dura mater dünnhäutig ausgespannt zwischen den Blättern der Fascia media oberhalb der Crura penis längs der hinteren Fläche des Schaambogens herumläuft. Vom Schaamwinkel bis zum Tuber ischii findet sich ausserdem im weitmaschigen Zellgewebe zwischen beiden Blättern der Fascia media, oder, was damit übereinstimmt, zwischen dem M. transversus urethrae und Transversus perinaei profundus, ein starkes Venennetz ausgebreitet, welches Abzüge aus der Venenverbindung unter der Schaamfuge und andere aus den Muskeln, der Pars bulbosa u. s. w. aufnimmt, der *plexus pudendalis*. Derselbe ergiesst sich zum Theil in die Vena pudenda, steht ausserdem in Verbindung mit dem vor der Prostata, theils über, theils unter dem *lig. pubo-prostaticum medium* gelegenen *plexus Santorini s.*

prostaticus anterior. Durch Contraction der Pubo-urethralmuskeln wird der Eintritt des Blutes in diese Plexus beschränkt und die Pudenda mit ihren Sinuositäten besonders bei gleichzeitiger Hebung des Bulbus, der Prostata, des Rectum gegen den Schaambogen angedrückt. Der Rückfluss des Blutes wird hierdurch gehemmt und die Erection vermittelt. Bei freier Strömung findet das Blut Aufnahme in ihnen und aus dem Plexus Santorini Abfluss ausserdem in die Vena obturatoria. Es steht der letztere Plexus wieder in anastomotischer Netzverbindung mit dem *plexus vesicalis,* welcher den Blasenhals und Körper mit starken parallelen Reifen umgiebt, sowie mit dem *plexus vesico-prostaticus,* welcher aus den die Samenblasen netzförmig umgebenden Venen und den gewundenen und gedrängten Venen der Prostata und des Blasenhalses hervorgeht. Ihnen schliesst sich noch der *plexus haemorrhoidalis* an, welcher vom After beginnend und in den Wandungen des Rectum heraufsteigend, an der vorderen Wand desselben zusammentritt und zum Theil in den Plexus vesico-prostaticus übergeht. Auch diese hinteren und tieferen Plexus münden zum Theil in die Pudenda communis ein und zwar durch ein weites Gefäss, welches sich unmittelbar über der Spina ischii mit ihr vereinigt. Sie können mit ihr daselbst comprimirt und abgesperrt werden. Abfluss finden sie ausserdem durch die *vv. vesicales* und *haemorrhoidales mediae,* welche direct in die Hypogastrica einmünden.

Es können diese so reichlichen Venen bei Operationen in der Tiefe des Dammes zu einer beträchtlichen venösen Blutung Anlass geben. In der Norm sind sie sämmtlich überaus dünnhäutig, zum Theil sehr weit, dabei mit Ausnahme der Pudenda in lockeres Zellgewebe gelagert, flexuös und vielfach anastomosirend; sie besitzen daher eine besondere Disposition zu varicöser Ausdehnung und Blutstase, welche sowohl durch krankhafte Thätigkeit ihrer Capillarquellen, Blennorrhoe der Harnröhre, Hypersecretion der Sexualdrüsen, Blasenkatarrh u. s. w. — hervorgerufen, als auch durch gehemmten Rückfluss bei Hypertrophie der Prostata, Constipation des Rectum, Blasensteinen

u. s. w. bedingt und unterhalten sein kann; sowie ihrerseits die Erweiterung und Blutfüllung in ihnen nicht ohne Rückwirkung auf jene Erkrankungen bleibt. Locale Gerinnungen scheinen nicht selten in ihnen vorzukommen, sowohl spontan und vorübergehend — wofür die bei sog. Blasenkranken bisweilen plötzlich auftretenden, doch ebenso leicht überstandenen Schüttelfröste und Fieberanfälle zu sprechen scheinen —, als auch bleibend, wofür die nicht selten in diesen Venenplexus gefundenen Venensteine den Beleg geben. Solche Gerinnungen treten noch häufiger nach äusseren traumatischen Einwirkungen auf, von der einfachen Einführung einer Bougie, bis zur gewaltsamen Durchstossung der Harnröhre in der *fausse route*. Vorhandene Entzündung, Eiterung, Ulceration, Fistelbildung scheint sie besonders zu begünstigen; unter solchen Umständen kann aber auch die Thrombose zur Phlebitis mit rasch tödtlichem Ausgange sich steigern. Diese ist übrigens nach Operationen am Damme mittelst des Schnittes verhältnissmässig selten: die getrennten Venen entleeren sich und collabiren, ihre Communication mit den Hauptstämmen geschieht auf solchen Umwegen und durch verhältnissmässig wenig Arme, dass auch eine Entzündung mit ihren Producten nicht leicht in jene sich fortpflanzt.

Die Nerven des Dammes und seiner Organe folgen im Allgemeinen der Ausbreitung der Gefässe. Die spinalen Nerven stammen vom Plexus pudendalis, dessen Hauptast, der *n. pudendus*, an den Bulbus, die Muskeln des Dammes, in der oberflächlichen Fascie, der Dartos und der Haut in weitmaschigem Geflecht sich ausbreitet und als *n. dorsalis penis* in diesen übergeht [1]). Auch der *n. haemorrhoidalis medius* und *inferior* gehen aus dem Plexus pudendalis hervor. Jener verbreitet sich

[1]) Passavant fand bei einem Manne von 58 Jahren, der an Lungentuberculose starb und nie über Schmerzen in der Dammgegend geklagt hatte, eine zahlreiche Neurombildung in der Ausbreitung der Perinaealnerven. Ueber 100 bohnenförmige, kolbige Geschwülste, deren Grösse von der einer Haselnuss bis zu der einer kaum bemerkbaren Anschwellung eines Nervenästchens variirte, sassen bald dicht neben einander und rings um den Nerven, bald mehr zerstreut im Unterhautbindegewebe. Der Nerv verlief meist platt an einer Seite der Geschwulst (Virchow's Arch. VIII, 1, 1855).

an den M. levator recti, dieser durch die Fossa rectalis zum After, dem Sphincter ani und der Haut. Die Harnblase, die Prostata, die Samenblasen und die Schleimhaut des Rectum werden grösstentheils vom Plexus hypogastricus des Sympathicus versorgt, in welchen aber wiederum zahlreiche Zweige von den Pudendalnerven eintreten. Das Zusammentreffen dieser Nerven, theils peripherisch, theils in ihrem Stammgeflecht erklärt die vielfachen sympathischen Erscheinungen zwischen diesen Organen: die Schmerzen im After und im Beckengrunde bei Blasenleiden, die Hervorstülpung des Rectum zumal bei Kindern, welche mit Blasensteinen behaftet sind, in Folge des Harndrängens; die Harnverhaltung, welche so häufig nach Operationen am Rectum und am Damme vorübergehend auftritt.

Wenn wir zum Schluss dieser Beschreibung des Dammes und der Harnröhre noch einmal auf den Katheterismus und die Operationen am Damme zurückkommen, so geschieht es, weil wir jetzt erst das Operationsfeld in allen Theilen und im normalen wie im pathologischen Zustande hinreichend übersehen können. Es finden sich ausserdem so manche verkehrte Ansichten und Gebräuche in der Praxis, dass man nicht früh und oft genug vor ihnen warnen kann. Immer handelt es sich indessen hier nur um die anatomische Ausführung, nicht um Indicationen, Ursachen, specielle Modificationen des Verfahrens. Es ist eine zumal von Schlemm und Hyrtl betonte vortreffliche Regel, dass man den Katheter oder verwandte Instrumente nicht in die Harnröhre hineinschieben, sondern den Penis am Katheter heraufziehen soll. Nur bei vorhandenen falschen Wegen, besonders in der Pars bulbosa kann es indicirt sein, die Harnröhre so wenig als möglich zu strecken, um jene nicht zu öffnen. Das erste Einsenken in das enge Orificium urethrae ist dem Kranken meistens am empfindlichsten; auch erregt es bei voller Blase öfter Reflexion, so dass der Kranke glaubt uriniren zu müssen oder zu können, auch wenn diess wirklich nicht der Fall ist. Man geht rasch darüber hinweg, indem man den der Bauchwand parallel gehaltenen, gekrümmten Katheter in die durch Anziehen des Penis ausgeglättete und fixirte Harnröhre hineingleiten lässt. Man gelangt auf diese Weise in die Dammgegend zur Pars bulbosa. An der Stelle, wo hier die Harnröhre nach hinten sich ausbuchtet und durch den Bulbus mit dem Rectum verbunden wird, während sie selbst hinter dem horizontal ausgespannten Lig. arcuatum die Fascia media durchbohrt und leicht nach aufwärts biegt, ist einige Vorsicht nöthig, besonders wenn die Fovea urethrae erweicht und ulcerirt ist oder eine Strictur im Eingange zur Pars membranacea besteht. Bei fehlerhaften Bewegungen verdreht sich der Katheter leicht in dieser Partie und muss man sein Augenmerk auf das Manubrium richten, um ihn in der richtigen Stellung und Direction zu erhalten. Um nicht zu weit nach hinten gegen den Bulbus oder die Fascia perinaei auf Widerstand zu stossen, erhebt man allmählig das Manubrium und zieht zugleich den Penis stark hervor, wodurch die Grube und Abstufung der hinteren Wand der Harnröhre in der Pars bulbosa ausgeglichen wird, und der Katheter auf geebneter Bahn durch die Pforte der Fascia media in die Pars membranacea eindringt. Er gleitet nun leicht vorwärts bis zum Blasenhals. Sobald der Katheter sich perpendiculär zum Körper des Kranken stellt und einigermaassen hinter der Symphyse festgehalten wird, befindet man sich auch schon in der Pars prostatica und der Umgebung der Blasenmündung. Jetzt, heisst es, soll man den Katheter senken, allein diese Senkung darf sich nur auf das Manubrium beziehen, denn man muss mit der Spitze des Katheters nach vorn umlenken. Wenn im geringsten der Schnabel des Katheters in der Weiterbewegung gehemmt wird, so ist man meistens schon hinter die Blasenmündung gelangt: man muss die Spitze des Katheters lüften, aus der hinteren blindsackigen Tasche der Prostata zurückziehen und ohne den Katheter vorzuschieben, die Spitze heben. Die Urethra pelvis ist nach allen Richtungen beweglich, man kann den Katheter tief senken und weit hinter der Blase sein, der Stand des Manubriums giebt über den Ort, wo sich der Schnabel befindet, keinen Aufschluss, man kann nur soviel daraus abnehmen, dass wenn der Katheter senkrecht zur Körperaxe steht, man seine ganze Aufmerksamkeit auf die Spitze desselben und ihre Einlenkung zur Blase zu richten hat. Das Hinderniss liegt hinter dem Orificium und man wird dem entsprechend keinen weiteren Druck auf den Katheter ausüben, sondern die Spitze lösen, heben, das Orificium suchen. Die Schwierigkeit liegt darin, dass man mit dem Instrument jetzt eine kurze Kreisbewegung um ein fixes Centrum, die Circumferenz der Blasenmündung, zu beschreiben hat. Hat die Spitze des Katheters diesen Mittelpunkt getroffen, so gleitet sie leicht und frei in die fühlbar weite Höhle. Neigt sich das Manubrium in einem Winkel von 45°, so ist man schon tief in der Blase, wenn man anders überhaupt hineingelangt ist. — Es besteht in chirurgischen Lehrbüchern die Vorschrift, dass man den Katheter so weit senken soll, bis er horizontal und parallel zwischen den Schenkeln des Kranken zu liegen kommt, ja es giebt manche Chirurgen, die sich nicht zufrieden geben, als bis sie die Spitze des Instrumentes gewissermaassen durch die Bauchwand fühlen können. Diess Manoeuvre ist nicht ausführbar ohne entweder das Lig. suspensorium und arcuatum stark zu zerren, die Pars bulbosa abwärts zu drücken, oder den Katheter selbst bis an die Flügel des Manubrium tief vorzuschieben und dann contundirt und zerrt man die Blase. — Es hängt dieser Missgriff zusammen mit einer falschen Ansicht von der Länge der Harnröhre und der Richtung, in welcher die Blase sich füllt. Die älteren Angaben von Cloquet, Lisfranc, Sabatier gaben ihr eine Länge von 7—9—12 Zoll; da muss man denn ein gutes Stück Katheter einführen, um die Blase zu erreichen; neuerdings geben ihr Velpeau, Petrequin und Sappey nur 6 Zoll, Malgaigne sogar nur 5½ Zoll mittlerer Länge und bei erschlafftem Penis. Unzweifelhaft stehen diese Maasse der Wahrheit näher. Es kommt übrigens auf ½—1 Zoll hierbei garnicht an, nur ist es durchaus nicht gleichgültig, ob man 3 bis 6 Zoll Katheter oder Bougie überflüssig in die Blase führt; zumal wenn diese erkrankt, entzündet, ulcerirt ist, oder wenn das Instrument längere Zeit liegen bleiben soll. Ich habe leider öfter Gelegenheit gehabt Sectionen zu machen, bei denen die Blase dermaassen contundirt war, dass jede Einführung des Katheters von einer Blutunterlaufung unter der Schleimhaut markirt war und Perforationen an anderen Stellen mitten durch die Blase gingen. Wenn ein Katheter liegen bleiben soll, führt man ihn möglichst bis an sein unteres Ende ein und befestigt ihn in dieser Lage mit Heftpflaster. Wenn dann die leere Blase über ihm wie einen Bogen ausgespannt ist und den fremden Körper auszutreiben sucht, so beklagt man sich, dass der Kranke ihn nicht ertragen wolle, ihn unvernünftig herausreisse. Und wenn der nicht genügend befestigte Katheter von selbst herausgedrängt wird, so schreibt man diess dem sog. *mouvement vermiculaire* der Harnröhre zu. Nun, ich glaube nicht, dass überall ein solches existire, sondern die Blase ist es, welche ihn austreibt; die Harnröhre im Gegentheil schnürt sich fest um den Katheter zusammen, besonders in der Pars membranacea, wovon man sich leicht beim Herausziehen desselben überzeugen kann. Diese Contraction der Harnröhre um den Katheter ist so erheblich, dass man sie benutzt hat, um beim Herausziehen desselben fremde Körper zugleich zu entfernen, nur muss die Extraction so langsam geschehen, dass nicht die Schleimhaut in dem entstehenden Vacuum zwischen Katheterspitze und fremden Körper sich zwischen legen und beide trennen kann. Wenn man diess im Auge hat, dass hinter dem Katheter die Schleimhaut nachgezogen wird und schwer von ihm loslässt, zumal bei rauhen und klebenden Bougies, so wird man den Nachtheil begreifen, den eine rasche forcirte Extraction des Instrumentes bei vorhandener Strictur oder Schleimhautklappen ausübe. Die Erweiterung und Ausglättung, welche man durch Einführung des Instrumentes erreicht hat, vernichtet man wieder durch unbehutsame Extraction. Neben der nachfolgenden Schwellung der Theile mag auch dieser Umstand nicht ohne Bedeutung sein für die nach der Einführung so häufig nachfolgende zunehmende Verengerung. — Wenn man beim Lebenden den Katheter in die gefüllte Blase einführt, und den Moment erwartet, in welchem der Harn ausfliesst, so sieht man dass hierzu der Katheter nur wenig geneigt zu sein braucht, und dass noch ein langes Stück Manubrium vor dem Orificium urethrae herausragt. Wenn man bei der Leiche die Blase von der Bauchwand öffnet, so dass man hineinsehen kann, und nun den Katheter einführt, so gewahrt man wieder, dass bis zum Eintritt der Schnabelspitze in das Orificium vesicae noch ein langes Stück Manubrium übrig ist. Selbst unsere kürzesten Bougies, die Wachsbougies, sind durchschnittlich noch über eine handbreit zu lang. Diess bezieht sich indessen immer nur auf die engeren Grenzen, nicht auf die Bequemlichkeit für den Gebrauch und auf die Verlängerung, welche die Harnröhre in der Erection erleidet. Die letztere indessen geschieht wesentlich nur in der Richtung nach aussen und braucht man ihrethalben den Katheter nicht tiefer einzuführen, wohl aber muss ein hinreichendes Stück frei herausstehen. Da sich die Harnröhre bei erschlafftem Penis ebensowohl zurückschieben und verkürzen, als strecken lässt, so ist es gewiss nicht übertrieben, wenn Malgaigne behauptet, dass man den einfachen Katheterismus beim Manne allenfalls auch mit dem weiblichen Katheter ausführen könne.

Man denkt sich, dass die Blase bei ihrer Anfüllung vorzüglich nach oben aufsteige; wenn desshalb der Urin anfängt sparsamer zu fliessen, senkt man den Katheter tiefer, bis man sich eben überzeugt, dass man zu hoch und über dem Niveau des Wassers ist. Die Blase nimmt aber bei ihrer Ausdehnung zunächst an Breite zu, der Fundus wird beträchtlich umfänglicher; sie kann bei leerem Darme bis zu einem Pfunde Urin enthalten und ragt noch nicht über den horizontalen Schaambeinästen hinaus. Die Blase senkt sich vielmehr und füllt den Raum im kleinen Becken erst ganz aus, ehe sie höher steigt. Um desshalb den Harn zu entleeren, muss man den Katheter nur in die Blasenmündung führen, und um durch eine gewisse Fallhöhe den Abfluss zu befördern, drücke man nicht gewaltsam den Katheter nach abwärts, sondern lasse den Kranken sich erheben oder auf die Seite legen. — Dieselbe Regel, nicht mehr zu thun, als für den Zweck erforderlich ist, gilt aber auch für alle übrigen Operationen in den Harnwegen. Bougies soll man durch die Strictur durchführen, sie aber bis in die Blase hineinzuschieben, ist nicht allein überflüssig, sondern bei dem krankhaften Zustande, in welchem sich die Schleimhaut meistens hinter der Strictur befindet, auch schädlich und bedingt zugleich eine höchst unnöthige Reizung des Blasenhalses. Zur Application von Aetzmitteln an die gehörige Stelle gehört Uebung, sie lässt sich nicht nach Zollen bestimmen; das Gefühl hauptsächlich leitet hier, in welcher Partie der Harnröhre man sich befinde. Die Durchschneidung von Stricturen durch inwendige Urethrotomie über diese selbst hinauszudehnen, scheint unzweckmässig, wohl aber muss sie tief und vollständig geschehen und durch die Stricturen, nicht etwa durch die gesunde Seitenwand. Blasensteine, wenn sie nicht in Divertikeln derselben gebildet und eingeschnürt sind, liegen im tiefsten Theil der Blase und meistens im Fundus oder auch unmittelbar hinter dem Orificium vesicae, so dass man mit dem Katheter leicht vor ihnen vorbeigeht. Um sie genauer zu exploriren, bedarf man kurz und stark gekrümmter Sonden, deren Krümmung man, sobald sie in die Blase eingeführt sind, nach hinten und gegen den Fundus zuwendet. Diesen kann man zugleich durch Einführung des Fingers in das Rectum erheben und fixiren. Immer wird man bei diesen Explorationen, sowie lithotriptischen und ähnlichen Operationen behutsam verfahren müssen, denn leistet auch die Blase beim Lebenden mehr Widerstand als in der Leiche, so zeigen doch die Durchlöcherungen, welche hier wohl vorkommen, wie sehr sie auszuhalten hat, wenn man die Spitze nicht frei hält und mit dem ganzen Gewicht des Instrumentes auf die Blasenwand drückt.

Unter gewöhnlichen Verhältnissen dringt der gekrümmte Sondenschnabel mit der Spitze nach vorn und oben in die Blase; es kommt aber auch in Folge von Verwachsungen, Deviationen oder Geschwülsten vor, dass sich die Blase gewissermaassen überschlagen hat, und der Katheter beim Eintritt in dieselbe sich dreht und nach der einen oder anderen Seite oder selbst nach unten hin abweicht. Ich erinnere einen Fall der Art, in welchem die Harnröhre auffallend kurz erschien und man den Katheter, wenn er in die Blase drang, ganz nach links und unten vor dem Tuber sich umkehren sah und fühlte, während das Manubrium nach rechts abbog. Hier war durch eine Geschwulst des oberen Theiles des Rectum die Blase nach links und unten hinter den Schaambogen hereingedrückt und sammt der Prostata seitlich um die Axe gedreht, so dass der Vertex zum Fundus geworden war.

Seitdem durch die Praxis selbst für alle einfacheren und zahlreichsten Fälle der Steinschnitt von der Lithotripsie verdrängt ist, tritt derselbe auch anatomisch mehr in den Hintergrund. Nur bei sehr voluminösen, sehr harten oder eingebalgten Steinen, bei bedeutender Hypertrophie der Prostata oder Blasenerkrankung, bei Kindern endlich, die an angeborenen Harnsteinen leiden, bleibt die Lithotomie theils unentbehrlich, theils mit Recht bevorzugt. Ihre verschiedenen Methoden sind dann wesentlich die alten, die Sectio hypogastrica, der Medianschnitt, der Lateralschnitt. Der letztere soll vorzüglich eine Verletzung des Bulbus vermeiden, und als Schrägschnitt die grösste Oeffnung durch den Damm und die Prostata gewähren. Schonung des Bulbus und der A. pudenda, Bewahrung des Blasenhalses und des Rectum vor der Incision bleiben als technische Aufgabe bei jeder Methode. Trotz Vacca Berlinghieri's Recto-vesicalschnitt ist nur die letztere Anforderung faktisch begründet und bestehen geblieben, da die Einschneidung des Rectum zu unheilbaren Blasen-Mastdarmfisteln Anlass giebt. Seit Einführung der Urethrotomie nach Syme hat die Incision des Bulbus ihre Gefährlichkeit verloren; die Verschonung des Blasenhalses ist aber ohne Zweifel eine mehr imaginäre und theoretische, als ausführbare und reale. Man hat die Prostata nach allen Seiten ausgemessen, wieviel Raum sie beim Diagonal-, Bilateral-Medianschnitt gewähre, indem man ihr den Widerstand bei der Extraction des Steines zuschrieb, trotzdem man auf jedem dieser Wege dreimal so viel Raum erhielt, als die Steine brauchen, um durch den Blasenhals zu treten. Ist aber dieser nicht eingeschnitten oder durch Narcose erschlafft, so kann er durch Contraction des Sphincter sich dermaassen zusammenziehen, dass es noch in der Todtenstarre unmöglich ist, mehr als die äusserste Spitze des kleinen Fingers von der Blase aus hineinzudrängen. Macht desshalb die Extraction des Steines Schwierigkeit, so ist der Raum im Blasenhals zu eng; gelingt sie leicht, so war derselbe hinreichend incidirt. Doch hat die Incision desselben ihre Grenzen, weil man sonst einer Verletzung der Samenblasen, des Peritoneum, des Rectum sich aussetzt, und kann auch trotz seiner Spaltung der Raum relativ zu eng sein. Die Entfernung zu kennen zwischen Prostata und Tuber ischii hat für die Extraction des Steines keinen Nutzen, da der Raum überhaupt so gross ist, als es die Verschiebbarkeit und Zusammendrückbarkeit der Weichtheile in der unteren Beckenapertur gestattet. Nicht der halbe oder dritte Theil, sondern der ganze Querdurchmesser steht der Extraction offen, welcher Art auch der Dammschnitt sei. — Bei der geraden Incision von vorn nach hinten ist das Rectum eher der Verletzung ausgesetzt, als bei dem Schrägschnitt, besonders wenn man mit dem Lithotome caché operirt. Dafür aber macht der Seitenschnitt eine andere nicht minder wichtige Verletzung fast unvermeidlich, nämlich die Discision der Ductus ejaculatorii. Sie werden mehr oder weniger längs gespalten und bleibt nach der äusseren Verheilung eine in die Harnröhre mündende Samenfistel. Erst in neuerer Zeit ist man auf diese Folge des Lateralschnittes aufmerksam geworden. G.-R. Langenbeck hat derartige Beobachtungen gemacht und weitere Fälle sind neuerdings von Malgaigne veröffentlicht. Unstreitig ist diess der gewichtigste Vorwurf, den man gegen die Ausführung der Methode besonders bei jüngeren Leuten erheben kann. Der Medianschnitt, unter der Bedingung, dass er wirklich ein solcher sei, kann die Ductus vermeiden, indem er mitten zwischen beiden hindurchgeht; man hat die Führung des Schnittes aber kaum so in der Gewalt, um sicher zu gehen. — Da die Prostata und der Blasenhals sich über den unteren Rand der Symphyse erheben, so kann man auch ohne sie herabzudrängen und das Rectum zu gefährden, den Handgriff des Lithotom nicht hinreichend vor der Symphyse erheben, um einen wirklichen Horizontalschnitt durch die Prostata auszuführen. Er trifft mehr oder weniger ihr unteres Segment und gefährdet dann ebenso die Ductus ejaculatorii. Bei jeder Methode können sie der Verletzung entgehen; beim Lateralschnitt, obwohl er der bequemste in der Ausführung ist, am wenigsten. Der Dupuytren'sche Bilateralschnitt wird kaum mehr ausgeführt; der Bulbus liegt zu dicht dem Rectum auf, als dass man bequem und sicher zwischen beiden eindringen könnte und hinreichenden Raum erhielte, um die Harnröhre zu spalten und in die Blase zu gelangen. Alle diese Umstände haben die Sectio alta wieder zu Ehren gebracht, zumal bei Kindern, bei denen die Blase höher steht und der untere Beckenraum und das Perinaeum noch eng und schmal sind. Wenn man sich hart an die Symphyse hält, dicht über und hinter ihr operirt, lässt sich nach Durchschneidung der Linea alba das Peritoneum leicht hinaufschieben und seine Verletzung vermeiden. Da die Blase im Allgemeinen mit der Bauchwand nicht verwachsen ist und nach ihrer Entleerung und Extraction des Steines sich zusammenziehen und collabiren kann, so entsteht auch keine Harnfistel. Am meisten ist diese auch bei der blossen hypogastrischen Punction zu befürchten, wenn eine Unwegsamkeit für die natürliche Entleerung des Harnes, eine Entzündung der Blase und Verwachsung derselben mit der Bauchwand besteht oder in Folge der Operation sich bildet. Unter denselben Bedingungen haben auch Wunden der Blase, zumal Schusswunden, welche die gefüllte Blase über der Symphyse erreichen, schwer zu heilende Harnfisteln zur Folge. — In neuerer Zeit ist ein modificirter Medianschnitt, oder vielmehr eine unter Umständen mit der Steinzertrümmerung verbundene Urethrotomie wieder mehrfach besonders von italiänischen und englischen Chirurgen empfohlen und ausgeführt [1]. Sie besteht darin, dass man einen mittleren Längsschnitt am Damme durch den Bulbus und die Pars membranacea bis in die Prostata hineinführt, dann mit Hülfe des in das Rectum eingeführten Fingers Steine von der Ausdehnbarkeit des Blasenhalses extrahirt, andere zuvor zerstückelt. Kein erhebliches Gefäss wird hierbei verletzt, das Rectum weniger exponirt, auch die Ductus ejaculatorii, wenn man nicht zu tief in die Prostata einschneidet, werden vermieden, die ganze Operation — und das ist selbst ein Vorzug vor der einfachen Lithotripsie — wird in einer Sitzung vollendet. Quetschung und Zerreissungen des Blasenhalses wird man indess möglichst zu verhüten haben, weil Lähmung des Sphincters, Incontinentia urinae, abnorme Verwachsungen die Folge sein könnten.

Das Perinaeum beim Weibe erhält durch die Vaginalspalte, die Entwicklung der Gebärmutter, das Zurückbleiben der Genitaldrüsen in der Beckenhöhle, die einfache Verlängerung des Blasenhalses zur Harnröhre u. s. w., eine von der Conformation beim Manne sehr abweichende Gestalt und Bedeutung. Das äusserlich geschlossene Perinaeum bildet nur eine schmale Brücke von etwa 8 — 10 Linien Breite zwischen Anus und Vulva, dagegen ist die Dimension in der Quere von einem Tuber zum anderen grösser als beim Manne und beträgt 11 Ctm. bei der Frau, bei diesem nur 8 Ctm. Auch liegt die Aftermündung beim Weibe etwas mehr nach hinten als beim Manne. Die grossen und kleinen Schaamlippen bilden zusammen die *vulva*; die letzteren umschliessen den Introitus vaginae, dessen Oeffnung im normal jungfräulichen Zustande durch das Hymen mehr oder weniger beschränkt wird. Die von der äusse-

[1] Auch Prof. Reyer in Cairo rühmt neuerdings den Medianschnitt nach 56 von ihm selbst oder unter seiner Aufsicht ausgeführten Operationsfällen. Es kamen darauf 9 Todesfälle und 5 mal wurde unter 50 seiner Operirten der Mastdarm verletzt (Wien. med. Wochenschr. No. 16, 1856).

ren Haut gebildeten *labia majora* vereinigen sich durch die hintere Commissur gabelförmig, als *furca.* Bei Frauen indessen, die mehrfach geboren haben, flacht sich dieselbe nach hinten rinnenförmig ab. Nach oben vor der Symphyse verstreichen die Lippen gegen den Schaamberg zu und gehen durch Einfaltung als weite Haube über die Glans clitorides herüber. Dieses Präputium wird indessen nicht unmittelbar unter der Glans durch ein Frenulum vereinigt, sondern geht zu beiden Seiten in die Nymphen über. Diese sog. kleinen Schaamlippen bilden eine dicht zusammenliegende gefässreiche, schleimhautähnliche Hautfalte, welche an der inneren Circumferenz der grossen Schaamlippen bis über die Furca herabsteigt. Ihr vorderes Blatt geht an der Basis derselben continuirlich in die innere Auskleidung der grossen Schaamlippen, das hintere in die Schleimhaut der Vagina über. Es ist anzunehmen, dass die Vulva bloss durch Einziehung und Einfaltung der äusseren Haut entsteht, das Hymen aber die untere Grenze des Schleimhautsackes der Vagina bildet. Die Nymphen verstreichen nach unten und das unmittelbar hinter ihnen sich erhebende, nach oben halbmondförmig ausgeschnittene Hymen, oder nach Zerstörung desselben die *carunculae myrtiformes* bilden die untere Abscheidung zwischen der Vagina und Vulva. Der Abstand zwischen beiden hinter der unteren Commissur wird als *fossa navicularis* bezeichnet. Nach oben ist die Begrenzung weniger scharf; es ragt die Clitoris zwischen den Nymphen herein und dringt die obere Wand der Vagina zwischen den Schenkeln der Clitoris durch zur Anheftung an dieselbe und zur Verschmelzung mit dem inneren Blatte der Nymphen. Hier befindet sich gerade im oberen Scheideneingange, unter der Clitoris und hinter den Nymphen ein frei liegender Scheidentheil, das sog. *vestibulum,* in dessen Mitte das *orificium urethrae* sich befindet. Dasselbe bildet unter der Schleimhaut einen glatten ringförmigen Wulst. Hinter demselben fühlt man eine starke zackige Querfalte, welche sich hinter den oberen Rand des Hymens legt oder gegen denselben herabragt. Es ist diess der von Arnold als *carina vaginae* beschriebene Scheidenwulst und wahrscheinlich die eigentliche Grenzfalte der Vagina an ihrer oberen Wand, wie das Hymen an der unteren. Sind beide unter einander verwachsen und die Vagina undurchbohrt geblieben, so entsteht die vollständige *atresia vaginae*. Häufiger ist diese unvollständig, in der Art, dass zwischen beiden eine feine Spalte bleibt, doch immer beschränkt genug, um das Menstrualblut mehr oder weniger zurückzuhalten. Indem man bei Kindern mit dem Scalpelstiel hinter die Spalte eindringt, kann man leicht die ausgespannte dünne Membran des Hymens mechanisch trennen. Bei Erwachsenen, wenn durch angesammeltes Menstrualblut in der Vagina und dem Uterus das Hymen ausgebaucht, gegen die Vulva hervorgedrängt ist, findet man dasselbe oft sehr verdickt und an seiner Aussenfläche epidermoidal entartet. — Die obere kürzere und dickere Querleiste ist etwas nach vorn gerichtet, begrenzt nach hinten das Vestibulum und dient zugleich als flache Rinne, das Uebertreten des Harnes in die Vagina zu verhindern. Auch dient sie bei verdeckten Genitalien zur Leitung des Katheters. Auf diese fühlbare Querleiste nämlich führt man die Pulpe des Zeigefingers und sucht unmittelbar vor derselben die Spitze des Katheters in die Harnröhre einzusenken. Dieselbe befindet sich überhaupt etwa 1 Zoll vom äusseren Eingange entfernt, vor und unter der Symphyse. Ihr Verlauf ist nach hinten, zunächst sogar etwas abwärts gerichtet und dem entsprechend muss man den Katheter dirigiren. — Im Vestibulum, sowie besonders in der Umgebung des Orificium urethrae liegen stärkere, zum Theil acinöse Drüsen gehäuft, welche man als der Prostata entsprechend angesehen hat. Aehnliche Drüsen befinden sich ausserdem am Eingange der Scheide unter dem Hymen oder zwischen den Carunkeln. Die grösste und wichtigste unter ihnen ist die Vulvovaginal- oder Bartholin'sche Drüse, welche selbst ausserhalb der Scheide unter der Basis der Nymphen jederseits am Perinaeum gelegen, nur mit ihrem Ausführungsgange die Vagina durchsetzt. Sie entsprechen den Cowper'schen Drüsen beim Manne.

Mit Ausnahme der vorderen Spaltöffnung berühren sich die

Vaginalwände für gewöhnlich in der Art, dass die vordere der hinteren aufliegt; beide sind ausserdem gegen einander in der Art verschoben, dass die hintere höher hinauf, dagegen nach unten weniger tief herabsteigt als die vordere Wand, was mit der Aushöhlung und Neigung des Beckens, sowie mit dem Druck, den die Blase auf die vordere Vaginalwand ausübt, zusammenhängen mag. In den oberen Blindsack der Scheide ist die *portio vaginalis* des Uterus hineingestülpt und wird dieser Theil als Scheidengewölbe bezeichnet. Ihre Schleimhaut geht auf die Lippen und den Muttermund über und schlägt sich durch diesen in den Cervix zum Cavum uteri hinein. Sie umfasst die hintere Muttermundslippe weiter nach hinten und oben als die vordere, so dass jene weiter vom Scheidengewölbe umgeben und umfänglicher ist, als diese. Doch steht die vordere Muttermundslippe in der Regel tiefer, als die hintere, was mit der Stellung des Uterus und der Richtung der Scheide zusammenhängt. Die letztere ist zwar sehr dehnbar und beweglich, meistens jedoch, besonders bei Frauen die geboren haben, stark nach hinten gerichtet, während der Cervix uteri sich in der Beckenaxe hält und in einem flachen nach vorn offenen Winkel in die Scheide eintritt. Der Muttermund bildet bei Jungfrauen eine rundlich vertiefte Grube, wallförmig von den glatten derben Muttermundslippen umgeben. Bei Frauen, die geboren haben, ist er quer oval und unregelmässig eingekerbt. Bei Frauen, die an Blennorrhoe des Uterus und chronischer Anschoppung der Portio vaginalis litten, bildet der Muttermund eine scharfkantige Querspalte; die Muttermundslippen sind in die Breite gezogen und verlängert, klappenförmig und hart anzufühlen. Bei frischer Schwellung ist bald die eine, bald die andere Muttermundslippe oft beträchtlich vergrössert und weich, geschwulstförmig anzufühlen. Häufiger scheint die hintere, als die vordere Lippe in dieser Art zu intumesciren. Dagegen ist die vordere Muttermundslippe bei chronischer Scheidenblennorrhoe mit Erosionen an ihrer äusseren Wand öfter ganz von der Scheide überwachsen und der Winkel zwischen beiden völlig verstrichen.

Diese Verwachsung und Verschiebung kann so weit gehen, dass die Scheide unmittelbar in den Muttermund eintritt und die vordere Vaginalportion sich ganz aus dem Scheidengewölbe zurückgezogen hat. Gewöhnlich ist eine Deviation des Uterus, eine mehr oder minder vollständige Retroversion damit verbunden. Es kann auch der Muttermund selbst wie überhäutet, bis auf ein enges Lumen oder vollständig verschlossen sein, wenn durch Geschwüre oder Erosionen der Muttermundslippen Verwachsungen derselben unter einander oder mit der Vagina sich gebildet haben. Die Länge der Vagina ist sehr schwankend, doch ist Kohlrausch wohl im Recht, wenn er behauptet, dass sie unter gewöhnlichen normalen Verhältnissen nicht mehr als 2½ Zoll betrage. Wenn auch erweitert, ist sie doch häufig kürzer, d. h. die Portio vaginalis steht tiefer. Bei Frauen die mehrfach geboren oder an Blennorrhoe und Anschoppung gelitten haben, tritt immer einige Senkung des Uterus ein. Pathologisch gestreckt und verlängert wird die Scheide nur, wenn durch Verwachsungen und Deviationen des Uterus sie hinaufgezogen ist. Auch Beckengeschwülste können diess bewirken, wenn sie frei gegen die Bauchhöhle zu sich entwickeln. Nehmen sie dagegen das kleine Becken ein und dehnen sich darin aus, so drängen sie auch den Uterus und die Vagina tiefer zur Beckenapertur herab. — Die Schleimhaut der Vagina ist stark in Querfalten gerunzelt und reich an einfachen Schleimdrüsen. Durch vorausgegangene chronische Blennorrhoe werden die letzteren nicht selten in ihren Wandungen verdickt und bleiben körnig geschwellt. Man hat es dann für Papillen gehalten, wenn man solche dichtstehende warzige Hervorragungen besonders im oberen Theil der Scheide fühlte, allein das Vorhandensein von Papillen in dieser Partie ist in neuerer Zeit — vielleicht mit Unrecht — geleugnet. — Wenn in Folge von schweren Entbindungen oder Ulcerationen die Scheidenschleimhaut an gegenüberliegenden Seiten wund oder zerstört wird, so kann eine mehr oder minder vollständige ringförmige Verwachsung die Folge sein, wodurch die spätere Menstruation zurückgehalten, der Coitus behindert oder nach geschehener Conception die Geburt gehemmt wird.

In der Schleimhaut der weiblichen Harnröhre, auf ihrer unteren Wand und meist dicht vor ihrer Ausmündung kommen kleine blutreich schwammige Excrescenzen vor, von papillärem Bau, bald mit breiter Basis, bald gestielt aufsitzend. Sie veranlassen Schmerz und Beschwerden beim Harnlassen, bluten mitunter, und müssen mit einiger Vorsicht excidirt werden.

Das Perinaeum selbst ist beim Weibe sehr auf die Seite gedrängt und verkürzt, doch als Unterstützungsmittel für die Beckenorgane, durch Zusammenhangstrennung oder Geschwülste, endlich in operativer Beziehung kaum minder wichtig, als beim Manne. Die Schichten verhalten sich im Wesentlichen wie bei diesem, nur ist ihre Anheftung zum Theil eine andere. Die Hautfascie nimmt nach hinten den Sphincter ani auf, geht über die Excavatio ischiorectalis herüber und kleidet als lamellös balkiges Fettzellgewebe die grossen Schaamlippen aus. Bei jugendlichen Subjekten trägt sie oft ganz die äusseren Merkmale der Tunica dartos, erscheint fleischröthlich muskelstreifig. Auch entspricht sie derselben durch ihren theilweisen Ursprung in der Umgebung des vorderen Leistenringes und die Aufnahme des runden Mutterbandes. An der Uebergangsstelle der Fascie von der Fossa rectalis zur Schaamlippe befindet sich, ihr und der äusseren Haut einverwebt, der *m. transversus perinaei superficialis*, dem häutigen Damme entsprechend. In der Mittellinie verwachsen Muskeln und Fascien unter einander und mit den oberflächlichen Bündeln des Sphincter. Es entsteht dadurch ein straffes, derbes Bindegewebe, welches vom After bis unter die Fossa navicularis sich fortsetzt, und, dem Lig. bulbi beim Manne entsprechend, das *lig. perinaeale* bildet. Die *art. perinaei superficialis*, die äusseren Pudendalnerven und Venen durchziehen, theils unter dem M. transversus sup. hereintretend, theils von der Inguinal- und Cruralgegend her das Fettgewebe und verbreiten sich zur Vulva. Der Hauptstamm der Art. superficialis steigt in der Furche zwischen den kleinen und grossen

Schaamlippen herauf und verzweigt sich bis in das Präputium der Clitoris.

Die *fascia perinaei externa* entspringt von der äusseren Circumferenz des Schaambogens, ist quer einwärts ausgespannt und geht als äussere Umkleidung auf die untere Scheidenpartie hinter den Nymphen über; sie geht unter dem M. transversus superficialis durch und ist von den Tubera ischii quer nach einwärts zur Verbindung mit dem Lig. perinaeale herübergezogen. Sie verwächst in der nämlichen Richtung mit der Querfalte der Fascia media und nimmt dadurch an der Bildung des *lig. transversum* Theil. Nach hinten hüllt sie das Fettgewebe der Fossa rectalis in der Tiefe ein. Hat man diese Fascie abpräparirt, so trifft man auf den *m. ischiocavernosus, bulbo-cavernosus,* den *bulbus vaginae* und die Bartholin'schen Drüsen. Der *m. bulbo-cavernosus s. constrictor cunni* entspringt theils vom Lig. perinaeale, theils als Fortsetzung von Bündeln des Sphincter ani externus, steigt zu beiden Seiten hinter den Nymphen als glattes, ziemlich breites Muskelband ringförmig um die Vulva herauf. Kurz vor der Symphyse wird er sehnig und geht in die Albuginea der Clitoris über. Der *m. ischiocavernosus* steigt wie beim Manne am Rande des Schaambogens herauf, bedeckt zum Theil die ebendaselbst angehefteten *crura clitoridis* und verliert sich über dem Rücken derselben. Nimmt man den Constrictor cunni mit dem ihn umgebenden gefässreichen Zellgewebe hinweg, so findet man von ihm zum Theil bedeckt und zu beiden Seiten hinter den Nymphen am Scheideneingange gelegen den *bulbus vaginae,* ein nach hinten und unten keulenförmig geschwellter, dunkelroth durchscheinender Körper, welcher, von einer engen Albuginea eingeschlossen, nach oben und vorn sich verdünnt und hinter der oberen Falte der Nymphen bis zur Clitoris aufsteigt. Beide Bulbi, an breiten platten Stielen hängend, verschmelzen über dem oberen Winkel der Vagina mit einer platten, derben, blutreich porösen Lamelle, welche von der oberen Wand der Vagina unter dem Arcus ausgeht, seitlich die Bulbi aufnimmt und längs der unteren vorderen Partie der Clitoris verwächst. Diess Gewebe umgiebt die Harnröhre an der Stelle, wo sie unter der Symphyse die Vagina, oder richtiger das Vestibulum durchsetzt und scheint im Allgemeinen den spongiösen Körpern der Harnröhre beim Manne zu entsprechen. — Die Bartholin'schen Drüsen liegen zu beiden Seiten der unteren Scheidencommissur, dicht hinter und nach aussen neben dem Bulbus, zum Theil auch von seinem unteren Umfange, sowie vom Bulbocavernosus bedeckt. Sie zeigen indess in Bezug auf ihre Lage, Grösse, Consistenz und Inhalt grosse Abweichung. In der Norm sind sie dünnhäutig mit durchscheinend leimiger Flüssigkeit gefüllt, aus traubigen Acini bestehend, etwa von der Grösse einer Kirsche; angestochen collabiren sie beinahe vollständig. In anderen Fällen bilden sie ein derbes röthlich körniges Conglomerat, bisweilen aus mehreren länglichen Lappen bestehend und in ziemlich breite körnige Fortsätze, als Ausführungsgänge, auslaufend. Dieselben vereinigen sich am hinteren Winkel der kleinen Schaamlippen und durchbohren die untere Falte der Vagina, um dicht hinter der Basis des Hymen oder den Carunkeln auszumünden. Einmal fand ich die Drüse weit zurück, dicht vor dem After gelegen, die durchschnittenen Drüsenräume mit Eiter gefüllt. Ein anderes Mal verlief ein breiter traubiger Drüsenarm, nachdem das Hauptstück in den unteren Scheidenwinkel eingetreten war, zu beiden Seiten um die Vulva und die Schleimhautfalte des Hymen herum, unter dem Bulbus durch, und mündete hinter dem oberen Winkel des Hymen im Vestibulum aus. Noch in einem anderen Falle füllte die Drüse als rundlich glatte, längliche Geschwulst von weichzellig sarcomatöser Beschaffenheit den ganzen Raum des Trigonum pudendale zu beiden Seiten aus. Nur die Lage, die leichte Ausschälbarkeit, die poröse Textur und der Mangel der normalen Drüse liess sie in dieser Form wiedererkennen. Auch wenn die Vulvo-vaginaldrüse entzündet oder abscedirt ist, nimmt sie an Umfang bedeutend zu, füllt den ganzen Raum zwischen den Schaamlippen und dem Schaambein ihrer Seite aus, das Labium majus prall hervordrängend. Der enge lange Ausführungsgang lässt nur wenig von dem Inhalte austreten, daher der Abscess unter Spannung und Röthung der Haut häufig nach aussen durchbricht. Auch lässt man sich meistens verleiten, ihn von aussen her zu öffnen, was dann Verwachsung der Drüse mit der Hautwunde und eine spät sich schliessende, eiternde Drüsenfistel zur Folge hat. Im Hamburger Krankenhause ist es desshalb seit vielen Jahren Regel, den Abscess allemal von innen, im Interstitium hinter den Nymphen zu incidiren. Nach der Entleerung collabiren dann die Drüsenlappen, es entsteht keine Verwachsung ihrer nach aussen geöffneten Blindsäcke und die Heilung erfolgt rasch und ohne äussere Narbe. Ohne Zweifel kann ein solcher Abscess noch innerhalb der Schaamlippen bersten und dadurch eine mehr diffuse Eiteransammlung bewirken, allein die primäre Phlegmone des Fettzellgewebes der Schaamlippen und hinter der unteren Fascie scheint wenigstens sehr selten zu sein. Den Drüsengang aufzusuchen und Injectionen in denselben zu machen, scheint ein ebenso mühsames als unsicheres Unternehmen. Dass auch Cystengeschwülste und andere Degenerationen aus der Vulvo - vaginaldrüse hervorgehen mögen, ist nicht zu bezweifeln, obwohl mir selbst ausser dem obigen Falle kein solcher zur Untersuchung gekommen ist. — Im Winkel zwischen Tuber ischii und Lig. transversum durchbohrt die *a. transversa perinaei* mit der *a. bulbi* die Fascia media und vertheilt sich, bedeckt von der externa und zunächst quer verlaufend, an den Bulbus, die Vulvo - vaginaldrüse, die Muskeln, dringt zur Fossa navicularis und umkreist den Scheideneingang. Sie ist von einem starken Venenknäuel begleitet. — Vor der Symphyse verstrickt sich die Fascia externa mit der superficialis und dem Lig. suspensorium und geht selbst als Fascie auf die Clitoris über.

Auch die *fascia perinaei media* zeigt wesentlich das nämliche Verhalten, wie beim Manne. Sie entspringt vom unteren Rande des Arcus ossium pubis, geht straff ausgespannt im Trigonum pudendale hinter den Crura clitoridis, dem Bulbus und deren Muskeln weg auf die Vagina über; sie lässt im oberen

Winkel, verdickt durch ein gefässreiches derbes, wie cavernöses Gewebe, die Harnröhre durchtreten, nimmt durch ihre Anheftung an der inneren Fläche der Tubera und dem Lig. perinaeale an der Zusammensetzung des Lig. transversum Theil, kleidet die Tiefe der Fossa rectalis aus, überzieht vor derselben den *m. transversus perinaei profundus* und im Grunde der Fossa den *levator recti*, mit welchem sie oberhalb des Sphincter externus auf das Rectum übergeht. Hinter der Fascia media und mit dem Bulbus innig verwachsen, liegt auch beim Weibe eine von zahlreichen kurzen Gefässen verstrickte, derbe, poröse Gewebsschicht, welche von hieraus bis über die vordere obere Wand der Harnröhre sich ausbreitet. Der dünne platte, dem M. transversus urethrae entsprechende Muskel, welcher vom inneren Umkreis des Schaambogens quer herübertritt, liegt bald unter, bald über jener zelligen Gefässschicht, ein Wechsel in der Lage dieses Muskels, der auch beim Manne wohl vorkommt. Er tritt zur oberen Wand der Vagina, hinter der Harnröhre durch und ist tiefer abwärts längs dem oberen Rande des Bulbus befestigt. Man kann ihn insofern als *m. transversus vaginae* bezeichnen. Auch die Bartholin'schen Drüsen werden an ihrem hinteren Umfange von ihm und der Fascia media umschlossen. Der *m. transversus perinaei profundus* kommt hinter jenem in schräger Richtung hervor, entspringt vor und über ihm vom absteigenden Aste des Schaambeines und dem aufsteigenden des Sitzbeines, verläuft nach abwärts, hinten und einwärts in schrägen Bündeln, welche die vordere Seitenwand der Vagina gürtelförmig umgeben und so gewissermaassen einen *constrictor internus* oder, wie man ihn genannt hat, *levator vaginae* vorstellen. Er bildet an seinem Ursprunge in der Regel einen dicken Muskelbauch, welcher alsbald jedoch in zahlreiche schmale Bündel zerfällt. Die obersten Bündel begeben sich an die Seitenwand des Blasenhalses, der grössere Theil, schief von vorn und oben nach unten und hinten, breitet sich um die Vagina, zur vorderen Wand des Mastdarmes und in das Interstitium zwischen beiden aus. Der Muskel ist eingeschlossen vom tieferen Blatt und der

Querfalte der Fascia media, welche besonders auch hinter ihm sich heraufschlägt und vom Levator recti ihn abscheidet. — Dem Wilson'schen Muskel entsprechend gehen zu innerst und oberst neben der Symphyse Muskelbündel ab und begeben sich unter den *lig. vesicalia lateralia* zur oberen Wand der Harnröhre und dem Blasenhalse. Die untere Wand der Harnröhre liegt fast unmittelbar der Vagina auf und wird namentlich der Blasenhals durch die Quermuskeln mit ihr verbunden gehalten. Die Blase wird ausserdem durch die starke *fascia profunda s. f. pelvis*, welche rings vom inneren unteren Beckenumkreise entspringt und als starkes sehniges Cirkelband nach einwärts herübertritt, mit der Vagina verbunden. Die Fascie heftet sich um den unteren Abschnitt der Blase fest, geht dann auf das Scheidengewölbe über und unter den Douglasischen Taschen hindurch an das Rectum. Sie überzieht von oben her die tiefen Dammmuskeln und dient ihnen zum Theil zum Ursprunge. — Die *a. pudenda communis* steigt hart am Arcus ossium pubis hinter der Fascia media zur Clitoris herauf. Zahlreiche dünnwandige weite Venen sammeln sich gleichfalls am Schaambogen in der Tiefe und bilden den Plexus vaginalis, der bis unter den äusseren Ursprung der Fascia profunda hinaufreicht. Derselbe steht wieder in Verbindung mit einem oft sehr ausgedehnten Venennetz, welches zwischen Peritonaeum und Fascia pelvis die Blase umgiebt, und sich nach hinten zwischen Scheide und Rectum unter den Douglasischen Taschen zum Plexus uterinus fortsetzt. Nicht selten sind durch Quetschung und Entzündung diese Vaginal- und äusseren Uterinplexus der Ausgang der Phlebitis puerperalis. Auch ist das Zellgewebe zwischen den Fascien und in der Transversalis von zahlreichen Lymphgefässen durchzogen, welche unter solchen Umständen gleichfalls nicht selten entzündet und mit Eiter gefüllt getroffen werden. Jene Plexus leiten in die Vena hypogastrica oder obturatoria, diese führen zu den retroperitonealen Lymphdrüsen am Lumbaltheil der Wirbelsäule oder in der Umgebung der Nieren.

Die Blase steht im Allgemeinen beim Weibe höher als beim

Manne, weil der Beckenraum grösstentheils durch den Uterus und die Vagina eingenommen wird. Das Peritoneum geht von der oberen und hinteren Blasenwand in der Regel nur auf die obere Hälfte des Körpers des Uterus über, so dass zwischen Blase, Uterus und Scheidengewölbe ein von Zellgewebe gefüllter Zwischenraum unterhalb der Peritonealdecke bleibt. Hieraus geht hervor, dass man die vordere Vaginalwand vom Cervix uteri bis auf gewisse Entfernung, etwa 1 Zoll hoch, abtrennen kann, ohne das Peritoneum zu verletzen. Diess ist von Jobert zur Verschliessung der Blasenscheidenfistel mittelst Lösung und Verziehung der vorderen Vaginalwand vorgeschlagen und ausgeführt worden; indess ist dennoch nach einem solchen Falle Peritonitis durch Fortschreiten der Entzündung und Eiterung entstanden, obwohl die Section ergab, dass unter der Operation das Peritoneum verschont geblieben war. Günstiger gestalten sich die Verhältnisse, wenn durch eine chronische Geschwulstentwicklung das Bindegewebe im Umkreise derselben sich verdichtet hat und das Peritoneum selbst mehr oder weniger von der Geschwulst verschoben ist. So ist die Amputation der Portio vaginalis wegen Cancroid oft mit glücklichem Erfolge ausgeführt. Die Verhältnisse der Peritonealinsertion indessen können sich ändern. Bei starker Retroversio uteri zieht sich dessen ganze vordere Wand selbst mit dem Scheidengewölbe dicht unter das Peritoneum. — Nach hinten ist in der Norm nicht nur die ganze hintere Wand des Uterus, mit Ausnahme der Portio vaginalis, sondern auch noch ein Stück des Scheidengewölbes vom Peritoneum überzogen, und eine in den hinteren oberen Winkel der Vaginalwand gemachte Punction dringt in die Peritonealhöhle hinein. Doch finden auch hier Abweichungen statt. Bei der Retroversion wird das Peritoneum in grösserer oder geringerer Ausdehnung vom Uterus abgehoben, indem der Cervix nach vorn sich unter ihm wegzieht. Dasselbe mag der Fall sein, wenn Blutergüsse, Eiteransammlung unter den Douglasischen Taschen zwischen dem Rectum und der Vagina das Peritoneum hinaufdrängen; die meisten Fälle der Art jedoch sind intraperitoneal, indem sie entweder von einem in den Douglasischen Raum hineingesunkenen Ovariumsabscess, oder einem freien Bluterguss aus dem Ovarium in die Peritonealhöhle herrühren. Letzteres scheint die häufigere Form der in neuerer Zeit mehr beobachteten sog. *haematocele retrouterina* [1]). Eine andere Form derselben entsteht durch Berstung der Venenplexus, welche den Blasenhals und den Uterus umgeben; vielleicht auch durch Berstung kleiner Venen des Plexus pampiniformis, welcher mit der Vena spermatica interna zusammenhängt und zwischen den Platten der breiten Mutterbänder die Ovarien umgiebt. Er ist zur Zeit der Menstruation und nach der Conception stets beträchtlich entwickelt. In solchen Fällen senkt sich das Blut oberhalb der Fascia pelvis unter den Douglasischen Raum hinter die Scheide und bildet, wenn man will, eine Hämatocele retrovaginalis. Noch andere Formen bilden den sog. *Thrombus vaginae;* entstehen vorzugsweise während der Entbindung und dann meist oberflächlich in der grossen Schaamlippe und am Eingange der Scheide. Auffallend ist es, dass sie am häufigsten an der rechten Seite vorkommen. Meist sind es geborstene Varices, welche sich dann entzünden, durchbrechen, und runde, nekrotisch sich abstossende, tiefe Geschwüre hinterlassen. Solche Blutextravasate kommen indessen auch bei vollblütigen Frauen, die nie geboren haben, um die Menstruationszeit und wiederholt

[1]) In diagnostischer Hinsicht sei auch der folgende Fall erwähnt: Zwei ausgezeichnete Pariser Chirurgen, Robert und Huguier diagnosticirten eine Haematocele retrouterina und handelten darnach. Es trat Peritonitis hinzu und die Kranke erlag. Bei der Section fand sich, dass eine Extrauterinschwangerschaft vorhanden war und sie das in seine Häute eingeschlossene Ovulum punktirt hatten (*Moniteur des hôp. No.* 52, 1855, Bauchet's Rapport). Es ist wahrscheinlich, dass jede Haematocele retrouterina ein Ovulum mit sich führe; aber es ist nicht wahrscheinlich, dass auch ein befruchtetes in einer solchen gedeihe. Es beruht also die Extrauterinschwangerschaft nicht auf einer zufälligen Complication, sondern sie besteht für sich allein, ohne Haematocele. Eingeschlossen in ein grösseres Blutcoagulum stirbt sofort das Ovulum ab; es gedeiht nur, wenn es sich anheften und in Gefässverbindung treten kann. Es ist daher kein zufälliges Missgeschick, welches beide Zustände zusammenführt, sondern eine Verwechslung, wenn man sich irrt. Doch mag die Diagnose, sobald man vom Zuwarten Abstand nimmt, ihre grosse Schwierigkeit haben.

während nachfolgender Perioden vor. Sie gehen von den Vaginal- und Pudendalvenen aus, liegen indess meistens tiefer im Damme und werden durch die Fascia profunda von der Beckenhöhle, durch die externa von der Vulva zurückgehalten.

Harnfisteln der geschlossenen Dammgegend sind bei Frauen fast unbekannt; auch giebt die Harnröhre selten den Ursprung derselben. Man findet wohl, dass während des Durchtrittes des Kindskopfes bei der Niederkunft die Harnröhre und der Blasenhals gequetscht werden, sich entzünden und Harnverhaltung entsteht; allein die Fistel scheint stets von der hinteren Blasenwand selbst auszugehen und besteht als Blasenscheidenfistel, so dass ein continuirliches unwillkürliches Abtröpfeln des Harnes durch die Vagina erfolgt. Contusion oder Zerreissung der vorderen Scheidenwand und Einklemmung des Fundus vesicae im Beckeneingange während der Entbindung ist die häufigste Ursache, doch können auch incrustirte Pessarien, welche tief in der Vagina sich festgesetzt haben durch allmähligen ulcerösen Decubitus eine Durchbohrung herbeiführen. Auch der Vesico-vaginalschnitt zur Entfernung von Blasensteinen hat seine übelste Mitgabe in der Blasenscheidenfistel; doch erfolgt sie keineswegs immer, weil ihm zwei wesentliche Momente zur Entstehung derselben abgehen: ein durch Verschorfung entstandener Defect und eine durch chronische Entzündung bedingte Verwachsung der Organe unter einander. Sobald diese sich hinzugesellen, ist auch die Fistel etablirt. — Nach der Entbindung erfolgt die vollständige Durchbohrung meist erst nach einigen Tagen, nach Abstossung des durch Decubitus bedingten Brandschorfes. Die Fistel ist in der Regel quer gestellt und trifft ungefähr die Mitte der oberen Scheidenwand. Doch kommt sie auch höher hinauf und selbst im Cervix uteri vor, wenn derselbe tief herabgetreten, eingerissen und der Fundus vesicae zwischen ihm und der Symphyse eingeklemmt war. Es entsteht so die Vesico-uterinfistel, deren Heilung nur durch Ablösung der Vagina und Blase vom Uterus möglich ist, deren palliative Kur man indessen auch durch Verschliessung des Uterus selbst versucht hat. Simon sah nach einer solchen Operation die Frau vom unwillkürlichen Harnabfluss befreit, aber auch durch die Blase menstruiren. — Die Schwierigkeit der Heilung der Blasenscheidenfisteln wird fast ausschliesslich bis jetzt der Einwirkung des Harnes auf die angefrischten Wundränder zugeschrieben, doch haben wir schon bei den Harnfisteln des Mannes gesehen, dass er für sich allein eine solche nicht hindert. Ferner giebt es, wie beim Manne, so auch bei Frauen Beispiele rasch geheilten Steinschnittes und zwar des misslichsten unter ihnen, des Vesicovaginalschnittes [1]). Allein der wesentliche Unterschied zwischen beiderlei Verletzungen besteht eben darin, dass es sich hier um eine frische Wunde mit isolirt beweglichen Wänden handelt, bei der Blasenscheidenfistel dagegen um eine gequetschte, gerissene Wunde oder einen Defect mit mehr oder weniger ausgedehnter Verwachsung zwischen der Scheide und dem Fundus vesicae im Umkreise der Fistel. Wird auch die letztere angefrischt und vereinigt, so wird doch im Grunde der Wunde die Blase zurückgehalten und trichterförmig gegen sie hereingezogen; die Blase kann sich von der Vaginalwand nicht abheben, nicht frei zusammenziehen, die Vagina lässt sich vor der Blasenfistel nicht verschieben, die vordere Wand der Vagina ist zur Blasenwand selbst geworden. Die operative Aufgabe bestände demnach vorzüglich darin, die vier Lappen, welche die Fistel zusammensetzen von einander zu trennen, Blase und Vagina vollständig zu isoliren, und die Oeffnung in der letzteren unter Verschiebung und Anfrischung zu schliessen. Bei der oft dünnen und callösen Beschaffenheit und der Enge des Raumes ist diese freilich schwer zu lösen; doch prüft man die glücklichen Resultate von Wutzer, Roser [2]), Simon [3]), Jobert und deren Operationsmethoden, so haben sie wesentlich jene Indicationen erfüllt. Das Facit bleibt immer: Excision des Narbenrandes, Trennung der verlötheten Membranen von einander, isolirte Anziehung und Hef-

[1]) Vallet, *Gaz. hebdom. No.* 7, 1855.

[2]) Arch. f. phys. Heilk. XVI, 4.

[3]) D. Kl. No. 30 u. f., 1856.

tung der Vaginalschleimhaut, Dislocation der Fistelöffnungen. Freilich werden auch unter diesen bestimmten Gesichtspunkten die Encheiresen noch manche Modificationen zulassen.

Auch Mastdarmscheidenfisteln kommen in Folge von Ulceration, Verlöthung, Perforation im unteren Theil der Vagina und des Rectum nicht selten vor. Meist sind es phagedänische Schanker, die hinter der Carunkel in der Tiefe sich ausbreitend die Durchbohrung der vorderen Wand der unteren Curvatur des Rectum veranlassen. Die Bedingungen ihrer Unterhaltung, wie auch ihrer Heilung sind ganz wie oben. Der Durchtritt von Faecalmaterie unterhält wohl eine Zeitlang die Entzündung und Eiterung, aber Abhaltung des Kothes neben einfacher Schliessung heilt sie nicht.

Ein den Scheidenfisteln durchaus verwandter Schaden ist die *ruptura perinaei*, welche, wenn sie vollständig ist, Rectum und Scheide in eine gemeinsame Ausgangskloake verwandelt. Die Fossa navicularis ist durchbrochen, der häutige Damm von der hinteren Commissur durch den Sphincter ani bis in's Rectum hinein aufgerissen. Die losgetrennte Schleimhaut der Vagina retrahirt sich, verwächst durch Narbengewebe, welches auch in die Spalte sich fortsetzt und die hinteren Reste der Vaginalwand mit der vorderen Wand des Rectum verbunden hält, es sei diess gleichfalls durchbrochen oder nicht. Die Heilung machte grosse Schwierigkeit, solange man sich darauf beschränkt, die Narbenränder auszuschneiden und zu vereinigen. Hieran ist weder die Spannung schuld, der man leicht begegnen kann, noch das so oft beschuldigte Ueberfliessen des Harnes. Er fliesst für gewöhnlich nicht über die hintere Vaginalwand, es ist kein Grund vorhanden, warum es unter diesen Umständen anders sein sollte, sobald nicht eine gleichzeitige Blasenfistel besteht. Das unnachgiebige retractile Narbengewebe zwischen den losgerissenen Wänden zerrt die Wundränder auseinander. Langenbeck ist sehr glücklich und sicher in seiner Methode, den Dammriss zu operiren, sein erster Angriff besteht aber auch darin, durch einen unteren Querschnitt vor dem Mastdarm die ganze hintere Wand

58 *

der Vagina sammt dem Narbengewebe hoch hinauf und subcutan vom Mastdarm loszupräpariren; dann werden die Ränder des Perinaealschnittes seitlich vereinigt zur Herstellung des Perinaeum, und endlich wird über den vorderen Wundrand der Vaginallappen angeheftet. Vagina und Rectum werden hierdurch völlig von einander abgeschlossen, die Vereinigungswunden liegen ausschliesslich am Damme und nicht mehr in der Scheide, die Wundlappen sind frei und vor Zerrung gesichert.

Zu den Rupturen der Scheide und des Dammes zählend, können wir auch drei verschiedene Formen von Hernien hierher rechnen: die Cystocele, die Rectocele vaginalis, die Hernia perinealis. Für die beiden ersteren bildet die Vagina gewissermaassen den Bruchsack, indem bei der Cystocele der Fundus vesicae zwischen den seitlichen Anheftungsleisten der Fascia pelvis die vordere Vaginalwand mit Verdünnung und Verschiebung ihrer Muscularis hereingestülpt hat; bei der Rectocele dagegen hat die vordere untere, convexe Wand des Rectum zwischen die Bündel des Levator recti und vaginae unter die Schleimhaut der hinteren Vaginalwand sich hereingedrängt. Die Tunica muscularis propria der Vagina ist nach Kohlrausch nur im oberen Theil der Vagina stärker entwickelt; im unteren fehlt sie fast gänzlich, wird aber durch die Dammmuskeln ersetzt. Beide Vorfälle bilden kugelige, volle und die Vagina ausdehnende, leicht reponible Geschwülste. — Die Hernia perinaealis kommt sowohl beim Manne als beim Weibe vor; bei jenem tritt sie am Damme selbst hervor und senkt sich weiter gegen die hintere Wurzel des Scrotum; beim Weibe kann sie, ausser am Damme, auch in das hintere Scheidengewölbe sich ausstülpen. Diese Brüche haben einen regulären peritonealen Bruchsack und entstehen durch Einstülpung des Peritoneum mitten im Douglasischen Raum zwischen dem Rectum, Blase und Prostata beim Manne, zwischen dem Rectum und Scheidengewölbe bei der Frau. Die Sehnenfasern der Fascia pelvis, welche diese Organe unter einander verbinden, weichen auseinander und bilden ein von scharfen sehnigen Rändern eingefasstes Fenster, eine Bruchpforte, durch welche Peritoneum und Darm in das Perinaeum eintreten. Unter Lösung und Verschiebung der Fascia media senkt sich sodann der Darm entweder vor dem Rectum herab zur Mitte des Dammes, oder seitlich zum Tuber ischii. Die Brüche können sehr umfänglich werden, klemmen sich aber selten oder niemals ein, weil der Bruchsackhals immer sehr weit und die Pforten sehr dehnbar sind. Diess hängt mit ihrer sehr langsamen Entwicklung zusammen, so dass man sie öfter in der Leiche noch incomplet, als versteckte Aussackung in der Beckenhöhle vorfindet. Bei einer Frau von 40 J. bestand die Hernie seit vielen Jahren. Die Geschwulst nahm das ganze *labium dextrum* ein und sah aus wie ein Leistenbruch; allein der Annulus war vollständig geschlossen; an der inneren Seite des *ramus ascendens ossis ischii* dagegen fühlte man eine ausgedehnte ringförmig umschriebene Oeffnung — vermittelt wohl durch Einstülpung der Fascia media zwischen dem Lig. transversum und M. perinaei profundus —, durch welche sich die Geschwulst leicht und fast gänzlich reponiren liess.

Sehr veränderlich in seinem Lagenverhältniss zum Perinaeum und der Beckenhöhle verhält sich der Uterus. In vollster Norm soll er wohl ziemlich genau nach der Beckenaxe gerichtet sein und mit seiner Basis die Höhe des oberen Randes der Symphyse erreichen; allein sehr selten findet man dieses verwirklicht. Die Bedingungen seiner Stellung compliciren sich aber auch so sehr, dass ein grosser Kreis normaler Schwankungen stattfindet. Einmal ist der Uterus zwischen der Blase und dem Rectum beweglich aufgehängt, so dass er je nach der Füllung des einen oder anderen dieser Organe bald dem Kreuzbein bald der Symphyse näher steht, bald gerade, der Beckenaxe parallel, bald schief zu ihr. Einigermaassen fixirt ist nur die Portio vaginalis durch das Scheidengewölbe, welches durch die Klammern der Fascia pelvis und die tiefen Dammmuskeln getragen und befestigt wird. Allein auf dieser Scheibe basculirt der Uterus von vorn nach hinten und umgekehrt ziemlich frei, bald in Totalität, soweit er mit seinem Körper über der Fascia pelvis hinausragt und mit der Portio vaginalis im Scheidengewölbe liegt, bald nur mit dem Körper oder dem Scheidentheil. Bei Bewegungen des ganzen Uterus weicht die Scheidenportion immer in entgegengesetzter Richtung wie der Körper des Uterus ab. Die Seitenbewegung wird durch die Lig. lata beschränkt. Sie werden durchzogen von den musculösen runden Mutterbändern, welche vom Cervix zu beiden Seiten ausgehen, auf die Mitte des Beckenrandes übertreten, den Leistenkanal durchziehen und in der Schaamgegend verwachsen. Beide Bänder, solange sie ihren normalen Spannungsgrad haben, halten den Uterus gehoben und verhüten eine bleibende Zurücklehnung desselben. Hat eine Retro- oder Antroversio dennoch stattgefunden, so werden sie in entgegengesetztem Sinne, die Lig. rotunda nach vorn, die lata nach hinten straff angespannt und können eine Reposition erschweren. Meist sind sie indess bei solchen Zufällen durch fortgesetzte Dehnung völlig erschlafft. — Ein zweiter Umstand, der grossen Einfluss auf die Stellung des Uterus ausübt, besteht in der physiologischen Entwicklungsstufe desselben. Vor der Pubertät ist sie eine andere als bei gereiftem Uterus, nach wiederholter Schwangerschaft wieder anders als im jungfräulichen Zustande. Vor einigen Jahren erregte es grosses Aufsehen, als bei Gelegenheit einer Discussion in der *Academie de médecine* Velpeau die grosse Häufigkeit der Gebärmutterknikkungen proclamirte und noch mehr als Herr Boulard [1]), sein früherer Interne und Prosector der Facultät nach zahlreichen Leichenuntersuchungen behauptete, dass bei Kindern, Jungfrauen und selbst Frauen, die nicht geboren haben, der Uterus fast constant in „Anteflexion" gestellt sei. Bei Kindern und Mädchen habe ich diess bestätigt gefunden. Noch im Winter 18$\frac{54}{55}$ habe ich auf dem Clamart bei Herrn Legendre eine ganze Reihe von Durchschnitten gefrorener Becken gesehen, von Kindern, welche wenige Tage oder Wochen nach der Geburt gestorben waren; bei allen fand sich eine mehr oder minder bedeutende Inflexion des Uterus. Die Sache ist richtig, soweit es die Stel-

[1]) *Gaz. d. hôp. No.* 115, 1853.

lung des Uterus anbetrifft, stimmt aber durchaus nicht zu der Bedeutung, welche man mit diesem Begriff zu verbinden gewohnt ist. Der pathologisch inflectirte Uterus ist in seiner falschen Stellung unbeweglich und erregt dadurch Zufälle, der Körper des Uterus ist zwischen der Blase und Cervix oder zwischen dem Mastdarm und Scheidengewölbe vollständig umgeknickt, so dass die serösen Flächen einander berühren und häufig unter einander und mit den Nachbarorganen verwachsen sind; der Cervicalkanal wird durch die Einknickung am Uebergange zur Höhle des Uterus beträchtlich verengt oder völlig abgesperrt; an der Umknickungsstelle findet eine Atrophie der Muskelwand statt. Alles dieses ist bei der congenitalen Inclination des Uterus nicht der Fall. Diese besteht einfach darin, dass die verhältnissmässig stark entwickelte Cervicalportion regelrecht in der Beckenaxe steht, der noch wenig entwickelte Körper des Uterus ihr dagegen noch sehr beweglich aufsitzt und durch die kürzere Anspannung der Ligamenta lata und rotunda mit seiner Basis vorübergezogen wird. Er steht zur Portio vaginalis in einem nach vorn offenen Winkel, welcher auf das Engste den hinteren Blasenumfang umfasst, mit ihm sich erweitert oder verkleinert. So, wie eine bewegliche Rücklehne auf dem Cervicaltheil ruhend, nimmt der Uterus weniger eine inflectirte, als eine sessile Stellung ein. Es werden dadurch weder Beschwerden in der Harn- und Faecalausleerung, noch durch Druck auf die Nerven hervorgerufen, wie es bei der Ante- und Retroflexio und höheren Graden der Retro- und Antroversio der Fall ist. Auch findet keine Compression der Venenplexus statt, ein Umstand, der bei den pathologischen Schiefstellungen ohne Zweifel von Bedeutung ist, insofern er zur Unterhaltung der so häufig damit verbundenen Blutanschoppungen der Portio vaginalis beiträgt. Dass sie die alleinige ursächliche Bedingung derselben sei, ist nicht wahrscheinlich, weil häufig genug Fälle vorkommen, in denen Eines ohne das Andere besteht. In der Regel sogar gesellt sich der Intumescenz und Erkrankung des Collum uteri eine andere Form der Lagenveränderung hinzu, nämlich ein mässiger Grad von *descensus uteri*. Derselbe ist eine Folge der Gewichts- und Umfangszunahme des Organes und geschieht in der Richtung der Schwere, nicht der Beckenaxe. Man findet daher die Portio vaginalis mehr nach hinten und unten herabgerückt, wo sie auf der hinteren Wand des Scheidengewölbes ruht. — Auch bei Frauen, welche zumal öfter geboren haben, ändert der Uterus seine Haltung ganz und gar. In Folge der übermässigen Ausdehnung, welche sowohl die Lig. lata, als auch die Scheide und Muskeln, welche sie und die Gebärmutter stützen, durch die Schwangerschaft und den Geburtsact erleiden, werden sie hinterher in hohem Grade erschlafft und kehren selten wieder zu der virginalen Straffheit und Tonicität der Theile zurück. Das Scheidengewölbe sammt dem Uterus senkt sich durch Erlahmung der Muskeln mehr oder weniger; der Uteruskörper durch Verlängerung der Lig. lata fällt, labil wie eine Klappe, mehrentheils nach hinten über. Indess kann man auch dieses keine Retroversio nennen, solange keine Einklemmung oder Verwachsung und eine wirkliche Horizontalstellung mit Aufrichtung der Portio vaginalis stattgefunden hat. — Andere Deviationen des Uterus finden statt in Folge von adhäsiven Entzündungen der Annexen, der Tuben der Ovarien und breiten Mutterbänder. Meist wird durch dieselben der Uterus seitlich verzogen. — Die am meisten reguläre Axenstellung des Uterus findet man wohl nur nach der vollen Pubertätsentwicklung bei gleichzeitig normalem Zustande der Portio vaginalis und der Annexen. Auch in den ersten Wochen nach der Conception richtet sich der Uterus in der Beckenaxe auf; sein grösseres Volumen und die stärkere Anspannung der Bänder macht unter solchen Umständen eine Ante- oder Retroversio, welche mitunter plötzlich eintritt, besonders misslich. In späteren Monaten ist sein Fundus oft stark vorübergeneigt, während sein conisches unteres Ende nach hinten auf die Beckengeflechte der einen oder anderen Seite drückt und Zufälle von Hüftweh, Lähmniss u. s. w. bedingt. Auch nach schweren Entbindungen durch Druck auf die Nerven sieht man solche Zufälle mitunter zurückbleiben.

Während einer Geburt passirt der Kindskopf durch die Scheide die Schlinge des Levator und Transversus vaginae; diese Muskeln können nun in Folge der gewaltsamen Dehnung mehr oder minder gelähmt werden und ein *prolapsus vaginae* mit *descensus uteri* ist die Folge. Sind auch die Haltbänder des Uterus selbst übermässig gedehnt und verlängert, so senkt sich der Uterus mit der ausgestülpten Scheide zur Vulva heraus und constituirt den completen *prolapsus uteri*. Rechtzeitig angewandte, zweckmässige Hysterophore, welche nicht zugleich die Vagina sehr ausdehnen, sind gewiss nicht bloss palliative Aushülfe, sondern auch zur Cur förderlich; man hat aber die Wirkung und Bedeutung der Vaginalmuskeln in dieser Beziehung bisher wenig gewürdigt; dagegen Aushülfe in der Narbencontraction und Verkürzung oder Verschliessung der Scheide gesucht. — Auch die *inversio uteri* entsteht meistens während des Geburtsactes oder unmittelbar nach demselben. Die Einstülpung ist entweder incomplet in der Art, dass der Fundus uteri noch vom Collum uteri umschnürt wird, oder es hat eine vollständige Umstülpung von Uterus und Vagina zugleich stattgefunden mit Prolapsus derselben. In beiden Fällen ist eine Verwechslung mit einem durch die Geburtsthätigkeit herausgetriebenen fibrösen Uteruspolypen möglich. Im ersteren Falle hat man eine kugelige Geschwulst vor sich, welche von einem ringförmigen Walle umgeben mit breiter Basis aufsitzt; man kann sie mit dem Finger umgehen und fühlt, dass sie continuirlich in die Seitenwand des Uterus selbst übergeht; im letzteren Falle liegt die Innenfläche des Uterus mit Placentarresten selbst zu Tage; indess beides kann täuschen, insofern der Polyp an seiner Innenfläche noch von Uteringewebe umgeben wäre. Das sicherste Kriterium bleibt immer, dass die Geschwulst sich reponiren lässt und mit der Reposition verstreicht. — Es zeigen alle diese Vorgänge, wie ausserordentlich nachgiebig unter Umständen der Uterus und die Vagina in ihrer Textur und ihrer Befestigung sind. Man benutzt diese Gefügigkeit, um bei Operationen in der Scheide oder am Collum uteri die Theile hervorzuziehen und für die Anlegung von Instrumenten Raum zu gewinnen. Indess mag es doch immer gerathen sein, dabei soviel als möglich schonend zu verfahren, um nicht die Muskeln und Aponeurosen allzusehr der Zerrung auszusetzen.

Die organischen Erkrankungen der Gebärmutter gehen von den verschiedenen Organen und Geweben derselben aus, welche bald mehr isolirt, bald im Zusammenhange befallen werden. Die Schleimhaut der Portio vaginalis und des Cervicalkanales ist reich an einfachen Schleimfollikeln und Gefässpapillen. Die Blennorrhoe des Uterus hat in ihr hauptsächlich ihren Sitz. Sie wird begünstigt durch die abschüssige Lage, die reiche Anastomose und Schlingenbildung der Gefässe, wodurch leicht Blutüberfüllung, Anschwellung des Zwischengewebes und vermehrte Absonderung sich einstellt. Häufig findet man die Drüsen durch Verklebung des Ausführungsganges blasig geschwellt und aus dem Stroma hervorgedrängt, als sog. *ovula Nabothi*. Entzündliche Complication, Schärfe und Zersetzung des Secretes, Druck und Reibung führen dann weiter zu Follicularulceration und oberflächlichen Erosionen. Nicht selten wird auch die Schleimhaut durch Lockerung, abnorme Gefäss- und Drüsenentwicklung an einzelnen Stellen polypös hervorgetrieben und hängt als weicher, kolbig gestielter blutreicher Fortsatz zum Muttermunde heraus. — Die chronische Anschoppung und Entzündung der Portio vaginalis kann weiterhin zu hypertrophischer Degeneration, sei es des Zwischengewebes oder der Papillen oder der Drüsen ausarten und bildet alsdann 1) die umschriebene runde fibröse Hypertrophie der einen oder anderen Muttermundslippe, bisweilen beider, welche beträchtlichen Umfang erreichen und die ganze Scheide ausfüllen kann, oder 2) durch Papillarwucherung das sog. Blumenkohlgewächs des Uterus, welches aus dicht gedrängten polypösen Armen mit der Textur der Papillen zusammengesetzt ist, oder endlich 3) das Drüsencancroid des Uterus, welches bei fortschreitendem Wachsthum zu gleicher Zeit in sich zerfällt und jauchige Zerstörung mit sich führt. Beide Formen sind in vielen Fällen Vorläufer oder Begleiter des Carcinoma uteri, welches fast ohne Ausnahme von der Portio vaginalis seinen Ausgang nimmt. Es beschränkt sich indessen nicht auf diese, sondern geht alsbald auf die Vagina, die Blase, den Uteruskörper über, veranlasst erschöpfende Blutungen und ausgedehnte Gewebszerstörungen.

Während die Schleimhaut des Muttermundes und des Cervicalkanales dick und in Falten gelegt, mit Schleimdrüsen und Papillen ausgestattet ist, findet sich die Schleimhaut der Uterushöhle glatt ausgespannt, innig mit der Muskelmasse verlöthet und enthält schlauchförmig verzweigte, sog. Utriculardrüsen. Im Ganzen selten nehmen diese an dem blennorrhoischen Processe der Portio vaginalis Theil, doch findet man sie bisweilen mit einer klaren colloiden Flüssigkeit prall gefüllt, so dass sie wie Glasperlen im Gewebe des Uterus eingebettet scheinen. Im Uebrigen findet man die Schleimhaut der Uterinhöhle öfter durch chronische Entzündung streifig und weissfleckig verdichtet, an anderen Stellen, von ausgedehnten, blutinjicirten Kapillaren durchzogen, oder mit pseudomembranösem Exsudat belegt. Diese falschen Häute sowie die Erosionen des Cervicalkanales veranlassen nicht selten partielle Verwachsungen des Cervix, des inneren Muttermundes, bis zu vollständiger Obliteration selbst des Cavum uteri. Zugleich ist das umgebende Muskel- und Bindegewebe narbig verdichtet und dadurch Verengerung bedingt. — Von acuten Processen geht vorzüglich die gonorrhoische Entzündung häufig auf die Schleimhaut des Uterus und der Tuben über. Die Schleimhaut der letzteren findet sich sammetartig geschwellt, intensiv geröthet, mit eitrig fibrinösem Exsudat bis zu ihrem Ostium abdominale überzogen. Mitunter geht von hieraus die Entzündung auf das entsprechende Ovarium über und veranlasst einen gallertig fibrinösen, seltener eitrigen Exsudationsprocess innerhalb der Graaf'schen Follikel. Häufiger verklebt die entzündete, geschwellte Tube in der Nachbarschaft, oder es entsteht durch Austritt des eitrigen Exsudates in die Peritonealhöhle eine mehr oder weniger ausgebreitete partielle Peritonitis mit Verschiebung und Verwachsung der Beckeneingeweide unter einander. Eigenthümlich ist der adhäsive Charakter dieser Art von Entzündungen. — Aehnlich in Bezug auf den Weg, den sie durchlaufen, verhalten sich die puerperalen und tuberculösen Entzündungen des Cavum uteri und ihnen entsprechend auch die Exsudate. Falls sie zunächst in den Sexualorganen beharren, entsteht nach jener ein multiloculärer Ovariumsabscess, der meist frühzeitig in die Peritonealhöhle durchbricht, bisweilen aber auch bei weniger stürmischem Verlauf und frühzeitiger Verklebung der erweichten Stellen lange auf sich beschränkt bleibt, später in's Rectum, das Coecum, die Scheide, oder gegen den Bauchring zu durchbrechen kann. Was die Franzosen als Abscesse der breiten Mutterbänder beschreiben, sind grösstentheils solche nach dem Puerperium oder einem Abortus entstandene und verschleppte ursprüngliche Ovarialabscesse, welche in die Umgebung der breiten Mutterbänder durchgebrochen sind und abgesackte eitrige Peritonitis bewirkt haben. Selten tritt die purulente Peritonitis sofort und mit Umgehung des Ovariums nach Metrophlebitis auf. — Die Tuberculose der weiblichen Sexualorgane nimmt ihren Sitz meist in der Schleimhaut des Uterus und der Tuben; selten nur geht sie auf die Ovarien über; doch habe ich selbst solche Fälle gesehen, in denen bald einzelne grosse gelbe Tuberkelknoten im Ovarium eingebettet lagen, bald das ganze Ovarium in einen mit serös krümeligem Eiter gefüllten und an der Innenwand mit Tuberkelknötchen dicht besetzten cavernösen Balg verwandelt war.

Die Substanz des Uterus ist in der Regel derb und fest, sehr dicht, so dass sie im nicht schwangeren Zustande das Muskelgewebe nur annähernd erkennen lässt. Bei Krankheitszuständen der Uterinschleimhaut, Geschwulstbildungen u. s. w. wird es lockerer und deutlicher entwickelt, so dass der ganze Uterus auch in seinem elementaren Gefüge gleichmässig hypertrophisch erscheint. Während der Menstruation, sowie im ersten Zeitraum nach der Entbindung ist das Gewebe feucht durchtränkt, weicher und leichter zerreisslich; es scheint diess auch pathologisch zu werden, wenn ein mit Auflockerung verbundener Exsudationsprocess die Schleimhaut befällt. Recamier hat in dieser letzteren Beziehung empfohlen, mittelst eines Metallöffelchens die pulpöse Masse von der Innenfläche des Uterus abzuschaben. Allein unter all' solchen Umständen muss man mit dem Gebrauch der Intrauterin-Instrumente sehr vorsichtig sein, weil mehr als einmal bereits eine vollständige Durchbohrung der Uteruswand dadurch bewirkt wurde. Hat diese auch nicht jedesmal gefährliche Folgen, so ist es doch schon ein ziemlich rohes Verfahren, selbst bei gesundem Uterus denselben auf der Uterinsonde gewissermaassen tanzen lassen, ihn hin und her zu schwenken und nicht eher zu ruhen, als bis man den Uterus sammt der Spitze des Instrumentes bequem durch die Bauchdecken durchfühlen kann.

Die Geschwülste des Cavum uteri und seines Körpers sind Polypen, Molen, Fibroide. Jene zeigen im Allgemeinen dasselbe Verhalten, wie die Schleimpolypen des Cervicalkanales. Sie haften als einfache Schleimhautverlängerungen meistens in der Nähe der einen oder anderen Tubarmündung am Fundus uteri, können sich allmählig vergrössern und zum Muttermunde heraustreten. Selten jedoch bilden sie umfänglichere Geschwülste. — Eine besondere Form bilden die sog. fibrinösen Polypen, welche nach Scanzoni am häufigsten nach einem vorausgegangenen Abortus entstehen. Sie bestehen aus einem dichten krausen Fibringerinnsel mit eingeschlossenem Blutcoagulum, sind äusserlich glatt und haben eine birnförmige Gestalt. An ihrem spitzigen Ende erscheinen sie wie abgebrochen und standen hier wahrscheinlich mit Placentarresten oder Deciduagewebe in Verbindung. Die Molen entstehen durch Entartung eines befruchteten Eies und seiner Häute im Cavum uteri. Sie bilden bald durch hydropische Infiltration die traubige Hydatidenmole; bald durch Blutergüsse und Bindegewebsentwicklung die Fleischmole, bald durch oft reichliche Absetzung von Adipocir in zelligen und krystallinischen Massen die sog. Fettmole. Die letztere enthält öfter auch Haare und ähnliche Epidermoidalgebilde einverleibt. Alle drei Formen können beträchtlichen Umfang erreichen, den Uterus sehr ausdehnen, und zumal die letztere lange bestehen, ehe sie durch die Contractionskraft des Uterus ausgetrieben wird. Sie veranlassen Blutungen und häufige wehenartige Schmerzen. — Die Fibroide entwickeln sich im Muskelgewebe der Wand des Uterus, drängen bald nach aussen, bald gegen das Cavum uteri hinein, welches sie vollständig ausfüllen können. Verhältnissmässig selten entstehen sie in der Portio vaginalis, wo sie dann mit Hypertrophie desselben, mit Prolapsus u. s. w. verwechselt werden können. Sie bestehen nach den Untersuchungen von Lebert, Robin, Ferrier vorwaltend aus einer reichen Entwicklung jungen Muskelgewebes in concentrischen Schichten. Sie sind nach Albers bisweilen sehr blutreich und unter dieser Bedingung zu spontanen oft sehr erschöpfenden Blutungen pronirt. Auch können sie durch innere apoplektische Ergüsse im Innern Höhlen bilden und dadurch rasch und sehr beträchtlich vergrössert werden, so dass Fibroide des Uterus, welche nach aussen gegen die Bauchhöhle sich entwickelt haben, bis an die Leber hinaufreichen können. Auch Entzündung und Eiterung im Inneren derselben wird beobachtet und entstehen dadurch mit Detritus gefüllte Höhlen, welche nach aussen sich öffnen können [1]).

[1]) Ein Fibroid des Uterus sass auf der vorderen Muttermundslippe und ragte in die Vagina herein. Wenn man die Kranke touchirte, so fühlte man die Geschwulst und zugleich in ihrem Centrum eine Höhle, in welche man mit dem Finger eindrang. Man gelangte in eine Art von Cloake, die mit Detritus und Fungositäten gefüllt war und glaubte hiernach einen Krebs des Uterus vor sich zu haben Die Kranke starb fast unmittelbar nach ihrem Eintritt in das Hospital. Bei der Section fand man den Hals und Körper des Uterus gesund; die fibroide Geschwulst ging von der vorderen Lippe aus und enthielt in ihrem Inneren eine eiternde Höhle. — Ein ähnlicher Fall begegnete Nélaton und hielt er ihn anfänglich für einen Krebs; doch erkannte er bald, dass der Finger in ein zum Theil zerfallenes, ausgehöhltes Fibroid gelangte, wobei das Collum uteri übrigens gesund war. Er exstirpirte es. (*Moniteur des hôp. No.* 52, 1855, Bauchet's Rapport). Noch möchte ich aufmerksam machen auf die mögliche Schwierigkeit in der Diagnose zwischen einem noch in der Gebärmutter eingeschlossenen Polypen oder einer Mole und einem drohenden Abortus bei vorhandener Uterinblutung und ungewisser Anamnese. Man sagt, der Polyp sei gestielt, das Ovum lasse festere Theile durchfühlen. Kann man abwarten, so wird sich das Verhältniss bald aufklären; ist aber die Blutung bedenklich, so wird man im einen wie in dem anderen Falle den Klumpen entfernen müssen.

Durch Kalkablagerung in das Gewebe der Fibroide können sie zu knochenharten Geschwülsten werden. Nicht selten entwickeln sie sich in der Seitenwand des Uterus dicht unter der Eintrittsstelle der Tuben und können dann die Communication zwischen ihm und dem Ovarium versperren, wie sie in gleicher Weise durch ihr Hineindrängen in die Uterinhöhle oder den Cervicalkanal die Wegsamkeit beschränken oder aufheben können. Dass ein Fibroid als sog. Fleischpolyp ganz zur Höhle des Uterus herausgedrängt werde und als gestielte Geschwulst aus dem Muttermunde hervortrete, geschieht wohl im Allgemeinen sehr selten. Dagegen können sie eine Ursache der Sterilität, des Abortus, ein Geburtshinderniss werden, sowie durch Zerrung des Organes und Druck auf die Nachbartheile Zufälle der verschiedensten Art hervorrufen.

Für die Geschwülste des Ovarium und seine Erkrankungen sind es vorzüglich drei Umstände, welche bei der Entwicklung derselben sich geltend machen:

1. das Fortschreiten krankhafter Zustände von den Uterinwegen auf die Ovarien;
2. das grosse Abhängigkeitsverhältniss von der Ovulation und der Permeabilität der Uterinwege;
3. die Begründung der meisten Geschwulstformen des Ovariums auf einer hydropischen Ectasie oder einer hypertrophischen Degeneration der Graaf'schen Follikel [1].

Das Ovarium ist als eine Drüse mit wechselnder Insertion des Ausführungsganges zu betrachten. Es muss sich seines Bildungsproduktes entledigen, so gut wie jede andere Drüse. Es besteht aus Blasen mit eingeschlossenen Zellen und wächst in der Entwicklung solcher nach. Die Abscheidung des gereiften Produktes geschieht in der Norm zur Zeit der Menstruation, indem die Tube über den geschwellten Follikel übergreift und

[1] Ausführlich auf die Erörterung dieser Punkte einzugehen, ist hier nicht der Ort. Ich muss in dieser Beziehung auf meine Beiträge zur path. Anat. der Geschwülste, Deutsche Klinik 1852, S. 200, und meinen Bericht ebendaselbst 1854, S. 252 verweisen. — Die Literatur, die Sectionstische geben tagtäglich weitere Belege dafür an die Hand.

den Inhalt des geplatzten Balges aufnimmt, welcher selbst alsdann collabirt und verschrumpft. Der Inhalt besteht aus dem Ovulum mit seinem Dotter und anhängender Zellenmasse nebst extravasirtem Blut. Sie werden übergeleitet in die Höhle des Uterus, in welcher gleichzeitig unter vermehrten Blutandrang und Blutaustritt ein Stroma für das Ovulum bereitet wird. Unbefruchtet gehen Ovulum, Stroma, Congestion in den Katamenien aus. So lange das Ovarium zeugungsfähig ist, geht dieser Process seinen regelmässigen Gang und können Störungen desselben eintreten. Am folgenreichsten sind dieselben, wenn die Verbindung zwischen Ovarium und Uterus irgend wie unterbrochen ist, denn entweder hat die Ruptur des Follikels dennoch statt, aber mit Erguss in's Freie, oder eine Zurückhaltung des Inhaltes mit Umwandlung desselben führt zu Ectasie und Hydrops ovarii; oder endlich es entwickelt sich daraus eine hypertrophische Degeneration des Organes. — Die Communication kann in verschiedener Weise abgeschnitten sein: entweder die Tuben sind verlegt, verwachsen und dadurch vom Ovarium zurückgehalten, die Eröffnung der Graaf'schen Follikel in dieselben ist verhindert; oder sie sind zwar frei beweglich, aber ihr Lumen ist obliterirt, von aussen her durch Geschwülste comprimirt, durch Inflexionen des Uterus verlegt, verzogen; oder auch im Uterus selbst wird durch Polypen, Fibroide u. s. w. die Einmündung der Tuben versperrt, oder eine vollständige Verwachsung und Obliteration des Canalis cervicis, der Uterushöhle selbst findet statt. Wenn unter solchen Umständen der Balg platzt, aber die Tuba zur Aufnahme ausbleibt, so geschieht der Erguss frei in die Bauchhöhle und eine Hämatocele retrouterina ist die Folge. Man wird in allen Fällen der Art, wenn man sie prüft, oder in den Berichten willkürlich oder unwillkürlich die Untersuchung auf diese Beziehungen sich erstreckte, eine hinreichend mechanische Veranlassung vorfinden. — Die Tube scheint sich in der Regel nicht eher wieder vom Follikel zu lösen, als bis der Inhalt abgeführt ist. Platzt nun der Balg, und die über ihm ausgebreitete Tube nimmt den Inhalt auf, aber der Abzug desselben ist nicht frei, so bleibt die Tube adhärent, verwächst mit der Zeit vollständig und es entsteht eine Apoplexia ovarii et tubae, welche in Hydro-Hämatocele derselben übergeht. Der hydropische mit der erweiterten Tubarmündung communicirende Follikel kann aus seinem Stroma im Ovarium hervorgezerrt werden, sich abschnüren und einen Hydrops tubae simuliren. In solchen Fällen kann eine Entleerung des Hydrops ovarii durch die Tube statthaben, vorausgesetzt, dass dieselbe nicht obliterirt sei und das Hinderniss, welches zur Zeit der Menstruation, von welcher her die Affection datirt, beseitigt sei, wie z. B. eine entzündliche Schwellung ihrer Schleimhaut, Gebärmutterknickungen u. s. w. Richard [1]) hat diese Verhältnisse insbesondere auch für die Spontanheilung des Hydrops ovarii hervorgehoben. Sie bestätigen jedenfalls die Theorie, dass eine grosse Anzahl dieser Erkrankungsweisen von einer Menstruationsperiode herdatiren. Auch kommen wirklich in der Erfahrung einzelne Fälle vor, in denen ein perpetuirliches oder zeitweiliges Aussickern klarer Flüssigkeit durch den Muttermund bei vorhandener fluctuirender Bauchgeschwulst für einen solchen Ausgang sprechen. Mir selbst ist ein solcher bekannt, Richard führt entsprechende Beispiele an und Bennet [2]) veröffentlichte eine gleiche Beobachtung. Auch mögen manche ältere Fälle von sog. Hydometra hierher zu rechnen sein. Dass übrigens dieser Ausgang so selten eintritt, spricht wieder dafür, dass eine freie Communication in den meisten Fällen nicht mehr statthat. Unter solchen Umständen kann die Spontanheilung auf anderem Wege vermittelt werden, nämlich durch Berstung des hydropischen Follikels, Erguss der Flüssigkeit in die Bauchhöhle und Resorption derselben. Auch hierfür giebt es Beispiele. — Nehmen wir nun die dritte Möglichkeit, dass nämlich bei aufgehobener Communication der menstrual geschwellte Balg **nicht** platzt, so kann auch hier durch Retention des Inhaltes eine Hämatocele ovarii mit dem Ausgange in einfachen Hydrops

[1]) *Gaz. d. hôp. No.* 65, 1851.
[2]) *Edinb. monthl. journ. April* 1854.

die Folge sein. Durch Druck des ausgedehnten Balges auf die benachbarten Follikel und die Gefässe kann das Ovarium als solches atrophiren und eine gleichfalls hydropische Ausdehnung der übrigen Follikel sich hinzugesellen. Die mechanische Ursache für die Cystenbildung im Ovarium geht auch daraus hervor, dass wenn die Ursache innerhalb der Grenze einer Tube liegt, auch nur ein Ovarium erkrankt ist, werden dagegen beide Tuben separirt betroffen oder liegt die Ursache in ihrer gemeinsamen Zusammenmündung, einer Obliteration des Uteruskanales u. dgl., so sind stets beide Ovarien erkrankt. Ebenso begleitet Cystenbildung in geringerem Grade meistens die Hernia ovarii. — Aehnliche Wirkung wie die einfach mechanische Stauung, wodurch der Hydrops ovarii dem Hydrops renum und ähnlicher Drüsenschwellungen sich anschliesst, können auch entzündliche Vorgänge ausüben, welche von der Uterinschleimhaut auf die Ovarien übergehen. Von der Reaction, welche alle diese Vorgänge im Ovarium selbst hervorrufen, hängt es dann weiter ab, ob ein einfacher Hydrops, oder eine entzündliche Auftreibung oder eine hypertrophische Degeneration des Organes die Folge ist. Tritt ein hyperplastischer Orgasmus auf, der nicht in einfachem oder dyskrasischem Entzündungsprodukt sich erschöpft, so entsteht eine Geschwulst des Ovariums, welche in Form und Anlage wesentlich dem Typus seines Baues sich anschliesst. Heisse sie Cystosarcom oder Colloid, bestehe sie aus wenigen Bälgen und Fachwerken oder unzähligen Cystenbildungen, mit vorwiegend flüssigen Inhalt und aufquellenden Follicularzellen, oder mit dickwandig sarcomatöser Bindegewebsentwicklung und zottigen Excrescenzen, es sind doch nur mit Entartung verbundene Hypertrophien des Organes, wobei dieses zwar aufhört ein normaler Eierstock zu sein, aber das Ovarium doch den Grundstock bildet in Anlage und Bau.

Sind diese Geschwulstbildungen zur Zeit ihrer Entwicklung frei, so senken sie sich meist dem Gewichte nach gegen die Beckenaxe und heben sich dann aus dem Douglasischen Raum gegen die Mittellinie des Bauches hervor, so dass in den meisten Fällen es durchaus unsicher ist, durch Anamnese und Palpation zu entscheiden, ob das rechte oder linke Ovarium den Ausgang der Geschwulst bilde. Sind und bleiben sie beweglich, so verändern sie leicht mit den Drehungen des Körpers ihre Lage, zeigen sich als Ganzes verschiebbar, lassen von der Vagina, dem Rectum aus einige Hebung zu und ballotiren auf dem Finger. Am freiesten zeigen sich im Ganzen nur die rein hydropischen Geschwülste. Traten dagegen Entzündungserscheinungen während der Entwicklung der Geschwulst oder ihres weiteren Bestehens auf, es sei von Seiten des Peritoneum oder im Inneren der Geschwulst selbst, lässt zumal auch der Inhalt festere Massen durchfühlen, so darf man annehmen, dass Verwachsungen bestehen.

Ausser diesen eigenthümlichen Ovariumgeschwülsten treten verschiedene pseudoplastische Bildungen in denselben auf, jedoch ungleich seltener als jene. Ich habe einen Fall gesehen, in welchem beide Ovarien in kokosnussgrosse fibröse Geschwülste verwandelt waren, gleichmässig fest und dicht, so dass sie keine Spur von ihrem ursprünglichen Bau mehr erkennen liessen. Auch das Enchondrom kommt im Eierstock vor und kann beträchtlichen Umfang erreichen. Ich erwähnte oben eines Falles, in welchem das Ovarium durch eine Knorpelgeschwulst um das Zehnfache vergrössert war. — Eine der häufigeren Degenerationen dieser Art bildet die Haarbalggeschwulst des Ovariums, wobei die Innenwand eines oder mehrerer Follikel die Beschaffenheit epidermoidaler Cutis annimmt. Es entstehen darin Papillen, Talgdrüsen und Haarbälge mit reichlicher Fettabscheidung, theils frei theils in Zellen eingeschlossen, verwebt mit abgestossenen, farblosen, langen Haaren; Heschl [1]) in einem Falle unterschied auch den Schweissdrüsen ähnliche Gebilde, ebenso Steinlin [2]) und Marcusen [3]); endlich kommen Zahnkronen und formlose Bindegewebsverknöcherungen häufig darin

[1]) Wien. Zeitschr. VIII, 2, 1852.
[2]) Zeitschr. f. rat. Med. H. 2, 1850.
[3]) Verh. der k. russ. Acad. 1851.

vor. Findet man auch Zahnwurzeln und Knochen von bestimmter Form darin, wie z. B. Prof. Ilk in einem Falle sämmtliche 32 Zähne schön geformt und fast alle Gesichtsknochen darin nachweisen konnte, so ist es keine einfache Production der Cutis mehr, sondern es bedarf dazu meiner Ansicht nach eines präformirten Periosts, und möchten diese Fälle vielleicht auf Conception und einer gestörten Foetalentwicklung beruhen. Die einfachen Haarbalggeschwülste kommen öfter in beiden Ovarien gleichzeitig vor und bisweilen schon in frühem Alter, wie denn Helfft [1]) einen Fall mittheilt von einem 15jährigen Mädchen, bei welchem beide Ovarien in Fettcysten mit Haaren, Zähnen, Knochenstücken verwandelt waren und zum Theil durch das Rectum sich abstiessen. — Diese pseudoplastischen Bildungen scheinen in der Regel nicht mit irgendwelcher von den Uterinwegen ausgehenden Störung zusammenzuhängen, sondern aus primitiv alienirter Ernährung des Organes selbst hervorzugehen. Die Haarbalggeschwulst ist noch dadurch bemerkenswerth, dass sie bisweilen zu einem klinisch seltsamen Zufall, der sog. *pilimictio* Anlass giebt. Es kommt vor, dass Frauen mit einem trüben Harn zugleich grosse Mengen von Haaren entleeren. Man hat es einer *trichiasis* der Harnwege zugeschrieben, es ist aber durchaus unerwiesen, ob eine solche Krankheit, bei der sich Haare in den Harnwegen selbst bilden, jemals vorkommt; meist sind die Haare von aussen eingebracht und die Krankheit beruht auf Simulation, oder es sind Haarbalgcysten des Eierstockes, welche sich entzündet haben und wie in anderen Fällen mit dem Rectum, so mit der Blase verwachsen und unter Abscedirung ihren Inhalt in dieselbe entleeren [2]).

Der Krebs des Ovarium tritt entweder primitiv in demselben auf als Fungus medullaris oder Gallertkrebs, meist in Verbindung mit colloider Füllung und Vergrösserung des Organes, so dass er bedeutenden Umfang erreichen kann; oder der Krebs

[1]) N. Ztschr. f. Geburtsk. 33. Bd., 2. H., 1852.

[2]) Eine ausführliche Beobachtung der Art mit Sectionsbericht ist von Dr. Ruge in den Verhandl. d. Ges. f. Geburtshülfe I, S. 172 mitgetheilt.

geht vom Uterus in unmittelbarer Verwachsung, unter Verziehung der breiten Mutterbänder, auf das Ovarium über und bleibt in diesem Falle kleiner an Dimension. — In einem Falle beobachtete ich einen hämorrhagischen Fungus melanodes, welcher bei freier Portio vaginalis den Fundus uteri einnahm, von Apfelgrösse, mit secundären gleichartigen Ablagerungen in den Ovarien und anderen Organen.

Aus der Nachbarschaft der Ovarien haben wir noch der Cysten der Lig. lata zu erwähnen, welche aus Residuen der Wolff'schen Körper, dem sog. Rosenmüller'schen Organ in den Alae vespertilionis bisweilen sich entwickeln. Selten übersteigen sie den Umfang einer Erbse oder Haselnuss, sind aber mitunter recht zahlreich. Die seröse Anschwellung derselben trifft häufig zusammen mit entzündlichen Zuständen der Tuben und der Peritonealhülle.

Die Anomalien, welche in der Entwicklung der weiblichen Sexualorgane vorkommen, sind, mit Ausnahme der angeborenen Atresien, zumeist ohne chirurgisches Interesse. Die scheinbaren Zwitterbildungen fallen in der Regel dem männlichen Geschlechte zu. Eine Analogie der Epispadie beim Manne bietet die angeborene Spaltung der Clitoris, welche erst in jüngster Zeit nach drei Beobachtungen beschrieben wurde [1]). Die Anomalien des Uterus beziehen sich auf einen scheinbaren Mangel desselben, indem er auf foetaler Entwicklungsstufe, unfühlbar klein bestehen bleibt. Solche Frauen, wenn auch übrigens wohl entwickelt, menstruiren nicht — wenigstens was den Uterus betrifft — und concipiren auch nicht. In anderen Fällen ist der Uterus mehr oder weniger herzförmig eingekerbt, bis zu vollkommner Doppelbildung (*uterus bicornis* und *dupplex*). Die Abtheilung setzt sich mitunter in einer Längsscheidewand durch die Vagina fort, oder auch der Uterus ist einfach gebildet und nur die Vagina ist eine *bicamerata.* Im letzteren Falle kann man veranlasst werden, die Zwischenwand zu trennen.

[1]) S. Morpain, *Gaz. hebdom.* 15. Juni 1855, und Henle in Ztschr. f. rat. Med. VI, 3, 1855.

In operativer Hinsicht haben wir ein Wort noch über den Steinschnitt beim Weibe hinzuzufügen. Er ist bei der Weite und Kürze der Harnröhre fast ganz und gar von der Lithotripsie verdrängt. Nur wenn sich fremde Körper in der Blase befinden, die incrustirt sind und sich nicht füglich herausleiten oder zerbrechen lassen, kann der Steinschnitt angezeigt sein. Bei allen Methoden zur Ausführung desselben, welche die Schleimhaut des Scheidenganges durchschneiden, dem Vesico-vaginal- oder Vestibularschnitt nach verschiedenen Weisen, läuft man Gefahr eine Blasenscheidenfistel zurückbleiben zu sehen, oder die Bulbi quer abzutrennen, oder die Pudendae zu verletzen. Der Urethralschnitt, im Winkel zwischen den Schaambeinen und den Crura clitoridis in der Richtung nach oben längs der vorderen Wand der Harnröhre ausgeführt, verletzt den Venenplexus und das cavernöse Gewebe, welches daselbst die Harnröhre umgiebt, gewährt ohne ergiebige Lösung der Vulva nur sehr beschränkten Raum und setzt einer Harninfiltration der Muskeln und des Zellgewebes zwischen der Fascia profunda und media aus. Die geeignetste Weise, den Steinschnitt auszuführen, scheint mir die Methode von G.-R. Langenbeck zu sein. Man führt einen Schrägschnitt in die obere Winkelverbindung zwischen der Nymphe und Schaamlippe der einen Seite, dringt zwischen dem Bulbus und Crus clitoridis in die Tiefe, spaltet die Fascia externa und media und öffnet die Harnröhre auf der eingeführten Sonde seitlich oberhalb der Vagina. Man kann die Wunde fast beliebig gross machen und verschont doch die Scheide und die sie umgebenden wichtigeren Theile; Harn und Wundsecret haben freien Abfluss; sollte, wie es wahrscheinlich ist, die Pudenda verletzt werden, so ist es an einer Stelle, wo sie leicht unterbunden werden kann.

Ueber die Lage und die Beziehungen des Intestinum rectum zu den übrigen Beckenorganen haben wir im Allgemeinen das Nöthige schon angegeben. Es bleibt uns übrig, einiges Nähere über seinen Verlauf, seine pathologischen Zustände und die an ihm vorzunehmenden Operationen hinzuzufügen. — Was seinen Verlauf betrifft, so schliesst es sich den Krümmungen des Kreuzbeines ziemlich eng an, so dass der Uebergang über den Beckenrand, von der Flexura iliaca in den Anfangstheil des Rectum convex nach vorn, der mittlere Abschnitt der Aushöhlung des Kreuzbeines entsprechend concav nach vorn, das Endstück endlich entsprechend dem Einsprunge des Os coccygis convex nach vorn gerichtet ist. Am Beckeneingange ruht das Rectum auf der linken Synchondrosis sacro-iliaca, dann wendet es sich mehr gegen die Mittellinie, bisweilen sogar etwas nach rechts und wieder nach links, um endlich vor der Spitze des Kuckucksbeines in den Anus auszulaufen. Diese Krümmungen nach der Höhe und Breite sind je nach der Conformation des Beckens, der Länge und gewohnten Anfüllung des Darmes mehr oder minder stark hervorstechend. Die Länge ausschliesslich bei Erwachsenen wechselt sehr, so dass weder die Einen, welche sie auf 6 Zoll, noch Andere, welche sie auf 9—11 Zoll berechnen, im Unrecht sein mögen. Es hängt diess ab von der Körperlänge im Allgemeinen, der Beckenhöhe und der verschiedenen Entwicklung der Curven im Besonderen. Das obere und mittlere Stück bilden häufig nur einen sehr flachen Bogen, so dass nur der untere vor dem Os coccygis einbiegende Theil stark gekrümmt ist; dagegen bilden bei anderen Individuen auch das obere und mittlere Stück förmliche einander entgegengesetzte Abstufungen. Der oberste Abschnitt ist eingeschlossen vom Peritoneum, welches indessen an der vorderen Wand um $1\frac{1}{2}$ Zoll tiefer herabreicht als an der hinteren. An dieser bildet es ein in der Regel kurzes Mesenterium. Dasselbe kann sich indess durch andauernde starke Anfüllung des Darmes verlängern und der obere Theil des Rectum zugleich mit der Flexura iliaca mehr oder minder tief gegen das Becken und den Douglasischen Raum hineingedrängt werden. Die Uebergangsstelle zwischen beiden Darmportionen ist überhaupt nicht streng abgegrenzt und verwischt sich in solcher Lage um so mehr. In der Regel ist der Anfang des Rectum enger zusammengezogen und näher an die

Beckenwand angeschlossen; auch soll an der Uebergangsstelle der Flexur in das Rectum eine Schleimhautfalte sich bilden, welche allerdings eine fixe Grenzbestimmung geben würde, wenn sie allemal deutlich ausgeprägt wäre; diess ist aber nicht der Fall. — Der mittlere, in der Kreuzbeinhöhlung gelegene Theil des Rectum reicht bis auf die Fascia pelvis und umfasst mit seiner Krümmung den Fundus vesicae und den oberen Abschnitt der Prostata; zu beiden Seiten vor ihm legen sich die Samenblasen an. Weim Weibe umgiebt er das Scheidengewölbe und die Scheidenportion des Uterus. Bei Senkung, Retroversio und Retroflexio drängt auch der Körper des Uterus sammt dem Peritoneum gegen seine Concavität herein, und abscedirte und geschwellte Ovarien, wenn sie gegen den Douglasischen Raum sich senken, ruhen auf ihr. Die Verlaufsrichtung und die hintere Wand folgt streng der Concavität, die vordere Wand weniger, ist sogar an ihrem unteren Ende oft nach vorn convex ausgebuchtet. Es hat diess seinen Grund in der Anfüllung des Darmes mit festerer Kothmasse, welche hier für gewöhnlich aufgehalten wird und oft in grösserer Masse sich ansammelt. Das unterste Darmstück nämlich wird durch die Sphincteren verengt und bildet ausserdem einen meist deutlich und stark entwickelten klappenförmigen Vorsprung an seiner Innenwand und an der Uebergangsstelle des einen Darmtheiles in den anderen, die sog. *plica transversalis recti* (Taf. XXII, *k*). Das unterste Darmstück ist in der Regel von Kothmasse leer, und hierdurch wie durch viele andere Umstände vom übrigen Rectum verschieden, so dass es wohl als *portio analis* eine besondere Bezeichnung vor dem übrigen „Mastdarm“ verdiente. Seine Schleimhaut, seine Muskelschichten, seine Lagenverhältnisse und Capacität, seine pathologischen und operativen Beziehungen sind zum Theil ganz andere, als für die höher gelegenen Portionen. In der Leiche findet man zwar häufig einigen Faecalinhalt im unteren Mastdarm, auch wenn keine Diarrhoen vorausgegangen waren; es darf diess aber wohl einer noch vor dem Tode eintretenden Erlahmung des inneren Sphincters und Erschlaffung des Darmes zugeschrieben werden. Ausserdem findet nach dem Tode durch den geringsten äusseren Druck leicht eine Verschiebung des Darminhaltes statt. Der mittlere Theil des Darmes wird dagegen durch Zurückhaltung der Faeces oft beträchtlich ausgedehnt, und die vordere Ampulle drückt alsdann, zumal bei schwieriger Entleerung, auf das obere Segment der Prostata, auf die Samenblasen und kann bei reichlicher Ansammlung von Secret und Erweiterung und Erschlaffung der Ausführungsgänge in denselben einen Abgang von Samen und Prostataschleim während des Stuhlganges bewirken. Im Zellgewebe zwischen dem Fundus vesicae und Rectum sammelt sich der Plexus vesicalis, prostaticus und haemorrhoidalis superior, und kann durch Druck auf die Venen eine Stauung veranlasst und unterhalten werden, welche auf die Anschoppung, chronische Entzündung und pathologische Secretion in den Organen ihrer Zuflüsse von wesentlichem Einfluss ist. Bei Frauen machen sich dieselben Beziehungen geltend auf etwaige Verschiebungen des Uterus, Schleimflüsse und Engorgement der Portio vaginalis [1]).

Der untere Mastdarm beschreibt eine von hinten nach vorn, und wieder etwas von vorn nach hinten gerichtete Curve um das Kuckucksbein. Es ist wiederholt vorgekommen, dass ungeschickte Wärter beim Setzen von Lavements die eine oder andere Mastdarmwand durchbohrt haben, und zwar ist es meistens die vordere obere Wand. Man darf im Allgemeinen die Spitze der Klystierspritze nicht tiefer einführen lassen, als bis sie durch den äusseren Sphincter gedrungen und frei beweglich ist, etwa einen

[1]) Es besteht in diesen Fällen eine Verdickung und Verhaltung der Faeces mit Erweiterung und vielleicht Atonie des Darmes; unter diesen Umständen noch grosse Lavements zu verordnen, die der Kranke möglichst zurückhalten soll, ist ganz widersinnig. Sie sollen einfach zur Auskehrung dienen und nicht erst höher in den Darm hinaufsteigen, um diesen zu belästigen und absorbirt zu werden. Wenn unter Anderen Kohlrausch vorschreibt: „Man muss die Klystiere zweimal täglich nehmen lassen und dafür sorgen, dass sie im Mastdarm bleiben," dann hinzufügt: „Der Darm gewöhnt sich sehr bald an diesen Reiz und reagirt nicht mehr dagegen," so ist er ohne Zweifel im Recht, widerlegt aber damit auch den ertheilten Rath. Man muss im Gegentheil die Kranken anhalten, sie nicht länger als 10 Minuten bei sich zu behalten.

Zoll hoch. Soweit giebt man ihr die Richtung gerade aufwärts oder selbst ein wenig nach vorn zur Körperaxe, dann aber entsprechend der Rückbeugung des Mastdarmes nach hinten und aufwärts gegen das Kreuzbein zu. Um Sonden höher hinauf in das Rectum einzuführen, folgt man derselben Direction, muss sie aber in der Höhe des Promontorium vorsichtig weiterschieben, damit sie nicht in den etwaigen Schlingen des oberen Mastdarmes und des S romanum gefangen werden oder die Darmwand verletzen. In Folge von Verbiegung der Sonde glaubt man vielleicht oft höher hinaufgelangt zu sein, als wirklich der Fall war.

Höhe und Länge des Schliesstheils des Mastdarmes hängen zu sehr von der verschiedenen Dicke des Dammes, dem stärkeren oder geringeren Vorsprunge des Os coccygis, endlich von der Stärke des Darmes selbst ab, als dass sie in engen Zahlen sich bestimmen liessen. Bei mageren Personen ist er kürzer als bei fettleibigen; bei starker Krümmung länger als bei flacher Biegung. Indess möchte die Höhe in gerader Linie bis zu einer Ebene mit der unteren Fläche der Prostata nicht leicht mehr als $1\frac{1}{2}$ Zoll, und die Länge der ganzen Curve bis zum Uebergang in den Kreuzdarm nicht leicht mehr als 2 Zoll betragen. Die Prostata fühlt man in der Norm und bei leerer Blase ziemlich hoch nach vorn und oben, indem sie durch den vordringenden Finger selbst hinaufgeschoben und erst fühlbar wird, wenn man durch den erweiterten Theil des Mastdarmes das hintere Segment umfasst. Ist sie dagegen herabgesunken, hypertrophisch, so drückt sie auf den Sphincter selbst und ist unten im Mastdarm fühlbar; dieser dadurch scheinbar verkürzt. Wenn dagegen dieser Theil des Mastdarmes selbst in seinen Wandungen erkrankt, verdickt und rigid wird, so wird er gestreckt und verlängert. Man kann ein verhältnissmässig langes Stück des Rectum exstirpiren und überschreitet doch den Schliesstheil desselben nicht. — Die gerade Höhe des mittleren Theiles des Rectum oder die Sehne seines Bogens beträgt etwa 2—3 Zoll, seine Länge 3—4 Zoll und darüber. Es ist derjenige Theil, welcher in seinen Dimensionen am meisten schwankt, indem er am wenigsten befestigt, dem doppelten Druck des Motus peristalticus von oben und dem Widerstande der Schliessmuskeln von unten ausgesetzt ist und durch die Ansammlung der Faeces ausgedehnt wird. Seine Curve vergrössert oder verkleinert sich, weicht nach rechts aus oder streckt sich mehr in gerader Linie. Ueber ihm beginnt erst nach aufwärts die Peritonealumhüllung, steigt aber nach vorn tiefer herab als nach hinten, so dass der grösste Theil der mittleren Portion des Mastdarmes nach vorn noch zeltförmig vom Peritoneum verkleidet wird und die blindsackige Umschlagsstelle des Douglasischen Raumes trotz der Länge des hinter und unter ihm gelegenen Darmstückes von 5—6 Zoll nicht über 2 bis 3 Zoll vom After entfernt ist. Wir wissen aber, dass sie durch Geschwulstbildung sich verschiebt und auch in der Norm durch lockeres Fettzellgewebe vom Darm getrennt wird. Bei wohlgenährten, jugendlichen Individuen bleibt zwischen der Umschlagsstelle des Peritoneum, dem Darm und der Fascia pelvis ein beträchtlicher, von membranösem Fettzellgewebe, reichlichen Venen gefüllter Raum, in welchem beim Manne das Vas deferens und die Samenblasen hineinragen, der Urether und die Vesicalarterien durchziehen; bei magern und alten marastischen Subjecten ist das Zellgewebe trocken verkürzt und verdichtet, und die untere Peritonealfläche tiefer herabgezogen und fast unmittelbar auf der Fascia pelvis verwachsen. Der vom Mesorectum umschlossene Peritonealtheil des Mastdarmes hat etwa 3 Zoll Länge. Die Vermeidung des Peritoneum bei der Exstirpation des Rectum kann sich nur auf den mittleren Theil beziehen. Der obere könnte höchstens bei Kindern mit Imperforatio recti congenita durch Punctionsversuche erreicht werden. In allen Fällen von Freilegung und Aufsuchung des Rectum vom Damme aus hat man der Kreuzbeinaushöhlung sich anzuschliessen. Da im unteren Stück der Darm von quer zu ihm herübertretenden Muskeln und Fascien eingeschlossen, in pathologischen Zuständen ausserdem durch Infiltration und Verwachsung mit der Umgebung verlöthet wird, so ist eine glatte Ausschälung desselben nicht leicht ausführbar. Nach hinten darf man freier und höher excidiren, als nach vorn, hier dagegen hat man sich zu hüten, nicht den oberen Theil der Vagina einzuschneiden, oder die Prostata, Harn- und Samenblasen zu verletzen, oder die Peritonealfalte endlich zu öffnen.

Im Bau und den Geweben des Rectum zeigt sich eine namhafte Differenz, besonders im Aftertheil desselben. Generell kommt zwar allen drei Portionen eine innere Schleimhautauskleidung, ein umgebendes Muskelstratum und eine äussere seröse oder bindegewebig fibröse Hülle zu, allein die Schleimhaut der oberen und mittleren Portion ist wenig abweichend von der des Dickdarmes und besonders reich an solitären Schleimfollikeln; die Muskelhaut hat noch die Construction wie im Colon: eine verhältnissmässig dünne Schicht von Kreismuskeln, über welcher in Längstreifen die Täniae musculares herabziehen. Am Uebergange zum unteren Theil breiten sich dieselben pinselförmig aus und sind nicht mehr deutlich zu verfolgen. Der obere Theil ist vom Peritoneum, der mittlere von der zellgewebigen Fascia transversalis überzogen. Der untere Mastdarm wird nach oben von der Fascia pelvis eingeschlossen, dann von den Bündeln des Levator recti und M. coccygeus umgeben, und durchsetzt endlich die unteren Perinealfascien und das Fettgewebe der Fossae ischio-rectales. An der Aftermündung stülpt sich die äussere Haut in gerunzelten Längsfalten ein. Sie wird daselbst verdünnt, sehr gefässreich; die Haarbälge verlieren sich beim Weibe schon in der weiteren Umgebung, beim Manne auch hier; reichliche Schweissdrüsen finden sich noch vor, was aber weiter aus ihnen, den Talgdrüsen und übrigen Hautorganen nach dem Eintritt derselben in den After wird, ist unbekannt; genug der untere Mastdarm geht aus der Einstülpung der äusseren Haut hervor und geht seine Verbindung mit dem Rectum wahrscheinlich in der Höhe der erwähnten unteren Mastdarmklappe ein, welche als Residuum der ursprünglichen Querscheidewand zurückbleiben mag. Vielleicht hängt es mit diesem Ursprunge der *Pseudomucosa* des Afters zusammen, dass ihr die Balgdrüsen fehlen, dass schweissdrüsenartige Gebilde oft tief hinaufreichen, dass pathologisch acinös verzweigte Drüsen in ihr auftreten, dass endlich die Zotten das Gepräge des einfachen, aber dichten Papillartextus annehmen. — Die Aftermündung und die Umschlagsstelle der äusseren Haut ist von dem willkürlich-unwillkürlich agirenden Sphincter externus umschlossen. Dicht über ihm schliesst sich der Sphincter internus an, nach unten besonders im zusammengezogenen Zustand aus einer dicken Lage unwillkürlicher Kreismuskeln bestehend, nach oben sich allmählig verdünnend, so dass er continuirlich in die Kreismuskelschicht des oberen Darmes übergeht. Im contrahirten Zustand hält er die Schleimhaut des Afters in Längsfalten gerunzelt, im erschlafften Zustande dagegen und so auch meistens nach dem Tode treten mehr oder weniger unregelmässige Querfalten hervor. Der After wird durch ihn zusammengeschnürt und verengt und durch Zurückhaltung der Faeces der darüberliegende Mastdarm erweitert. Die Abgrenzung ist indess keine plötzliche; besonders bei starker Anfüllung findet die Erweiterung allmählig statt. Hier wird nun der Sphincter internus durch die Gegenwart der Afterklappe in seiner Wirkung unterstützt. Dieselbe ist meist einfach und befindet sich in der vorderen Seitenwand des Mastdarmes, kurz vor dem Uebergange desselben in den verengten Theil. Ich habe sie auch wohl doppelt angetroffen, so dass die beiden Seitenklappen in verschiedener Höhe einander gegenüberlagen. Oft erscheint sie nur als eine schlaffe breite Schleimhautfalte; nicht selten dagegen ist sie dick und starr und enthält eine deutliche Unterlage kreisförmiger Muskelbündel. Dieselben sind von dem übrigen bereits verdünnten Sphincter abgezogen und tiefer gegen das Lumen des Darmes hereingerückt. So isolirt hervortretend, bilden sie den von Hyrtl beschriebenen Sphincter tertius. Unmittelbar über ihm findet die grösste Ausbauchung des Mastdarmes und die Bildung der vorderen Ampulle statt. An einer noch höher gelegenen Stelle die Bildung eines besonderen Sphinkters anzunehmen, ist nicht zulässig.

Die häufigsten Anomalien und Erkrankungen des

Mastdarmes betreffen den Aftertheil desselben. Als Bildungsfehler kommt die angeborene Verschliessung des Mastdarmes vor. Sie tritt hauptsächlich in folgenden Formen auf:

1. als *imperforatio orificii ani*, durch äusserlichen membranösen Verschluss des Orificium ani;
2. als *imperforatio ani*, mit Eröffnung des Rectum in die Blase oder die Vagina, bisweilen auch an einer tiefer gelegenen Stelle des Dammes, an der Wurzel des Scrotum, in der Fossa navicularis vaginae;
3. als *imperforatio recti*, durch blindsackige Endigung des Rectum, bei bald vorhandenem, bald fehlendem äusseren After. Im ersteren Falle kann eine an der Grenze zwischen dem mittleren und dem Aftertheil des Rectum quer ausgespannte Zwischenmembran die Scheidewand bilden, und es ist einfach die Verschmelzung zwischen dem eingestülpten und absteigenden Theil nicht zu Stande gekommen. Diess ist der seltenere Fall. Häufiger besteht ein theilweiser Mangel des Rectum oder eine strangförmige Obliteration des Zwischenstückes. Bei vorhandenem Defect ist das blinde Ende des Rectum meist mit der Nachbarschaft, der Blase, dem Scheidengewölbe, seltener an der inneren Fläche des Kreuzbeines verwachsen. Hat die Verschliessung ihren Grund in einer mangelhaften Bildung des Afters, so ist oft auch keine Spur davon angedeutet, während bei der bloss oberflächlichen Verwachsung des Orificium öfter eine Hervorwölbung, bei der inneren Verschliessung eine oft ganz normale Einstülpung stattfindet.

Die erworbene Verengerung des Rectum ist die Folge von vernarbten Geschwüren mit Einziehung der Schleimhaut und des Darmrohres, oder von Verdickung seiner Wände durch Geschwulstbildung in denselben. Derselbe Effekt kann auch bedingt sein durch Geschwülste, welche frei in das Lumen des Darmes hineinragen, oder welche von aussen her dasselbe comprimiren. Die Grundlage der narbigen Strictur bilden tief dringende Aetzungen oder Verbrennungen im Umkreise des Afters, oder andrerseits verschiedene Formen von **Geschwüren**, welche an verschiedenen Stellen im ganzen Verlauf des Rectum auftreten können. Diese Geschwüre sind ihrem Ursprunge nach hauptsächlich syphilitische, dysenterische, tuberculöse oder Hämorrhoidalgeschwüre. Die syphilitischen haben ihren Sitz im After, sind oft primäre, phagedänische Schanker, welche mit gleichzeitig virulenter Blennorrhoe verlaufen. Sie reichen selten über die untere Mastdarmklappe hinauf; diese wird zum wallförmigen Geschwürsrand und, ehe noch das Ulcus selbst geheilt ist, zur ringförmigen Geschwürsnarbe. In Folge der Verengerung aber entsteht oberhalb der Strictur durch Zurückhaltung der Faeces und Ausbreitung des benachbarten Entzündungsprocesses eine mehr oder weniger ausgedehnte consecutive Verschwärung [1]). Die secundär syphilitischen Geschwüre treten mit gleichzeitiger Verdickung und Induration der Wandung auf. Beide Formen kann man leicht für Krebs nehmen. — Die Hämorrhoidalgeschwüre haben ihren Sitz vorzugsweise in der vorderen Ampulle des Rectum oberhalb der Klappe; sie fliessen aus zahlreichen kleinen runden Geschwüren zusammen, sind flach, mit dünnem dunkelrothem Geschwürsrande, livider Injection der Umgebung, locker zerrissenem odematösen Geschwürsgrunde. Ausgedehnte Venen und Hämorrhoidalknoten finden sich nach dem After zu; der Darm ist im Ganzen, solange sie bestehen, erweitert; sie liefern ein reichlich eitrig, blutig blennorrhoisches Secret, welches theils zum After ausfliesst, theils durch Mastdarmfisteln, zu denen sie nicht selten Veranlassung geben. In dieser Form habe ich sie öfter gesehen; eine Verengerung scheint ihnen in der Regel nicht zu folgen. Diess ist häufiger bei den dysenterischen und tuberculösen Geschwüren der Fall. Jene dringen zwischen den Falten der Schleimhaut, durch die Muscularis bis auf die Serosa ein und veranlassen tiefe keilförmige Defecte, welche mit Verkürzung und Zusammenziehung des Darmes an der entsprechenden Stelle heilen. Die tuberculösen Geschwüre nehmen ihren Sitz vorzüglich über und unter den

[1]) S. Gosselin, *Arch. génerales, Déc.* 1854.

Klappen, gehen zunächst von den Drüsen der Schleimhaut aus, welche verschwären und gruppenweise zusammenfliessen; alsbald findet aber auch die Ablagerung granulirt erstarrender Tuberkelmasse durch die ganze Dicke des Darmes bis in die Serosa im Hintergrunde des Geschwüres statt. Sie sind von der Innenfläche uneben körnig anzufühlen und gürtelförmig im Querdurchmesser des Darmes ausgebreitet. Sie kommen in diesem Theil des Darmkanales eben nicht häufig vor, doch mitunter schon zu einer Zeit, in welcher die Tuberculose im übrigen Körper noch wenig ausgesprochen ist. Indem sie perforiren, veranlassen sie Fisteln; durch ihre Vernarbung wird der Darm soweit das Geschwür sich erstreckte in seiner ganzen Dicke schwielig verkürzt und veranlassen sie ringförmige Stricturen. Ich habe einen seltenen Fall der Art gesehen. Bei einem 50jährigen Manne, der lange an hartnäckiger Obstruction gelitten und endlich unter den Erscheinungen des Ileus gestorben war, hatte sich im Leben eine Strictur oder organische Verengerung im Laufe des Rectum nicht auffinden lassen, obwohl das Hinderniss allen Anzeichen nach nahe dem Ende des Darmes seinen Sitz zu haben schien. Eine elastische Bougie liess sich tief einführen, Wasser in grosser Menge sich einspritzen, ohne dass es neben der Röhre wieder ausfloss. Bei der Section fand sich der Darm bis zum Anfange des Rectum dicht unter der Flexura sigmoidea und dem Limbus arcuatus von Kothmassen enorm ausgedehnt; von dieser Stelle an war der Darm leer und dünn zusammengezogen. Unmittelbar unter der sackförmigen Erweiterung fand sich der Darm durch eine hart und uneben anzufühlende Narbe zusammengeschnürt. Dieselbe erschien auswendig theils pigmentirt, theils von sehnigen Narbensträngen durchzogen und liess noch einzelne indurirte Tuberkelkörner deutlich erkennen. Im Mesenterium fanden sich mehrere fettig verkreidete Lymphdrüsen. An der Innenfläche des Darmes war das Geschwür noch wund, die Schleimhaut über ihm wie abgeschnitten und unterminirt, ragte als ringförmige Klappe gegen das Lumen des Darmes herein; die Muscularis war im Geschwürskreise zerstört, so dass die Darmbewegung an dieser Stelle unterbrochen und auf die Aussenwand der Strictur geleitet wurde; ahmte man sie nach durch Druck von oben, so wurde von der Seitenwand her durch den ausgebuchteten Theil die Strictur geschlossen; goss man Wasser in den ausgedehnten Darmtheil, so wurde gleich Semilunarklappen die Schleimhautfalte niedergedrückt, und schloss das Lumen so vollständig, dass auch kein Tropfen in den Mastdarm drang. Umgekehrt wurde von unten her die Schleimhautfalte gehoben und konnte man bequem die Spitze des kleinen Fingers durchführen. Das Einlegen einer elastischen Röhre hätte die Defäcation möglich gemacht.

Es ist in chirurgischen Schriften vielfach die Rede von einer Periproctitis, einer Entzündung des umgebenden Zellgewebes des Mastdarmes, welche bald in Eiterung übergeht und dann entweder nach aussen durchbricht und sog. blinde Mastdarmfisteln verursacht, oder in das Rectum perforirt und eine innere Mastdarmfistel statuirt; bald auch soll sie zu einer äusseren schwieligen Verdickung der Mastdarmwand Anlass geben. Ich kenne bis jetzt eine solche Krankheit nicht, weder aus eigener Untersuchung, noch aus einer fremden Beschreibung nach zuverlässiger Autopsie. Alle Abscess- und Fistelbildung im Umkreise des Afters, welche nicht aus einer Durchbohrung oder ulceröser Durchlöcherung des Mastdarmes selbst hervorgeht, hat ihren Grund in einer Verschwärung oder traumatischen Perforation der Nachbarorgane, des Fundus vesicae, der Prostata oder der Samenblasen, der Scheide, oder einer Caries der benachbarten Knochen. Die Krankheiten aber, welche man auf einen solchen oder ähnlichen Ursprung nicht zurückführen kann, sind vielmehr aus einer primären Endoproctitis herzuleiten. Der Grund, dass man diesen Zusammenhang übersehen hat, liegt wohl darin, dass sie meist ziemlich hoch im Rectum, nämlich über der Afterklappe ihren Sitz hat, dass bei vorhandenen Fisteln die innere Oeffnung durch die gewulstete Schleimhaut öfter verlegt oder ihrer hohen Lage wegen vom Finger nicht erreicht wird, darin endlich, dass man so wenig gewohnt ist, bei Krankheiten des

Rectum das Speculum anzuwenden. Insgemein pflegen diese die Aufmerksamkeit der Chirurgen bis jetzt nur dann zu erwecken, wenn die Erscheinungen einer Strictur sich geltend machen, Polypen oder Prolapsus hervortreten, schmerzhafte oder blutende Hämorrhoidalknoten zu operiren sind. Die Mastdarmfisteln gehen bei her, sie werden eingeschnitten. Der Medicus purus aber hat noch weniger eine Ahnung von einem chronisch ulcerösen Process im Rectum und behandelt alle darauf bezüglichen Zufälle, Schmerzen im Rectum, häufig wiederkehrende schleimig blutige Ausleerungen u. s. w., als beiläufige Hämorrhoidalerscheinungen. Die Endoproctitis verläuft äusserst chronisch mit wechselnder Intensität; die Schleimhaut wird aufgelockert, unter vermehrter Absonderung und oberflächlicher Ulceration ihrer Drüsen in grösserem oder geringerem Umfange zerstört; die Wandungen werden weich infiltrirt neben gleichzeitiger Erweiterung des Lumens; die Aussenfläche des Darmes durch Bindegewebe-Adhäsionen verwächst inniger mit der Umgebung; durch Abscesse, welche in der Darmwand sich bilden oder stellenweise durchdringende Ulceration, entstehen Fisteln, welche gegen den Damm auslaufen; oder durch auswendige, sehnige Verschwielung und adhäsive Bindegewebsstränge entstehen Knickungen des Darmes mit Einziehung seiner Wand und Verengerung des Lumens; oder endlich durch Verwachsung mit dem Peritoneum, der Blase, der Vagina Perforationen in diese Höhlen. Man ist leicht geneigt, hinterher solche einfache Entzündungs- und Ulcerationsprocesse für Krebs zu halten, wegen der ausgebreiteten Ulceration und der stellenweise vorhandenen callösen Verdickung, welche doch nur auf narbiger Verdichtung beruht.

Auf die Bedeutung der *plica transversalis* für die Entwicklung von Stricturen oder skirrhöse Verengerung haben schon Arnold, Hyrtl, Tanchon aufmerksam gemacht. Einen durch seine Einfachheit bemerkenswerthen Fall der Art führt Kohlrausch an. Er fand bei einem Hingerichteten eine enorme Aussackung des Mastdarmes über der Stelle, wo die Falte zu sein pflegt. Bei näherer Untersuchung fand sich hier eine bedeutende

Strictur, die ihrer Härte wegen wie skirrhös erschien. Doch war die Schleimhaut gesund und bildete eine beträchtliche Dupplicatur. Die Kreisfaserschicht der Darmmuskeln ging in dieselbe ein und bildete einen harten, hypertrophischen Muskelring, welcher mehrere Linien dick war. Die Longitudinalfaserschicht ging brückenförmig über die eingeschnürte Stelle hinweg und war nicht von ungewöhnlicher Dicke. Der Zwischenraum aber zwischen der Längs- und Zirkelschicht war von Zellstoff angefüllt [1]).

Die mehrfach erwähnten Mastdarmfisteln haben zwar oft ihren Ausgang von Ulcerationen im mittleren Theil des Rectum oberhalb der Plica transversalis; in den meisten Fällen jedoch münden sie im unteren Theil oberhalb des Sphincter externus ein. In diesem Fall ist der Fistelgang in der Regel einfach, kurz und die äussere Oeffnung dicht am Anus. Die pathologische Anatomie derselben ist noch durchaus nicht hinlänglich bekannt. In einzelnen Fällen gehen sie von Geschwüren, tuberculösen oder dysenterischen aus, häufig sind sie mit Contractur des Sphincters verbunden und mag eine primäre Fissur der Schleimhaut die Grundlage geben, doch ist wieder in anderen Fällen von alle Dem Nichts zu bemerken. Die Schleimhaut und das Zellgewebe im Eingange des Afters sind übrigens so gefässreich, die Gefässe selbst so häufig saçkförmig ausgedehnt, verschlungen und korkzieherförmig gewunden, die Verbindung mit der Kreismuskelschicht so dehnbar und locker, dass hier leicht locale Entzündungsheerde und Abscesse sich bilden können, sei es, dass sie von einzelnen Drüsen ausgehen oder primär im Zellgewebe entstehen. Sie münden mit feiner, bisweilen etwas warzig vorgetriebener Oeffnung nach innen, dringen zwischen den Bündeln des Sphincter externus und internus durch und

[1]) Man wird übrigens nach plötzlichen Todesfällen kräftiger Individuen in Folge der andauernden starken Muskelstarre, wie am Herzen, am Pylorus, so auch am Rectum die Muskelschicht stärker zusammengezogen und dicker finden, als wenn der Tod nach langem Krankenlager durch allmählige Erschöpfung erfolgt ist. Eine Hypertrophie des Sphincter superior ohne Spur eines Schleimhautleidens oder narbiger Verdickung der Bindesubstanz bleibt immer ein Ausnahmsfall.

öffnen sich neben jenem nach aussen. Man kann sie ohne Gefahr sammt der ganzen von ihnen eingeschlossenen Darmwand spalten. — Die Mastdarmfisteln dagegen, welche oberhalb des Sphincter superior von ausgedehnteren Ulcerationen entstehen, communiciren bisweilen mit mehreren Oeffnungen nach innen; sie haben die ganze Dicke des Dammes zu durchsetzen und theilen sich oft in mehrere Seitengänge; sie senken sich oberhalb des Levator recti längs der äusseren Darmwand herab, durchbohren die Fascia media an ihrer Anheftung und münden in der Nähe des Afters, oder sie werden auch durch die Fascie aufgehalten und senken sich hinter dieselbe zur Gesässfurche herab. So trifft man oft mehrere und sehr entfernte Oeffnungen. In solchem Falle den ganzen Damm vielleicht mehrfach quer zu durchschneiden, der Gefahr einer Verletzung der *a. haemorrhoidalis media* und *inferior* sich auszusetzen, oder grössere keilförmige Stücke zur Verbindung der Hautbrücken auszuschneiden, ist keine geringfügige Operation. Vielleicht reicht es auch hin, die langen Fisteln, aber bis in's Lumen des Darmes, nur einzuschneiden, ohne den Damm und die Darmwand vollständig zu spalten. Immer wird man aber bei diesem neuerdings empfohlenen Verfahren den Zustand des Darmes im Inneren desselben besonders zu berücksichtigen und zu behandeln haben. Ohne dieselbe wird man auch nach vollständiger Durchschneidung nicht immer auf gleichzeitige Vernarbung der inneren Ulceration rechnen dürfen und über kurz oder lang eine Neubildung der Fistel befürchten müssen.

Eine krampfhafte Strictur entsteht am Ausgange des Rectum in Folge von Fissuren seiner Schleimhaut durch Contractur der Sphincteren, insbesondere des Sphincter externus. Sie begleitet als Tenesmus die dysenterische Affection des Rectum, tritt aber dann im Allgemeinen nur während oder unmittelbar nach dem Austritt reizender Faecalmaterie über die entzündete und erodirte Schleimhautfläche ein. Hier ist sie permanent und durch tiefer einschneidende Wundrisse bedingt, welche meist versteckt in den Längsfalten des Orificium ani sich befinden. Wird die

Fissur geheilt, so hört auch die spastische Zusammenziehung des Sphincter auf; indessen scheint auch die letztere auf die Unterhaltung der Fissur von so tiefem Einfluss zu sein, dass nach Durchschneidung des Muskels, selbst wenn sie nach Blandin subcutan geschieht, nicht allein die schmerzhaften Zufälle weichen, sondern auch die relaxirte Fissur nun ohne weiteres Zuthun heilt. Man schneidet am besten in die Fissur selbst ein und richtet den Schnitt auf die eine oder andere Seite des Os coccygis zu, bis die Spannung aufhört.

Ein der Zusammenziehung und Verengerung des Darmes entgegengesetzter Zustand ist der Prolapsus recti. Meist ist es nur die locker anliegende Schleimhaut, welche insbesondere bei Kindern in Form einer rothen Beere nach jedem Stuhlgange heraustritt, und wenn sie nicht reponirt wird, auch vorliegen bleibt. Sie kann mit einem Polypen des Rectum verwechselt werden, zumal die vorgetretene Geschwulst nicht selten an ihrem Hals stielförmig zusammengeschnürt ist; allein an ihrer unteren Spitze befindet sich ein Grübchen, durch welches man unmittelbar in den After eingeht, auch nimmt man im Inneren desselben nach der Reposition von einem Polypen Nichts mehr wahr. — Bei Erwachsenen ist oft der Sphincter sehr erschlafft, von Hämorrhoidalknoten besetzt; es besteht eine Blennorrhoe und häufig auch profuser Blutabgang, und die Schleimhaut stülpt sich in mehrfachen Falten wulstig hervor. Die Geschwulst ist ringsum blindsackig abgegrenzt auf ihrer Spitze trichterförmig eingezogen und in ihrer Axe kanalisirt. Bisweilen scheint der obere Theil des Rectum in seiner ganzen Dicke durch Invagination in den unteren sich einzustülpen und so zum After hervorzutreten. Der Vorfall kann so gross, der paralytische Zustand der Sphincteren so erheblich sein, dass der Darm auch nach der Reposition ohne Bandage garnicht zurückzuhalten ist. Längere Zeit der Luft, der Reibung und Zusammenschnürung ausgesetzt, nimmt die Schleimhaut eine mehr livide Färbung an, wird hart und stellenweise excoriirt. — Die oft sehr ausgedehnten Venen machen die Operation durch Schnitt oder das Ausschneiden keilförmiger

Stücke aus der Schleimhaut selbst mit nachfolgender Zusammenheftung öfter bedenklich. Die Anwendung von flüchtig ätzenden Mitteln scheint in dieser Beziehung den Vorzug zu verdienen. Auch hat man in Fällen von hochgradig paralytischem Prolapsus mit Erfolg die electrische Reizung in Anwendung gebracht [1]).

Die Gefässe, welche zum Rectum gehen, die benachbarten Venenplexus, sind uns zum grössten Theil bekannt; nur ihre Ausbreitung im Rectum selbst erheischt noch vorzüglich in ihrer Beziehung zur Hämorrhoidalerweiterung nähere Angabe. Die *a. haemorrhoidalis externa* vertheilt sich an den After und die Sphincteren, das Venennetz, welches aus ihr zusammenfliesst, umkränzt das Orificium ani, verbreitet sich aber nicht weiter in der Schleimhaut, sondern es treten die zusammenfliessenden Stämmchen sofort nach aussen und bilden die V. haemorrhoidalis externa, welche in die Pudenda mündet. Die *a. haemorrhoidalis media* versorgt nicht allein den unteren mittleren Theil des Rectum, zu welchem sie quer nach einwärts tritt, sondern auch die ganze Schleimhaut des untersten Abschnittes. Aus ihr fliesst ein starker *plexus haemorrhoidalis inferior* zusammen, welcher schlingenförmig über dem Sphincter externus beginnt und in starken durch Queranastomosen verbundenen Stämmen oberflächlich in und unter der Schleimhaut aufsteigt. Er mündet in den *plexus haemorrhoidalis superior* zwischen dem Fundus vesicae und Ampulle des Rectum. Zwischen dem Venenkranz am After und dem Plexus seiner Schleimhaut scheint, soweit ich einzelnen Injectionspräparaten trauen darf, eine directe Anastomose nicht stattzufinden. Dagegen verbreiten sich einzelne Zweige der *a. haemorrhoidalis superior*, welche aus der A. mesaraica inferior stammt, tief nach abwärts und die aus ihr entstehenden Venen nehmen Theil an der Bildung des Plexus haemorrhoidalis inferior. Mögen sie nun auch ihr Blut zum Theil abgegeben an den Plexus haemorrhoidalis superior und die V. hypogastrica, so bleibt doch immer die Verbindung mit der Vena mesaraica inferior, welche zur Pfortader führt. Man fürchtet diese Ver-

[1]) Demarquay, *Revue thérap. t. II, p.* 652, 1854.

bindung und ich habe selbst nach Excision von scheinbar oberflächlich gelegenen Hämorrhoidalknoten rasch tödtliche Phlebitis mit secundären Abscessen in der Leber entstehen sehen. Zu einer Blutstauung in diesen Venen ist zu Folge ihrer anatomischen Ausbreitung, Lagerung, Abzugsverhältnissen leicht eine andauernde Veranlassung gegeben. Sie schwellen in Folge dessen an, werden varicös und sackförmig ausgedehnt, treten in der äusseren Haut oder der Schleimhaut als bläuliche Knoten hervor; durch Blutabgang collabiren sie vorübergehend, allein die Wandungen bleiben ausgedehnt und füllen sich leicht wieder. Indem sie zwischen den Fasern der Cutis hervortreten, können sie mehr oder weniger abgeschnürt werden; ihre Wandung verdickt sich, das Blut gerinnt in ihnen und sie bilden dann feste, öfter geschrumpfte Knoten. Für sich veranlasst diese Hyperämie und Gefässerweiterung durch Rückstauung eine vermehrte Secretion, chronische Entzündung der Schleimhaut, Blutungen, Verschwärung, Prolapsus mucosae; gesellt sich aber unter solchen Verhältnissen ein traumatischer Eingriff hinzu, so wird ein aus unzähligen Venenarmen zusammengesetztes Venenbett davon betroffen, welches entweder durch rasche Eiterbildung innerhalb der Venen reagirt, Eiter, welcher wieder durch benachbarte Zuströmungen fortgeschwemmt wird, oder es tritt eine so furibunde Darmentzündung ein, dass, wie ich in einem Falle sah, in wenig Tagen die ganze Schleimhaut bis hoch hinauf in den Dünndarm brandig werden kann. Unter diesen Umständen ist man auch in neuerer Zeit von der Unterbindung und Excision der Hämorrhoidalknoten zurückgekommen und wendet nur noch solche Mittel an, welche sofort auch eine Obliteration des Lumens herbeiführen und die nachfolgende Entzündung local beschränkt halten.

Polypen des Rectum kommen schon im frühen Kindesalter häufig vor. Meist sind es stielförmig ausgezogene und geschwellte Schleimhautfalten mit reicher Entwicklung der Gefässschlingen und des submucösen Bindegewebes. Billroth fand auch die Drüsen der ausgesackten Schleimhaut stark vergrössert. Der Stuhlgang ist meist schmerzhaft, die Polypen werden dabei hervorgedrängt und Blut aus ihnen, wie aus einem Schwamm hervorgepresst. Es ist rathsam, sie vor der Excision zu unterbinden. — Bei Erwachsenen kommen Mastdarmpolypen vor, welche sich ausserhalb der Schleimhaut, in der Muscularis oder der auskleidenden Bindegewebsmembran entwickelt haben. Sie haben die Textur fibröser Geschwülste und drängen, indem sie an Umfang zunehmen, unter Vorstülpung der Schleimhaut in das Lumen des Mastdarmes herein. Durch die Defäcation können sie dann mehr und mehr gestielt hervorgedrängt werden, so dass sie als frei hängende, kugelige, derbe Geschwülste zum After hervortreten. Fock beschreibt eine polypenförmig in's Rectum hereinragende Geschwulst, deren grössere Masse indessen noch ausserhalb desselben im Damm gelegen und verwachsen war, so dass die Exstirpation nicht ohne einige Schwierigkeit gelang. Sie erwies sich als Krebsknoten.

Die krebshaften Geschwülste des Mastdarmes kommen ziemlich häufig vor und sind ausgezeichnet durch ihre verhältnissmässige Gutartigkeit, besonders wenn sie im unteren Theil des Rectum ihren Sitz haben. Sie treten überhaupt an drei Stellen des Mastdarmes am häufigsten auf: im After, dann in der Ampulle des Rectum, dicht über der Afterklappe, und endlich im Anfange des Rectum in der Gegend der oberen Mastdarmklappe. Es ist ein alter chirurgischer Erfahrungssatz, dass der Krebs des Mastdarmes selten die Peritonealgrenze nach aufwärts überschreite und bezieht sich diese Annahme durchweg auf den Krebs des unteren Abschnittes, welcher eben am häufigsten zur chirurgischen Beobachtung und überhaupt am öftersten vorkommt. Es ist aber nicht das Peritoneum, welches ihm eine Schranke setzt, sondern die präexistirende anatomische Grundlage. Der Krebs nämlich, welcher den Schliesstheil des Rectum einnimmt, ist in den meisten Fällen ein Cancroid und zwar ein Hautkrebs, ausgehend von den hier vorhandenen besonderen Drüsenformen und in einer hypertrophischen Wucherung derselben bestehend. Anderen Fällen mag eine Degeneration des Papillartextus zum Grunde liegen; doch untersuchte ich bisher nur Fälle mit deutlich acinöser Bildung. Wo diese Organe aufhören vorhanden zu sein, an der Plica transversalis, da hat auch die gleichartige Erkrankung ihren Boden verloren. Im Process ihrer Hypertrophie überwiegt bei den Drüsen bald die zellige Anfüllung, bald die Schlauchbildung, und ist die Geschwulst dem entsprechend bald weicher und mehr zum Zerfallen geneigt, bald härter und trockener. Im letzteren Falle namentlich ist auch die Muscularis und das umgebende Bindegewebe oft bedeutend hypertrophisch und verdickt, der Darm beträchtlicher verengt; er wird rigid und langgezogen. Die Blindsäcke der Drüsen findet man oft bis tief in die Muscularis hineingetrieben; ihr Inhalt ist bald ein an der Oberfläche fettig zerfallender Zellenbrei, bald sind sie durch colloide Secret- und Exsudatfüllung cystenartig geschwellt. Meist erstreckt sich die Geschwulstbildung an der einen oder anderen Seite höher hinauf; in einem Falle fand ich sie als röthlichen Wulst ringförmig auf den Lippensaum des Orificium beschränkt und die acinöse Structur so vollkommen entwickelt, dass sie als Model dafür hätte dienen können. Auch liess sich in diesem Fall der Ausgang derselben von den Schweissdrüsen in der *rima ani* durch allmählige Uebergänge sehr deutlich erkennen. Uebrigens ist beim Mastdarmcancroid die drüsige Form der Erkrankung vorzugsweise leicht nachzuweisen.

Nimmt die Krebsbildung den mittleren oder oberen Theil des Rectum ein, so ist sie im Allgemeinen viel weniger gleichmässig ausgebreitet, sondern nimmt als wahrer Krebs entweder in mächtigen, gegen den Darm zu ausgehöhlten, erweichten Knoten eine beschränkte Stelle meist der vorderen Darmwand ein, senkt sich gegen den Douglasischen Raum, verwächst und perforirt mit der Blase, der Vagina, oder oberen Darmschlingen unter Absetzung von Krebsmasse auch in deren Wandung, oder sie umgiebt ringförmig als skirrhöse Verdickung insbesondere die Klappenregion. Auch diese Formen sind mit Verengerung des Darmes verbunden, während oberhalb sich ein von zerfallener Krebsmasse umgebenes ulcerirtes Cavum bildet. In prognostischer und diagnostischer Hinsicht scheint es mir auch nicht unwichtig, ob an der Stelle der früheren Verhaltung später ein unwillkürlicher Kothabgang eingetreten ist: er bedeutet nicht bloss Erschlaffung und Paralyse, sondern Zerstörung der Sphincteren durch Carcinom. Ebenso sind Blutungen aus dem carcinomatösen After häufig, dagegen selten beim Cancroid.

Wir haben schliesslich noch der fremden Körper im Rectum zu gedenken, welche bald als ursprüngliche Darmconcretionen vom oberen Theil allmählig zum Rectum herabgeschoben sind, während ihres Durchzuges heftige Kolikanfälle verursachen und schliesslich im Mastdarm unverrückbar aufgehalten werden können, bald und häufiger aber von aussen durch den After eingebrachte Stäbe und Instrumente sind. Bei einem etwa 50jähr. Manne fand ich zufällig in der Leiche eine etwa 4 Zoll lange gebogene, dicke Pfeifenspitze von Horn im Rectum. Mit ihrem dicken knopfförmigen Ende hatte sie die vordere Mastdarmwand und den Fundus vesicae durchbohrt und ragte zugleich als fremder Körper frei in die Blase, während sie mit ihrem breiteren Schraubstück über dem Sphincter externus im After sich festgesetzt hatte. Es bestand eine Mastdarmblasenfistel und war durch den Reiz des fremden Körpers sowohl die Muskelschicht der Blase zu mächtigen Säulen hypertrophirt, als auch die Schleimhaut vehement entzündet und zu dicken intensiv gerötheten polypösen Wülsten hervorgetrieben.

Ausser den besprochenen Hernien, Senkungen und Geschwülsten im Inneren der Beckenorgane, kommen in der Dammgegend noch andere hiervon unabhängige Geschwulstformen vor. Im Mai 1851 präsentirte sich in Langenbeck's Klinik ein Mädchen von 23 Jahren mit einer Geschwulst im rechten Labium majus. Im Alter von 8 Jahren hatte sie im Beckengrunde und der rechten Schaamlippe, während sie in der Schule war, plötzlichen Schmerz empfunden. Ob ein Stoss oder sonst mechanische Ursache vorausgegangen war, ist unsicher. Es entstand eine kleine, feste, im Labium eingebettete Geschwulst, welche erst später zufällig entdeckt wurde. Vor nicht langer

Zeit traten Zufälle von Darmeinklemmung auf und wurde die Geschwulst für eine Hernie gehalten. Sie ist glatt, hart, rundlich, verlängert sich mit einem Stiel zum Annulus inguinalis, ohne dass indessen sich der Fortsatz in den Kanal selbst verfolgen lässt. Der Umfang der Geschwulst ist grösser, als der eines Ovarium, auch nicht abgeplattet. Auf eine Incision fand sich die Geschwulst ohne Balg, ringsum fest mit dem Zellgewebe verwachsen; viele erweiterte Gefässe verbreiteten sich im Umkreise und mussten durchschnitten werden. Die exstirpirte Geschwulst hatte ovale Form, war 2″ lang und 1′ breit, auf der Oberfläche höckerig, auf dem Durchschnitt zum Theil glatt, weisslich glänzend, zum Theil gleichmässig blutroth, wie ein condensirtes Blutcoagulum, welches sich in seine Bestandtheile gesondert hat. Ausgewaschen wurde sie porös, wie erectiles Gewebe. Bei der Untersuchung liess sich ausser deutlich entwikkelten Bindegewebssträngen eine zusammengesetztere Textur nicht erkennen. — Eine ganz ähnliche Geschwulst kam bei einem Manne in den dreissiger Jahren vor und hatte ihren Sitz gleichfalls an der rechten Seite des Dammes dicht hinter der Wurzel des Scrotum. Man hatte sie für eine einfache Zellgewebsgeschwulst gehalten und früher schon die Exstirpation versucht, es war aber eine so beträchtliche Blutung eingetreten, dass die Aerzte ein Aneurysma spurium oder dergl. geöffnet zu haben glaubten und von der Vollendung der Operation abstanden. Die Blutung konnte nur mit Mühe durch Druckverband gestillt und der anämische Kranke wieder in's Leben zurückgerufen werden. Auch jetzt musste, wie in dem vorigen Falle, die Geschwulst sehr schnell exstirpirt werden, um sie aus dem Gefässverbande zu trennen und dem starken Blutverluste zu begegnen. Dieser stand, sowie die Geschwulst entfernt war, ohne dass nur eine namhafte Arterie unterbunden zu werden brauchte. Sie hatte auf dem Durchschnitte ein grossentheils dunkelrothes, lockeres, weitmaschiges Aussehen und enthielt viel grösstentheils flüssiges Blut. — Zu bemerken ist, dass in beiden Fällen die Geschwulst aus der Gegend des Bulbus sich entwickelte, so dass es, besonders im letzteren Falle, wohl den Anschein hatte, als sei es der vergrösserte Bulbus selbst, von dem sie ausgegangen wäre. Am wahrscheinlichsten würde man sie wohl als cavernöse Geschwülste bezeichnen, welche von den Venen des Plexus pudendalis sich hervorgebildet hätten. Im ersteren Falle könnte sie auch ein theilweise organisirtes Episeohämatom gewesen sein.

Zu den seltenern und tiefer sitzenden Geschwülsten der Dammregion gehört auch das Vorkommen des *foetus in foetu*. Er haftet im Inneren des Beckens meist in der inneren Kreuzbeingegend und drängt von hieraus meist unter der Incisura ischiadica minor weg zur Beckenapertur heraus. In einem Falle war er in's Rectum übergetreten und als Polyp des Mastdarmes exstirpirt [1]). Meist bildet er eine mehr oder minder umfängliche gestielte Geschwulst, welche in der Umgegend des Kreuz- und Sitzbeines die äussere Haut unverändert und beweglich nach sich zieht. Man fühlt eine teigig unebene, aus einzelnen beweglichen Theilen von ungleicher Consistenz zusammengeballte, vom Becken nicht völlig isolirbare Masse. Im Stiel verlaufen öfter einzelne stärkere Gefässe, so dass die Geschwulst mit der Zeit, wenn auch langsam an Umfang zunimmt. Uebrigens ist sie eingebalgt und enthält ausser reichlichem Fettzellgewebe noch Knochen und Hautgebilde, öfter Andeutungen verunstalteter Gliedmaassen. Die grösste Geschwulst der Art wurde wohl von Pitha bei einem 16jähr. Mädchen operirt [2]); sie wog 20 Pfd.; ein anderer merkwürdiger Fall von Doppelbildung ohne vollständige Einkapselung wurde von Prof. Schuh operirt [3]); ein dritter von Laugier [4]).

Zu den gleichfalls seltenen, dieser wie der Hals- und Nackengegend indessen besonders eigenen Geschwülsten gehören die

[1]) *Gaz. d. hôp. No.* 102, 1850.

[2]) Prag. Vierteljahrschr. Bd. 1, 1850.

[3]) Wien. Wochenschr. No. 51, 1855.

[4]) *Gaz. d. hôp. No.* 48, 1855. Auch die von Prof. v. Wittich in der Monatsschr. für Geburtsk. V, 3, 1855 beschriebene mehr als kindskopfgrosse Sacralgeschwulst bei einer frühzeitigen Frucht vermag ich für nichts Anderes zu halten, als einen desorganisirten Foetus in foetu. Eine angeborene Geschwulst

angeborenen Cystenhygrome der Sacralgegend. Sie nehmen regelmässig innerhalb des Beckens zwischen dem Mastdarm und Kreuzbein ihren Ursprung, werden um das Os coccygis und Ligamentum sacro-tuberosum nach aussen gedrängt und mehr oder weniger auf die hintere Fläche des Kreuzbeines umgeschlagen. Sie bilden unter der unversehrten Haut gespannte, fluctuirende seröse Säcke und verlieren sich zwischen dem After und Gesässfalte im Damme ohne bestimmte Grenze. Durch Eingehen in den After kann man ihre gespannte Blase aufwärts verfolgen. Sie enthalten klares Serum. Das Nähere über ihren genetischen Zusammenhang ist nicht bekannt. In einzelnen Fällen ist die Geschwulst auch aus zahlreichen einzelnen Cystenblasen zusammengesetzt gefunden, was natürlich in chirurgischer Beziehung der schlimmere Fall ist [1]).

Obwohl eine dem *descensus testiculi* entsprechende Ausstülpung des Peritoneum beim Weibe nicht stattfindet, soll doch neben dem ausserhalb des Peritoneum gelegenen Lig. rotundum ein Fortsatz des Peritoneum beim Foetus mit in den Leistenkanal eintreten, das sog. *diverticulum Nuckii.* In dessen Höhle soll sich nach Paletta, Bends, Broca die der Hydrocele congenita beim Manne entsprechende angeborene Cystengeschwulst der grossen Schaamlippe und des Leistenkanales entwickeln. Eine andere Form des Wasserbruches der Schaamlippe communicirt nicht mit der Bauchhöhle, soll aber entweder ebenfalls in der abgeschnürten Verlängerung des Bauchfelles oder frei im Zellgewebe der Schaamlippe sich entwickeln können. Das letztere ist einigermaassen zweifelhaft, so lange nicht ein alter Bruchsack, ein anomaler Schleimbeutel, eine hydropisch ausgedehnte Vulvovaginaldrüse den geschlossenen Sack dazu hergeben. Ausnahms-

in dieser Gegend mit Haut und Haar und Knochengewebe, aus einzelnen Massen zusammenhängend, für einen Alveolarkrebs zu erkennen, weil man auch ein theils gallertig, theils mit flüssiger Zellenmasse gefülltes Maschenwerk von Bindegewebe darin findet, ist durchaus befremdend. Das kommt davon, wenn man die Diagnose des Krebs dermaassen feilgeboten findet.

[1]) S. Wernher, die angeborenen Cystenhygrome, Giessen 1843; Lehmann in der Deutsch. Klinik No. 18, 1852.

weise möchte ein Bluterguss, der übrigens häufiger als Thrombus im Scheideneingange aus einem geborstenen Varix, oder über knöcherner Unterlage auf dem *ramus horizontalis* aus mechanischer Ursache entsteht, auch unter der Fascie der grossen Schaamlippe in hinreichender Menge gerinnen und einen apoplektischen Heerd zu bilden, der durch Einkapselung in eine Hämatocele und Hydrocele sich umwandelt.

Aus der Tiefe der grossen Schaamlippe der einen oder anderen Seite hat man mitunter fibröse Geschwülste sich entwickeln sehen, welche bei unversehrter, jedoch gedehnter Haut meist gestielt und wenig beweglich aufsitzen, öfter gelappt sind und beträchtlichen Umfang erreichen können. Auch ihnen liegt öfter eine traumatische Ursache zum Grunde — Langenbeck operirte einen Fall, der einem Stoss auf den Sattelknopf zugeschrieben wurde — und möchte wohl eine Contusion oder theilweise Ruptur der starken sehnigen Verbindung von Fascien, Muskeln und Periost am Schaambogenrande dazu Veranlassung geben, wesshalb sich die Geschwülste auch öfter gegen die Vulva hinein entwickeln.

Die Elephantiasis besteht in einer gleichzeitigen einfachen, nicht umschriebenen Bindegewebsgeschwulst und Hypertrophie der äusseren Haut, befällt beide Schaamlippen, sowie auch das Scrotum. — Die Clitoris wird, wie der Penis, mitunter vom Krebs befallen; übrigens ist besonders auch der Hautkrebs dieser Theile selten. Der sog. Schornsteinfegerkrebs am Scrotum und von Huguier auch einzelne Formen von Esthiomenus vulvae werden als Formen desselben betrachtet. Lipomatöse Auswüchse und Balggeschwülste kommen nicht so häufig vor, als man vielleicht erwarten möchte, desto mehr Furunkeln. In der Gegend des Afters begegnet man auch der Cutis pendula und dem Molluscum. Ein Beispiel der letzteren Art, bestehend aus einer acinösen Hypertrophie der Schweissdrüsen, zeigte mir Broca. Ausschlagskrankheiten der verschiedensten Art nehmen am Damm, am After und den Sexualorganen vielfältig ihren Sitz. Wir erwähnen des häufigen Vorkommens der Krätzmilbe auf der Glans und dem Präputium penis; der hartnäckigen Formen von Lichen circumscriptus am Scrotum, den äusseren Schaamlippen und der inneren Schenkelbeuge, welche nach v. Baerensprung öfter auf Pilzvegetation beruhen [1]), der erythematösen Entzündung, welche bei Harnfisteln oder auf Märschen bei reichlicher Absonderung der Schweissdrüsen und Reizung der Haut durch Reibung der Kleidungsstücke oder Tränkung der Haut mit blennorrhoischer Absonderung aus der Vulva oder dem After so häufig belästigt; endlich der breiten und spitzen Condylome, welche letztere bisweilen in die Drüsenbälge der Haut sich einsenken und in der Form einer Acne indurata äusserst hartnäckig bestehen, oder in Form von krausen rothen, gefransten Vegetationen die Vulva oder den Anus umgeben. Ich sah sie einst bei Blandin in einer mehr als zwei Fäuste grossen dick gestielten, blumenkohlartigen Geschwulst am After hervorgewachsen, so dass B. ihres Gefässreichthums wegen Bedenken trug, sie zu excidiren und mit einer Ligatur umschnürte.

Zum Schluss dieser Abtheilung erwähne ich noch der in der Beckenregion auftretenden Echinococcusbälge, welche nach den verschiedensten Seiten hin Geschwulst und Durchbruch veranlassen können. Charcot [2]) hat darüber 9 Beobachtungen gesammelt. Darnach entwickeln sie sich meist im subperitonealen Zellgewebe und zwar beim Manne zwischen dem Rectum und der Blase, beim Weibe zwischen der Vagina, dem Rectum und Uterus. Sie besitzen eine von dichtem Fasergewebe gebildete Hülle, gehen stets Verwachsungen mit den Nachbarorganen ein und comprimiren diese. Der Uterus wird nach oben und vorn gegen die Schaamgegend hin dislocirt. Nehmen die Cysten an Umfang zu, so können sie sich entzünden, vereitern, die Wandungen ulceriren und meist in das Rectum, seltener in die Blase, nach keinem bis jetzt bekannten Falle in die Vagina oder die Peritonealhöhle sich entleeren. In einzelnen Fällen hat man das Hydatidenknistern durch Touchiren wahrnehmen können, in

[1]) Charité-Annalen.

[2]) *Gaz. méd.* 35 u. ff. 1852.

anderen geschah die Entdeckung zufällig bei Gelegenheit der Punction der Geschwulst, als eine Schaar von Hydatiden herausrollte. Sie veranlassen Stuhlverstopfung, Ischurie und Urinverhaltung, Menstruationsstörungen u. s. w. Jarjavay [1]) erwähnt, er habe im Jahre 1839 in den Sälen des Hôtel-Dieu eine umfangreiche Hydatidengeschwulst gesehen, welche im spongiösen Gewebe des Hüftbeines sich entwickelt hatte und quer durch die vordere Bauchwand mit derselben Behutsamkeit, welche man für die Unterbindung der Art. iliaca befolgt, eröffnet wurde. Die innere Knochentafel war soweit absorbirt, dass man nach Durchschneidung des M. iliacus sofort auf den Hydatidenbalg gelangte. — In Langenbeck's Klinik kam einst ein Mann mit einer prall fluctuirenden Geschwulst an der äusseren Seite des rechten Hüftbeines unter den Gesässmuskeln. Auf eine gemachte Punction floss eine krystallklare, grünliche Flüssigkeit aus. Eine solche ist unter Umständen bei hydropischer Auflösung der Hydatiden nach B. Cooper characteristisch; auch war keinerlei Anzeichen vorhanden, welches auf einen Congestionsabscess oder eine Caries oder Nekrose der Beckenknochen hindeutete. Die Gegenwart von Bernsteinsäure in der Hydatidenflüssigkeit war damals noch nicht bekannt, um zur Feststellung der Diagnose dienen zu können; auch kehrte der Kranke selbst nach einmaliger Entleerung der Flüssigkeit zu weiterer Beobachtung nicht wieder.

[1]) *Anat. chir. t. II. p.* 303.

Die Unterextremitäten.

Der Oberschenkel und das Hüftgelenk.

Die Länge der Oberschenkel vom Hüftgelenk bis zum geraden Durchschnitt des Kniegelenkes unter dem Apex patellae beträgt bei regelmässigem Körperbau und bei Erwachsenen ungefähr den vierten Theil der Körperhöhe oder ebensoviel als Unterschenkel und Fusshöhe zusammengenommen. Der Vorderarm mit der gestreckten Hand ergiebt die gleiche Länge. Uebrigens finden in diesem Verhältniss des Rumpfes zu den Gliedern zahlreiche individuelle Abweichungen statt. Besonders findet man häufig unverhältnissmässig lange Extremitäten bei kurzem Rumpf und ebenso umgekehrt, jedoch immer auf beiden Seiten harmonisch. Als Hemmungsbildung kommt es vor, dass nur der Oberschenkelknochen und nur auf einer Seite abnorm kurz oder selbst nur rudimentär entwickelt ist. Wir werden sehen, wie er durch pathologische Vorgänge verkürzt, vielleicht auch wirklich verlängert werden mag. — Durch die Weichtheile fühlen wir vom Schenkelknochen nur den Trochanter major und die Condylen freier hervorragen. Er ist es indessen, der dem Oberschenkel seine durch die Anlagerung der Muskeln und Weichtheile gegebene, abgerundete, nach unten konisch sich zuspitzende Form erhält. Jede Abweichung des Os femoris von seiner normalen Axe bedingt eine unförmliche Einbiegung oder Hervorwölbung in der äusseren Gestalt des Schenkels. Da der Kopf und Hals des Knochens in einem abgerundeten, nach innen offenen Winkel dem Körper desselben eingefügt sind, so weicht der Knochen von der geraden Verbindungslinie seiner Endpunkte nach aussen ab, und da diese zugleich die Schwerlinie ist, so erhält der ganze Schenkel ein natürliches Uebergewicht nach aussen. Dieses macht sich auch geltend in der normalen Auswärtsstellung desselben und wird noch dadurch erhöht, dass seine Anheftung am Becken vom Schwerpunkte desselben zur Seite vorgeschoben ist. Sie nimmt zu, je mehr die Beckenstellung selbst durch Seitendrehung nach vorn oder Rückwärtsneigung den Schenkel vor die Schwerlinie des Körpers drängt. Er selbst wird hierdurch aus dem Perpendikel seiner eigenen unabhängigen Schwere abgelenkt nach vorn, und bekommt daher die Neigung, sobald er ihr selbst überlassen ist, in dieselbe zurück, seitwärts nach hinten zu fallen. Diess Uebergewicht spricht sich chirurgisch am deutlichsten aus bei den meisten Schenkelfracturen, im Allgemeinen auch bei der Femorocoxalgie, und zumal häufig bei congenitalen Luxationen; noch so oft geradegestellt oder eingerichtet, behält der Schenkel immer die Neigung nach aussen zurückzusinken. Bald überwiegt die Richtung nach hinten, bald die Auswärtsrollung; die Muskelaction tritt ihr bald entgegen, z. B. durch Adduction des Schenkels, bald unterstützt sie dieselbe durch Fixirung des Gliedes in der falschen Stellung als Abduction, Verkürzung, Rotation nach Aussen.

Nimmt man ein frei hängendes Skelet mit beweglich eingefügten Gliedern zur Hand, so ist es leicht, sich davon zu überzeugen, wie durch Senkung einer Seitenwand des Beckens die entsprechende Extremität tiefer sinkt oder, wie man sagt, verlängert wird; wie ferner durch Vorschieben derselben Beckenhälfte die Extremität gleichzeitig stark in Abduction und Rotation nach aussen tritt. Die verlängerte abducirte Extremität weicht zugleich von der mittleren Verticallinie des Körpers ab, während die andere sich dem Lothe zuwendet. Nimmt man die Spina anterior superior als Ausgangspunkt der Messung, so kann man ferner leicht bestätigen, wie durch Senkung des Beckens und Abduction der Extremität einer Seite die Dimension des Schenkels verkürzt ist, trotzdem das Knie tiefer steht, als an der anderen Seite. Während nämlich an dieser durch Hebung des Beckens und Adduction des Schenkels die Endpunkte der Messung von einander entfernt sind und der Schenkel in diesem Sinne verlängert ist, sind auf der inflectirten Seite die Spina und Patella einander näher gerückt. Diess Missverhältniss nimmt noch mehr zu, wenn an der einen Seite das Becken gehoben und aufgerichtet, an der anderen gesenkt und gleichzeitig vorübergebeugt ist; die Messung ergiebt dann eine beträchtliche Verkürzung dieser Seite und doch ragt die Extremität weit über die andere hinaus, welche zurücksteht, obwohl deren Maass verlängert ist. Senkung des Beckens in der Queraxe und Seitendrehung nach vorn, in der Regel mit Aufrichtung verbunden, ergiebt also eine allein in der veränderten Stellung begründete Verlängerung der Extremität dieser Seite. — Wird umgekehrt das Becken an einer Seite heraufgezogen und zurückgeschoben, so wird die Extremität dadurch kürzer, tritt in Adduction und nähert sich dem Einfallsloth. Diese Retraction des Beckens und der Extremität kann so bedeutend sein, dass kaum die Spitzen des gestreckten Fusses den Boden berühren. Durch gleichzeitige Vorüberneigung des Beckens kann die Hebung und Rückwärtsdrehung derselben Seite verdunkelt werden; denn die beiden Spinae liegen nahezu in gleicher Höhe und gleicher Verticalebene —, der Effect aber bleibt wesentlich derselbe, nur pflegt die Adduction des Schenkels noch zuzunehmen. — Es giebt noch eine andere Stellung des Beckens, welche wegen ihres Einflusses auf die scheinbare Länge der Extremität beachtet zu werden verdient, nämlich die seitliche Reclination des Beckens, wobei ohne Senkung oder Horizontaldrehung das Becken um seine Queraxe seitlich nach hinten gedreht wird. Die entsprechende Beckenhälfte wird stark aufgerichtet, gestreckt, nach hinten übergezogen; die Spina posterior nebst dem Sitzbein werden nach hinten herabbewegt, das Tuber steht bedeutend tiefer als an der Nebenseite, die Extremität ist verlängert, die Spina anterior superior dagegen steht eher höher als tiefer, wie auf der gesunden Seite, und ist bei der Grösse der Kreisbewegung kaum merklich zurückgetreten. — Alle diese verschiedenen Stellungen kann das Becken und die Extremität in pathologischen Zuständen dauernd annehmen und dadurch zu Missdeutungen in den Maassverhältnissen Anlass geben. Hier ist aber noch besonders hinzuzufügen, dass unter solchen Umständen die Abweichung sehr allmählig unter zunehmender Verschiebung der Synchondrosen geschieht; sie ist daher viel weniger begrenzt und die Schiefstellung der einen Beckenhälfte zieht keineswegs die der andere in gleichem Maasse und in entgegengesetzter Richtung nach sich, wie solches der Fall ist, wenn wir plötzlich bei gesunder Befestigung der Theile eine solche Verschiebung vorzunehmen beabsichtigen. Immer wird man bei Messungen der Unterextremität auf den Stand des Beckens Rücksicht nehmen und eine möglichste Geradestellung seiner beiden Hälften, welche oft nur durch bedeutende Kraftanwendung zu erreichen und zu behaupten ist, der Messung vorausgehen lassen müssen.

Die Zusammenfügung des Gelenktheiles mit dem Körper des Schenkelknochens bietet ziemlich constante, vom Geschlecht und Alter abhängige Verschiedenheiten. Bei Kindern sind bis zur eintretenden Pubertätsentwicklung die Extremitäten, zumal die unteren verhältnissmässig kurz, das Becken schmal und wenig ausgebildet. Demzufolge sind auch die Pfanne und der Gelenkkopf verhältnissmässig klein, noch unvollkommen zur Seite gedrängt, der grosse Trochanter kurz und tiefstehend, der Schenkelhals verhältnissmässig lang und wenig ausgebogen; der Gelenkkopf überragt die Spitze des Trochanter beträchtlich und nähert sich mit seinem Hals der senkrechten Einfügung in die Diaphyse des Knochens. — Im Allgemeinen bewahrt der Knochen diese Form auch durch das Mannesalter, so dass der innere Rand der Diaphyse mit leichter Biegung in den unteren Rand des Collum übergeht; der Hals ist breiter und stärker, doch immer noch so hoch, dass die Spitze des Trochanter nicht über die Einsenkungsstelle des Halses in den Kopf des Femur hinausragt. Auch dieser ist noch mehr aufgerichtet, während er im späteren Alter auswärts herabgedrückt wird. Beim Weibe und ebenso meistens bei rhachitischen Personen ist wegen der Breite des Beckens das Gelenk mehr zur Seite verschoben, das Gewicht des Körpers fällt mehr nach innen und treibt den Schenkelhals nach aussen, das Femur nach aufwärts, so dass beide in einem stumpfen Winkel zusammentreffen. Die Schenkel sind in ihrem oberen Theil mehr auswärts und nach aussen gestellt, die Trochanteren stehen höher und ihre Spitze fällt in ein Niveau mit dem zum oberen gewordenen äusseren Umkreis des Gelenkkopfes. Während zugleich die Trochanteren vom Becken abstehen, nähert sich wieder das untere Ende des Femur der Mittellinie des Körpers und drückt auf die Knochen des Unterschenkels nach einwärts. Wo eine solche Stellung der Schenkelknochen auch beim Manne stattfindet und durch Rhachitis oder überhaupt solange die Knochen auf fortgesetzten äusseren Druck nachgiebig sind, erworben wird, mag sie nicht ohne Einfluss auf die Entstehung des Genu valgum sein, welches in seiner besonderen Abweichung nur als eine Verschlimmerung dieser Stellung erscheint. — Bei alten, insbesondere arthritischen Personen tritt eine Atrophie des Gelenkkopfes und Halses ein, welche unter der fortwirkenden Last des Körpers allmählig eine Verkleinerung und Verkürzung mit stärkerer Winkelfassung herbeiführt. Der Gelenkkopf ist aus einer schief horizontalen in eine fast verticale Ebene getreten und steht oft tiefer als die Spitze des Trochanter, während der im rechten Winkel aufsitzende Schenkelhals um mehr als die Hälfte verkürzt sein kann. Die Corticalis ist dünn und spröde, die spongiöse Substanz grobmaschig und trocken. Diese Umstände erklären die Häufigkeit der Schenkelhalsfracturen bei bejahrten Personen, und da sie nicht selten auf die geringfügigste Veranlassung entstehen, so geben sie zugleich einen Beweis, wie stark unter Umständen der Druck ist, der auf dem Schenkelhalse lastet und ihn von der Schwerlinie ab nach aussen treibt.

Die Altersatrophie und Brüchigkeit der Knochen erstreckt

sich in geringerem Maasse auch auf den übrigen Schenkelknochen, sowie über das ganze Skelet, sowohl platte als Röhrenknochen; pathologisch tritt sie auch bei jüngeren Individuen als *fragilitas ossium* auf und macht sich dann besonders in den Röhrenknochen durch spontane Fracturen geltend, deren man wohl unzählige über das ganze Knochengerüst verbreitet findet, bei Leuten, welche kaum das Lager verlassen haben. Syphilis und Krebskachexie sind die häufigste Ursache. Der Krebs tritt übrigens auch in selbständiger Geschwulstform nicht selten primitiv im Oberschenkelknochen auf und nimmt dann vorzugsweise die Gelenkenden und wiederum vornämlich den Schenkelkopf und Hals zum Sitz. Er geht von der spongiösen Substanz aus, durchwächst und zerstört sie, verschont den Gelenkknorpel, aber flacht ihn durch Ausdehnung des Gelenkkopfes ab, erweitert durch Druck das Acetabulum; die Rindenschicht des Knochens wird verdünnt, durchbrochen und es wächst der Krebs nach aussen; endlich aber nimmt die Resistenz des Knochens so ab, dass spontane Fracturen entstehen. Ich habe einen Fall gesehen, in welchem ein grosser starker Mann den Schenkelhals brach, indem ein Anderer ihm auf die Hüften fasste und ihn niederzudrücken suchte. Bei der späteren Section fand sich der Schenkelkopf bis auf die Knorpellage von einer Krebsgeschwulst zerstört und dicht über den Trochanteren abgebrochen. — Auch das Enchondrom kommt an eben dieser Stelle und mit dem Ausgange in spontane Fractur bisweilen vor; meist aber bildet es eine zuvor schon länger bestehende, harte und umfängliche Geschwulstauftreibung, welche mit dem Hüftende des Schenkels verkörpert ist. — Eine solche Geschwulstauftreibung des Femur mit spontaner Fractur kann auch von Hydatiden herrühren, die in unzähligen einzelnen Blasen in den Markräumen des Knochens sich entwickelt haben; sie nehmen aber meist den grösseren Theil des Schenkels unter gleichmässiger Ausdehnung desselben ein. — Die Exostosen des Femur kommen häufiger in der Diaphyse und am unteren Ende desselben, als an der oberen Epiphyse und der Gegend der Trochanteren vor. Sie sitzen bald mit breiter Basis hügelförmig der vorderen Diaphysenfläche auf, bald sind sie pilzförmig abgeplattet und mit kurzem Halse der hinteren Seite des Knochens eingepflanzt; doch ist das Letztere wohl nur eine Ausnahme. Ich sah ein Beispiel der Art, in welchem der wie ein Handteller grosse Knochenauswuchs in die Fossa poplitea hineinragte. Zu bemerken ist, dass die spongiöse Substanz der Exostosen mit jener des Knochenkörpers offen zusammenhängt und eine Resection derselben desshalb so oft gefahrdrohend ist, weil die ganzen Markräume des Röhrenknochens blossgelegt und einer Osteomyelitis und Phlebitis ausgesetzt werden.

Die Periostitis in acuter Form tritt für sich bestehend oder vielleicht häufiger im Geleit einer acuten rheumatisch-eitrigen Hüftgelenksentzündung mit rascher Eiterbildung und theilweiser Entblössung und Nekrotisirung des Knochens auf. Die chronische Periostitis führt nicht leicht zu totaler Nekrose der Diaphyse, öfter zu partieller Ablösung grösserer Knochenstücke in der unteren Epiphyse, oder in anderen Fällen zu einer mehr oder minder ausgedehnten oder zerstreuten Knochenauflagerung. — An den Unterextremitäten kommen am häufigsten auch jene Fälle von Sklerose der Röhrenknochen vor, welche mit Umfangszunahme und elfenbeinharter Verdichtung der spongiösen Substanz, bei Verengerung oder vollständiger Verschliessung der Markkanäle und inneren Knochenhöhle neben äusserlicher Borkenbildung von dicht gedrängten Knochengranulationen bestehen. Die Rhachitis giebt dem Schenkelknochen eine stärkere Ausbiegung nach vorn und aussen, wobei der Schenkel bald schon im Knie, bald erst im Unterschenkel der Medianlinie sich wieder zuwendet.

Das Hüftgelenk befindet sich vor dem mittleren Querdurchmesser des Beckens an der vorderen Seitenwand desselben, wo durch Zusammenstossen der drei Hüftknochen, des Os ilei, der Basis ossis ischii und des Ramus horizontalis ossis pubis unter Einwirkung des Schenkelkopfes das *acetabulum* gebildet wird. Die Pfanne ist nach aussen, vorn und etwas abwärts gerichtet; sie erstreckt sich ziemlich weit nach hinten bis auf etwa

1½ Zoll von der Incisura ischiadica, reicht aber auch wieder bis auf eine Breite von wenigen Linien unter den Rand des Ramus horizontalis nach vorn. Sie hat einen Durchmesser im Mittel von 2 Zoll, der Gelenkkopf dagegen selten mehr als 1½ Zoll, häufiger weniger. Hiebei ist aber zu berücksichtigen, dass am skelettirten Knochen die Knorpel beträchtlich eingetrocknet sind, während sie im frischen Zustande das Acetabulum verengen und den Gelenkkopf in seinen Durchmessern vergrössern. Der vordere Abschnitt des Gelenkes befindet sich in gerader Linie unter der Spina anterior inferior und reichlich ½ Zoll von ihr entfernt; er befindet sich ausserdem ungefähr gleichweit entfernt von der Spina anterior superior, dem Tuberculum pubis und der unteren Hervorragung des Tuber ischii, so dass er gewissermaassen das Centrum dieser drei Radien bildet.

Am vorspringenden scharfen Knochenrande des Acetabulum, welcher rings im äusseren Umfange in das wallförmige *supercilium* übergeht, befinden sich drei Einschnitte, von denen übrigens nur einer, der innere untere oder die besonders sogenannte *incisura acetabuli* constant, die übrigen öfter verwachsen sind. Diese Einschnitte entsprechen ungefähr den Vereinigungsstellen der drei Knochen, aus welchen das Acetabulum zusammengesetzt ist. Der obere ist als *incisura pubo-iliaca* gegen den Vereinigungswinkel des Schaambeinastes mit dem Hüftbein gerichtet; die *incisura pubo-ischiadica* schneidet am tiefsten in den Knochenrand ein, sieht gegen das eirunde Loch und bildet die *incisura acetabuli propria;* die hintere ist weit, aber flach und öffnet sich als *incisura ileo-ischiadica* gegen den hinteren Beckenausschnitt. — Auf den Knochenring des Acetabulum ist das *labrum cartilagineum* eingepfalzt, dessen innere Knorpelschicht mit dem Gelenkknorpel der Pfanne, dessen äussere fibröse Bekleidung mit dem umgebenden Periost continuirlich zusammenhängt. Beide verweben sich mit einander gegen den zugeschärften freien Rand, mit welchem das Labrum den Grenzumfang des Gelenkkopfes umfasst. Die Cavitas cotyloidea wird hierdurch beträchtlich vertieft und an ihrem Ausgange verengt, doch nicht so sehr, dass nicht der Gelenkkopf mit seiner grössten Circumferenz und ohne Zerreissung hindurchzutreten vermöchte. Was dennoch den Gelenkkopf in seiner Höhle zurückhält, selbst nach Ablösung aller übrigen Weichtheile und Eröffnung der Kapsel unterhalb des Knorpelringes, ist der luftdichte Verschluss, unter welchem er haftet. Solange nicht durch Ausweitung des Knorpelsaumes Luft in die Fugen tritt, bleibt der Gelenkkopf bei aller Beweglichkeit wie angesogen in der Pfanne. Zur leichteren Eröffnung des Gelenkes und Auslenkung des Kopfes ist es zweckmässig, den Einschnitt senkrecht auf die Basis des Knorpels und den Knochenrand zu führen, weil die Luft alsdann von oben in das Gelenk eintreten kann und seine Flächen einander hier weniger innig und vollständig berühren. Auch empfiehlt Petrequin bei der Exarticulation den Schenkel zu beugen, statt ihn, wie es so leicht geschieht, zu strecken und zu abduciren. Durch die Beugung aber wird der Gelenkkopf gegen die hintere Pfannen- und Kapselwand angedrückt und dem Eindringen der Luft durch den Einschnitt von der vorderen Seite ein Zwischenraum gebahnt.

Das Labrum cartilagineum lässt am Pfannenrande, entsprechend der Incisura acetabuli eine Lücke, indem es brückenförmig über dieselbe hinwegzieht. Durch vorgelagertes Fettzellgewebe und einen sehnigen Halbkanal der Membrana obturatoria, in welchem ein Gefässbündel zur Gelenkhöhle eintritt, ist die Oeffnung äusserlich versperrt. Im Grunde des Acetabulum nach oben und innen bleibt eine knorpelfreie, oft bis zur Incisur sich erstreckende Vertiefung. Zu derselben verlaufen eingebettet in weiches Fettzellgewebe und umschlossen von der Synovialis die Gefässzweige der Art. und Vena obturatoria. Eine ähnliche kleinere, knorpelfreie Grube befindet sich auf der oberen inneren Wölbung des Kopfes. Beide werden unter einander verbunden durch das *lig. teres,* einer Fortsetzung des durch die Incisur eintretenden, von der Synovialis eingeschlagenen Gefäss- und Zellgewebsstranges. Seine Stärke ist sehr verschieden; durch Erkrankungen des Gelenkes wird es meist frühzeitig zerstört; durch

Adduction des Schenkels wird es angespannt und dient in Verbindung mit anderen Bändern zur Beschränkung derselben.

Eine straffe, starke Faserkapsel hält die Gelenktheile rings umschlossen. Sie entspringt vom äusseren Umfange der Abdachung des Acetabulum und steigt verwachsen mit dem Labrum cartilagineum über die Gelenkfuge und den Randwulst des Schenkelkopfes tief zum Collum femoris herab. Nach vorn und aussen reicht sie tiefer herab, als nach hinten, nämlich bis zur Basis des Schenkelhalses, wo sie an der *linea intertrochanterica anterior* und in der *fossa trochanterica* mit dem Periost verwächst. Nach hinten reicht sie dagegen kaum bis zur Mitte des Halses und umgiebt somit den mehr oder weniger gebogenen und nach aussen gerichteten Schenkelhals, dessen unterer Bogen auf 23‴, dessen oberer Rand dagegen nur auf 14‴ Länge geschätzt wird (Petrequin), in einem nahezu horizontalen Umkreis. Während die vordere Kapselwand am Knochen sich inserirt und schon bei einfacher Streckung des Gelenkes straff angespannt wird, verdickt sich dagegen die hintere Wand über der Mitte der etwas ausgehöhlten hinteren Fläche des Schenkelhalses zu einem freien Faserringe. Diese sog. *zona orbicularis s. lig. annulare* liegt bisweilen so lose auf, dass man mit dem Rande des Scalpelstieles unter sie weggehen kann; öfter treten vereinzelte fibröse Bündel oberflächlich über sie hinweg. Dieselben dienen aber nur zur Befestigung eines Fettpolsters, welches sich von unten her vor die Zwischenspalte legt. Die Synovialis stülpt sich, geschützt durch das Fettgewebe unter dem Ringbande aus. Diese Aussackung ist bisweilen umfänglicher und bleibt alsdann beständig vorgelagert. Sie dient in diesem Falle zugleich als Bursa synovialis für die Cauda des M. obturator externus, welcher um die hintere Fläche des Halses sich herumschlägt. Meistens bildet sie nur eine engere Falte, welche nur bei gewissen Bewegungen und übrigens vollkommenem Verschluss des Gelenkes hervortritt. Diese Vorrichtung der Anhangsbursa dient alsdann zur Aufnahme der aus anderen Theilen der Gelenkhöhle verdrängten Synovia. Die Kapsel bietet aber nach den Versuchen von Bonnet effectiv mehr Raum bei der leichten Beugung und Abduction, als bei anderweitiger Stellung des Gelenkes, zumal der Streckung. Bei jener Bewegung aber wird die Bursa eingezogen und verstreicht, bei der Streckung dagegen wird sie geschwellt und vorgetrieben. Findet die Synovia indess einen anderen Ausweg, wie z. B. nicht selten eine weit offene Communication nach vorn und aufwärts mit dem Schleimbeutel unter dem M. iliacus stattfindet, so ist der Schlitz des unteren Kapselrandes mehr eng verschlossen. Eine ausgedehnte Verwachsung der Faserkapsel an dieser Stelle findet übrigens normaler Weise niemals statt, denn die Vorrichtung des beweglichen Kapselringes hat zugleich ihre wesentliche Bedeutung für die Mechanik des Hüftgelenkes, insofern bei einer ähnlich straffen Verwachsung der Kapsel wie auf der Vorderseite nicht bloss die Streckung, sondern auch Beugung des Schenkels erheblich beschränkt sein würde.

Da der articulirende Theil des kugelförmigen, gegen den Hals zu eingeschnürten und abgestumpften Gelenkkopfes vollständig von der Cavitas cotyloidea und dem Labrum cartilagineum als Hohlkugel umschlossen wird, so haben wir hier ein Gelenk ausschliesslich von Knorpelflächen begrenzt, ohne Zuthun einer Synovialwand. Nur bei gewissen Bewegungen tritt der Knorpelrand des Kopfes unter dem Labrum hervor und berührt dann eine Synovialis, welche wohl die Fuge verschliesst, übrigens ausserhalb der Gelenkenden gelegen ist. Sie entspringt als durchsichtig zarte Membran vom freien Rande des Labrum cartilagineum, steigt sodann unter der fibrösen Kapsel nach vorn bis zur Anheftung derselben, nach hinten bis unter das Lig. annulare herab, dann schlägt sie sich nach aufwärts um und steigt am Collum femoris bis zum Knorpelrande des Gelenkkopfes wieder hinauf. In dieser Ausbreitung als faltige Verlängerung der Gelenkfuge umgiebt sie fast ausschliesslich das Collum femoris und dient mehr zur Bildung eines gemeinsamen Schleimbeutels für die zahlreichen über die Faserkapsel und die Gelenkverbindung hinwegtretenden Muskeln, denn zur Herstellung einer Gelenkhöhle. So hat denn auch der Streit über den Begriff und die Unterscheidung von intracapsulären und intraarticulären Fracturen einigen Grund. Zunächst ersehen wir aus der Art der Anheftung der Faserkapsel, dass eine *fractura colli* zugleich nach aussen intracapsulär, nach innen und hinten extracapsulär verlaufen kann. Sodann ist eine *fractura capitis* innerhalb der Cavitas cotyloidea möglich, ohne Verschiebung, ohne Verkürzung, ohne Zerreissung der Synovialis, während eine Fractur innerhalb der Synovialgrenze, trotz Abtrennung und Verschiebung doch das eigentliche Gelenk unberührt lassen kann, so dass man nicht selten den Gelenkkopf quer vom Halse abgetrennt noch fest in der Gelenkhöhle eingeschlossen findet. — Unter der inneren Synovialscheide steigt am Collum femoris das Periost bis zum Knorpelrande des Gelenkkopfes hinauf. Auch diess ist ungewöhnlich, dass in so weiter Ausdehnung Periost und Synovialis Wand an Wand gelegen sind und beide, wenn auch nicht streng anatomisch, doch chirurgisch als zum Gelenk gehörig angesehen werden müssen. Die Conformation bringt es mit sich, dass hier Gelenkfracturen im weiteren Sinne häufig vorkommen; das Eintreten des Periostes aber unter die Gewebe des Gelenkes mag nicht ohne Einfluss sein auf die vorzugsweise häufige Entwicklung von Gelenkleiden, welche auf einer entzündlichen oder krankhaften Thätigkeit desselben beruhen, wie wir denn auch hier den übrigens seltenen Vorgang finden, dass Gelenkentzündungen zu Gelenkfracturen führen können. Ein 18jähriger Bursche litt an einer heftigen rheumatischen Hüftgelenksentzündung, zu welcher alsbald auch Anschwellung des ganzen Oberschenkels hinzugetreten sein soll. Als er zum ersten Male das Bett verliess und sofort auch ausging, fiel er beim Uebertreten über eine Gosse und brach den Schenkelhals. Die Section zeigte, dass dieser umspült von Jauche in ausgedehntem Maasse nekrotisch war. Die Arthritis chronica sicca, mit ihren pilzförmig überhängenden Knochenschaalen und der oft weitgediehenen Atrophie und Missgestaltung der Gelenkenden im Malum coxae senile, ist nach ihrem vorzugsweise häufigen Auftreten im Hüftgelenk ein weiterer Beleg für die ausgedehnte intracapsuläre

Periostalbedeutung. Die gleichzeitige Osteoporose mit Erweichung und Eindrückbarkeit der Gelenkenden und dem Ausgange in Knochenschwund bringt es mit sich, dass der Gelenkkopf platt gedrückt, bisweilen nur als kurz gestielter Champignon und unter den Trochanter eingesunken dem Femur aufsitzt, dass die Pfanne ausgeschossen, das Gelenk des Knorpels und der Synovia beraubt, klappernd und in seinen Verbindungen schwankend wird. Fremde Körper sollen sich bisweilen bilden, intracapsulär in den Falten der Synovialis oder unter der Anheftung des Periost, doch wohl selten intraarticulär, wesshalb auch die ihnen eigenthümlichen Zufälle auf plötzliches Zwischentreten derselben zwischen die Gelenkflächen hier fast unbekannt sind [1]. — Die Tubercu-

[1] Die Arthritis chronica sicca bietet sehr wunderliche Erscheinungen und da man sie in ihren verschiedenen Gestalten chirurgisch noch so wenig kennt, oft grosse diagnostische Schwierigkeiten. Ich behandelte einst einen Fall von Hüftleiden bei einer noch nicht 40jährigen, etwas leucophlegmatischen, doch übrigens gesunden Frau. Sie hatte länger bereits an Steifigkeit und Schmerz bei Bewegung in der linken Hüfte gelitten; als sie beim ruhigen Gehen auf einem längeren Wege plötzlich so heftigen Schmerz in der linken Hüfte empfand, dass sie eine Droschke nehmen und nach Hause fahren musste. Bei Untersuchung des Gelenkes fand sich einige Schwellung über dem Trochanter, Unbrauchbarkeit des Gliedes und Schmerz bei Bewegungsversuchen. Auch vernahm man bei gewissen Bewegungen ein deutliches Knacken im Gelenk. Uebrigens war die Extremität nicht verkürzt, der Fuss fiel nicht nach aussen, die Kranke konnte den extendirten Schenkel heben. Später nahm die Geschwulst der Hüftgegend zu, und die Weichtheile, welche übrigens unverändert waren, wurden prall elastisch gespannt. Man konnte deutlich den Schenkelkopf von der Pfanne abziehen, so dass er auf den äusseren Rand des Acetabulum zu stehen kam. Ueberliess man ihn sich selbst, so glitt er leise zurück; man konnte ihn aber auch jäh mit hörbarem Knacken, wie wenn zwei nackte Knochen zusammengeschlagen werden, hineinspringen lassen. Nach mehreren Monaten der Beobachtung, während welcher die Erscheinungen sich immer gleichblieben, verliess die Frau das Hospital. — Der Fall wurde mehrfach für eine Fractur des Schenkelkopfes gehalten, allein das einzig dafür sprechende Symptom war das Knochengeräusch, welches noch dazu einer Crepitation sehr unähnlich war. Ich hielt den Fall für eine Arthritis chronica mit Verödung der Gelenkknorpel und Abflachung des Acetabulum. Wahrscheinlich bestand auch ein Hydrops articuli und konnte die plötzlich auftretende Verschlimmerung, sowie das Knacken auch durch ein abgelöstes Corpusculum mobile bedingt sein. Zu dieser Annahme bin ich durch die später bekannt gewordenen Untersuchungen von Deville und Broca (in den *Bulletins* der *Soc. anat.* für 1850, *Gaz. d. hôp.* 1851, Rapport von Broca), sowie durch weitere, zum Theil eigene Beobachtungen nur mehr bestimmt worden. — Gewöhnlich

lose tritt auf in der Form von einfacher oder zahlreicher Abscess- und Höhlenbildung in den Gelenkenden, welche mit Zerstörung des Knorpels in die Gelenkhöhle durchbrechen und diese

verläuft zwar die Arthritis chronica ohne Exsudation in's Gelenk, bei alten Leuten und sehr chronischem Verlauf ist auch die Synovialis meist trocken und verödet. Dass aber die Erkrankung auch mit beträchtlicher Zottenwucherung auftreten und aus der venösen Stase der geschwellten Zottengefässe eine seröse Ausschwitzung sich hinzugesellen kann, besonders bei jüngeren Personen, wird auch von Broca und Deville als besondere Complication hervorgehoben. Auch führen sie an, dass die Gelenkenden bis zu dem Grade verschoben werden können, dass wahre spontane Luxation die Folge sei. In einem Falle der Art war das Hüftgelenk gegen Bewegungen ohne Schmerzen, man fühlte ein deutliches knöchernes Krachen und fand eine Verkürzung der Extremität um 6 Ctm. Der Gelenkkopf stand auf dem Hüftbeine, liess sich durch Extension leicht in die Pfanne zurückführen, trat aber sofort wieder heraus, wenn die Kranke aufstand. — Tritt unter den erwähnten Verhältnissen ein Hydrops articuli ein, so wird die Kapsel stark ausgedehnt und durch die Zottenwucherung verdickt und zugleich erschlafft. Solche Luxation bleibt desshalb intracapsulär. Im Jahre 1854 kam in Jena ein Fall von Knie- und Hüftgelenkserkrankung vor, wobei das Knie stark angeschwollen, die Patella fluctuirend, die Gelenkbänder erschlafft, die Tibia seitlich hin und her beweglich war. Dabei waren die Weichtheile schwammig dick anzufühlen, wie von einem Fungus articuli. Die Erkrankung war alt, das Glied völlig unbrauchbar, die Anwendung der gewöhnlichen Mittel völlig erfolglos. Die Amputation wurde vorgenommen, und es fand sich ein Hydrops genu mit enormer Zottenwucherung von der Kapsel und sogar den Knochenenden nach Zerfaserung und Auflösung ihrer Knorpeldecken. Das Gelenk war dadurch sehr erweitert, die Gelenkflächen der Knochen waren theils vertieft, theils abgestumpft, die Befestigungen verlängert und verdickt. Der Amputirte starb. Schon bei Lebzeiten hatte man eine bedeutende Anschwellung und Luxation auf das Hüftbein am Oberschenkel derselben Seite constatirt. Die Section bestätigte, dass auch hier derselbe Krankheitszustand wie im Kniegelenk vorlag: beträchtliche Zottenwucherung, Erweiterung der Kapsel mit Hydrops, Erweichung und Abflachung des von Zotten durchwachsenen Supercilium und secundäre Dislocation des Schenkelkopfes. — Ein diesem ganz ähnliches, höchst interessantes Beispiel dieser Erkrankung scheint der vom Generalarzt Niese in der Deutsch. Klinik No. 37 1853 beschriebene Fall zu sein, der lange und von den ausgezeichnetsten Aerzten beobachtet, doch leider der Bestätigung durch die Section ermangelt. Ich werde später noch eines analogen Falles von Seiten des Fussgelenkes gedenken, in welchem die Zottenwucherung gleichfalls die Gelenkenden durchwachsen und dadurch theilweise zerstört hatte, so dass eine Verschiebung, wie bei Luxation zu Stande kam. — Diese obwohl nur aus langen, gefässreichen Synovialfransen bestehende wuchernde und um sich greifende, öfter mehrere Gelenke heimsuchende Hypertrophie möchte ich wohl als Cancroid der Gelenke auffassen, wie denn ohne Zweifel einige derartige als Fungus des Gelenkes oder der Sehnenscheiden zumal in den Process hineinziehen. Die Synovialis wird in eine mit geronnener Tuberkelmasse belegte Abscessmembran verwandelt; selten erscheint sie selbst mit dichtstehenden Miliartuberkeln be-

von Chassaignac beschriebene Fälle nichts Weiteres bedeuteten. Es ist eben eine eigenthümliche und in geringem Maasse auch normal vorkommende Production der Synovialhäute [der Gelenke], welche pathologisch auch auf den Knorpel durch Zerfaserung übergeht, in mässiger Ausdehnung auch frische Fälle der Arthritis chronica bei jüngeren Subjecten begleitet, bei cancroidem Charakter aber zu geschwulstförmigen Massen wird, die Knochen blosslegt und aushöhlt und als zottiges Polster die Gelenkhöhle erfüllt und erweitert.

In jüngster Zeit beobachtete ich noch eine andere eigenthümliche Form der Arthritis chronica sicca. Bei einer 40 jährigen Tagelöhnerin fand sich die rechte Unterextremität um 1 Zoll verkürzt, dabei im Hüftgelenk völlig unbeweglich, übrigens vollkommen gerade gestellt und ohne sichtbare oder fühlbare Deformität im Hüftgelenk. Bei der Zergliederung fanden sich die tieferen Muskeln, Fascien und die Kapsel entartet, verkürzt und von fettig schwieligem Gewebe durchsetzt. Nach Abtrennung aller Weichtheile, selbst nach Durchschneidung der Kapsel blieb noch jede Bewegung des im Acetabulum eingeschlossenen Gelenkkopfes in Ab- und Adduction oder Rotation unmöglich, nur die Flexion und Extension war einigermaassen frei geworden. Die Gelenkkapsel war sehr verdickt, straff, inwendig trocken und nur etwa fingerbreit. Das Acetabulum war sehr vertieft und zwar durch Verknöcherung und Verbreiterung des Labrum cartilagineum, welches als ringförmige Knochenplatte dem Rahmen des Acetabulum aufgesetzt war und bis nahe an die Trochanteren reichte. So blieb nur die Bewegung des Gelenkkopfes um die Queraxe frei, während jede Vor- und Seitendrehung von den Wänden des Acetabulum selbst aufgefangen wurde. Die Incisura acetabuli war zu einer engen tiefen Knochenlücke geworden, über welche eine 8 Linien hohe Knochentafel des Pfannenrandes sich fortsetzte. Die Innenfläche der Pfanne war von Knorpel entblösst. Der Schenkelkopf war ungemein verlängert, nach oben zugespitzt, an seiner Basis von einem breiten, äusserlich glatten und gegen den Schenkelhals abgedachten Knochensaum umgeben, der ohne deutliche Begrenzung continuirlich in die Oberfläche des Schenkelkopfes überging und selbst nun einen Theil des Gelenkkopfes bildete. Auf seiner Spitze befand sich eine warzige Knochengranulation, als ossificirter Rest des abgetrennten Lig. teres. Er war zapfenförmig gestaltet, einer Pickelhaube ähnlich. Der Knorpel war bis auf wenig zerfetzte Reste zerstört, die Knochenfläche, glatt geschliffen und verdichtet, lag etwas tiefer als jene, so dass wohl eine Abnutzung, aber keine Verknöcherung des Gelenkknorpels hier stattgefunden hatte. Das Collum femoris war sehr verkürzt und eingesunken, rechtwinkelig zum Körper des Femur gestellt, so dass der Trochanter den Gelenkkopf überragte. Unregelmässige hahnenkammförmige und warzige, oberflächlich überknorpelte Knochenauswüchse umgaben den Schenkelkopf und die Anheftungsstelle der Kapsel am Trochanter und der Linea intertrochanterica. Aufgesägt zeigte sich an der Einknickungsstelle des unteren Randes eine wie durch Einfaltung entstandene Verdichtung des Knochens.

setzt, blauröthlich durchscheinend und glänzend. Die Caries der Pfannenkuppel kann so tief dringen, dass diese selbst zerstört und perforirt wird und der mit wenigen Knorpelresten besetzte cariöse Gelenkkopf zum Becken hineinragt und gegen die vordere Fläche des M. obturator internus drückt. Es kann in solcher Versenkung eine wirkliche Verkürzung der Extremität ihren Grund haben. Eine andere wird bedingt durch die sog. Wanderung der Pfanne, welche in einer Erweiterung derselben durch Caries und Nekrose besteht; allein diese geschieht dann vorzugsweise in der Richtung nach hinten und aussen, und zwar in Folge der während dieses Zustandes gewöhnlichen Beugung und Adduction des Schenkels, wobei der Schenkelkopf vorzugsweise gegen den hinteren äusseren Umfang der cariösen und erweichten Pfanne drückt. Der Rand des Acetabulum wird abgeflacht und kann die hintere Circumferenz desselben bis nahe zur Incisura ischiadica verschoben werden. In den meisten Fällen hat indessen die wirkliche Verkürzung ihren Grund in einer mehr oder minder grossen Zerstörung des Gelenkkopfes selbst. Ausnahmsweise kann sie auch zu Gelenkentzündungen hinzutreten durch Fractur oder Luxation des Schenkelkopfes. — Die vollständige knöcherne Ankylose ist im Hüftgelenk garnicht selten; für sich bedingt sie aber keine Verkürzung, da auch normal ein freier Zwischenraum zwischen den Gelenkflächen nicht besteht. Ihr Vorhandensein setzt vielmehr eine vorausgegangene oberflächliche Zerstörung voraus. Ich habe übrigens Beispiele gesehen, in welchen die knöcherne Verschmelzung nur ringförmig im Umkreise des Labrum cartilagineum bestand, und am getrockneten Präparat noch eine schmale Ritze auf dem Durchschnitt den Abstand der Gelenktheile bezeichnete. In anderen Fällen bleibt freilich kaum die Berührung der Rindenschichten als Trennungslinie übrig. Die Stellung des Gliedes findet sich bei knöcherner Ankylose fast ohne Ausnahme in halber Beugung.

Wenn man die Muskeln, welche am vorderen Umfange zunächst das Gelenk umgeben, sorgfältig abpräparirt, so findet man eine starke Fascie über dasselbe ausgebreitet, welche mit dem Lig. ileopectineum, dem Lig. cristae pubis und Lig. Gimbernati zusammenhängend, vom horizontalen Schaambeinaste bis zur Crista ilei breit herabsteigt. Wir bezeichnen sie als Fascia ileopectinea profunda oder subpectinea. Sie wird verstärkt durch neue Ursprünge von den Knochenhervorragungen, sowie durch Einfaltungen der Fascia lata, welche als Scheidewände zwischen die Muskelbäuche treten und in gewissen Directionen mit ihr verwachsen. Die in solcher Weise geformten, strangförmig verdickten Ränder dieser Fascie treten als besondere Ligamente hervor. Man unterscheidet das *lig. pubofemorale* (Pétrequin), welches vom vorderen Umfange des Tuberculum pubis unter dem inneren Rande des M. pectineus am inneren Umfange der Kapsel herabsteigt; es geht über die Incisura acetabuli weg, verwächst mit Bündeln, welche aus der Tiefe von der Membrana obturatoria her sich ihm anschliessen, verläuft endlich unter und hinter der Sehne des Psoas weg zum Trochanter minor. — Von der anderen Seite steigt, verwachsen mit der Sehnenscheide des Ileopsoas und breit von der Spina ant. inferior bis zum Tuberculum ileopectineum entspringend, das *lig. ileofemorale* herab. Um den vorderen Umfang des Gelenkes von aussen nach innen spiralig herumlaufend, heftet es neben dem Trochanter minor sich an. Das erstere Band beschränkt die Abduction des Gliedes, dieses die Streckung desselben. Bei lang bestehenden zumal rheumatischen Contracturen des Schenkels sind wahrscheinlich beide verkürzt. — Getrennt von ihnen durch den Ursprungskopf des Rectus femoris entspringt vom oberen hinteren Umfange des Acetabulum, verwachsen mit der hinteren Ursprungssehne des genannten Muskels und der Anheftungssehne des Gluteus minimus, von denen beiden es angezogen wird, das *lig. ileotrochantericum.* Es verläuft quer nach aussen zur inwendigen Spitze des Trochanter major, brückenförmig ausgespannt über das Gelenk hinweg. — Im hinteren äusseren Umfange wird die Kapsel dicht von kurzen Muskeln umschlossen, welche ihr zugleich als Stütze dienen. Wo sich indess der unterste von ihnen, der Quadratus femoris, wieder mehr von ihr entfernt, findet sich parallel dem unteren Rande des Gemellus inferior das *lig. ischiotrochantericum,* von der Basis des Tuber ischii längs dem hinteren Umfange der Kapsel zur Fossa trochanterica verlaufend. — Ein starkes glattes Periostalband ist an der hinteren Seite zwischen dem Trochanter minor und major ausgespannt, an welches die Seitenzipfel der fibrösen Kapsel nach hinten sich befestigen und über welchem die Synovialis unter dem Kapselringe durch nach unten hervortritt. — Der *lig. obturatoria,* welche mit dem unteren Umkreise der Incisura acetabuli und ihrem *lig. transversum* verwachsen, gedachten wir schon. Sie bilden mit dem oberen Rande des M. obturator externus eine Art von Halbkanal, welcher als Fortsetzung des Canalis obturatorius das Gefässbündel zur Gelenkhöhle leitet und über welchem mehrentheils auch wohl die Hernia obturatoria hervortritt. Von oben her wird er durch die Fascia subpectinea verdeckt und der weitere Durchbruch der Hernie dadurch nach vorn und abwärts gedrängt. — Betrachten wir nun die Gelenkkapsel als Ganzes in Bezug auf ihre Widerstandsfähigkeit, so erscheint sie am dünnsten und freiesten am hinteren unteren Umfang, wo der Synovialsack derselben unter dem Kapselringe Hernie macht und nur lose von dem hinter dem Collum femoris herziehenden M. obturator externus verlegt wird. Perforationen des Gelenkes werden leicht an dieser Stelle geschehen. Da ausserdem die fibröse Kapsel hier am kürzesten, nur durch seitliche Anheftungen befestigt ist, endlich der Knochenwall des Acetabulum bis zur Incisura puboiliaca hinein am inneren unteren Umkreise am niedrigsten ist, so findet auch hier die grösste Disposition zum Kapselriss bei Verrenkungen des Gelenkes statt, welches auch der weitere Weg der Luxation sein möge. Die natürliche Spalte verlängert sich durch seitlichen Einriss. So ist es von Anderen gesehen und habe ich es auch bei der Autopsie einer frischen Luxatio femoris nach hinten und aufwärts bestätigt gefunden. — Eine zweite natürliche Lücke für den Austritt von Eiter aus der Cavitas cotyloidea bietet die Apertura acetabuli und zugleich in dem gefässreichen lockeren Zellgewebe, welches sie ausfüllt, ein geeignetes Substrat für das

Fortschreiten der Entzündung selbst. Die Eitersenkung kann über die Lig. obturatoria nach abwärts, aber auch längs denselben zum Canalis obturatorius und in die Beckenhöhle hinein geschehen. — Im ganzen vorderen äusseren Umfange ist das Gelenk am meisten gesichert; wenn aber die Cavitas acetabuli mit der über ihr gelegenen *bursa iliaca* communicirt, so kann die primitive Gelenkentzündung ein scheinbarer Psoasabscess werden. Die Senkung geschieht unter das Poupartische Band hinauf, aber unter den Muskeln weg und vorzüglich unter den Iliacus gegen die innere obere Beckengegend. Geschieht der Durchbruch nach aussen vermittelst des Schleimbeutels, so tritt der Eiter zwischen dem Ileopsoas und Rectus femoris zur vorderen Seite des Schenkels.

Die Muskeln, welche das Gelenk umgeben, ordnen sich folgendermaassen: In der Gesässgegend [1]) liegt zu äusserst und am meisten nach hinten der *gluteus maximus.* Von der hinteren Circumferenz der Crista ilei bis etwa zu deren Mitte, sodann über dem Kreuzbein und Steissbein von der Fascie, welche auf ihn übergeht, endlich von den Lig. sacro-ischiadica bis zu ihrer Anheftung auf dem Sitzbein entspringend, steigen seine Bündel concentrisch nach vorn herab und inseriren sich mit longitudinal anschlagender breiter Sehne unterhalb des Trochanter major. Indem er die ganze hintere Hüftgegend einnimmt, bedeckt er die hinteren Beckenaperturen, wölbt sich über deren Grenzband, das *lig. sacrotuberosum,* herüber und weiter auch über die hintere Hüftgelenksgrube zwischen dem Tuber und Trochanter major. Er bildet so mit seinem unteren Rande die Gesässfalte, welche bei Contraction des Muskels höher steigt, bei Erschlaffung sinkt, bei einseitigen Bewegungen sowohl des Schenkels wie des Bekkens ihre Lage verändert. Die vereinigte platte, starke Sehne des Muskels, insbesondere der oberen Partie, geht lose über den Trochanter weg, indem zwischen beiden an der Aussenfläche des Trochanter ein weiter Schleimbeutel aufliegt. Der vordere Rand des Muskels ist wenig markirt und so befestigt, dass er

[1]) Taf. XIX.

nicht über den Trochanter zurückgleiten kann. — Der *gluteus medius* entspringt vom ganzen oberen Kreisschnitt des Hüftbeines nach vorn bis unterhalb der Spina ant. sup., nach hinten bis zur Spina posterior inferior. Die vordere Hälfte des Muskels liegt frei zu äusserst, die hintere schiebt sich unter den Gluteus maximus und reicht bis zur Incisura ischiadica. Er heftet sich entsprechend dem Zusammenlaufen seiner Bündel an den hinteren, oberen, vorderen Rand des Trochanter an. Die hinteren Bündel verlaufen fast horizontal, die vorderen abwärts, und reicht auch ihre Insertion am vorderen Rande des Trochanter am tiefsten. Unter der Sehne des Muskels befindet sich dessgleichen ein weiter Schleimbeutel, der ihn vom *gluteus minimus* trennt. Dieser, zwar kürzer, aber fast ebenso breit und dicker als der vorige, entspringt bis zur Höhe der Linea arcuata von der äusseren Fläche des Hüftbeines, nach hinten bis über die Incisura ischiadica, nach vorn bis zur Spina ant. inf. Die vorderen und hinteren Bündel des Gl. medius und minimus decken einander; die vorderen, so dass sie sich austauschen, die hinteren ziehen getrennt von einander in paralleler Linie hart über dem oberen Rande der Incisura ischiadica her. Während aber die hinteren Bündel des Medius am hinteren Rande des Trochanter haften bleiben, schlagen sich die sämmtlichen Bündel des Minimus durch die Fossa trochanterica über dem Gelenk weg nach vorn, und heften sich, vereinigt mit den vorderen Bündeln und starker, einwärts gewundener, öfter gefalteter Sehne, an das Lig. ileotrochantericum und die ganze vordere innere Kante des Trochanter major an. Die entferntesten Bündel sind auch diejenigen, welche am tiefsten sich inseriren. — An den unteren Rand dieser beiden Muskeln legt sich der *pyriformis* an, von der breiten Kante des Kreuzbeines entspringend und quer durch die Incisura ischiadica zur Fossa trochanterica verlaufend. Er theilt die Incisur in eine obere und untere Spalte, indem zwischen seinem oberen Rande und dem parallelen unteren Rande der genannten beiden Gesässmuskeln die Glutealgefässe und Nerven aus dem Becken heraustreten, während zwischen seinem unteren Rande und dem Ligamentum spinososacrum, durch welches die Incisura ischiadica major geschlossen wird, der *n. ischiadicus* und die *vasa ischiadica* nebst dem *n. pudendalis* und der *art.* und *vena pudenda communis* hindurchziehen. Der Muskel spitzt sich zu und heftet sich mit schmaler, aber starker Sehne an die Innenfläche des Trochanter. Um den vorderen überknorpelten Knochenrand der Incisura ischiadica minor schlägt sich, geschützt durch einen Schleimbeutel, die breite faltig gebündelte Sehne des *obturator internus* zur Aussenfläche des Sitzbeines und läuft, verstärkt und oberflächlich verdeckt durch die *gemelli*, quer über den hinteren Umfang des Gelenkes zur Fossa trochanterica, wo er unter dem vorigen an die Basis des Trochanter sich anheftet. — Am niedrigsten von diesen Beckenmuskeln entspringt vom äusseren Umfange des Tuber ischii der *quadratus femoris* und verläuft zur hinteren Basis des Trochanter major als länglich viereckiger, meist stark entwickelter Muskel. Er bedeckt die Cauda des *obturator externus*, der in mehreren Portionen vom vorderen Umfange des For. ovale und der Membrana obturatoria entspringend hinter und unter dem Hüftgelenk weg zur Fossa trochanterica zieht und daselbst am oberen Rande des Collum femoris sich anheftet. Die hintere Fläche des Muskels sieht man hier als äussere; an der Innenseite des Schenkels sieht bei normaler Beckenstellung die äussere Fläche des Muskels nach unten, indem er mehr oder weniger flach ausgebreitet liegt. Er läuft vor seinem Ansatz in eine schmale starke Sehne aus, welche gleich denen des Pyriformis und Obturator internus in der Norm von einer Synovialscheide umgeben ist.

Die bisher aufgeführten Muskeln füllen den Zwischenraum zwischen der äusseren Beckenwand und dem Schenkelhalse aus; der Abstand zwischen der unteren Beckenapertur und dem Schenkelknochen wird sodann weiter geschlossen durch den *m. adductor magnus*. Er entspringt jederseits von der ganzen Circumferenz der unteren Beckenapertur, nach vorn von der äusseren Fläche des Schaambogens bis dicht unter dem Tuberculum pubis hinauf, nach hinten bis über der Tuberositas ischii. Er bildet so zwei leicht unterscheidbare Portionen, welche gegen die hintere Schenkelfläche convergiren und deren unterste Ursprünge vor dem Tuber zusammentreffen. Die vordere Portion geht mit ihren oberen Bündeln quer nach aussen und abwärts hinter dem Trochanter minor weg und heftet sich an die innere Branche der Linea aspera, das *labium internum* derselben. Sie geht vertical vor der unteren Hälfte des Obturator externus her. Die hintere Portion schliesst sich mit ihrem oberen Rande und hinterer Fläche dem Quadratus femoris an und bildet gewissermaassen dessen untere Fortsetzung. Auch ihre Bündel verlaufen quer und heften sich an die hintere Branche der Linea aspera, das *labium externum*. Die zusammentreffenden unteren Bündel steigen schräg nach abwärts und heften sich mit hoher starker, quer gestellter Sehne an die ganze Höhe der Linea aspera bis zum Condylus internus herab. So gewahrt man von der Rückseite nur einen Theil der Ursprungsbündel des Muskels, die hinteren und unteren, die vorderen, welche vom Schaambogen herabsteigen, bleiben verdeckt. Sie bilden mit den hinteren eine gegen den Schenkel zu abgeschlossene musculöse Tasche, deren vordere Wand höher ist, als die hintere, welche unter oder über dem Quadratus femoris und hinter dem Trochanter major gegen die Glutealfalte sich öffnet. — Ein Schleimbeutel hinter dem Trochanter minor verhindert die Reibung am Knochen und legt sich zwischen die Anheftung der oberen vorderen Fascikel des Adductor magnus und die Ansatzsehne des Ileopsoas.

Hinter dem Adductor magnus und ihn zum Theil verdekkend, steigen vom Tuber ischii die Beugemuskeln des Unterschenkels an der hinteren Schenkelfläche herab. Der *m. biceps* und *semitendinosus* entspringen selbander mit aponeurotisch verbundener Sehne, der *semimembranosus* mit platter Sehne unter ihnen, durch einen Schleimbeutel vom hinteren unteren Umfange des Tuber geschieden. Jene beiden gehen auseinander zur äusseren und inneren Schenkelfläche und lassen ein Interstitium musculare, welches tief auf die hintere Fläche des Adductor magnus führt. Der lange Kopf des Biceps wird durch das Caput breve verstärkt, welches im unteren Dritttheil des Schenkels vom Labium externum lineae asperae und ihrer auf den Condylus externus auslaufenden Branche entspringt; er wendet sich sodann um den hinteren Umfang des äusseren Condylus zum Unterschenkel. Der Semimembranosus schliesst sich dem Semitendinosus an und verlaufen beide längs der hinteren inneren Schenkelfläche um den hinteren Umfang des inneren Condylus zur Tibia.

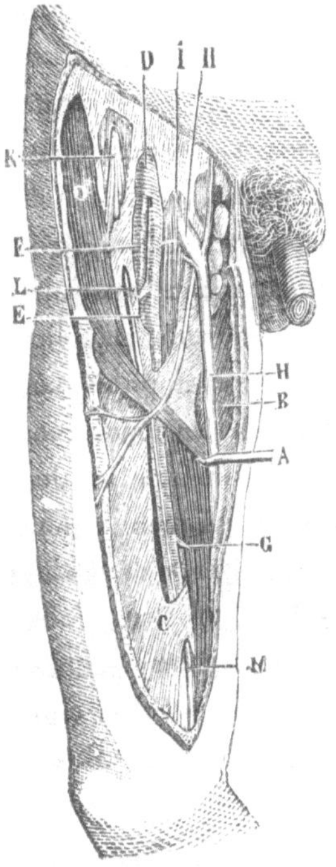

O. m. sartorius.
A. Derselbe nach innen gezogen.
B. m. adductor longus.
C. fascia lata, auf die Sehne der Adductoren übergehend.
D. art. femoralis communis.
E. art. cruralis.
F. art. profunda femoris.
H. H. vena saphena interna.
I. vena femoralis.
K. nervus cruralis.
L. M. nervus saphenus internus.

Auf der Vorderseite des Oberschenkels liegt zu äusserst, den Randsaum des Gluteus medius bedeckend und von der Spina a. s. und der äusseren Beckenfascie entspringend, der *m. tensor fasciae latae;* ein plattrundlicher dicker Muskel, dessen Sehne als breite starke Aponeurose über die vordere äussere Schenkelfläche ausstrahlt und in die Fascia lata übergeht, zu deren Bildung und straffer Anspannung er wesentlich beiträgt. Neben ihm entspringt der *sartorius* und schlingt sich als glattes Muskelband spiralig um die vordere innere Schenkelfläche herum zur inneren Kante der Tibia. Er kreuzt sich mit den meisten Muskeln der vorderen und inneren Seite des Schenkels und hält auf dieser ausgedehnten Strecke die Theile in ihrer Lage angeschlossen. Sein Verlauf ist meist auch äusserlich unter der Haut markirt; die Linie von der Spina a. s. über das mittlere Dritttheil des Schenkels zur hinteren Fläche des Condylus internus bezeichnet seinen Verlauf und ist leicht zu ziehen, auch wenn der Muskel selbst ausnahmsweise fehlen sollte. Für die Aufsuchung der Art. femoralis ist er ein Hauptwegweiser und könnte sein Mangel daher Verlegenheit bereiten. Auch soll er mitunter durch ein sehniges Zwischenstück, als Digastricus, unterbrochen sein. Seine Fasern verlaufen nach innen abwärts, während die der Nachbarmuskeln, mit Ausnahme des Ileopsoas, in entgegengesetzter Richtung auf ihn zulaufen [1]). — Nach innen entspringt an der vorderen Schenkelfläche am höchsten und oberflächlichsten der *m. adductor longus.* Sein vom Tuberculum pubis ausgehender Kopf ist bei Anziehung meist deutlich durchzufühlen. Im Herabsteigen wird er breiter und heftet sich an das mittlere Dritttheil des Schenkels, den inneren Saum der Linea aspera. Indem der Sartorius über dieser Insertion mit ihm sich kreuzt, begrenzen beide das *trigonum ileopectineum* [2]). Auf dem Boden dieser dreieckigen Schenkelgrube sind nach aussen der *m. psoas* und *iliacus,* nach innen der *pectineus* gelegen, in deren Zwischenfurche, auf dem Rande des Pectineus ruhend, die Schenkelgefässe auf die Spitze des Dreieckes hinter den Sartorius zulaufen. Der Iliacus tritt als dickbauchiger Muskel aus der Incisura anterior superior und wird noch durch fernere Muskelbündel verstärkt, welche von der Spina a. inf. und dem Lig. ileofemorale

[1]) Auch einzelne andere Schenkelmuskeln zeigen mitunter Anomalien, so namentlich der Biceps durch Fehlen des kurzen Kopfes oder Hinzutreten eines überzähligen Kopfes vom Tuber. Auch den Semimembranosus fand ich einmal aus zwei gleich langen und gleichstarken Muskelbäuchen bestehend, welche beide unter dem Semitendinosus vom Tuber entsprangen und am Schenkel neben einander herabliefen.

[2]) Taf. XVIII.

entspringen. Sie verwachsen zum Theil innig mit der Scheide der Psoassehne, welche unter beiden zur geräumigen Bursa iliaca sich erweitert. Der Psoas selbst tritt, sich zuspitzend, zur Incisura ant. inf. aus und die vereinigte Cauda beider Muskeln, nach innen um das Gelenk sich herumwindend, heftet an den inneren Schenkelrand vor dem Trochanter minor sich an. — Der Pectineus entspringt breit vom Tuberculum pubis längs der ganzen Crista pubis und steigt sich zuspitzend als platter dreieckiger Muskel über den inneren Umfang des Hüftgelenkes und vor der Ausmündung des Canalis obturatorius zum Trochanter minor herab, unter welchem er sich anheftet. Zwischen dem Ansatz des Ileopsoas und Pectineus liegt über dem Trochanter minor ein Schleimbeutel, und fehlt er an dieser Stelle, so ist die Bursa hinter dem Trochanter für die Sehne des Adductor magnus desto geräumiger. — Vom Adductor longus bedeckt steigt neben dem Pectineus, mit dem er in einem Niveau gelegen ist und gleiche Faserrichtung hat, aber in umgekehrter Gestalt, der *adductor brevis* herab, und heftet sich mit breiter Basis unterhalb des Trochanter minor an.

In dem Winkel zwischen dem vorderen Rande der Glutei und dem äusseren des Iliacus, von ihnen wulstig überragt und oberflächlich vom Kopf des Sartorius bedeckt und sodann von der Aponeurose des Tensor überzogen, entspringt mit sehnig zugespitztem Kopf der *m. rectus femoris.* Mit kurzer, starker runder Sehne geht er von der Spina ant. inf. aus, eine zweite Zacke läuft gabelförmig auf diese zu, entspringt von der oberen Rampe des Acetabulum und verwächst flügelförmig mit dem Lig. ileotrochantericum. Unter der ersteren befindet sich öfter ein kleinerer Schleimbeutel und kurze Fettballen legen sich in das Interstitium zwischen beide Zipfel. Der Muskel geht in der Mitte des Oberschenkels in eine breite, starke doppelt gefiederte Sehne über. Er bedeckt den *m. crureus,* der von der Linea intertrochanterica anterior seinen Ursprung nimmt und dessen Sehne mit der des vorigen sich vereinigt. Zu derselben treten von beiden Seiten die *mm. vasti.* Der Vastus externus ist besonders stark, entspringt vor der Insertion des Gluteus maximus von der Basis des grossen Trochanter und nimmt die ganze äussere Schenkelfläche ein. Der Vastus internus entspringt von der inneren Fläche des Femur vor der Insertion der Adductoren und des Ileopsoas. Beide Muskeln reichen weit nach hinten herum, wo sie längs der Linea aspera und ihren unteren Ausläufern Wurzel fassen; ihre Fasern verlaufen nach vorn herum und verwachsen mit gefiederter Sehne am Tendo des Recto-crureus. Sie bilden zusammen den *m. quadriceps femoris*. Die mittlere Hauptsehne inserirt sich am oberen Rande der Kniescheibe; die sehnige Ausbreitung der Seitenbündel, insbesondere der Vasti geht aponeurotisch zu beiden Seiten der Patella über das Kniegelenk hinweg. Die dem Knochen zunächst gelegene untere Portion des Vastus internus verwächst mit der unterhalb der gemeinsamen Sehne befindlichen *bursa cruralis* und wird auch wohl als *m. subcruralis* unterschieden. — Den innersten Contour des Schenkels bildet der *m. gracilis*, der als schmales glattes Muskelband neben der Synchondrose entspringend geradlinig zum Unterschenkel herabzieht.

Wir haben mit schulmässiger Genauigkeit die Muskeln des Hüftgelenkes und Oberschenkels in Bezug auf Ursprung, Verlauf, Insertion beschrieben, diese Beziehungen bilden aber die Grundlage für die Beurtheilung ihrer Function und deren Störungen. Für den Oberschenkel ist diess eine der schwierigsten Aufgaben der Muskellehre, da wir fast immer nur mit sehr zusammengesetzter Diagonalwirkung zu thun haben und die meisten der hierher gehörigen Muskeln ausserdem noch einen doppelten und dreifachen Hebel abwechselnd oder gleichzeitig regieren.

Fassen wir die verschiedenen Wirkungen nach ihren Hauptrichtungen zusammen, so haben wir als Flexoren für Becken und Oberschenkel die *mm. psoas* und *iliacus*, *pectineus*, *rectus*, *tensor fasciae latae*, *gluteus minimus* und die vordere Portion des *medius*. Es giebt keinen einzelnen Muskel, der für sich allein den Oberschenkel in reine Flexion zu stellen vermöchte. Auch das Becken ist nur bei gleichzeitiger Zusammenziehung des Ileopsoas auf beiden Seiten in gerader Richtung zu flectiren; bei einseitiger Wirkung des Muskels geschieht die Beugung mit gleichzeitiger Einwärtsdrehung des Beckens. Auf den Oberschenkel bewirkt der Ileopsoas die Beugung mit gleichzeitiger Adduction. Ebenso der Pectineus. Die durch den Iliacus bedingte Auswärtsdrehung des Oberschenkels scheint durch die gleichzeitige Mitwirkung des Psoas und Pectineus aufgehoben zu werden. Der Gluteus minimus, indem er von hinten nach vorn und abwärts über dem Schenkelhals als Rolle wegzieht und mit dem Gluteus medius von der Spina anterior auf die Mittellinie des Schenkels, die vordere Basis des Trochanter, zuläuft, möchte für sich vielleicht der geeignetste Muskel für die einfache Flexion des Oberschenkels sein; auf das Becken dagegen wirken sie mit seitlicher Einziehung desselben. Der Tensor fasciae setzt seine Zugeslinie längs dem Aussenrande des Schenkel und dem Lig. intermusculare externum fort; er wirkt beugend mit gleichzeitiger Abziehung. Für gewöhnlich nimmt das Gewicht des Schenkels für die Beugung das Zusammenwirken mehrerer Muskeln in Anspruch, wodurch die conträren Abweichungen sich ausgleichen; sie treten aber hervor bei einseitiger Functionsstörung. — Die Beugewirkung des Rectus femoris ist untergeordnet. Da er hart über dem vorderen Umfange des Acetabulum sich inserirt, so erstreckt sich seine Wirkung auf die Rotation desselben nach vorwärts auch nicht weit; das Gewicht der Extremität und die Kürze des Hebelarmes, welcher ihn mit dem Hüftgelenk verbindet und senkrecht auf seine Zugsrichtung fällt, beschränkt auch die Flexion des Oberschenkels. Auch geht er für sich allein keine hervorstechende Functionsstörung in diesem Sinne ein.

Als Extensoren für das Becken und den Oberschenkel wirken der Gluteus maximus, der lange Kopf des Biceps, der Semimembranosus und Semitendinosus, unter Umständen auch die untere Portion des Adductor magnus. Sie sind Erectoren des Beckens aus der gebeugten Stellung und drängen zugleich bei fortgesetzter Wirkung dasselbe nach vorn und wälzen es nach hinten. Den Oberschenkel strecken sie nach hinten oder beim Ueberwiegen des einen oder anderen Muskelzuges zugleich nach aussen oder innen.

Abductoren des Schenkels sind der Gluteus medius und die äussere Portion des maximus. Sie senken bei feststehendem Femur das Becken nach ihrer Seite, wozu auch der Gluteus minimus beiträgt. Sind beide Theile beweglich, so neigen sie zugleich das Becken und abduciren das Femur.

Die Adductoren des Schenkels sind nach ihrer Function benannt; ausserdem aber wirken als solche der Ileopsoäs und Pectineus; ferner durch Anziehung des Unterschenkels der Gracilis, und mit gleichzeitiger Auswärtsdrehung und Hebung des Schenkels der Sartorius. Die vorderen Adductoren ziehen den Schenkel in gerader Stellung gegen die Mittellinie an; der Adductor magnus zieht ihn mehr zurück mit gleichzeitiger Auswärtsstellung. Auf das Becken wirken der Ileopsoas, Pectineus, Sartorius vorüberneigend, der Adductor magnus zieht es nach hinten herab und wirkt insofern der Beugung entgegen, wodurch die Adduction als einfacher Effekt aus der Zusammenwirkung dieser Muskeln hervorgeht.

Der Schenkel wird nach aussen gedreht und dadurch die Fussspitze nach aussen gerichtet durch die Obturatores, Pyriformis, Quadratus u. s. w. als Rotatores externi. Wirken sie zugleich auf das Becken, so wird es seitlich nach vorn gezogen. Ihnen entsprechende besondere Rotatores interni, so ausgedehnt auch die Einwärtsdrehung möglich ist, sucht man vergebens, und auch unter den gegebenen Muskeln ist es nicht ganz leicht zu bestimmen, welchen diese Nebenwirkung zukomme. Am geeignetsten seiner Anlage nach scheint der Gluteus medius für diese Rotation, indem er noch vom vorderen Beckenrande auf die äussere Schenkelfläche übergreift; indess würde immer nur auf die vordere und mittlere Portion dieses Muskels die Wirkung sich beschränken, die hintere würde sie durch Auswärtsdrehung vernichten; es würde weder das Eine noch das Andere, sondern die Abduction alsdann die Folge sein.

Ausser diesen Hauptbewegungen für den Doppelhebel des

Hüftgelenkes haben wir noch einige entferntere und combinirte Wirkungen zu berücksichtigen. — Der Psoas durch seine Ursprünge vom Lumbaltheil der Wirbelsäule hat seinen Antheil an der Aufrichtung des Truncus. Widerstehen ihm die Erectores spinae dorsi nicht, so beugt er den Lendentheil vorüber; er zieht ihn dagegen nach einwärts gegen die Bauchhöhle herein, wenn seine Contraction die antagonistische Thätigkeit der Streckmuskeln des Rückens übertrifft und in solcher Weise auch über die Aufrichtung hinaus fortbesteht. Es entsteht unter solchen Bedingungen eine auf den Lendentheil der Wirbelsäule beschränkte Lordosis.

Die Muskeln, welche vom Tuber ischii am Schenkel herabsteigen, üben ihre gewöhnliche deutliche Action in der Rückwärtshebung des extendirten Beines, und diese findet ihre Grenze in den vorderen Ligamenten, welche den Schenkel über dem Acetabulum befestigen. Die unter das Kniegelenk wegtretenden *mm. semitendinosus, semimembranosus* und *biceps* sind ausserdem Beugemuskeln des Unterschenkels. Ihre Action auf das Becken ist für gewöhnlich wenig deutlich; sie wirken mit zur Aufrichtung und wagerechten Haltung desselben; wenn aber ihre Thätigkeit unausgesetzt über dieses Maass hinausgeht, ziehen sie das Becken nach hinten herab. Meist äussert sich diese Wirkung einseitig und giebt sich dann durch einen tieferen Stand des Tuber ischii und eine scheinbare Verlängerung der Extremität zu erkennen. Da die Gelenkpfanne im vorderen Seitentheil der Beckenwand sich befindet, das Tuber am hinteren, so geht die Verschiebung, durch welche zugleich der Oberschenkel etwas abducirt wird, fast ausschliesslich in der Dicke der Hüfte vor sich und wird äusserlich im oberen freien Umkreis des Beckens wenig sichtbar.

Die Muskeln an der Vorderseite des Oberschenkels strecken das Kniegelenk, sie erheben aber auch bei befestigtem Unterschenkel das gebeugte Femur in die aufrechte Stellung. Vom Rectus femoris, der in dieser Bewegung das Becken nachzieht, haben wir die Beugewirkung desselben auf das Becken und den

Oberschenkel bereits hervorgehoben; soll diese Gliederung die Aufrichtung nicht stören, so muss während derselben das Hüftgelenk durch den Widerhalt der Extensionsmuskeln unbeweglich gestellt sein, worauf dann unter Mitwirkung der übrigen an die Vorderseite des Beckens und der Wirbelsäule befestigten Muskeln die Rotationsbewegung über der Tibialfläche erfolgt. Sind dabei die Unterschenkel gestreckt, so fehlt sowohl den Hebemuskeln die nöthige Anspannung des Lig. patellare und ihrer Sehne als Rückhalt, als auch ist der Kreisbogen, den die Condylen des Femur im Kniegelenk bei dieser Bewegung zu durchlaufen haben, für die Vollführung derselben unzulänglich. Der Unterschenkel muss mehr oder weniger senkrecht zum Oberschenkel gestellt, d. h. gebeugt werden, wenn die Condylen des Femur jene Drehung um ihre Horizontalaxe ausführen und sich vertical zum Unterschenkel stellen sollen.

Es ist diess ein Beispiel der vielfältigen Bewegungsthätigkeit, des Ineinandergreifens und Zusammenwirkens der Hüft- und Schenkelmuskeln. Durch die gleichmässige Thätigkeit ihrer Muskeln werden Oberschenkel und Becken zu einander im Gleichgewicht gehalten, und keine sichere Haltung oder Bewegung derselben geschieht ohne die Unterstützung durch andere Muskeln, welche für sich nicht im Sinne der Bewegung wirken. Beim ruhigen Stehen müssen die Glutei sowohl wie die Adductoren und Beugemuskeln fest um das Hüftgelenk angeschlossen sein. Das geringste Uebergewicht erschüttert das Balancement des Körpers und des Beckens auf den Condylen und den Gelenkköpfen des Femur; die Schwerlinie fällt ausserdem nach H. Meyer hinter dieselben, es ist mithin niemals ein rein physikalisches. — Die Mechanik des Gehens, welche wesentlich auf einer blossen abwechselnden Schwingung der Schenkel im Hüftgelenk beruhen sollte, hat neuerdings von Duchenne sehr gegründete Angriffe erfahren. Ob sie noch nöthig waren? Man sollte es kaum glauben, wenn nicht in jedem Schulbuch die alte Lehre als ein gelöstes Räthsel wiederkehrte. Gewiss war es ein für die Mechanik der Bewegungen durchgreifender grosser Fortschritt als E. und W. Weber den Nachweis lieferten, dass der Schenkelkopf im Acetabulum luftdicht eingeschlossen und so mit all' seinem Gewichte vom luftleeren Raum getragen werde. Dadurch wurde den Muskeln ihre Thätigkeit enorm erleichtert. Die Bewegung des Schenkelkopfes selbst in der Gelenkhöhle geschah ohne Widerstand, die Last wurde ihnen für die gewöhnliche mittlere Stellung völlig abgenommen, und jede Veränderung derselben, jede Bewegung ihnen in hohem Grade erleichtert. Auch das spontane Zurückfallen in die einfache Schwerlinie ist als wesentliches Hülfsmittel für die Bewegung zu betrachten. Allein mit all dieser Pendelung ist man nicht im Stande einen sicheren Schritt zu thun; die Grösse desselben, die Richtung, die Höhe zu welcher wir das Bein erheben, die Stelle an welcher wir den Fuss auf den Boden setzen, die Haltung im Knie- und Hüftgelenk, die Sicherheit, mit der wir auf dem stehenden Schenkel uns erheben und den anderen vorwärts setzen, alles dieses ist Produkt der Berechnung, der willkürlichen Muskelaction [1]). Ein einziger Hüftmuskel gelähmt, und das Gehen wird ohne Krücke unmöglich. Selbst bei voller contractiler Muskelthätigkeit und ausschliesslicher Lähmung des Muskelgefühles wird der Gang wie der eines Trunkenen schwankend. — Wir übergehen einige andere Bewegungen, die man nach obiger Theorie ebenso übertrieben auch auf Horizontalschwingung oder Kreiselbewegung begründen könnte, z. B. die Beckendrehung auf einem Schenkel,

[1]) Ein Hauptversehen der Vertheidiger der Pendelung liegt darin, dass sie den Schritt beginnen bei rückwärts erhobener Extremität, während jedes Rekrutenexercitium das Gegentheil lehrt. Die Extremität nach vorn zu erheben, ist der erste willkürliche Act, während der Körper auf der anderen Extremität durch Wirkung der Muskeln im Balancement gehalten wird. Das Niedertreten und die Uebertragung des Körpergewichtes auf die erste Extremität ist wiederum ebenso berechnet und der Muskelunterstützung bedürftig. Will man rückwärtsschreiten, so erhebt man das Bein nach hinten und die Acte folgen sich wieder ebenso. Um aber vorwärtszukommen, macht man in der Lehre von der Pendelung der Schwingung zu Liebe ganz überflüssig erst einen halben Schritt zurück. Beginnt aber der Gang während sich das vermeintliche Pendel im Loth befindet, so kann es nicht erst in dasselbe zurückfallen, um vorwärts zu kommen, und die Schwingung hört auf. Fällt es nach vorn erhoben in's Loth zurück, als Pendel, so hört auch das Gehen auf.

und wenden uns zur Betrachtung der Störungen im Mechanismus des Hüftgelenkes.

Für sich bestehende Rupturen der Schenkelmuskeln, meist in Folge einer plötzlichen Gewaltanstrengung sind am Psoas, am Rectus femoris beobachtet. Oefter hat sich die Ruptur auf die mit ihnen zum Theil eng verbundene Aponeurose beschränkt. Die Ausbreitung des Tensor fasciae über den Vastus externus scheint hierfür besonders geeignet. Aus dem entstandenen Schlitz drängt sich alsdann die Muskelmasse geschwulstförmig als Hernia muscularis hervor und verhindert die unmittelbare glatte Wiedervereinigung. Auch wenn die Zerreissung die Muskelsubstanz selbst getroffen hat, ist sie wohl meistens nur partiell, doch öfter tief dringend. Pétrequin[1]) beobachtete zweimal eine Ruptur des *m. rectus femoris* in der Mitte seines Muskelbauches, so dass die Rissenden 2 Querfinger breit von einander standen. Beide Fälle betrafen Aerzte und zwar in einem Moment, als sie vom Umfallen bedroht, durch jähe Muskelanstrengung den Körper aufrecht zu halten suchten. — Eine Ruptur des Psoas sah Langenbeck durch plötzliches Vorschieben und Heben einer schwer beladenen Karre mittelst des untergestämmten Schenkels bewirkt. Ein krachendes Gefühl und lebhafter Schmerz in der Tiefe des Beckens, nebst der Unmöglichkeit auf der verletzten Extremität beim Stehen und Gehen sich zu stützen, leichte Adduction, Flexion und behinderte Bewegung bei übrigens unversehrtem Schenkel waren die nächsten Erscheinungen. — Wie gross übrigens die Gewalt sein muss und durch andere Umstände als ungleiche, interrupte Contractionen begünstigt, um eine Zerreissung des contrahirten Muskelfleisches zu bewirken, zeigen die viel häufigeren Fälle von Trennung oder Losreissung ihrer fibrösen Enden. Zumal die Ruptur des Tendo patellaris quer über der Kniescheibe her kommt auf plötzliche Anziehung ihres Muskelbauches, des Quadriceps femoris, häufig vor, sogar auf beiden Seiten zugleich, wie ich selbst zweimal zu sehen Gelegenheit hatte. — In anderen Fällen widersteht auch die Sehne der

[1]) *Anat. méd. chir. pag.* 718.

Muskelcontractionen, es entsteht aber ein Querbruch der Patella. Selten im Ganzen erstreckt sich die Wirkung der Gewalt noch tiefer, und eine Ruptur des Lig. patellare ist die Folge [1]). Je vollständiger die Lostrennung von den umgebenden Weichtheilen statthat, desto mehr treten die Bruchenden auseinander, d. h. es wird das obere Ende durch die fortwirkende Zugkraft des Muskels, dem die Gegenbefestigung fehlt, heraufgezogen. Die Bruchflächen sind dann schwierig in Coaptation zu erhalten, wenn man nicht etwa beim Kniescheibenbruch stählerne Klammern, Malgaigne's Agraffen, dazu verwendet. — Längsfracturen und Splitterbrüche der Patella, welche ebenfalls, doch selten vorkommen, möchten wohl häufiger durch directe äussere Gewalt bedingt sein. — Diesen Fällen schliesst sich die Lostrennung des Trochanter minor durch jähe Contraction des Psoas an, welche als Seltenheit vorkommt [2]).

[1]) Ein Fall von dreimaligem Kniescheibenbruch zu verschiedenen Zeiten wurde von Malgaigne beobachtet. Vor 12 Jahren beim Ballspiel fiel der Kranke zuerst rücklings über. In der Anstrengung sich aufrecht zu erhalten, brach er die linke Patella quer in ihrer Mitte. Nach 120 tägiger Behandlung unter Lisfranc mittelst der Testudo wurde er entlassen. Die Fractur heilte durch eine fibröse Zwischenmasse von 4 Ctm. Breite und erschwerte Flexion blieb zurück. Vor 5 Jahren glitt derselbe Mann auf dem Eise aus, fiel hintenüber, und indem er sich zurückhalten wollte, brach er die rechte Patella. Es war ein Querbruch mit bedeutendem Abstand der Fragmente. Das Glied wurde von Jobert horizontal gelegt ohne weiteren Apparat. Nach 50 Tagen wurde eine Einwicklung vorgenommen und der Mann fing an zu gehen. Die Vereinigung geschah gleichfalls durch einen fibrösen Callus von 4 Ctm. Zwischenraum. — Jetzt endlich, als der Geheilte eine Treppe hinaufstieg, mit einer Last auf der Schulter, glitt sein rechter Fuss vom Rande einer Stufe ab. Indem er sich und das Bein zu halten suchte, brach er von Neuem die rechte Patella und zwar diessmal im unteren Bruchstück und abermals in querer Richtung. Malgaigne wandte das Planum inclinatum an und nach 6 Wochen durfte der Kranke aufstehen (*Gaz. d. hôp.* No. 77, 1853). — Es ist auch mehrfach vorgekommen, dass Personen nach einer glücklich geheilten Fractura patellae sich eine Ruptur des Tendo patellaris derselben Seite zuzogen und zwar in einem Falle schon etwa 4 Wochen nachdem der Verletzte aus der Behandlung des Kniescheibenbruches entlassen war (*Patholog. society, Lancet* 29. *Dec.* 1855).

[2]) Bei einem jungen kräftigen Burschen, der einen Fusstritt in's Gesäss bekommen hatte, fand sich der Trochanter minor abgebrochen, der Psoas in Eiter gebadet. Der Tod war durch Pyämie erfolgt (*Revue méd. chir. Juill.* 1854).

Die idiopathisch rheumatische Contractur findet in der Beugerichtung meist mit gleichzeitiger Adduction des Schenkels statt und befällt häufig beide Oberschenkel zugleich und öfter auch die Muskeln anderer entfernterer Gelenke. Am Becken sind zunächst die vorderen Beckenmuskeln, der Tensor fasciae, Sartorius, Pectineus, Adductor longus hauptsächlich zusammengezogen. Bei höheren Graden tritt zugleich Rotation nach innen, starke Adduction, Inflexion des Lumbaltheils der Wirbelsäule ein, und sind dann auch die tieferen Muskeln, der Gluteus medius und minimus, Ileopsoas, Adductor brevis und magnus als mehr oder weniger contract zu betrachten. Sehr selten ist die Contractur derartig gleichmässig um das ganze Hüftgelenk vertheilt, dass der Schenkel dadurch völlig unbeweglich, wie bei aufrechter Stellung gerade gestellt wird. Ich habe indess einen Fall der Art bei gleichzeitig hochgradiger Arthritis chronica sicca des Hüftgelenkes beobachtet. Die Contractur bestand auch noch nach dem durch intercurrirende Pneumonie erfolgten Tode fort und löste sich erst, nachdem so ziemlich die sämmtlichen fettschwartig verdickten Fascien und die verkürzten von Fettstrichen durchzogenen Muskeln abgetrennt waren. Das Glied war scheinbar beweglich, aber alle Bewegung geschah durch die offenbar sehr relaxirten Beckensynchondrosen.

Entgegengesetzt den Contracturen betreffen die peripherischen Lähmungen auch hier vorzugsweise die Extensionssphäre, den Quadriceps femoris und die Gesässmuskeln. In Folge von Contusion der Muskeln treten sie als schmerzhafte Schwerbeweglichkeit oder länger fortbestehende, selbst vollständige Lähmniss auf. Ich habe einen Fall der Art von Seiten der Gesässmuskeln beschrieben [1]). Der Mann war durch 14 Tage lang so lahm, als hätte er den Schenkelhals gebrochen, das Gesäss abgeflacht, die Glutealfalte tiefer stehend, beginnende antagonistische Contractur der Adductoren. Als der Kranke genöthigt wurde, das Bett zu verlassen, konnte er nicht allein stehen; mit Unterstützung lernte er aufzutreten und nach kurzer Uebung

[1]) Beitr. zur chir. Myol. S. 65.

war er geheilt. Besteht eine solche Lähmung aber längere Zeit hindurch, so nimmt allmählig die Gegencontractur Ueberhand. So habe ich einen Kranken gesehen, der nach einer alten, aber sofort reducirten Luxation auf das Hüftbein trotzdem eine permanente Contractur des Schenkels mit starker Adduction sich zuzog, so dass die Durchschneidung besonders des gespannten Kopfes des Adductor longus vorgenommen werden musste. — Ein paretischer Zustand des Quadriceps femoris kommt nicht selten nach Verstauchungen des Knies vor. Der Kranke klagt zunächst freilich über Schmerz in der Umgebung der Kniescheibe, er geht noch, aber die Erhebung des Knies ist erschwert oder unmöglich und im Gehen selbst besonders auf schiefer Ebene muss er, um im Knie nicht einzusinken, durch Gegendruck der Hand über der Kniescheibe oder eine geeignete Maschine die fehlende Stütze der Extensoren für das Kniegelenk ersetzen. — Eine antagonistische Contractur der Beugemuskeln des Kniegelenkes tritt in diesen Fällen, sowie auch bei vollständiger Lähmung und Atrophie des Quadriceps nicht ein, vielleicht weil das Gewicht des Unterschenkels in solchen Fällen hinreicht, ihn in der geraden Schwerlinie zu erhalten. Die mit Atrophie verbundene vollständige Lähmung kommt zumal bei Kindern und mitunter angeboren vor und nimmt dann oft die ganze Streckseite des Ober- und Unterschenkels ein. In ähnlicher Weise auch die Contractur dieser Muskeln. Ich habe sie als angeboren bei einem $\frac{1}{4}$ J. a. Kinde gesehen. Die Beine waren durchaus straff, unbiegsam, die Unterschenkel standen dabei von den Knien nach aussen ab, jedoch ohne Rotation der Tibia; die Füsse waren den Unterschenkeln zugebogen und standen fast in spitzen Winkeln zur Crista tibiae. Ueber den vorderen Gelenkflächen der Tibia am Knie waren tiefe Einschnürungen der Haut als geröthete Furchen. Die Kniescheibe beiderseits war kaum zu fühlen und klein wie ein Sesambein, dabei heraufgezogen. Angespannt waren der Rectus und Crureus mit den Vasti, sowie sämmtliche Muskeln an der Extensionsseite des Unterschenkels. Die Spitze des Fusses stand gerade, weder zur einen noch zu anderen Seite geneigt. — Auch bei Erwachsenen kommt eine rheumatische Contractur des Quadriceps als unbewegliche Geradestreckung des Knies bisweilen vor. Ich sah sie in Begleitung einer subacuten arthritischen Kniegelenksentzündung. — Eine isolirte Lähmung des Ileopsoas, der Adductoren, der Beugemuskeln des Unterschenkels ist bis jetzt nicht bekannt.

Anderweitige Störungen in der Function der Muskeln haben ihren Grund zunächst ausserhalb derselben und sind eine Folge von Gelenkkrankheit oder durch äussere mechanische Veranlassungen bedingt. Sie geben sich kund als Schiefstellung oder Verschiebung. Jeder entzündliche Process mit Erguss von plastischer Flüssigkeit in die Gelenkhöhle zieht eine Abweichung in der Stellung und Haltung der Hebelarme nach sich und ist insbesondere für die Femorocoxalgie ein so wesentliches Attribut, dass in vielen Fällen erst mit dem Nachweis der permanenten Schiefstellung selbst die Diagnose abgeschlossen werden kann. Sie ist nicht immer gleich zu Anfang vorhanden; auch die characteristische Schmerzhaftigkeit auf Contusion der Gelenkflächen, sie findet sich erst, wenn diese selbst gelitten haben und muthmaasslich schon die Knorpelflächen gelockert, zerfasert, ausgefallen sind. Ein fixer lebhafter Knieschmerz, dessen nähere Bedeutung wir später besprechen werden, muss zwar immer auf Untersuchung des Hüftgelenkes hinleiten, aber auch er fehlt bisweilen gänzlich. Ich habe ausgezeichnete Aerzte Fälle von vorgeschrittener Coxalgie bei Erwachsenen mit Nachdruck als Neuralgien bestimmen, auch viele Monate hindurch behandeln sehen und kann mich selbst nicht frei davon sprechen, trotz des Verdachtes der Coxalgie, nichts als die Erscheinungen einer Ischias bei den ersten und sorgfältigsten Untersuchungen constatirt zu haben, sowie einen mit Parese der Extremität überkommenen Kranken als solchen fortbehandelt zu haben. Zu den ersten sicheren Zeichen der Hüftgelenkserkrankung gehört ein spastisch gespannter Zustand der das Gelenk umgebenden Muskeln. Diese Contractur ist ein Reflex des Gelenkschmerzes und selbst schmerzhaft. Ihm folgt alsbald die Schiefstellung, welche aber nicht bloss den Schenkel, sondern ebenso sehr auch den anderen Arm des Doppelhebels, das Becken, betrifft, indem die sämmtlichen kurzsehnig breiten Muskeln, welche das Hüftgelenk als Mittelpunkt umgeben, eine doppelte Action ausüben und im Zustande ihrer Contractur auf beide Hebel gleichzeitig wirken. Die erste Abweichung, welche sodann in der Stellung der Hebel erfolgt, wird ihrerseits wesentlich bedingt von der Capacität der Gelenkhöhle [1]). Diese ist beim Hüftgelenk, wie Bonnet's Injectionsversuche dargethan haben, am grössten, wenn sich der Schenkel in leichte Abduction und Rotation nach Aussen stellt, und ohne Zweifel ebenso richtig hat er auch hierin ein Hauptmoment für die constante gleichartige Stellung des Schenkels im ersten Stadium der Coxalgie erkannt. Die schmerzhafte Anspannung der Kapsel durch Anfüllung derselben mit Exsudat, bringt diese Haltung mit sich und durch möglichst unveränderliche Anziehung der geeigneten Muskeln sucht sie der Kranke als am wenigstens drückend und, um jegliche Reibung zu vermeiden, unbeweglich zu erhalten. Die Muskeln aber, welche hier in Folge des Gelenkreizes in Contractur verfallen, sind zumal auch solche, welche dem kranken Gelenk am engsten angeschlossen und in ihren Synovialscheiden und Parenchym vielleicht selbst in Mitleiden-

[1]) Hiebei ist nicht davon die Rede, dass jemals ein freier Raum im Gelenke bestehe, wie Herr Prof. Langer missverstanden zu haben scheint, wenn er zumal Bonnet einen Vorwurf daraus macht, eine grössere und eine geringere Capacität der Gelenkhöhlen angenommen zu haben (Ztschr. d. W. A. H. 1, 1856). Hier handelt es sich nur um einen grösseren Rauminhalt, den eine Gelenkhöhle bietet (S. auch meine Beiträge S. 27). Sie hat ihn nicht bei jedem einfachen Wechsel der Stellung, sie gewährt ihn aber bei mancher. Das Gelenk ist luftdicht geschlossen und wird von der Kapsel eng umgeben, soweit die Synovia zur Ausfüllung des Zwischenraums ausreicht. Die communicirenden Schleimbeutel fast aller grösseren Gelenke weisen aber darauf hin, dass auch im gesunden Zustand die Gelenkhöhle einen verschiedenen Rauminhalt biete. Sie sind die Reservoirs, in welche die Synovia zurückfliesst bei Verengerung des Raumes und aus welchen sie in die gemeinsame Gelenkhöhle hineindringt bei Erweiterung desselben. Solange es aber überhaupt noch eine Gelenkhöhle giebt mit ausdehnbarer, theils schmaler, theils breiter Wandung der Kapsel, besitzt auch jedes Gelenk eine durch Füllung derselben, sowie durch bestimmte Stellungen wandelbare Räumlichkeit. Am grössten ist diese Differenz bei den mit einem Meniscus versehenen Gelenken.

schaft gezogen sind, es sind ferner solche, welche im Zustande ihrer Contractur zugleich eine Schiefstellung des Beckens bedingen. Wie der Schenkel auswärts rotirt, so wird das Becken seitlich nach vorn gezogen durch die kurzen hinteren Rollmuskeln; mit der Abduction durch den Gluteus medius und maximus wird zugleich das Becken seitlich gesenkt, aufgerichtet und vorgeschoben, daher die scheinbare Verlängerung im ersten Stadium der Coxalgie. Die Betheiligung des Ileopsoas, Pectineus und Gluteus minimus bedingt früher oder später eine der Gelenkfüllung entsprechende leichte Beugung. Es ist nicht wahrscheinlich, dass durch dieselbe der Kopf selbst in der Cavitas cotyloidea gelüftet werde, sondern die eigentlichen Gelenkflächen bleiben mit einander in Berührung, solange kein Defekt vorhanden ist, das flüssige Exsudat aber wird in die umgebende Synovialhöhle hineingedrängt, es tritt insbesondere auch manchmal hoch hinauf in den Schleimbeutel und die Scheide des Psoas, wenn eine offene Communication zwischen beiden besteht, und ohne Zweifel hat das frühere oder spätere Eintreten einer solchen secundären Psoitis auch wesentlichen Einfluss auf die Stellung des Gliedes. Die Beugung wird in diesem Falle überwiegen und zeitig in die Adduction des Schenkels und Inflexion des Beckens übergehen. Diese Stellung characterisirt das zweite Stadium und bringt eine scheinbare, aber oft beträchtliche Verkürzung mit sich. Die schmerzhafte Anspannung zumal der vorderen Kapselwand und ihrer Bänder, die fortschreitende cariöse Zerstörung und Lockerung der Gelenktheile, der Druck, den die mit der vorderen Kapselwand innig verwachsenen Muskeln auf das entzündete Gelenk ausüben, sie nöthigen den Kranken zum Liegen und zur Beugung der Extremität. Diese Wirkungen machen sich mitunter schon frühzeitig geltend, zumal bei raschem Verlauf und heftig entzündlichem Auftreten der Krankheit, so dass die Erscheinung des „freiwilligen Hinkens" mit verlängerter Extremität darüber ganz vermisst werden kann. Eine Frau in Langenbeck's Klinik erzählte, ihr Knabe habe immer, d. h. seit Anfang der Krankheit, das Bein stark gebeugt und im Knie umfasst gehalten mit beiden Händen, weil jede Erschütterung, jede Bewegung, sowie jede andere Stellung ihm die heftigsten Schmerzen verursacht habe. Die feste Haltung welche die Kranken einnehmen, trägt aber viel zur Fixirung der Contractur in der neuen Richtung bei. Sie liegen auf der gesunden Seite mit abwärts geneigter vorgeschobener Beckenhälfte und abducirter, auswärts rotirter gesunder Extremität, während die kranke Beckenhälfte höher gestellt, zurückgedreht, vorübergeneigt, der kranke Schenkel gehoben, adducirt und über dem Knie des anderen gestützt wird. Es ist leicht einzusehen, dass wenn diese Stellung im kranken Hüftgelenk permanent und unbeweglich wird, es vor allen die *mm. ileopsoas*, der Pectineus und die Adductoren sind, welche in Contractur verfallen. In höheren Graden erstreckt sich dieselbe auch auf die Wirbelsäule, so dass der Lumbaltheil derselben bogenförmig von der Horizontalebene sich abhebt, wenn man den im Winkel festangezogenen Schenkel niederdrückt. Hat die Verkürzung einen geringeren Grad, so dass die Kranken noch mit der Fussspitze den Boden berühren, vielleicht umhergehen, so gesellt sich zu der seitlichen Erhebung des Becken bei aufrechter Stellung auch eine Skoliose des Lendentheils hinzu, indem secundär auch die Streckmuskeln der Wirbelsäule und der Quadratus lumborum der kranken Seite verkürzt sind und eine Einziehung der Wirbelsäule mit der Convexität nach der gesunden Seite hin bedingen.

Eine wirkliche Verkürzung, welche beim weiteren Fortschreiten der Coxalgie auftreten kann, beruht auf einer mehr oder minder umfänglichen Zerstörung des Gelenkkopfes, Ausweitung und Wanderung der Pfanne, welche durch den continuirlichen Druck des Gelenkkopfes gegen ihren hinteren Umfang befördert wird, auf Zerstörung und Durchlöcherung des Pfannengrundes mit Einsenkung des Kopfes, oder endlich auf sog. spontaner Luxation desselben auf das Hüftbein. — Eine wirkliche Verkürzung von mehr als einem Zoll, welche auch durch interstitielle Absorption des Schenkelhalses und engere Winkelstellung desselben zum Körper des Femur bedingt sein kann, kommt bei der gewöhnlichen eitrigen Coxalgie (der Coxarthrocace) nicht vor; wohl aber habe ich sie einmal bei der Arthritis chronica sicca des Hüftgelenkes an der Leiche constatirt. — Die spontane Luxation spielte früher eine grosse Rolle, weil man nur das Vorspringen der Hüfte, die Beugung und Verkürzung der Extremität, den hinkenden Gang im Auge hatte und die bedingende Schiefstellung des Beckens übersah. Die wirkliche Luxation tritt mitunter ein, meist nach Zerstörung des Supercilium acetabuli durch allmähliges Zurückgedrängtwerden des Kopfes, nach Erweichung, Ulceration und Durchbohrung der Kapsel; dieser Ausgang ist aber sehr selten. Ich habe alle anderen Formen der wirklichen Verkürzung durch Autopsie wiederholt constatirt, die letztere nur in einem Falle.

Bei einem 11 jährigen Knaben, der einer fungösen Hüftgelenkentzündung erlag, fand sich die Gelenkhöhle sehr erweitert, verdickt und mit schwammigen Granulationen besetzt, an ihrer Innenfläche mit mürben Faserstoffgerinnungen beschlagen. Sie war nach hinten perforirt und eine Fistel hatte sich unter dem Gluteus maximus durch zum grossen Trochanter gesenkt, an dessen hinterem Rande in der Glutealfalte sie sich öffnete. Eine zweite Senkung drang unter dem Psoas hinauf, dann durch die Incisura ischiadica major zur Beckenhöhle hinaus und über den Pyriformis weg, wo sie mit der ersteren zusammentraf. Der Gelenkkopf, durch intracapsuläre Luxation, ruhte auf der hinteren Fläche des Supercilium acetabuli. Der Knorpel war nur in seinem unteren Umkreise bläulich weiss und dicht erhalten, übrigens verdünnt, gelblich, vascularisirt, vielfach durchlöchert, so dass man den mit rothen Granulationen bedeckten Knochen freiliegen sah; er war so unterminirt, dass er im ganzen Umfange des Schenkelkopfes wie eine Kapsel beweglich war. Der Gelenkkopf war hierdurch verkleinert, conisch geformt und besonders an seinem inneren Umfange, wo er das Acetabulum berührte, flach eingedrückt. Das Kind starb an secundär pyämischer Pleuritis und Meningitis.

Ausnahmsweise findet die secundäre Luxation bei Gelenkleiden auch in anderer Richtung statt, als über den oberen hinteren Rand des Acetabulum. So beschreibt Malgaigne einen Fall von Luxation des Schenkelkopfes gegen das eirunde Loch bei Coxarthrocace. Der Schenkel stand in äusserster Abduction und Rotation nach Aussen, das Bein war flectirt, so dass die Ferse das Knie der anderen gesunden Extremität berührte. Der Kranke indess hatte stets auf der leidenden Seite gelegen und behielt diese Lage auch nach der Luxation noch bei [1]). Bou-

[1]) *Revue méd. chir. Oct.* 1854.

vier[1]) rechnet auch die Fälle von Verschiebung des Gelenkkopfes durch Wanderung und Erweiterung der Pfanne, sowie jene, bei welchen der Kopf durch das Acetabulum in's Becken dringt zu den Luxationen und bezeichnet jene als *l. intracotyloideae*, diese als *l. centralis*. Zugleich beschreibt er einen Fall, in welchem das Acetabulum in Folge von Arthritis chronica sicca völlig abgeflacht, der untere Bord herabgesunken, das Lig. transversum verknöchert war und als Klammer den Kopf nach innen umgab. Der Kopf selbst war in eine secundäre Höhle bis auf das For. ovale herabgerückt, doch war die neue Cavität eingeschlossen in der Circumferenz der alten.

Die Luxationen kommen vorzugsweise im Hüftgelenk nicht selten angeboren vor, es scheinen aber auch diese grösstentheils vielleicht secundärer Natur zu sein, indem ein Gelenkleiden mit Flüssigkeitsansammlung in der Kapsel, Erweiterung derselben und theilweiser Zerstörung der Gelenktheile ihnen vorausgeht. Verneuil und Broca fanden bei congenitaler Luxation die Gelenkhöhle mit sero-purulenter Flüssigkeit gefüllt und Fungositäten, welche die Synovialis bedeckten. Auch von Morel-Lavallée wurden zwei Fälle von angeborener Coxalgie beschrieben[2]), mit Abscessbildung, Caries und Zerstörung der Kapsel, ausgehend in spontane Luxation nach hinten und aussen. Doch ist es nicht annehmbar, dass alle congenitalen Luxationen solchen Ursprung hätten, obwohl auch Bouvier diese Ansicht theilt und dem Urtheil von Dupuytren und Pravaz widerspricht, welche eine mangelhafte Entwicklung der Gelenkverbindung, ein *vitium conformationis*, als Ursache voraussetzten. Die Luxation scheint in manchen Fällen auch rein mechanischen Ursprunges zu sein. Dafür scheinen folgende Umstände zu sprechen: 1. Forscht man über den Hergang der Geburt des Kindes nach, so findet sich, dass sie meistens in der Steisslage erfolgte und das Kind künstlich durch die Hand des Geburtshelfers hervorgezogen werden musste. Prof. Langenbeck ist nun der

[1]) *Union méd. No.* 118, 1855.
[2]) *Union méd. No.* 50, 1854.

Ansicht, dass erst während dieses Actes der Entwicklung der Extremitäten die Luxation selbst in solchen Fällen bewirkt werde. Vorbereitet und erleichtert wird sie vielleicht durch eine mangelhafte Entwicklung der Gelenkgruben, indem 2. nach Vrolik der Querdurchmesser des Beckenausganges in solchen Fällen merklich erweitert ist. Es muss also wohl eine bedeutende Einkeilung und dadurch bewirkte Verschiebung des Beckens und seiner Extremitäten nach aufwärts stattgefunden haben, was eben wohl nur mit der Steisslage zusammentrifft. 3. Endlich besteht die Luxation öfter auf beiden Seiten zugleich und ist den Eltern von einer Erkrankung des Kindes unmittelbar nach der Geburt, zumal einer länger dauernden Hüftgelenksentzündung Nichts bekannt. — Die Beschaffenheit der Gelenkflächen lasse ich hiebei aus dem Spiel; die Verkleinerung und Ausfüllung des Acetabulum, welches eine eckig ovale, abgeflachte Gestalt annimmt, die Verkümmerung des abgeplatteten Gelenkkopfes könnte man eben so gerechtfertigt für primitiv als secundär annehmen. Ich habe mehrfach Knochenpräparate solcher Luxationen gesehen, aber die Gelenkflächen waren überall fest und glatt, wenn auch des Knorpels grösstentheils beraubt. Nur die Spuren einer cariösen Zerstörung würden mit Bestimmtheit für ein vorausgegangenes Gelenkleiden sprechen. Desshalb wurde auch der folgende Fall von Chassaignac [1]) als Beispiel einer veralteten Luxation vorgezeigt, während andere Stimmen ihn für congenital erklärten. Ein Bursche von 16 Jahren hatte sich der Aussage nach vor 13 Jahren durch einen Fall den Schenkel luxirt. Er starb und bei der Autopsie fand sich die alte Cavitas glenoidea noch mit Knorpel ausgekleidet und im Grunde mit Fett gefüttert, auch hatte sie noch ihre normale Tiefe bewahrt. Der äussere *margo supraciliaris* war etwas abgeflacht und unmittelbar daran grenzte das neue Gelenk, ovoid geformt, seicht, von fibröser Masse gepolstert und einem schmalen Knochenrand umgeben, von welchem eine sehr starke dicke Gelenkkapsel entsprang, welche mit der alten ein Continuum bildete, so dass beide Gelenkgruben von

[1]) *Gaz. d. hôp. No.* 100, 1855.

einer gemeinsamen Kapsel umgeben waren. Der Gelenkkopf war noch von Knorpel gedeckt, etwas zugeschmälert, nicht mehr sphärisch, sondern eliptisch gestaltet. Die Kapsel fand unter ihm ihre normale Insertion. — Dieser Fall hat auch insofern eine besondere praktische Wichtigkeit, weil er zeigt, wie lange sich Gelenkpfanne und Kopf in einem verhältnissmässig normalen Zustande erhalten können. Die Einrichtung angeborener Hüftluxationen hat ihre sehr apodiktischen Gegner, zumal Bouvier, welche behaupten, dass sie überhaupt nicht geschehen könne, weil keine Pfanne mehr da sei. Jene Präparate nun zeigen, dass der Gelenkkopf wohl noch Aufnahme gefunden hätte. Es sind ausserdem zahlreiche Beispiele von sehr glaubwürdigen Männern bekannt gemacht, welche die Luxation und ihre gelungene Einrichtung nicht bezweifeln lassen, z. B. die durch Pétrequin bestätigten Fälle von Pravaz. Ich selbst habe mehrere solche Fälle in dem orthopädischen Institut von Berend in Berlin gesehen, und auch Prof. Langenbeck in der Einrichtung einer solchen congenitalen Luxation bei einem 14jähr. Mädchen assistirt. Die ersten Versuche waren vergeblich, bei einem dritten aber schlüpfte der Gelenkkopf von der Incisura ischiadica deutlich und fühlbar in das Acetabulum hinein, bewegte sich darin und blieb darin. Durch die nachfolgende Behandlung soll es auch gelungen sein, ihn darin so befestigen, dass er auch beim Gehen, beim Tanzen u. s. w. nicht wieder austrat. Ist aber auch wirklich das Acetabulum verödet und theilweise verengt und abgeflacht, so bleibt doch die Aussicht, dass sich der Gelenkkopf, einmal wieder zurückgeführt, hier so gut wie an falscher Stelle eine Gelenkgrube bilde. Die Einrichtung soll oft sehr leicht gelingen, dann aber der Gelenkkopf auch ebenso leicht wieder austreten und mögen diese Fälle dann orthopädisch die meiste Schwierigkeit bieten.

Trotz der grossen Enge und Tiefe der knorpelig-knöchernen Gelenkhöhle und der Stärke des Bandapparates kommen doch die traumatischen Luxationen auch im Hüftgelenk nicht selten vor. Sie treten auf in Folge einer in der Axe des Schenkelknochens schief auf die Gelenkpfanne einwirkenden Gewalt. Die Beugung ist so ausgiebig frei, die Stellung der Pfanne nach vorn und aussen der Art, dass nicht leicht eine Forcirung dieser Bewegung zu einer Luxation führen kann. Das Ueberschlagen des Körpers dagegen über den stark adducirten oder nach hinten extendirten oder in Abduction gestellten Oberschenkel, sie treiben den Gelenkkopf in der Richtung der drei Incisurae acetabuli aus, nach hinten und aussen, nach vorn und oben, nach innen und abwärts. Bei der ersten Form tritt der Gelenkkopf bald höher zum Hüftbein heran, bald tiefer gegen das Sitzbein. Dem entsprechend erhalten wir nach den Bezeichnungen von Malgaigne und Nélaton hauptsächlich folgende Formen:

eine *luxatio ileo-ischiadica,*
„ *ischiadica,*
„ *pubo-iliaca,*
„ *pubo-ischiadica.*

Der Schenkelkopf ist der luxirende Theil, wenn auch, wie Prof. Robert gewiss mit Recht behauptet, das Acetabulum dabei nicht ruht. Doch hat das Becken nur insofern Antheil an der Luxation, als das Ueberrollen der Pfanne über dem Gelenkkopf in einer der Luxation entgegengesetzten Richtung ihn frei macht und die Abweichung desselben aus dem Gelenk begünstigt. Es können übrigens die Luxationen auch durch eine direct und quer auf das Gelenk einwirkende Gewalt, zumal eine von vorn oder hinten aufschlagende Last, vermittelt werden. Die Luxationen sind nur selten mit Fractur der Gelenktheile complicirt, ein Beweis, dass im Moment der Verschiebung die Muskeln unthätig waren und Schlag und Knickung vollkommen das Gelenk beherrschten. Da diess aber überhaupt nur selten der Fall ist, bei unvorhergesehener plötzlicher Gewalt, so sind auch hier die Fracturen ohne Luxation — die Knickung des gestützten Knochens — ungleich häufiger. — Die Luxationen sind wegen der Enge der Gelenkpfanne und ihres scharfen vorspringenden Randes wohl immer nur complete. Ein Gelenkkopf, der durch Gewalt nur bis auf den Rand der Pfanne gehoben ist, schlüpft auch wieder hinein und hinterlässt die Symptome der Distorsion. Malgaigne selbst, der die incompleten Luxationen sogar als die häufigeren Formen aufstellte, erklärt durch Leichenexperimente irregeleitet zu sein [1]). Die Unterscheidung von primitiven und secundären Luxationen hat hier keine andere Bedeutung als beim Oberarm: eine folgt der anderen auf dem Fusse, als continuirlicher Act, die primitive bestehend in der Aushebung des Kopfes durch die Gewalt, die secundäre bedingt durch die ihr unmittelbar folgende Verziehung und Fixirung des Kopfes durch die Muskeln.

Die Kapsel zerreisst nur theilweise, in der Regel an ihrem inneren unteren Umkreise; um das haftenbleibende Band dreht sich der Schenkelkopf aus der Pfanne heraus. Das Lig. teres zerreisst jedesmal; ausnahmsweise bleibt es mit einem Faden im Zusammenhange; das Lig. ileofemorale und trochantericum dagegen widerstehen, wenn sie auch noch so sehr gespannt waren. Der Gelenkkopf wird durch die Muskeln verzogen, soweit es die Anspannung des Kapselrestes erlaubt und zum Theil durch die Streckung desselben rotirt erhalten. Man kann den Schenkel nicht füglich in der Richtung weiter bewegen, in welcher der Kapselrest gezerrt würde, wohl aber in einer Richtung, in welcher dieser erschlafft wird (Roser, Malgaigne). Im Allgemeinen trifft diese Zerrung des Kapselbandes mit einer Dehnung der Muskeln von der anderen Seite des Gelenkes zusammen, und beide Umstände bewirken die Immobilität des luxirten Schenkels in dieser Richtung, während eine passive Beweglichkeit nach der entgegengesetzten Richtung, in welcher die Muskeln verkürzt und contract, die Kapsel aber nicht gezerrt wird, ausführbar ist. Es ist unmöglich eine Bewegung auszuwirken, welche die gedehnten Muskeln noch zu verlängern trachtet; dagegen ist eine leichte Bewegung möglich, welche das Glied den gedehnten Muskeln nähert. Behufs der Einrichtung der Luxationen geht daraus die Indication hervor, die gespannten Muskeln zu erschlaffen, um sie contractionsfähig zu machen, dagegen

[1]) *Revue méd. chir. Sept.* 1854.

die Contraction der verkürzten Muskeln zu überwinden, sie zu strecken und dadurch den gespannten Muskeln einen günstigeren Angriffswinkel zu geben.

Die anatomischen Zeichen der sämmtlichen Luxationen bestehen in einer Difformität der Hüfte, einer veränderten fixen Stellung des Gliedes und einer vorhandenen wirklichen Verkürzung oder Verlängerung der Extremität.

Bei der *luxatio ileo-ischiadica* stützt sich der Gelenkkopf mit seinem inneren Rande oder Halse auf dem hinteren Pfannenwall und rückt mehr oder minder gegen die Incisura ischiadica superior hinauf unter den unteren Rand des Gluteus medius. Wird der Pyriformis erhalten, so drängt sich der Gelenkkopf zwischen die Ränder dieser beiden Muskeln. Doch sollen die kurzen Rotationsmuskeln, zumal der Quadratus, die Gemelli, der Obturator externus in Folge der gewaltsamen Streckung, welche sie durch die Drehung des Trochanter nach ein- und aufwärts und das Durchtreten des Schenkelkopfes und Halses erleiden, meistens zerreissen (Malgaigne). Sie haben daher auf die Stellung des Gliedes keinen Einfluss mehr, und werden auch ausserdem, wenn sie theilweise erhalten bleiben, nach vollendeter Ausrenkung des Kopfes aufhören als einfache Auswärtsdreher zu wirken; sie ziehen den Schenkel nach hinten. Contrahirt sind bei dieser Luxation die sämmtlichen Glutaei, und zwar durch Annäherung des Gliedes, durch das Unterschieben des Gelenktheiles als Rolle und den dadurch verstärkten Angriffswinkel. Sie ziehen den Schenkel zu sich heran und stellen den Gelenkkopf fest; die Abductionsbewegung hört auf. Dagegen sind durch das Zurückweichen ihrer Angriffspunkte mechanisch angespannt der Psoas und Iliacus und Pectineus; sie halten den Schenkel flectirt und adducirt, während er durch die Wirkung der ersteren Muskeln heraufgezogen und in Rotation nach innen gestellt wird. In gleichem Sinne wirken auch der M. tensor fasciae, der Sartorius, Adductor longus, Gracilis, wodurch zugleich das Knie in geringem Grade gebeugt wird. Zu der Rotation trägt auch die Ausspannung der Kapsel vor dem dislocirten Schenkel her wesentlich bei, da der Kapselriss nach unten weg durch Erweiterung des Schlitzes der Zona orbicularis stattfindet, und so auch diese Luxation, wie Malgaigne bemerkt, im Beginn eine *ischiadica* oder *subcotyloidea* ist, welche erst durch einen weiteren Ruck zu einer *iliaca* wird. — In Folge dieser Verschiebung und Muskelwirkung ist die Hüfte kugelig hervorragend, die Gesässfurche heraufgezogen, die Extremität verkürzt, die Fussspitze nach einwärts gekehrt, das Knie steht auf der kranken Seite höher als auf der gesunden, ebenso der Trochanter major der Crista ilei näher. Ein Band von der Spina ant. sup. zur untersten Hervorragung des Tuber ischii schräg über die Hüfte ausgespannt, schneidet das Acetabulum in seiner Mitte und trifft bei rechtwinkelig gebeugter Extremität die Spitze des grossen Trochanter; dagegen namentlich bei Luxation nach hinten schneidet die Linie mehr oder weniger tief die Basis des grossen Rollhügels (Nélaton). — Abduction, Extension, Rotation nach aussen sind wegen Anspannung der Theile unmöglich; die Adduction, Flexion, Rotation nach innen lassen sich verstärken, weil sie das Kapselligament erschlaffen und das Glied den gedehnten Muskeln zuführen. Das Becken an der luxirten Seite ist gehoben, aufgerichtet, vorgeschoben, wodurch die wirkliche Verkürzung von 2—4 Ctm. scheinbar viel beträchtlicher wird. Die Spina anterior superior springt weiter vor. — Der Mechanismus dieser Luxation erfordert eine seitliche Einknickung mit nach vorn und innen offenem Winkel, wobei der adducirte, leicht gebeugte Schenkel vor oder unter den Schaambogen tritt und über den inneren Pfannenrand als Hypomochlion ausgerenkt wird. Es ist die Möglichkeit dazu gegeben, wenn der Körper nach aussen drehend auf die Seite herüberfällt, während die Extremität am Boden haften bleibt.

Bei der *luxatio ischiadica* befindet sich der Kopf des Femur in einer seichten Vertiefung dicht oberhalb des Tuber ischii, vor der Incisura ischiadica inf. und lehnt mit seinem inneren Umfange gegen den äusseren Pfannenrand. In den beiden durch Autopsie constatirten Fällen dieser Luxation, welche Malgaigne[1]) anführt, war der M. quadratus femoris zerrissen, der Obturator internus und die Gemelli waren entweder abgehoben von dem unter sie hereingetretenen Schenkelkopf, oder er trat über sie hinweg. Im ersteren Falle kann, wie Meyer[2]) bemerkte und Krause[3]) nach einem Sectionsbefunde constatirte, der Kopf zwischen den Sehnen des Obturator internus und externus eingeschnürt werden, so dass jener über den Kopf weggeschlungen nach vorn, dieser unter dem Gelenkkopf zurückgeblieben und nach hinten gezogen war. Doch war in diesem Falle das hintere Supercilium acetabuli abgebrochen und zurückgestossen. Hierdurch möchte die Erhaltung der Muskeln möglich werden, während übrigens nach Malgaigne nicht nur die angeführten Muskeln, sondern auch der Pyriformis noch und der Obturator externus zerreissen. In einem neueren von Marcacci[4]) untersuchten Falle waren die Glutaei und der Pyriformis intact, der N. ischiadicus ecchymosirt, der Quadratus von seiner Femoralinsertion abgerissen, der Obturator externus tief eingerissen, doch so, dass noch die untere Portion mit der Sehne und dem Femur im Zusammenhange blieb, der Gemellus superior gequetscht, der inferior mitten durchgerissen und so wahrscheinlich auch der Obturator internus, dessen keine Erwähnung geschieht. Die Kapsel war wie gewöhnlich im ganzen unteren und inneren Umkreise weit aufgeplatzt, das Lig. teres in der Cavitas abgerissen. Die kurzen Rotationsmuskeln kommen also für die Stellung des Gliedes im Allgemeinen nicht Betracht. Auch in dem Krause'schen Falle war der Schenkel stark nach einwärts rotirt, der Trochanter major stand nach vorn gedreht im [fracturirten] Acetabulum. Uebrigens vertheilt sich die Rolle für die Contraction und Tension der Muskeln und der Kapsel wie im vorigen Falle, bedingt daher auch ähnliche Erscheinungen, nur die Verkürzung fehlt. Der Kopf steht etwas tiefer als normal, doch wird diese Ver-

[1]) *Revue méd. chir. Sept.* 1854.
[2]) Ztschr. f. rat. Med. H. 2, 1850.
[3]) Das. VII B. 3. H. 1855.
[4]) *Gaz. d. hôp. No.* 10, 1856.

längerung durch das Zurückstehen desselben compensirt. Das Becken ist nach Malgaigne stark vorübergedrängt, so dass der Lumbartheil der Wirbelsäule bei horizontaler Lage hohl vom Lager absteht und nur bei vermehrter Flexion des Beines dessen Ebene berührt. Es zeugt dieser Umstand für die übermässige Spannung des Ileopsoas und des Lig. superius. — Der Mechanismus ist für diese Luxation wesentlich der nämliche wie für die vorige. Die Ausdehnung des Kapselrisses und die entweder mehr nach vorn oder nach innen gelegene Stelle des Pfannenrandes, welche dem Schenkelhalse im Momente der Ausrenkung als Stützpunkt dient, scheinen den Platz der Luxation zu bestimmen.

Bei der *luxatio pubo-iliaca* ruht der Kopf oder der Schenkelhals auf dem oberen Abhange des Acetabulum, überragt aber mehr oder minder den horizontalen Schaambeinast. Dieser hat eine obere Fläche von ziemlicher Breite, der Kopf wird ausserdem gerade aufwärts verschoben, so dass er keineswegs über den Schaambeinast übergreift und festhakt, wie man früher lehrte und auch Malgaigne für seine vollständige Luxation fordert. Der Schenkelkopf wird ausserdem auswärts gedreht, so dass er nicht mit seinem tiefsten inneren Umkreise, sondern mit dem hinteren oder äusseren das Schaambein berührt. Der Kopf tritt einwärts vom Lig. ileofemorale aus der Kapsel und verschlingt sich über ihm nach vorn. Er stellt sich in der Regel zwischen dem Tuberculum ileopectineum und der Spina ant. inferior, selten über diese. Die Glutaei sind bei dieser Luxation durch das Herauftreten des Rollhügels contrahirt, die hinteren kurzen Rollmuskeln übermässig gespannt, der Obturator externus mehr verkürzt und contrahirt. Es ist daher der Schenkel abducirt und auswärts gerollt. Adduction und Rotation nach innen sind unmöglich. Die Contractur des Ileopsoas und Pectineus und Tensor fasciae hält den Schenkel heraufgezogen und leicht gebeugt, vermehrt zum Theil die Auswärtsdrehung. Die Hüfte ist abgeflacht, die Gesässfurche heraufgezogen, der Kopf wölbt sich in der Inguinalgegend hervor, der Trochanter major stämmt sich gegen das Acetabulum, das Becken ist vorübergeneigt, doch das Glied in Wirklichkeit um etwas verkürzt. — Der Mechanismus besteht in einer Einknickung bei nach hinten weggestreckter Extremität, mit oder ohne Rotation nach aussen.

In der Société anatomique hatte ich Gelegenheit eine frische Luxation dieser Art zergliedert zu sehen. Die wesentlichen Punkte, namentlich für die Stellung des Kopfes, wurden dadurch vollkommen bestätigt. In der *Gaz. d. hôp. No.* 14, 1853 findet sich von Aubry folgender Sectionsbefund mitgetheilt: Der Kopf stand unmittelbar unter dem Lig. Fallopiae, nach aussen vom Rande des Pectineus, zwischen ihm und dem Tuberculum ileopectineum. Die Gefässe verliefen nach innen über ihm hinweg. Die Luxation war durchaus complet, d. h. keine Linie breit von der Gelenkfläche des Kopfes stand mehr mit der Cavitas cotyloidea in Berührung; es bestand sogar ein Zwischenraum von 15 Millim. vom Rande der Pfanne bis zum Knorpelumfange des Kopfes. Die vordere Seite des Halses war zur äusseren geworden, der Psoas dadurch gleichfalls nach aussen geworfen und verkürzt. Der Pectineus etwas nach innen verschoben, Blut unterlaufen und eingerissen. Der Trochanter major war in die Cavitas cotyloidea getreten und hatte die äussere Kapselwand mit in dieselbe hineingezogen. Im Uebrigen war die Gelenkkapsel transversal, dicht unter dem inneren Pfannenrande aufgerissen, der Kopf durchgetreten und nun zwischen dem Schaambein und dem Kapselschlitz eingeschnürt; Lig. teres zerrissen. Die Einschnürung wurde vermehrt, wenn man Extensionsversuche machte, dagegen erschlafft in der Flexion. Pyriformis, Obturator internus, Gemelli schienen gespannt, verlängert, der Obturator externus dagegen verkürzt, relaxirt. — Schuh beschreibt in der Wien. Wochenschr. 35, 1852 folgendes Beispiel von *Luxatio femoris anterior superior:* Der Mann war beim Felsensprengen von einem 4 Centner schweren Block gegen die rechte Gesässgegend getroffen, so dass er rücklings überschlug. Der Oberschenkel war nach aussen gerollt, abducirt, fast gestreckt und [scheinbar] um 1 " verlängert. Trotzdem die Einrichtung sehr bald und leicht geschah, trat eine jauchige Gelenkentzündung ein, an welcher der Kranke starb. Nach dem Tode liess sich die Luxation leicht wieder herstellen und die Section ergab: Der Gelenkkopf, indem er den Ileopsoas emporhob, trat neben dem Tuberculum ileopectineum nach einwärts; die Kapsel war nach vorn und oben in einem Drittheil ihres Umkreises durchstossen, die starken fibrösen Bündel des Lig. accessorium Bertini waren grösstentheils unversehrt, vom Lig. teres fand sich als Ueberbleibsel nur noch eine in jauchige Flüssigkeit getauchte Zotte. — In den *London med. chir. Transactions XX, p.* 88, 1855 findet sich ein Fall von veralteter Luxatio femoris anterior superior. Der Kopf stand in der Incisura iliaca inferior vor und über der Spina ant. inf. die Verrenkung hatte vor 16 Jahren stattgefunden, der Kranke konnte sein um 1½ Zoll verkürztes Bein zum Gehen brauchen; die Stellung war die gewöhnliche, der Trochanter der Spina iliaca um 1 Zoll näher als auf der gesunden Seite. Der Rand der Spina ant. inf. war ausgehöhlt und neue Knochensubstanz hatte sich im Umkreise so reichlich abgesetzt, dass sie ein vollkommen neues Acetabulum bildete. Inwendig war diess Gehäuse mit Faserknorpel ausgefüttert. Der Kopf des Femur weniger glatt als normal, doch noch mit Knorpel überzogen. Eine dicke Faserkapsel umgab von den Rändern her das neue Acetabulum und den Schenkelkopf. Die alte Gelenkpfanne war verengt

und abgeflacht, durch Absorption der Ränder, Auflagerung von Knochenmasse und dichtem fibrösen Gewebe im Inneren. Der *m. rectus femoris* war von seinem Ursprunge abgerissen worden und neu mit der Kante der neuen Pfanne verwachsen. Der Gluteus maximus war sehr geschwunden, der minimus stark gestreckt. — Topographisch wohl abweichend, ist doch in der Sache diese Luxation mit der auf den Schaambogen identisch und als solche auch von Astley Cooper aufgeführt, der den Fall während des Lebens selbst untersuchte.

Bei der *luxatio pubo-ischiadica* steht der Gelenkkopf mit seinem hinteren Umfange vor dem Foramen ovale und ruht bald auf dem M. obturator externus, bald ist er unter denselben durchgetreten. Der Trochanter major ist gegen die Cavitas cotyloidea gerichtet. Der Schenkel ist leicht auswärts gedreht, steht ab, leicht flectirt und auch im Knie gebeugt. Er kann nur mit Mühe und unter lebhaftem Schmerz adducirt werden, was mit der überwiegenden Dehnung fast sämmtlicher Beckenmuskeln und des Lig. superius zusammenhängt; dagegen ist die Flexion, Abduction und leichte Rotation nach aussen eher möglich, weil hierdurch die Insertionspunkte der Glutei und des Ileopsoas einander genähert und die obere Kapsel erschlafft wird. In Folge der Verschiebung des Schenkels ist die Hüfte abgeplattet, die Gesässfurche und ebenso das Trigonum crurale verstrichen, die Gegend des Trochanter eingesunken, die Extremität um einige Centimeter verlängert. Die innere Schenkelgegend erscheint mehr hervorgetrieben und fühlt man daselbst tief unter den Adductoren den Schenkelkopf rotiren. — Der Mechanismus dieser Luxation besteht in einer seitlichen Einknickung mit nach aussen offenem Winkel bei gewaltsamer Abduction des Schenkels. — Curling [1]) beschreibt einen Fall, in welchem bei weit offenem Kapselriss unter den Bewegungen bei der Lagerung des Kranken die spontane Reduction der Luxation erfolgte, und Bertherand [2]) beobachtete einen Fall, in welchem durch plötzliche Muskelcontraction ihrerseits die Luxation herbeigeführt wurde, bei einem jungen Mädchen nämlich, als sie im Tanzen der Cachucha sich übte und das Bein möglichst hoch von sich zu

[1]) *Med. Times Oct.* 1853.
[2]) *Gaz. d. hôp. No.* 56. 1855.

strecken suchte. Sie fühlte ein Krachen in der Hüfte, fiel und hatte den Oberschenkel nach vorn und unten luxirt. Die Einrichtung gelang noch am 33. Tage.

Diese Hauptformen der Schenkelluxationen überschreiten bisweilen die Grenzen ihres gewöhnlichen Standes. Wie die Luxation auf das Schaambein zu einer Verrenkung auf das Darmbein oder vielmehr auf den Hüftbeinrand werden kann, so mag auch statt der ileo-ischiadica eine Verschiebung auf die Hüftbeinschaufel unter den Gluteus minimus stattfinden. Nach vorn kann die ischiadica vor dem Tuber zurückbleiben und zu einer Luxation direct nach unten sich gestalten; die Luxation nach innen kann den Rahmen des ovalen Fensters überspringen und zu einer Luxation hinter den Schaambogen werden. Fälle der letzteren Art wurden von amerikanischen Aerzten beobachtet [1]), darunter einer von Parker in Newyork; der Gelenkkopf stand hinter dem Scrotum im Mittelfleisch und das Bein fast rechtwinkelig vom Rumpfe ab. Beispiele der einfachen Luxatio infracotyloidea hat Streubel [2]) zusammengestellt. Der Gelenkkopf ist dabei in die stark ausgereckten Schenkelmuskeln wie versunken, die Extremität leicht gebeugt und abducirt, die Gesässfurche verstrichen und die Gegend des Trochanter eingezogen, dieser selbst tiefer stehend.

Was die Einrichtung der Luxationen des Hüftgelenkes betrifft, so mag sie wohl auf mancherlei Wege gelingen, wenn überhaupt nur der Kopf mobil gemacht wird. Anatomisch indessen stellen sich die Indicationen folgendermaassen: 1) Fixirung des Beckens, 2) ein Seitenzug oder Druck, durch welchen der Gelenkkopf von seiner falschen Stelle abgehoben wird, 3) Herbeiziehung des Schenkels bis der Kopf in das Niveau der Pfanne tritt. Diese letztere muss im Allgemeinen immer bei gebeugter Stellung der Extremität geschehen und zwar bei den Luxationen hinter das Acetabulum mit gleichzeitiger Abduction und Auswärtsdrehung, bei den Luxationen über und vor dasselbe

[1]) Schmidt's Jahrb. No. 3, S. 326, 1853.

[2]) Daselbst, Bd. 81, S. 85, 1854.

mit Adduction und Einwärtsdrehung. Bei der Einlenkung des Kopfes hat man darauf zu achten, dass man ihn von innen und unten dem Kapselriss und der Pfanne zuführe. Auf diesem Wege wurden durch einfache manuelle Hülfe Luxationen eingerichtet, welche der Extension und Contraextension durch Flaschenzüge bei gestreckter Haltung der Extremität widerstanden hatten. Das Lig. superius und die gespannten Muskeln werden relaxirt, die contrahirten durch Streckung überwunden. In einzelnen Fällen, vielleicht wenn sich die Muskeln um den Schenkelhals verschlungen haben oder die Luxation schon längere Zeit bestanden hat, ist die Einrichtung überaus schwierig, ja unmöglich. Im Winter 1845 zog ein kräftig gebauter, etwa 30jähriger Arbeiter durch die chirurgischen Amphitheater von Paris, und Jobert, Blandin, zuletzt A. Bérard versuchten vergebens ihre Kunst der Einrichtung. Blandin allein gelang es die Luxatio iliaca in eine ischiadica zu verwandeln, aber dabei blieb es. Bérard machte ihn voll betrunken, denn damals gab es noch keine Aether- oder Chloroformnarkose, aber die verschiedenartigsten Methoden, sowie die äusserste Kraftanwendung brachten ihn nicht weiter.

Grosse Aehnlichkeit mit der Luxation des Schenkels zum Sitz- und Hüftbein hat nicht selten die *fractura colli femoris*. Auch hier findet sich die Hüfte häufig stärker gewölbt, der Schenkel an das Becken herangezogen und verkürzt, allein die Rotation findet meistens nach aussen statt, die Hervortreibung der Hüfte ist minder stark, der Trochanter major beschreibt bei Rotationsbewegungen einen kleineren Umkreis, da ihm nicht mehr die volle Gelenkaxe zum Radius dient, vor allen Dingen endlich ist der Gelenkkopf selbst nicht zu fühlen. Weil die Unterstützung des Gelenkes für die Bewegung des Gliedes fehlt und dessen Schwere allein den Muskeln anheimfällt, so vermag der Verletzte bei horizontaler Lage den gestreckten Schenkel nicht zu heben, die Ferse nicht vom Boden zu bringen. Dagegen ist häufig eine abnorme Beweglichkeit vorhanden, die Extremität lässt sich leicht gerade stellen, aber Fussspitze und

Schenkel fallen sofort wieder nach aussen herum. — Indessen sind dieses nur die allgemeinen Unterscheidungszeichen zwischen der Fractur und Luxation; es kommen durch Einkeilung und Verschiebung Fälle vor, in denen sie alle täuschen können. Im Allgemeinen darf man annehmen, dass, wo die Diagnose schwankt, die Luxation unklar in ihren Zeichen zu wünschen übrig lässt, die Fractura colli sicher ist.

Ausnahmsweise ist auch die Verwechslung der Fractur mit einer *luxatio pubo-iliaca* vorgekommen, indem das obere Fragment stark aufwärts gekehrt war, Rotation nach auswärts aber und Verkürzung beiden gemeinschaftlich sind. Umgekehrt hat man auch eine solche Luxation für Fractur genommen.

Wir haben bereits gesehen, wie man eine Fractura intraarticularis, capsularis und extracapsularis anatomisch unterscheiden kann. Chirurgisch bieten oft alle drei nur das Bild der Unbrauchbarkeit, veränderten Haltung und abnormen Beweglichkeit, ohne örtliche Deformität, ohne besondere Störung der Muskelthätigkeit. Am meisten unterscheidet sich noch die Fractur der Basis colli femoris, die *fractura intertrochanterica,* sie ist aber im Allgemeinen und besonders bei alten Leuten die seltenere Form; sie ist auch häufig mit Einkeilung des oberen Fragmentes in das untere verbunden. Sie hat wie alle diese Fracturen im Allgemeinen die Richtung von oben und aussen nach unten und innen, wobei dann die untere Ecke des Schenkelhalses öfter nach aussen gedrückt und in das untere Bruchende eingebohrt wird. Die Fractur des grossen Trochanter ist bisweilen mit solchem Schenkelbruch verbunden, aber wohl erst secundär durch die Einkeilung abgesprengt. Man hat häufig einen Fall auf den grossen Trochanter als Ursache der Schenkelhalsfracturen aufgeführt, doch in den meisten Fällen erfolgt wohl dieselbe, ehe noch der Trochanter den Boden berührt hat, durch seitliche Einknickung bei adducirtem Beine. Es ist derselbe Mechanismus, welcher unter anderen Bedingungen, bei resistenten Knochen und Relaxation der Muskeln die Luxation auf das Dorsum pelvis bewirkt, derselbe, welcher auch für die Fractur der Diaphyse des

Knochens obwaltet, wenn Schlag und Gegenstoss sich tiefer treffen. Sehr anschaulich ist der Vorgang neuerdings von Perrin[1]) geschildert. Wenn bei einem Fall auf die Füsse oder auch ohne denselben der Körper seitlich umzuschlagen droht, so stellt sich der entsprechende Schenkel in starke Adduction, während der Kopf und der Trochanter stark nach aussen gedrängt werden; der Körper, um das Gleichgewicht zu erhalten, lehnt sich auf die entgegengesetzte Seite und drückt mit der ganzen Last des Rumpfes in die entgegengesetzte Richtung, so dass die Stellung des Körpers und der Extremität in einen scharfen Winkel zu einander treten, dessen oberer Arm und dessen Spitze durch den Hals des Schenkels am Trochanter auslaufen. Durch die angestrengte Contraction der Muskeln wird einer Verrenkung im Gelenke vorgebeugt. Wenn nicht nach einigem Schwanken das Gleichgewicht und die sichere Haltung der Theile wiederhergestellt wird, so bricht unter dem Einfluss der doppelten Schiefstellung und der Muskelcontraction der Schenkelhals an seiner Basis, an der Knickungsstelle.

Ist die Fractur erfolgt, so tritt häufig eine Veränderung in der Lagerung der Theile ein, doch sehr selten ist die Verschiebung der Art, dass die Bruchflächen ausser Berührung zu einander träten. Trotz der im Allgemeinen schiefen Richtung der Fracturen ist doch das obere Bruchstück in der Regel mehr convex, oft keilförmig herausgebrochen, das untere concav, gabelförmig, zerdrückt, und jenes nicht selten eben zwischen beide Trochanteren festgekeilt. Ist das Letztere der Fall, sind vom Sehnengewebe noch starke Befestigungen erhalten, so bewegt der Verletzte noch den Schenkel im Gelenk, der Fuss fällt nicht beliebig nach auswärts, es soll sogar in seltenen Fällen die Fussspitze bleibend nach einwärts gerichtet sein; er vermag die gestreckte Extremität bei horizontaler Lage zu erheben, ja er vermag öfter noch auf dem gebrochenen, aber nicht dislocirten Knochen zu gehen. Es bleiben nur eine geringe Verkürzung, Einsenkung und Erhebung des Trochanter, consensuelle Spannung der Mus-

[1]) *Union méd. No.* 143 u. 145, 1854.

keln in der Umgebung des Gelenkes als anatomische Zeichen übrig.

Hat eine Verschiebung stattgefunden, mit oder ohne Einkeilung, so findet sich das untere Bruchstück mit dem Trochanter nach aufwärts verzogen und kann durch die Zusammenziehung der Muskeln, namentlich des Gluteus medius und minimus dermaassen fixirt, der Schenkel ausserdem leicht gebeugt und durch den Ileopsoas adducirt sein, dass die Fractur wie eine Luxation erscheint; trotzdem findet sich der Schenkel und der Fuss meist in der Rotation nach aussen durch sein Gewicht und die Contractur der hier unversehrten kurzen äusseren Beckenmuskeln. Einige Meinungsverschiedenheit besteht über die Stellung, welche das obere Bruchstück, der Schenkelhals, einnimmt und ist gerade dieses zu wissen für die Haltung und Befestigung, welche man dem Gliede nach der Reposition giebt, nicht unwichtig. Während nach Perrin der an der Basis gebrochene Schenkelhals durch die Körperlast nach aussen, hinten, unten von der Diaphyse getrieben wird, weicht dagegen nach Faudel [1]) das untere Ende des Schenkelhalses nach vorn, so dass der vordere Rand vorsteht, der hintere sich in die spongiöse Substanz des nach hinten heraufgezogen unteren Bruchstückes einstämmt. Zugleich soll nach Faudel der schief abwärts gehende Hals sich horizontal stellen oder selbst schief nach aufwärts und so um seine Axe gedreht werden, dass die äussere Fläche zur oberen wird. Wahrscheinlich ist nun eben die Stellung, welche der Schenkelhals einnimmt, keine stets gleiche, bestimmte; er ist durchaus mechanisch abhängig von der Verschiebung des unteren Bruchstückes, tritt weiter vor, wenn dieses mehr nach hinten und aussen rückt, senkt sich nach unten, wenn die Adduction des Schenkelstückes überwiegt; er neigt seiner Schwere nach gerade nach abwärts, wenn er mit dem unteren Bruchstück ausser Zusammenhang tritt. Bei intracapsulären Fracturen habe ich die Bruchenden jedesmal in Berührung mit einander gefunden; bei der Fractura intertrochanterica stand der Schenkelhals allemal

[1]) Strassburger Inauguraldissertation (Schmidt's Jahrb. Bd. 79, S. 205).

nach innen von der Bruchfläche des Schenkels, war etwas heraufgedrängt, horizontal gestellt, zertrümmert, aber weder erheblich nach vorn noch nach rückwärts abgewichen. Bei den Fracturen nahe dem Schenkelkopfe bleibt die Kapsel unversehrt; sie ist in sich zu eng, als dass sie eine erhebliche Verschiebung der Bruchenden zulassen sollen, bei der Fractur der Basis des Schenkelhalses wird dagegen die Gelenkkapsel selbst von den gesprengten Knochen zerrissen.

Es unterliegt keinem Zweifel, dass Schenkelhalsfracturen sehr vollkommen heilen können, wenn man auch mitunter Beispiele dafür aufgeführt hat, die einer strengen Kritik nicht genügten, Fälle insbesondere von veralteter Arthritis chronica sicca, mit Schrumpfung des Kopfes und Halses, Osteophytbildung im Umkreise des letzteren und narbiger Verdichtung im Innern an der Grenze der Knochenentzündung. Ein kritisches Postulat für eine geheilte Fractur ist, dass der Gelenkkopf und das Acetabulum ihre normale Gestalt behalten haben. Eine knöcherne Verheilung der Bruchenden findet im ganzen häufiger bei der Fractura intertrochanterica als bei der oberen Fractura colli statt. Die Ursache, dass sie bei dieser selten zu Stande kommt, liegt, wie wir gesehen haben, nicht in der Dislocation der Bruchenden, sondern in dem Marasmus des Knochengewebes bei alten Leuten, welcher als Atrophie und Sprödigkeit dem Schenkelhalsbruche meist schon vorausgeht, in der Dünnheit und Blutarmuth des Periostes am Schenkelhals, in der Umspülung der Bruchflächen mit der Synovia oder der hinzutretenden Gelenkentzündung, in dem Mangel anderweitiger die Bruchenden einkapselnder und mit ihnen verwachsender Weichtheile, in der grossen Beweglichkeit der Bruchflächen, welche auf die geringste Bewegung des Gliedes oder des Beckens eintritt und durch stets wiederkehrende Reibung der Bruchflächen eine feste Vereinigung stört; endlich ist auch die häufige Zermalmung der Bruchenden für diese, wie für die Fractura intertrochanterica als ein Moment zu betrachten, welches die Verwachsung sehr verzögert oder überhaupt hindernd dazwischen tritt.

In ihren Erscheinungen verwandt mit der Fractura colli, sowie auch mit der Luxation des Schenkelkopfes ist die *fractura acetabuli*. Man hat in dieser Beziehung zu unterscheiden zwischen einer *fractura marginis acetabuli* und einer Infraction der Cavitas cotyloidea. Bei jener ist der äussere Rand des Acetabulum abgesprengt und mit ihm zugleich der Kopf des Femur mehr oder weniger nach aussen und hinten verschoben. Lonsdale[1]) fand in einem durch Section bestätigten Falle als unterscheidende Zeichen sowohl von der Fractura colli als der einfachen Luxation: die Fussspitze gerade stehend, weder nach aussen noch nach innen abgewichen, freie spontane Bewegung, so dass das Glied sowohl flectirt, als auch ziemlich gerade gestreckt werden konnte; übrigens war die Extremität verkürzt, leicht gebeugt, der Kopf des Femur am Hüftbein fühlbar, Verlängerung durch Extension unmöglich. — Auf den Umstand, dass bei dieser Fractur nach geschehener Einrichtung der Schenkelkopf sich selbst überlassen, alsbald in die falsche Stellung zurückweicht, weil die Pfanne nicht ausreicht, um ihn festzuhalten, ist nicht viel zu geben, weil es auf manche Fractura colli ebenso anwendbar ist: man stellt die Fragmente in die normale Richtung und, losgelassen, verschieben sie von Neuem sich über einander. — Bei der penetrirenden Fractur des Acetabulum ist der Schenkel verkürzt, seine Stellung übrigens vollkommen normal, die anatomischen Zeichen der Luxation wie auch zum Theil der Fractura colli fehlen, der Trochanter steht höher, ist aber weniger vorspringend, der Gelenkkopf nirgends zu fühlen, kann aber so eingekeilt sein, dass jegliche spontane oder auch mechanische Radialbewegung unmöglich wird. Die Streckung in der geraden Richtung stellt die normalen Verhältnisse wieder her, aber die einfache Verkürzung kehrt leicht zurück. Oefter ist zugleich das Schaambein weiter hinaus zerklüftet und es gesellt sich Zerreissung oder Entzündung innerhalb des Beckens hinzu.

Die Schenkelbrüche unterhalb des Trochanter major und in der Diaphyse des Knochens verhalten sich in ihren Hauptzügen

[1]) *Lond. med. gaz. Oct.* 11, 1850.

der Fractura intertrochanterica ähnlich. Es sind meist Schrägbrüche von aussen nach innen und abwärts mit Winkelknickung oder mit Verschiebung des unteren Bruchstückes nach aussen über das obere. Die nach aussen vorspringende Bruchstelle wird von den Abductoren heraufgezogen, der nach innen offene Winkel von den Adductoren eingezogen, der Schenkel nach aussen gewälzt. Die Verkürzung ist oft beträchtlich, die Muskelcontractur zunächst oft sehr bedeutend, zumal bei Verschiebung der Bruchenden über einander; auch nach der Einrichtung ist die Geradestellung oft schwer zu erhalten. — Rhachitische subperiostale Fracturen bestehen dagegen öfter ohne jegliche örtliche Deformität, ohne Verkürzung, selbst ohne veränderte Stellung der Extremität und des Fusses. Auch eine abnorme Beweglichkeit ist in ausgedehnterem Grade oft schwer zu constatiren.

Um die Rolle der Muskelfunction nicht zu unterbrechen, haben wir es bisher unterlassen, die sie umschliessenden Fascien zu beschreiben. Sobald es sich aber um den Verlauf der Gefäss- und Nervenstämme, Geschwulst- und Abscessbildungen am Schenkel u. s. w. handelt, drängt sich für ihre Lagenverhältnisse auch die Anordnung der Sehnenbinden und ihrer Fächer auf. In der Gesässgegend entspringt die äussere Beckenfascie, die *fascia sacro-iliaca,* von der Crista sacralis, setzt sich von dieser längs dem unteren Rande des Lig. sacro-tuberosum fort und schlägt sich nach vorn und aufwärts auf den Gluteus maximus über. Am unteren Muskelrande ist sie mit der Fascia perinaei superficialis verwachsen, doch so, dass diese eine Strecke weit locker über sie hinweggeht und sich zurückschlagen lässt. Durch diese Abscheidung des Gesässmuskels vom Damme und die Verlöthung mit der Hautfascie formt sich auch äusserlich die Gesässfurche. Die Anheftung am Lig. sacro-tuberosum verhindert ferner, dass Eiteransammlungen unter dem Gluteus maximus sich zur Dammgegend senken. Sie folgen dem Muskel zu seiner Insertion oder öffnen sich in der Gesässfalte selbst. Indem die Fascie nach vorn herübertritt, verdünnt sie sich sehr bald und heftet sich lose an die Crista ilei an, so dass sie durch Senkungen aus der Lumbalgegend abgehoben werden kann. Am vorderen Rande des grossen Hüftmuskels verstärkt und verdickt sie sich wieder, verwächst längs demselben straff mit der unteren Beckenfascie, welche den mittleren Gesässmuskel überzieht und hält dadurch den Gluteus maximus in seiner vorderen Grenzlinie befestigt und angeschlossen. Sie verdickt sich gleichfalls wieder nahe der Insertion des Muskels am Trochanter. — Die tiefere Beckenfascie, *fascia ileo-ischiadica s. iliaca externa*, entspringt von der Spina anterior superior längs dem Rande der Crista ilei, ist in ihrem vorderen oberen Abschnitt stark entwikkelt, wo sie allein unter der Hautfascie den Gluteus medius überzieht, sie befestigt dann durch Verwachsung mit der F. sacroiliaca den vorderen Rand des Gluteus maximus, schlägt sich verdünnt zwischen ihm und dem medius ein, überzieht die tiefe Schicht der äusseren Beckenmuskeln, bis sie zwischen dem Tuber und Trochanter auf den Quadratus femoris übergeht. Ueber der Incisura ileo-ischiadica nimmt sie die Gefässe und den N. ischiadicus auf, verschliesst die Spalten locker, bildet zum Theil die Schleimbeutel und Scheiden der Fossa trochanterica. Sie tritt vom Pyriformis über die Incisura ischiadica inferior herüber und verwächst auswendig am Lig. sacrotuberosum. Die Innenfläche dieser Incisuren und der aus ihr hervortretenden Muskeln ist von der F. perinaei media und profunda ausgekleidet, wodurch die Communication der tiefen äusseren Beckenregion mit dem Damme vollständig versperrt ist. Dagegen ist die Communication mit der Beckenhöhle ziemlich vorgebahnt, nämlich durch die Austrittsstellen der Glutealgefässe und des N. ischiadicus. Die Lücke wird nach innen halbmondförmig von der Fascia pelvis, welche mit dem Arcus tendineus unter den Gefässen zum Kreuzbein übergeht, nach aussen von der Fascia ileo-ischiadica mit weiter Faltung umfasst. Es kann in seltenen Fällen durch diese hintere Apertur und durch die nächste, weitere Spalte oberhalb des Pyriformis eine reponibele Geschwulst, eine Hernie hervortreten, doch ist kein Beispiel bekannt, dass sie sich eingeklemmt hätte. Eiteransammlungen aus einer Periostitis der Crista ilei und der äusseren Tafel des Hüftbeines, einer Sacrocoxalgie, einer Caries des Tuber ischii u. s. w. senken sich unter dem tiefen Fascienblatt gerade nach abwärts über die kleinen Beckenmuskeln weg hinter den Trochanter und öffnen sich unter der Gesässfalte. In anderen Fällen, wenn sie durch die Einschlagsfalte der äusseren Beckenfascie zur hinteren Schenkelfläche über der Sehne des Gluteus zurückgehalten werden, oder unter den Gesässmuskeln selbst gelegen sind, gelangen sie unter ihnen durch nach vorn zur äusseren Grenze der *regio ileo-inguinalis* und können daselbst, indem sie die Fascia hervorheben, einen Psoasabscess vortäuschen. Doch öffnet sich dieser, vom tiefen Blatte der Fascia umgeben, in der Regel tiefer und mehr nach innen, an der Grenze der äusseren Gefässbank; der äussere Beckenabscess dagegen öffnet sich meist dicht unter der Spina ant. superior neben dem Kopf des Sartorius oder nach vorn über dem grossen Trochanter.

Die Fascia lata, welche die Schenkelmuskeln äusserlich eng umschliesst, ist zum Theil eine Fortsetzung der äusseren Beckenfascie, zum Theil entspringt sie neu von der Circumferenz des Schaambogens bis zum Tuber ischii herab, endlich noch wird sie wesentlich verstärkt durch die aponeurotische Ausbreitung des *m. tensor fasciae latae*, welcher ganz in die Sehnenbinde sich verliert und ihr als Spannmuskel für die vordere-äussere Abtheilung dient. Auch ein Theil der Sehne des Gluteus maximus geht längs dem äusseren Rande des Schenkels in die Fascie über und verstärkt insbesondere deren *lig. intermusculare externum*, durch welches sie am Labium externum der Linea aspera des Schenkels sich inserirt. Man kann dieses mit der Fascie verbundene Ligament, welches hinter dem Vastus externus sich einschlägt und seiner ganzen Länge nach vom Trochanter bis zum äusseren Condylus durch die Contraction des grossen Hüftmuskels angezogen wird, in Bezug auf ihn auch als die fortgesetzte sehnige Anheftung desselben betrachten. Indem es weit über das Punctum mobile des Hüftgelenkes und sogar noch über das

Kniegelenk hinausgreift, erleichtert es wesentlich die Hebung des Schenkels nach aussen durch die Contraction des Beckenmuskels.

Der Tensor fasciae latae liegt eingeschlossen in einer starken Fascie, deren oberes Blatt von der Spina ant. sup. entspringt und über ihn hinwegtritt, deren unteres Blatt von der Spina ant. inf. ausgeht und ihn von unten her überzieht. Das obere Blatt setzt sich nach hinten als Fascia iliaca externa über den Gluteus medius fort, nach vorn als Portio iliaca der Fascia lata. Das untere Blatt ist der Lage des Muskels entsprechend schräg von vorn nach hinten gerichtet, aufrecht gestellt, und bildet den oberen Abschnitt des *lig. intermusculare externum,* indem es längs dem Muskel bis zum Trochanter major sich fortsetzt und hier mit der Ausbreitung der Sehne des Gluteus zusammenhängt. Beide Blätter verschmelzen mit dem unteren plattsehnigen Ende des Tensor und breiten sich aponeurotisch über die äussere Schenkelfläche aus. Vom vorderen Rande des Tensor schlägt sich die Portio iliaca fasciae latae auf den M. sartorius über, hüllt ihn ein und tritt nach einwärts über das Trigonum crurale hinweg. Sie lässt die Fovea ovalis zum Durchtritt der oberflächlichen Blut- und Lymphgefässe und Drüsen offen, heftet sich nach oben an das Poupartische Band, nach innen mit dem Cornu inferius längs dem Adductor longus an. Es ist dieses Blatt brückenförmig vor den grossen Schenkelgefässen ausgespannt, nach oben breiter, nach unten, je näher die Muskeln zusammenrücken, schmälert es sich zu.

Von der inneren Fläche des M. tensor geht, wie erwähnt, das innere Blatt der Fascia lata nach aussen vom Sartorius auf die Spina ant. inf. und den Ursprung des Rectus über, und setzt sich längs dem äusseren Rande dieses Muskels bis zum Trochanter major, dann verstärkt durch den Gluteus längs dem hinteren Rande des Vastus externus als Lig. intermusculare externum fort. Es bildet eine Barriere gegen das Vordringen der äusseren Beckenabscesse zur Schenkelgrube. Eine zweite ähnliche Falte senkt sich von der unteren Fläche des Sartorius in die Tiefe, geht auf den Kopf und den inneren Rand des Rectus über, hängt an der Spina ant. inf. mit der vorigen zusammen und wendet sich, mit dem Lig. ileofemorale in der Tiefe verwachsen dem Trochanter minor zu, unter den grossen Schenkelgefässen hindurchtretend. Vom Trochanter minor an setzt es sich längs dem inneren Rande des Vastus internus fort, geht auf die Sehne der Adductoren über und steigt mit ihnen bis zum Condylus internus herab. Es bildet das *lig. intermusculare internum,* welches im Ganzen schwächer ist als das vorige. Ueber der Sehnenrinne der Adductoren verwächst es mit der Scheide der Schenkelgefässe, welche hier besonders stark ist, und verstärkt ausserdem den Sehnenkanal, welcher vor ihrem Durchtritt zur hinteren Schenkelfläche sie umgiebt. — Indem diese Doppelfalte auf den Kopf des Rectus übertritt, der Rectus aber zwischen den divergirenden Bäuchen des Tensor und Sartorius zur Oberfläche sich hebt, verstreichen sie und kommt der M. rectus nebst den beiden Vasti unter die gemeinsame äussere Sehnenbinde zu liegen. Doch wendet sich die äussere Lamelle der inneren Falte, welche nicht an den Knochen angeheftet ist, unter dem Sartorius vor dem Vastus internus her unter den Rectus durch und scheidet mit dünner Hülle den M. crureus ab. Es entsteht so ein grosses vorderes Sehnenfach, welches die vordere Schenkelfläche mit den Streckmuskeln vollständig durch die Lig. intermuscularia von der hinteren Schenkelfläche und den Adductoren abscheidet. — Perforationen von der oberen vorderen Seite des Gelenkes, wenn sie nicht in die Psoasscheide eintreten und dort zurückgehalten werden, senken sich unter den Rectus in dieses Sehnenfach.

Der Ileopsoas wird oberflächlich verdeckt von der vor ihm herübertretenden Portio iliaca fasciae latae, ist aber ausserdem noch an der vorderen Schenkelfläche bis zu seiner Insertion von einer starken Fascie eingeschlossen. Man kann diese ansehen, entweder als die innere Lamelle des Lig. intermusculare, welche sich nach innen vor ihm herüberschlägt, wie die äussere über den Kopf des Rectus, oder auch man nimmt an, dass die Fascia iliaca interna, welche innerhalb des Beckens den Muskel überzieht, mit dem Lig. Poupartii nur durch eine Querfalte verbunden werde, dort aber nicht aufhöre, sondern auch ausserhalb des Beckens sich weiter auf den Muskel fortsetze. Es würde dann die Einfaltung der Fascia lata zwischen dem Rectus und Ileopsoas mit der Bildung des Lig. intermusculare internum und ileofemorale ihr Ende erreichen. Hat man die Portio iliaca und dann unter dieser noch die eigene Sehnenbinde des Ileopsoas abpräparirt, so findet man erst unter diesem inneren Blatte die Ausstrahlung des Nervus cruralis. Die grossen Schenkelgefässe dagegen liegen am Innenrande dieses Muskels unter dem oberflächlichen Blatte, zum Theil auch von diesem entblösst in der Fovea ovalis.

Indem die Fascia lata vom Schaambogen entspringt, steigt sie von der inneren Seite zur Schenkelfläche herüber, hüllt den Gracilis ein, geht vor dem Adductor longus weg auf den Pectineus über und bildet so die *portio pectinea fasciae latae,* welche sich hinter die Cruralgefässe begiebt, den Boden der Fovea ovalis auskleidet und am Aussenrande des Pectineus mit dem hinter den Gefässen senkrecht in die Tiefe steigenden *lig. ileopectineum* verwächst. Dieses theils vom Poupartischen Bande sich abzweigende, theils von der Gefässscheide abgegebene Ligament verstärkt sich hier durch die Portio pectinea und die Scheide des Psoas, welche hier beide mit einander verwachsen. Es verschmilzt, indem es tiefer abwärts steigt, mit dem Lig. ileofemorale hinter dem Psoas. In Folge dieser Anordnung bleibt der Psoasabscess in der äusseren Gefässbank gelegen und lange in der trichterförmigen Scheide derselben eingeschlossen. Ebenso werden Senkungen, welche über den Pectineus zur Fovea ovalis gelangen, verhindert nach aussen unter die Muskeln zu treten.

Entfernt man aus dem Trigonum crurale den Pectineus, den Psoas sammt ihren Deckblättern, so bemerkt man unter ihnen abermals eine Fascia, welche vom Ramus horizontalis und der Crista inferior nach vorn und abwärts steigt, die *fascia subpectinea s. ileopectinea profunda.* Diese Fascie breitet sich über die vordere Gelenkfläche aus und nimmt die accessorischen Ligamente der vorderen Seite in sich auf, sie verschliesst durch eine sehnige Naht das Interstitium zwischen dem Pectineus und Adductor brevis, sie scheidet, indem sie auf die vordere Fläche des Adductor brevis und des Adductor magnus übergeht, im oberen inneren Winkel die vordere Schenkelfläche von der hinteren ab. Nur in dem Winkel über der Insertion des Adductor brevis und magnus, oberhalb des Trochanter minor bleibt eine dünne Stelle, durch welche die *a.* und *vv. circumflexae internae* durchtreten. Durch diese Lücke können allenfalls Senkungen von der vorderen zur hinteren Schenkelfläche und umgekehrt stattfinden; doch wird dieselbe oberflächlich vom Pectineus, Adductor longus und der Portio pectinea fasciae latae verkleidet. — Die Fascia subpectinea, indem sie auf den Adductor magnus übergeht, überdacht auch den Ausgang des Canalis obturatorius und scheidet ihn von der vorderen Schenkelfläche ab. Der obere Rand des M. obturator externus nach vorn, der Quadratus femoris nach hinten, der Adductor magnus nach unten finden sich im Grunde dieser Grube. Perforationen aus der Incisura acetabuli oder unter der Zona orbicularis durch senken sich zwischen diese Muskeln und kommen meist nach hinten in der Gesässfurche zum Vorschein, seltener treten sie vor dem Adductor magnus herab zur inneren Schenkelfläche, selten auch steigen sie im Canalis obturatorius zur Beckenhöhle hinauf. Senkungen aus dem Canalis obturatorius dringen entweder hinter den M. obturator externus oder über ihn hinweg zwischen dem Adductor magnus und brevis. Den gleichen Weg nimmt auch die *hernia obturatoria.*

An der Innenfläche des Schenkels zu beiden Seiten des Schaambogens entsteht bei abducirter Extremität und nicht zu fetten Hautdecken eine dreieckig seichte Vertiefung, deren Basis am Schaambogen, deren Spitze an der inneren Schenkelfläche gelegen ist; ihr vorderer Schenkel wird vom Gracilis und Adductor longus, der hintere vom Adductor magnus begrenzt. Zum Canalis obturatorius gelangt man nun am sichersten und schnellsten, wenn man auf dieses Muskelinterstitium einschneidet und vom mittleren Drittheil der Basis aus längs dem vorspringenden Muskelrande den Schnitt nach abwärts führt. Man trifft auf eine sehnige Naht und nachdem diese getrennt ist, dringt man leicht mit dem Finger in die Tiefe, wobei der Adductor longus und brevis, der Gracilis und Pectineus vor die Hand, der Adductor magnus und Obturator internus hinter dieselbe zu liegen kommen. Beugt und adducirt man den Schenkel, so hat man freien Spielraum, um den ganzen Canalis obturatorius zu exploriren und nach oben und aussen die Durchtrittsstelle unter dem Schaambogen deutlich zu fühlen. Auch für den Fall einer Herniotomie möchte dieses der geeignetste Weg sein, weil der Zugang von der Schenkelbeuge aus nicht ohne mehrfache Muskel- und Fasciendurchschneidung bei grosser Tiefe zu bahnen ist. Da die Hernia obturatoria, gleich den Senkungsabscessen, unter der Fascia subpectinea und ihrer Einfaltung zwischen die Adductoren herabsteigt, indem der Canalis obturatorius selbst hinter ihr sich öffnet, so wird es angemessen sein, sofort beim Eingehen in das Muskelinterstitium die Fascie von der vorderen Fläche des Adductor magnus zu lösen. Sie ist nur locker mit ihm verbunden und lässt sich, eingeschnitten, leicht abheben. Man gelangt alsdann sofort auf die vom Bruchsack und der Fascia transversalis eingeschlossene Hernie. Die Einschnürungsstelle für den Bruchhals liegt im Foramen obturatorium und befindet sich dieses in einer geraden Linie nach abwärts unter dem Annulus cruralis, etwa zwei Zoll von der Symphyse entfernt. Die Hernie senkt sich über die Stämme der Arteria und des Nervus obturatorius weg; wenn sie indessen tiefer zwischen die Adductoren herabsteigt, können Zweige derselben zu diesen Muskeln und zunächst in der Fascia subpectinea verlaufend, auch über den Bruchsack verschoben werden. Da die Geschwulst bei der Hernia obturatoria sehr tief gelegen ist, durch die Muskeln und Fascien zurückgehalten wird und das Foramen obturatorium selbst verhältnissmässig weit ist, so ist die Geschwulst äusserlich wenig wahrnehmbar, der Vorfall wird nicht gross, die Einklemmungserscheinungen treten nie plötzlich mit grosser Heftigkeit auf, sondern in wiederholten mässigen Anfällen. Sie ist in früherer Zeit unzweifelhaft oft verkannt, bis sie erst neuerdings durch sorgfältige Beobachtungen und Untersuchungen von Röser [1]), Rotteck [2]), Roman Fischer [3]), Dr. Paul [4]) u. A. in ihren klinischen und anatomischen Beziehungen genauer erforscht wurde. Sehr wichtig sind darnach in diagnostischer Beziehung nebst öfteren Kolikanfällen ziehende Schmerzen längs der inneren Schenkelgegend geworden, als excentrische Erscheinung durch Druck auf den *n. obturatorius.* Auf dieses Zeichen hat zuerst Romberg aufmerksam gemacht und es dem abwechselnden Vordringen und Zurückweichen der Hernie bei veränderter Körperlage u. s. w. zugeschrieben, wie auch vor der Verwechslung desselben mit hysterischen Zufällen gewarnt. Nach Fischer's statistischen Angaben, soll die Hernie bei Weibern öfter vorkommen, als beim Manne und constant bei älteren Personen. Darm oder Netz, zweimal die Blase, einmal der Eierstock nebst der Tuba waren der Inhalt. Oefter bestanden zu gleicher Zeit andere, zumal Cruralhernien.

An der hinteren Schenkelfläche breitet sich die Fascia lata über die Beugemuskeln des Kniegelenkes und die hintere Fläche des Adductor magnus aus. Sie ist zum Theil eine Fortsetzung der äusseren Beckenfascien, besonders der inneren, welche vom Quadratus continuirlich auf den Adductor magnus übergeht; zum Theil entspringt sie neu vom Tuber ischii, hüllt die langen Muskeln ein, verwächst nach aussen mit dem Lig. intermusculare und scheidet den Biceps femoris vom Vastus externus, geht nach innen und vorn in die Portio pectinea fasciae latae auf den Gracilis über. Wo die Muskelbäuche über der Fossa poplitea auseinander weichen, schlägt sie sich von der inwendigen Fläche derselben auf den Grund des Interstitium intermusculare über, scheidet nach aussen den Biceps, nach innen den Semitendinosus

[1]) Arch. f. phys. Heilk. H. 1, 1851.

[2]) Daselbst.

[3]) Zeitschr. f. rat. Med. H. 3, 1852.

[4]) Zeitschr. f. klinische Med. IV Bd. 5. H. 1853.

und Semimembranosus ab, hüllt in der Tiefe auf dem Adductor magnus den Nervus ischiadicus ein und nimmt tiefer abwärts die von der Vorderseite des Schenkels unter sie eintretenden Vasa poplitea auf.

Die Gefässverbindung des Schenkels concentrirt sich am Eingange des Beckens in der *a. iliaca communis*. Es kann bei Verletzungen oder Aneurysmen der Gesäss- und Schenkelarterien nöthig werden bis zu diesem Stamme zu recurriren. Die Theilungsstelle der Aorta abdominalis befindet sich, von vorn bezeichnet, etwa 3 Querfinger breit oberhalb der Spina ant. sup. und umfasst mit ihrer Gabel den Körper des 4. Lendenwirbels. Die Iliacae communes sind ungefähr ebenso lang und theilen sich oberhalb des Promontorium zu beiden Seiten des 5. Lendenwirbels im Winkel der Synchondrosis sacroiliaca in die *a. iliaca externa* und *interna s. hypogastrica;* in gleicher Höhe mit der Spina ant. superior. Jene verläuft am inneren Rande des Psoas entlang und tritt als Femoralis unter dem Schenkelbogen hervor. Die Hypogastrica giebt mit veränderlichen Ursprüngen die *a. obturatoria* und die Arterien der Beckenorgane als vordere Aeste, sodann nach hinten die *a. glutea* und die *a. ischiadica*, von denen die letztere bald eine Fortsetzung des vorderen Astes der Stammarterie ist, bald mit der Glutea gemeinschaftlich entspringt. Aus der Arteria glutea zweigt sich sofort nach ihrem Ursprunge die *a. ileolumbalis* ab; nicht selten entspringt sie auch schon höher aus der Hypogastrica oder selbst der Iliaca communis. Sie tritt durch oder unter dem M. psoas weg, durchsetzt zum Theil noch den M. iliacus und verläuft dann längs der Crista ilium unter der Fascia iliaca um den inneren Beckenrand herum. Eine zweite Ileolumbalis verläuft oberflächlicher vor dem M. iliacus, entspringt meistens aus der Iliaca externa oder ist eine Abzweigung der vorigen. Beide anastomosiren mit der Art. circumflexa ilium aus der Femoralis. Die A. glutea entspringt etwa 1 Zoll unterhalb des Abganges der Hypogastrica, tritt durch die obere Spalte der Incisura ischiadica superior; die A. ischiadica geht im Allgemeinen etwa 1 Zoll unterhalb jener aus der Fortsetzung des Stammes zugleich mit der A. pudenda communis hervor und wendet sich durch die untere Spalte unter dem Pyriformis weg. Die Vena cruralis verläuft an der inneren unteren Seite der A. iliaca externa, die V. ischiadica, glutea u. s. w. treten vor ihren Arterien zum Becken herauf; die V. iliaca communis sinistra verläuft längs der unteren Wand ihrer Arterie, ebenso die rechte; beide vereinigen sich, indem sie unter der A. iliaca communis dextra weggehen, zur Cava ascendens. Der Plexus sacrolumbalis liegt zumeist hinter den Gefässen, umstrickt aber die austretenden Arterien mit seinen Aesten. Die Glutea senkt sich zwischen den beiden obersten Wurzeln des Plexus ischiadicus hinter die Fascia pelvis, tritt zwischen dem oberen Rande des Pyriformis und den unteren des Gluteus minimus und medius als kurzer Stamm aus der Beckenhöhle. Sie zerfällt alsdann sofort in eine grössere Anzahl — 6—8 — flachauslaufender Aeste, indem sie spalierförmig unter dem Gluteus maximus sich ausbreitet (Taf. XIX *a.*). Ihr Kaliber übrigens wechselt; bisweilen ist sie schwächer und wird dann durch Zweige der Ischiadica ergänzt. Diese verläuft zunächst gerade über die vordere Fläche des Pyriformis und hinter den vereinigten Sacralnerven weg, tritt alsdann über das Lig. sacrospinosum, parallel der unter ihr durchziehenden A. pudenda communis aus der Incisur. Der N. ischiadicus (1) ist zunächst unter der Arterie gelegen und wendet sich sodann zur äusseren Seite ihres absteigenden Astes (*b*). Der Stamm dieser Arterie ragt länger aus der Incisur hervor, als die Glutea, und verzweigt sich in wenige auf einander folgende Aeste, welche in den hinteren und unteren Abschnitt des Gluteus maximus zu den Muskeln der Incisura ischiadica inferior und der hinteren Schenkelfläche sich begeben.

Es kann in Folge von Stichwunden, Aneurysmen u. s. w. sehr dringend indicirt sein, den einen oder anderen dieser Stämme an ihrer Austrittsstelle aus dem Becken zu unterbinden, die Ausführung aber ist sehr misslich, besonders für die Glutea. Die Arterien liegen sehr tief, man muss, um Licht und Raum zu gewinnen, einen langen Einschnitt durch die ganze Dicke des äusseren Fettpolsters, des Gluteus maximus bis nahe zu auf den Knochen führen. Ist man bis auf die tiefe Fascie gelangt, so ist die Incisur leicht zu fühlen und spaltet man jene, so kommen auch Zweige der Glutea zum Vorschein, allein der Stamm liegt noch hinter den Rändern des Gluteus medius und minimus tief in der Incisur versteckt und umgeben von zahlreichen zuströmenden Venen. Etwas freier liegt etwa 3 Querfinger breit in gerader Linie unter ihr die Ischiadica. Beide Arterien treten in einer Linie aus, welche aus der Mitte zwischen dem Tuber ischii und Os coccygis gerade aufwärts zur Crista ilei gezogen wird, die Glutea etwas unterhalb der Mitte, die Ischiadica an der Grenze des unteren Drittheils dieser Linie. Beide mögen auch wohl besonders bei mageren Personen mit Erfolg comprimirt werden können, die obere gegen den Knochenrand der Incisur, die untere gegen die Spina ischii.

In einem irgendwo bemerkten Falle von Verletzung der A. glutea, wurde sie an ihrer Austrittsstelle aus der Beckenhöhle unterbunden. Die Hämorrhagie kehrte noch denselben Tag wieder und man musste jetzt zu der in Folge wiederholter Blutungen verspäteten Unterbindung der Iliaca interna schreiten. Der Kranke starb den 3. Tag. [Es ist wahrscheinlich, dass eben nur ein Zweig der Glutea von der Ligatur umschnürt war.] — Eine Beobachtung nebst Zusammenstellung der bisher bekannt gewordenen Fälle von Aneurysmen der A. glutea mit nachfolgender Unterbindung verschiedener Arterien ist von Prof. Uhde in der Deutsch. Klinik No. 16, 1853 mitgetheilt. Es waren theils Aneurysmata spuria (nach Verletzung), theils spontanea. Pulsation war öfter undeutlich oder fehlte ganz; Ischias war mehrmals das hervorstechendste Symptom. Der erste Fall wurde von Bell beobachtet und durch Unterbindung der Glutea geheilt. Im Ganzen sind 10 Fälle bekannt und wurde meistens die Iliaca interna ligirt. [In mehreren dieser Fälle scheint es sich um die Glutea inferior, die Ischiadica, zu handeln.]

Die *a. iliaca externa* giebt unmittelbar vor ihrem Austritt aus dem Annulus cruralis die Epigastrica ab und unterhalb desselben die Abdominalis Halleri und die Pudendae externae. Im Annulus selbst entspringt von ihrer äusseren Wand und senkt sich unter die Umschlagsfalte der Fascia iliaca zum Arcus cruralis die *a. circumflexa ilium* [1]). Sie verläuft hinter und unter dem Poupartischen Band quer über den Psoas und Iliacus und

[1]) Taf. XVIII, 2.

steigt zur Crista ilium auf. Ihr Stamm liegt vorn von der Fascia lata, innen von der Fascia iliaca verdeckt; sie durchsetzt als Epigastrica externa den M. transversus abdominis in der Höhe der Spina ant. superior mit einem nach vorn aufsteigenden und einem anderen längs der Crista nach hinten ziehenden Zweige. Sie begegnet am inneren Rande der Crista einem Zweige der Ileolumbalis und anastomosirt ausserdem mit Lumbalarterien und der Epigastrica. — Längs der äusseren Seite des Poupartischen Bandes verläuft nicht selten eine ihr correspondirende äussere Circumflexa ilium, eine *a. inguinalis,* welche unter dem Annulus aus der Femoralis entspringt und oberflächlicher unter der Portio iliaca fasciae latae im Bogen nach aussen aufsteigt.

Nachdem diese kleineren Stämmchen hart am Annulus von der Arterie sich abgezweigt haben, verläuft im chirurgisch-idealen, aber seltenen Falle die *a. femoralis* durch das Trigonum crurale ohne einen anderen Ast zu geben, als die gewissermaassen aus einer Theilung der gemeinsamen Cruralis hervorgehende *a. profunda femoris.* Allein von dieser Norm finden sich zahlreiche Abweichungen, welche mehr oder weniger die Sicherheit einer angelegten Ligatur gefährden können. Die Profunda selbst entspringt in der Regel etwa 1½ Zoll unter dem Annulus von der hinteren Seite der Arterie, häufig aber auch höher, selten tiefer, und ist der Abstand auch nur der normale, so geht häufig noch zwischen beiden die *a. circumflexa interna* und eine *muscularis externa* von der Femoralis ab, wodurch der Raum, wenn es sich um Anlegung einer Ligatur um die *femoralis communis* handelt, sehr beengt wird. Ueberhaupt muss man in solchem Falle die Arterie dicht unter dem Annulus aufsuchen, weil man nur zu leicht die Ligatur gerade unter der Abzweigung der Profunda anlegt, an einer Stelle, wo sie schwer haltbar ist. Auch ist die Abzweigung der Profunda bei 1½ Zoll Entfernung vom Annulus öfter nur scheinbar, weil sie an dieser Stelle frei wird und in die Tiefe sich senkt, während sie höher hinauf durch eine gemeinsame Scheide der Femoralis noch eng angeschlossen bleibt. Die Ligatur der Femoralis communis ist wegen dieser

Verhältnisse und des wechselnden Ursprunges anderer Zweige in Erfolg und Ausführung unsicher.

Die *a. cruralis,* indem sie über den Schaambogen zur Schenkelbeuge tritt, verläuft in einer Linie, welche man aus der Mitte zwischen der Symphysis pubis und der Spina ant. superior nach innen und abwärts zum unteren Rande des Condylus internus gezogen denkt. Im oberen Drittheil der Schenkelfläche ist sie von keinem Muskel bedeckt, ziemlich frei gelegen. Es wird diess Gebiet als *trigonum ileopectineum s. crurale* bezeichnet, hat seine Basis am Querast des Schaambeines, seinen inneren Schenkel am Adductor longus, seinen äusseren am Sartorius. Seine Spitze liegt an der Kreuzungsstelle, an welcher der Sartorius über den Adductor longus zur inneren Schenkelfläche herübertritt. Im Grunde dieses Dreieckes liegen der Ileopsoas und Pectineus und bilden jener die äussere, dieser die innere Gefässbank. Die Arterie verläuft zwischen beiden herab, auf dem tiefen Blatt der Fascia lata ruhend. Die *vena cruralis* liegt zunächst an ihrer inneren Seite, tritt aber früher oder später hinter die Arterie. Es scheint diess vom Verlauf der *a. profunda* abzuhängen; zieht diese parallel der Femoralis gerade nach hinten, oder wendet sie sich sogar etwas nach innen, so wird dadurch die Vene für eine längere Strecke zur Innenseite neben die Arterie gedrängt; richtet sich die Profunda dagegen früh nach Aussen, in Folge der Verzweigungsverhältnisse, so tritt erst dicht unter dem Annulus die Vene zur Innenseite hervor. In der Fovea ovalis wird die Arterie nur vom Processus falciformis der Portio iliaca überdacht und selbst ihr innerer Rand bleibt gleich der Vene frei davon, nur von dem verstrickten Fettpolster der Lamina cribrosa verdeckt. Unterhalb der Fovea werden dagegen Arterie und Vene in dem sich verengenden Interstitium intermusculare von der Portio iliaca überbrückt. Auf der Fascia lata steigen begleitet von Cutannerven eine *v. saphena anterior* von der Patellargegend, die *saphena interna* vom inneren Condylus, oberflächlich mit dem Sartorius sich kreuzend, und eine *v. saphena superior interna* von der Innenseite des Oberschenkels zur Fovea ovalis und müssen bei Aufsuchung der Arterie geschont werden. Vom Schaambeinaste tritt die Arterie über das innere Segment des Hüftgelenkes herüber und hat unter den Muskeln den Rand des Acetabulum und den Gelenkkopf zum Widerhalt. Die Compression der Arterie an dieser Stelle ist leicht und sicher, nur darf man sie nicht nach innen und abwärts gegen die Weichtheile drängen, zumal wenn der Schenkel gebeugt und bewegt wird, sondern nach aussen und oben. Bei der Luxatio supracotyloidea schlüpft die Arterie auf die innere Seite des Gelenkkopfes. — Arterie und Vene sind durch eine Scheidewand innerhalb der Gefässscheide von einander getrennt und leicht zu isoliren. Die Gefässscheide selbst verlängert sich nach hinten zu einer absteigenden Membran, welche mit dem Lig. ileopectineum zusammenhängt, oder vielmehr in dieser aufsteigenden Falte der Fascia ileopectinea werden die Gefässe aufgenommen. Der *n. cruralis* liegt nicht in der Gefässscheide, sondern getrennt von derselben, nach aussen auf dem Ileopsoas unter dem tiefen Blatte der Fascie, welche auch den Boden der Gefässfurche auskleidet. In der Fovea ovalis tritt ein Zweig des Cruralis in die Gefässscheide ein und verläuft vor den Vasa cruralia zur inneren Schenkelfläche herab, der *n. saphenus minor*. Ein anderer Hauptzweig, der *n. saphenus (major)* tritt als Fortsetzung des Stammes des Cruralis erst im unteren Winkel des Trigonum zur Arterie und legt sich, die Gefässscheide durchsetzend, zunächst ihrer äusseren Wand unmittelbar an. — Im unteren Winkel des Trigonum tritt die Arterie über die Cauda des Ileopsoas weg unter den M. sartorius und in ein musculöses Bette ein, dessen vordere äussere Wand vom Vastus internus, dessen hintere untere Wand der Reihe nach vom M. pectineus, Adductor longus gebildet und von Adductor magnus abgegrenzt wird und über dessen nach vorn und innen offenen Winkel der M. sartorius sich von der oberen zur inneren Seite der Arterie herumschlingt. Es wird ausgekleidet von der inneren Einschlagsfalte der Fascia lata, dem Ligamentum intermusculare internum, welches an seiner Basis über der Sehne der Adductoren und hinter dem inneren Rande des

Vastus die Gefässe in sich aufnimmt. Es wird verstärkt durch fibröse Bündel, welche von der Sehne des Adductor longus und magnus sich ablösen und in die Gefässscheide übergehen, wodurch ein Sehnenkanal entsteht, in welchem die Femoralis an ihrem unteren Ende eingeschlossen liegt, bis sie an der Uebertrittsstelle vom Adductor longus auf den Adductor magnus die Sehne des letzteren schief durchsetzt und als *a. poplitaea* zur hinteren Schenkelfläche sich abwendet. Es befindet sich dieser Sehnenring auf der Höhe des unteren Drittheiles des Schenkels. Will man innerhalb dieses Muskelbettes unterhalb des Trigonum ileopectineum die Arterie aufsuchen, so hat man das durch eine Sehnennaht geschlossene Interstitium zwischen dem Vastus internus und Sartorius zu öffnen und findet, indem man den letzteren nach innen zieht, die Arterie im Grunde desselben hinter dem Vastus, eingeschlossen in dem aponeurotischen Sehnenkanal. Oeffnet man auch diesen, so findet man hier den N. saphenus major vor der Arterie herziehen, die Vene hinter ihr gelegen. Die Arterie giebt an dieser Stelle die *a. anastomotica magna* ab, welche den Verlauf der Schenkelarterie längs der vorderen Schenkelfläche als Abzweigung fortsetzt. Die Wahlstelle für die Unterbindung der Femoralis befindet sich etwa 5 Querfinger breit unterhalb des Poupartischen Bandes. Sie ist hier leicht zu erreichen und sicher zu unterbinden, denn ihre Hauptäste für den Oberschenkel haben sich bereits in hinreichender Entfernung abgelöst, es ist keine Blutung zu befürchten und die Circulation für die Extremität wird abgelenkt, aber wenig gehemmt. Freilich hat man auch nur die *femoralis superficialis* unterbunden.

Spontane Aneurysmen kommen in der Schenkelbeuge vor und erheischen die Unterbindung der Iliaca externa, wobei man sich zu hüten hat zu tief auf den Leistenkanal und die Epigastrica einzuschneiden. Bei Verletzungen der Schenkelarterien sind womöglich beide durchschnittenen Enden zu unterbinden. In Folge von Stichwunden, Schrotschüssen, auch nach comminuten Knochenbrüchen mit Durchstossung der Gefässwände kommt das Aneurysma spurium und varicosum des Schenkels und der

Gesässgegend vor. Bald ist die Femoralis, bald die Profunda, bald ein stärkerer Muskelast der Ausgang dieser Aneurysmen. Sie können durch wiederholte Berstung beträchtlichen Umfang erreichen und diffus umschriebene, prall gespannte, undeutlich fluctuirende Geschwülste bilden, welche zu Verwechslung mit dem Fungus hämatodes u. s. w. Anlass gegeben haben. Auch habe ich einen Fall von Knochenaneurysma des Oberschenkels gesehen, welches aber durch ein Carcinom des oberen Gelenkstückes bedingt war. Das Collum femoris, der Trochanter major und ein Theil der Diaphyse waren vollkommen geschwunden, eine spontane Fractur des Schenkels daselbst entstanden, durch Knochensplitter ein oder mehrere der zutretenden Arterienäste der Circumflexae durchschnitten; das Carcinom war unterwühlt und mit Blut gefüllt, und ein Aneurysma spurium entstanden, dessen Wandung mit frisch aus der Gerinnungsmasse entstandenen Krebszellen dick beschlagen war. Bei einem so complicirten Falle bleibt im Leben der Zusammenhang in vielen Stücken dunkel, so auch die Indication des chirurgischen Verfahrens; berücksichtigt man aber allein das Aneurysma, so würde bei seinen reichen Zuflüssen in dieser Localität erst die Unterbindung der A. iliaca interna seine Extinction bewirken. Die Circulation würde alsdann nur durch die Epigastrica, die Lumbalarterie, die Anastomosen der Obturatoria und der Perinealarterien hergestellt werden können, doch ist eine solche Operation wiederholt mit glücklichem Ausgange vorgenommen, wobei es freilich dahin gestellt bleiben muss, ob in diesen durch Section nicht constatirten Fällen die Ligatur w i r k l i c h um die A. iliaca interna angelegt war. Für die Dringlichkeit derselben aber in manchen Fällen, sowie für die Unterhaltung der Circulationsverhältnisse nach Unterbindung der Cruralis haben wir noch die Schenkelverzweigung derselben näher zu betrachten.

Die *a. circumflexa interna* geht häufig von der *femoralis communis* ab, die *a. circumflexa externa* fast constant von der *a. profunda femoris* und meist in einem gemeinsamen Stamme mit der *a. muscularis externa magna.* Von der Art. profunda gehen weiter die *aa. perforantes* zu den Adductoren ab, von der Femoralis kleinere Muskeläste zum Sartorius, Tensor und Rectus femoris. Als entlegene Arterie tritt zum Schenkel die *a. obturatoria.* Sie läuft im Becken auf der Fascia pelvis unter dem Limbus arcuatus herum, tritt in Canalis obturatorius an dessen äusserem Umfange ein, giebt bei ihrem Austritt aus demselben einen *ramus articularis* längs des tendinösen Halbkanales der Membrana obturatoria zur Incisura acetabuli, verzweigt sich weiter an den Obturator externus und die Adductoren. Noch innerhalb des Beckens schickt sie hinter dem Schaambein einen *ramulus pubicus* zur Anastomose mit dem *ramulus obturatorius* der Epigastrica. — Die *aa. circumflexae* biegen sich um das Hüftgelenk nach hinten herum und umspinnen zum Theil die Kapsel Die Circumflexa interna senkt sich in der Regel zwischen dem äusseren Rande des Pectineus und dem inneren des Ileopsoas in die Tiefe, mitunter bei tieferem Ursprung umkreist sie aber auch den Pectineus und senkt sich um dessen inneren Rand, in der Höhe des Trochanter minor, zur Fovea obturatoria. Sie anastomosirt ergiebig mit der Art. obturatoria, umkreist den unteren Rand der Gelenkkapsel von innen nach aussen, tritt unter den Quadratus und über der von diesem Muskel bedeckten Ansatzstelle des Obturator externus weg zur Fossa trochanterica. Sie schickt von hieraus Zweige zum oberen äusseren Umfange der Kapsel. — Die *a. circumflexa externa* fand ich in einem Falle zu einem gemeinsamen weiten Stamme mit der *muscularis externa magna* und den Muskelästen der Femoralis verschmolzen schon hinter dem Poupartischen Bande von der Cruralis abgetheilt, so dass an der Austrittsstelle aus dem Annulus beide Gefässe neben einander in einem Niveau lagen, und es den Anschein hatte, als sei der äussere Stamm die Profunda femoris selbst in einer vorzeitigen und abnormen Abzweigung. Allein diese fand sich an der gewöhnlichen Stelle, gab die Circumflexa interna und die Perforantes. Die Vena cruralis war durch die zwei aus dem Annulus hervortretenden Arterienstämme in der Fossa ovalis völlig nach hinten verschoben. In diesem Falle wäre eine Ligatur der Femoralis communis nach dem anatomischen Schema unmöglich gewesen, und hätte man sie an der gewöhnlichen Stelle vorgenommen, so wäre sie halbirt. Uebrigens von der Profunda entspringend, wendet sich die Circumflexa externa über die Cauda des Ileopsoas unter dem Kopf des Rectus durch hinter dem Trochanter major unter den Gluteus minimus und umkreist von der äusseren Seite das Gelenk. Ausser diesen Arterien treten zum Gelenk noch Zweige von der Ischiadica herüber und verlaufen zwischen dem Tuber und Körper des Sitzbeines an der Aussenseite der Basis ischii unter den Gemellis und Obturator internus durch zum hinteren Umfange der Kapsel. Ebenso tritt von der Art. glutea ein Zweig über den vorderen Rand der Incisura ischiadica superior, verläuft längs der Aussenfläche des Hüftbeines unter dem Gluteus minimus zum Acetabulum herab und giebt Verästelungen zur äusseren und vorderen Seite des Gelenkes.

Während die Circumflexa externa bei ihrem meist gemeinsamen Ursprunge mit der *a. muscularis externa magna* aus der Profunda sich nach aufwärts wendet, durchzieht die letztere nach der Theilung das *lig. intermusculare externum*, dringt zwischen dem Crureus und Rectus durch und verläuft schräg bogenförmig nach abwärts durch die äussere hintere Muskelmasse des Schenkels. Sie vertheilt sich in dem Quadriceps cruris und dringt bis in den Biceps femoris oberhalb des Knies. Ihre Aeste verlaufen, ehe sie in die jedesmaligen Muskelbäuche eintreten, auf kürzere oder längere Strecken in den Fascienblättern zwischen jenen. Die Verzweigungen dieser Arterie communiciren unter einander, die oberen ausserdem mit der Verästelung der Circumflexa externa und durch diese mit der Circumflexa interna, der Ischiadica und Glutea, die unteren anastomosiren mit der A. recurrens femoralis (Anastomotica magna) und Articulararterien des Knies. Jarjavay [1]) beobachtete ein Aneurysma spurium dieser Arterie, welches in Folge einer Verletzung unter dem M. rectus sich gebildet hatte. In einem anderen Falle [2]) war das Aneu-

[1]) *Anat. chirurg. t. II, p.* 677.
[2]) *Gaz. d. hôp. No.* 26, 1856.

rysma dieser Arterie vielleicht in Folge eines Hufschlages entstanden, doch vergingen 13 Jahre, ehe es bemerkbar wurde. Es wurde zunächst oberhalb des Aneurysma die Arterie unterbunden. Ein Recidiv folgte, worauf man zur Unterbindung der Femoralis dicht unter dem Poupartischen Bande schritt. Eine eintretende Hämorrhagie nöthigte zur 3. Ligatur, zur Unterbindung der Iliaca externa. Das Aneurysma recidivirte. Weitere operative Schicksale wurden durch den Tod in Folge von Phthisis pulmonalis abgewendet.

Die *aa. perforantes* entspringen aus der Profunda und bildet die untere, dritte, deren Endverzweigung. Sie durchsetzen die Adductoren und dringen zur hinteren Schenkelfläche in den Semimembranosus und das Interstitium intermusculare. Sie anastomosiren untereinander, ausserdem mit der Circumflexa interna und Obturatoria, mit der Muscularis magna externa, der Ischiadica und den Kniearterien. Diese reiche Kette von Anastomosen der Circumflexae und Profunda mit den Beckenarterien und der Epigastrica einerseits, mit Zweigen der Poplitea von der anderen Seite lässt die Fortdauer der Circulation nach Unterbindung der Femoralis superficialis und communis im Allgemeinen gesichert erscheinen. Doch sind die Fälle eben nicht selten, in denen, zumal bei alten Leuten und Rigidität der Arterien, eine Gangrän der unteren Extremität erfolgte. Auch die Herstellung des Kreislaufes in die Femoralis selbst wird auf anastomotischem Wege besorgt. Obwohl sie hauptsächlich die Gefässausbreitung für den Unterschenkel in sich fasst, giebt sie doch häufig eine *a. muscularis superficialis*, welche über den Rectus in den Sartorius und Tensor sich ausbreitet und mit den äusseren Hüft- und Schenkelarterien anastomosirt, sodann von ihrem unteren Ende, ehe sie durch den Sehnenring der Adductoren tritt, die *a. anastomotica magna*, welche vor der Sehne des Adductor magnus hinter dem Vastus zum inneren Condylus herabsteigt und theils oberflächlich zur inneren Kniegegend, theils nach hinten in die Tiefe sich ausbreitet, eine *a. nutritia* giebt, mit den Articulararterien der Poplitea, den Perforantes und der Muscularis magna externa anastomosirt; häufig, vielleicht in der Regel, entspringt die Arterie sofort in zwei oder drei gesonderten Stämmen, von denen der eine in der Richtung der Hauptarterie oberflächlicher unter dem Sartorius und unter dem inneren Condylus herum zum Knie verläuft; der andere, dicht daneben entspringend, bleibt dem Knochen und der Sehne des Adductor angeschlossen, steigt hinter dem Vastus internus zum oberen Umfang des Condylus internus und des Gelenkes herab. Sobald die Arterie in den Sehnenring eingetreten, giebt sie dann als dritten Ast eine *a. recurrens femoris*, welche den kurzen Kopf des Biceps durchbohrt, nach hinten und aussen um den Schenkelknochen herumläuft, das untere Foramen nutritium versorgt und endlich im Semimembranosus und Vastus externus sich vertheilt und daselbst mit Endzweigen der äusseren Articulararterien und der A. muscularis magna externa zusammenmündet. In dieser Ausbreitung unterscheidet man auch dieselbe Verzweigung als *a. articularis suprema* und *ramus musculo-articularis*. In einigen seltenen Fällen bei anomaler Entwicklung der *a. femoralis* vertheilt sich dieselbe bloss für den Oberschenkel und endigt am Knie mit der Anastomotica magna. Die Art. ischiadica findet sich alsdann auf Kosten der Femoralis vergrössert und setzt sich längs dem N. ischiadicus an der hinteren Schenkelfläche zur Poplitea fort, so dass eine Compression oder Unterbindung der Arterie unter dem Lig. Poupartii die Circulation zum Unterschenkel oder einem etwaigen Aneurysma popliteum nicht ablenken oder auch nur schmälern würde. Fälle der Art sind von Caillard, Froriep, Manec beobachtet. Quain dagegen führt Fälle an, in denen die *a. femoralis*, nach Abgabe der Profunda, sich in zwei Aeste von gleichem Caliber und parallelem Verlaufe theilte, welche im unteren Drittheil des Oberschenkels sich wieder vereinigten und in der Poplitea das normale Verhältniss wiederherstellten. Bell unterband in einem solchen Falle die Femoralis, die Pulsation im Aneurysma der Kniekehle bestand aber fort. Der Kranke starb nachher und bei der Section zeigte sich die Anomalie. — Jaumes sah auch die *a. iliaca externa* doppelt an derselben

Seite verlaufen und unter dem Arcus cruralis durchtreten. Zur Häufung der Seltsamkeiten wollte der Zufall, dass auch der eine dieser Seitenarme von Brasdor unterbunden war.

Die Herstellung der Circulation nach Unterbindung der *a. femoralis* erläutert sich durch folgenden Befund (*Bullet.* der *Soc. anat.* 1854): Die Unterbindung der Femoralis (superficialis) hatte vor 16 Jahren stattgehabt; oberhalb der Ligaturstelle war sie erweitert, unterhalb derselben verengt. Die Circulation hatte sich vermittelst der Profunda hergestellt, die, nachdem sie das ganze obere Segment des Schenkels ernährt hatte, durch ein erweitertes Collateralgefäss an der Durchtrittsstelle durch den Annulus adductorum in die Femoralis sich ergoss. Von hier an nahm die Arterie wieder ihr gewöhnliches Caliber und Vertheilung an. In der obliterirten Stelle liessen sich die integrirenden Arterienhäute noch wieder erkennen, doch fand sich keine Spur eines Blutpfropfes, auch keine Injection, keine Blutkörper innerhalb der Wandung vor. Dagegen hatte sich längs der Mitte der alten Gefässlichtung ein arterielles Gefäss mit deutlichen Wänden hergestellt und war durch Injection gefüllt worden. — Auch Blandin soll nach Ligatur der Femoralis ein Gefäss neuer Bildung in der Centralaxe der alten Arterie aufgefunden haben.

Die Venen, Lymphgefässe und Drüsen stehen in ihren meisten Beziehungen in demselben Verhältniss zur Unterextremität und dem Beckenumfange, wie die Achseldrüsen und Venen zum Arm und der Brustwand. Auf die besondere Anlage der Venen zu Varicositäten werden wir beim Unterschenkel zurückkommen. Die Lymphdrüsen liegen sehr zahlreich theils oberflächlich in der Fovea ovalis, theils in den Maschen der Fascia cribriformis und erstrecken sich von hier bis in den Schenkelring zum Becken hinauf. Ich glaube nicht, dass es rathsam sei, tiefsitzende Eiterheerde in einzelnen Drüsen frühzeitig zu öffnen, weil doch das umgebende Parenchym nicht vernarbt, sondern unter Herstellung einer Drüsenfistel um so langsamer vereitert und abgestossen wird. Besonders schlimm sind die ulcerativen Abscesse derselben durch Uebertragung phagadänischer Schanker. Wird die Vereiterung der ganzen Drüse, die Bildung einer offenen Geschwürsfläche irgendwie beschränkt, so greifen sie nur zu leicht in die Tiefe um sich, unterminiren die Haut, brechen nach den verschiedensten Richtungen durch Senkung wieder auf, graben sich ein unter die Fascien mit jauchiger Zerstörung des Zellgewebes, Corrosion der Venen, bilden Fistelgänge, welche bis zum Nabel oder durch den Annulus und das ganze Becken bis zum Promontorium reichen können. Hier vor allen Dingen hat man sich zu hüten, durch Einlegen von Charpiewieken die Untergrabung zu befördern. Es ist eine praktisch ganz verfehlte Idee, dass dadurch der Abfluss des Eiters geleitet und erleichtert werde. Der Verschwärungsprocess macht Kehrt vor der Hanfschnur. — Auf die mögliche Verwechslung einer Hernie mit einem entzündeten Bubo haben wir schon früher aufmerksam gemacht. Roux erzählt, er sei einst gerufen worden, einen Drüsenabscess zu öffnen, und es sei ihm das Blut aus einem Aneurysma der Femoralis entgegengespritzt. — Die consensuelle Anschoppung der Inguinaldrüsen auf äusserliche periphere Entzündung, Erosion, Geschwürsbildung u. s. w. wird leicht erkannt, weniger wird sie beachtet, wo die Ursachen in der Tiefe ihren Sitz haben, z. B. bei Eiterung und Caries im Hüftgelenk, obwohl sie hier selten fehlt. — Bei cancroider Erkrankung und Ulceration der Schaamlippen oder des Penis hat man wiederholt Epithelialmassen auch in benachbarten Lymphdrüsen abgesetzt gefunden. Merkwürdig ist dabei, dass sie nicht roh geschichtet, sondern öfter die Charaktere der Hauttextur in ihrer Anordnung zu reproduciren scheinen.

Willigk (Prag. Vierteljahrschr. Bd. IV, 1854) fand bei einer 50jähr. Tagelöhnerin, welche in Folge eines verjauchten Krebses der Schaamlippen und der Scheide gestorben war, in der rechten Leistengegend eine hühnereigrosse, nur mit der Haut verschiebbare elastische Geschwulst, welche aus mehreren vergrösserten Lymphdrüsen bestand. Das sehr mürbe Gewebe der letzteren war von zahlreichen, theils mit klarer Flüssigkeit, theils mit dicklichen Massen gefüllten Cysten durchsetzt, deren eine die Grösse einer Wallnuss erreichend, an ihrer Innenfläche zahlreichen, theils papillösen, theils baumförmig verzweigten, meist kolbigen und zahlreiche Sprossen treibenden Vegetationen zum Ansatz diente. Diese meist in fettiger Entartung begriffenen Zotten hatten einen dicken Beleg grosser Epithelialzellen, welche nebst Resten des Lymphdrüsenparenchyms auch die Hauptmasse der Geschwülste ausmachten. — Es ist diese Bildung durchaus den cancroiden Atheromen ähnlich und stellt wesentlich einen anomalen Cutisbalg mit seinen drüsig-papillären Productionen dar. — Auch Follin beobachtete unter ähnlichen Verhältnissen eine Inguinaldrüse, welche mit Epithelium infiltrirt war und eine seröse Cyste enthielt (*Union No.* 1, 1855).

Primitiv entwickeln sich fungöse Geschwülste in diesen Drüsen und können beträchtlichen Umfang erreichen. Ich weiss nicht, ob es Zufall ist, habe sie aber bisher nur bei alten Weibern gesehen. Sie gehen dann secundär auf die retroperitonealen Lumbaldrüsen über. — Von der varicösen Erweiterung der Lymphgefässe des Schenkels war schon früher die Rede.

Die Nerven der Unterextremität gehen aus dem Plexus lumbalis und sacralis hervor. Aus beiden setzt sich der Plexus ischiadicus mit dem gleichnamigen Nerven zusammen. Der Stamm des *n. ischiadicus* zieht durch die untere Spalte der Apertura ischiadica superior über die Gemelli und die Cauda des Obturator internus weg, mitten zwischen dem Tuber und Trochanter durch im Interstitium intermusculare gerade auf die Fossa poplitea herab. Nach seinem Uebertritt vom Quadratus femoris auf die hintere Fläche des Adductor magnus wird er vom langen Kopf des Biceps in schräger Richtung gekreuzt. In einem Präparate fand ich eine vorzeitige Spaltung des Nerven. Der M. pyriformis bestand aus zwei Bäuchen, welche zu einer Sehne sich vereinigten. Der N. ischiadicus war gleichfalls hoch oben in zwei Stämme abgetheilt, von denen der eine grössere am unteren Rande des unteren Muskelbauches, der andere zwischen beiden Bäuchen hindurchtrat. Der letztere erwies sich in seinem weiteren Verlauf als *n. peronaeus.* — Aus dem Plexus lumbalis in Verbindung mit einigen Branchen des Plexus sacralis gehen als vordere Aeste die inneren Beckennerven und der *n. cruralis* hervor. — In Bezug auf die Vertheilung dieser Schenkelnerven haben wir besonders die Irradiation bei neuralgischen Affectionen derselben, sowie die Innervationssphären für die verschiedenen Muskelgruppen zu berücksichtigen. Vom *n. ischiadicus* verläuft mit einem Zweige der Art. ischiadica ein starker Ast als *n. gluteus inferior* in den M. gluteus maximus und vertheilt sich in dessen hinterem Abschnitt. Ein anderes Bündel geht nach aussen ab und steigt an der äusseren Hälfte des Muskels herab. Auch mit der Arteria glutea bekommt dieser Muskel Zweige vom *n. gluteus superior,* welcher oberhalb des Ischiadicus sich abzweigt, über dem Pyriformis austritt und hauptsächlich an die M. gluteus medius und minimus sich verästelt. Während seines Verlaufes über die kurzen Muskeln giebt der Ischiadicus noch Zweige an den Pyriformis, Obturator internus, Gemelli und Quadratus femoris, dann, ehe er zum Schenkel übertritt, einen *n. cutaneus posterior*. Auch wird ein Verbindungszweig zum N. pudendalis angeführt, welcher um das Tuber ischii herum zum Damme sich wendet. In der Gegend der Tuberositas tritt ferner ein Ast in die Köpfe des Biceps, Semitendinosus und Semimembranosus; andere begeben sich tiefer unten zu denselben Muskeln. Gleichzeitig gehen auch zur Tiefe Aeste ab zum Adductor magnus und kurzen Kopf des Biceps. Ischias mit Contractur der Rotationsmuskeln und Abductoren ist nicht selten die erste Erscheiuung beginnender Coxitis und bleibt es mitunter vorwiegend während des ganzen Verlaufes: ein Reizungszustand, der dem Gelenk zunächst gelegenen Muskeln und deren Nerven. Ischias, auch wenn sie vorzugsweise in den sensiblen Fasern und ohne Gelenkleiden auftritt, verläuft selten ganz ohne Muskelkrampf; sie macht sich, wenn der ganze Stamm des Nerven involvirt ist, auch längs der ganzen Bahn desselben geltend. Beckengeschwülste, welche im Eingange der Incisur sich entwickeln oder ihr auswendig aufsitzen, Aneurysmen der benachbarten Arterien, Neurome des Nerven oder chronische Entzündung und Verwachsung der ihn einhüllenden Fascie, können, von centralen Ursachen abgesehen, diese Zufälle hervorrufen und da der Nerv die ganze Musculatur des Unterschenkels versorgt und die Hautnerven auch für den hinteren äusseren Umfang desselben abgiebt, in sehr entfernten Theilen bis in die Planta pedis sich äussern.

Ein Knabe von 9 Jahren klagte seit etwa einem Jahre über Wadenkrämpfe und häufige Schmerzen nebst Krampf in der Planta des linkes Fusses. Sie verhinderten ihn zu gehen, denn er konnte den Fuss nicht auf den Boden setzen, ohne heftige Schmerzen aufzuregen. Das einzige Linderungsmittel bestand darin, dass er die Fusssohle mit den Händen rieb und drückte. Auf der hinteren Fläche des Schenkels entdeckte zuletzt die Mutter eine Geschwulst, welche äusserst empfindlich war und auf Druck sofort unerträgliche Schmerzen im Bein und Fuss hervorrief. Sie kamen so häufig und anhaltend, dass das Kind den Schlaf verlor, die Nahrung verweigerte und auf's Aeusserste abmagerte. Das Kniegelenk hatte allmählig angefangen sich zu verkrümmen und konnte nicht mehr über den rechten Winkel gestreckt werden. Die Geschwulst, welche im mittleren hinteren Theil des Schenkels zwischen den Flexoren gelegen war, gerade im oberen Winkel der Fossa poplitea [und wahrscheinlich unterhalb der Abspaltung des N. peroneus], konnte in der Art exstirpirt werden, dass der über der Geschwulst ausgespreizte Nerv möglichst geschont und erhalten wurde. Sie selbst war hühnereigross, ein Neurom aus fibrösem Gewebe bestehend, welches von etlichen Nervensträngen selbst durchzogen war. Doch blieben die Beweglichkeit des Fusses und der Zehen, Wärme und Tastgefühl nach der Operation erhalten (*Monthl. journal of med. science* 1854).

Die vorderen Beckennerven und der *n. cruralis* lösen sich vom Plexus lumbalis. Jene bieten in ihrer Vertheilung eine so grosse Abwechslung, vertreten und ergänzen einander so vielfach, dass kaum eine bestimmte Norm darüber sich angeben lässt. Sie sind ausserdem bemerkenswerth durch ihre Verflechtung mit dem Schenkelnerven, welcher selbst nach seinem Austritt aus dem Becken sich pinselförmig ausbreitet und zerfasert, so dass auch hier dem Hüftgelenk entsprechend ein *plexus cruralis* entsteht, aus welchem die Nerven verstrickt und gemischt für die Schenkelfläche hervorgehen und theils an die Haut, theils an die Streckmuskeln sich vertheilen. Der *n. cruralis,* zunächst unter dem äusseren Rande des Psoas gelegen, hebt sich allmählig in der Furche zwischen ihm und dem Iliacus zur Oberfläche und liegt unterhalb des Arcus cruralis in der Regel mitten vor dem austretenden Bauche des Ileopsoas unter dem tiefen Fascienblatt. Wenn der Muskel stark bauchig entwickelt ist, findet sich der Nerv auch wohl an dessen innerem Rand in die Gefässfurche verschoben, doch bleibt er immer durch die Fascia ileopectinea von der Gefässscheide getrennt. Der oberste unter den Beckennerven ist der *n. ileolumbalis.* Er verläuft unter der Fascia transversalis längs dem oberen Rande der Crista ilium, durchsetzt den M. transversus und obliquus internus, vertheilt sich mitunter bloss in der Bauchwand, giebt aber auch häufig — vielleicht als Regel — den *n. inguinalis anterior s. cremastericus* in den Leistenkanal zum Hodensack. Die nächstfolgenden Nerven sind der Cutaneus externus und Ileohypogastricus, in ihrer Selbständigkeit jedoch ganz von der Entwicklung der folgenden abhängig. Der *n. ileoinguinalis* tritt aus 2 oder 3 Armen am äusseren Rande des Psoas zusammen, läuft unter der Fascie des Muskels und der vom Psoas minor sich ausbreitenden F. iliaca herab, verbindet sich häufig mit dem mehr nach hinten aus dem Psoas hervortretenden *n. ileohypogastricus*. Beide geben zusammen vier Aeste, welche sämmtlich unter dem Ligamentum Fallopiae austreten, zum Theil als vordere innere Hautäste sich ausbreiten, zum Theil mit den N. cruralis an seinem Austritt zur Schenkelfläche sich verflechten. Der Ileoinguinalis giebt mitunter den *ramus cremastericus*, sowie auch mitunter ein Zweig über dem Annulus austritt, an die Gefässscheide und die Haut der Schenkelbeuge sich verästelt. Der *n. cutaneus anterior*, welcher über den Sartorius oberflächlich auf die Patella zuläuft, ist bisweilen die Fortsetzung des Ileoinguinalis, welcher dann stärker entwickelt ist und auch einen Verstärkungszweig vom Cruralis erhält. — Der *n. genitocruralis* verläuft in der Fascia transversalis längs dem vorderen Rande des Psoas über und nach aussen von den Gefässen. Er giebt einen Zweig als *n. inguinalis posterior s. spermaticus externus*, welcher über dem Poupartischen Band in den Leistenkanal eintritt und längs der hinteren Seite des Samenstranges herabläuft; er giebt bisweilen auch den vorderen Inguinalnerven, ausserdem einen Ast durch den Annulus cruralis und einen kleineren zum Annulus abdominalis in die Bauchwand. Genitocruralis und Ileoinguinalis gehen unmittelbar unter dem Poupartischen Bande die Verflechtung mit dem Cruralnerven ein und verbinden sich vorzüglich mit Hautzweigen desselben, welche als Cutaneus anterior, Cutaneus internus (Saphenus minor) verlaufen, nicht selten auch mit dem Cutaneus externus, so dass die sämmtlichen Hautnerven der vorderen inneren Schenkelfläche in einander überstrahlen. Der *n. cutaneus externus* tritt selbständig unter dem Psoas hervor, verläuft auf der Fascia iliaca unter der Crista ilium nach aussen zur vorderen Bauchwand, erreicht aber nicht immer die Schenkelfläche, sondern verknüpft sich mit dem Ileolumbalis, giebt bisweilen seinerseits den Ramus cremastericus oder verliert sich in der inneren Bauchwand. Entspricht er seiner Bezeichnung, so durchbohrt er dicht unter der Spina ant. sup. die Bauchwand und verläuft in einer Falte der Fascia lata eingeschlossen über dem Kopf des Sartorius, theilt sich in zwei Aeste, von denen der eine oberflächlicher, der andere tiefer auf dem Rectus und Vastus externus an der äusseren Schenkelfläche herabläuft. Nicht selten wird er aber für diese Region abgegeben von einem nach aussen herübertretenden Zweige des Genitocruralis, welcher mit einem anderen des Ileoinguinalis sich verknüpft und in diesem Fall trifft man ihn mehr nach innen und entfernter von der Spina sup. gelegen. — Der *n. ileohypogastricus* isolirt sich selten vom Ileoinguinalis, vertritt aber bisweilen den Ileolumbalis und verläuft auf der Fascia iliaca quer durch die Fossa iliaca auf die Spina a. s. zu und senkt sich oberhalb derselben in den M. transversus und obliquus internus und tritt zum Cremaster.

Die Hautnerven verlaufen, ohne Rücksicht auf ihren besonderen Ursprung, am Oberschenkel in folgender Ordnung. Ausser dem Cutaneus externus und anterior, welcher letzterer über den Sartorius längs der Mitte des Oberschenkels oberflächlich unter der Haut auf die Patella zuläuft, findet sich ein *n. cutaneus anterior internus*, welcher aus dem Sartorius heraustretend die Fascia lata durchbohrt und auf und längs dem vorderen Rande des Muskels die Vena saphena anterior zur inneren Seite der Patella begleitet. Der *n. cutaneus internus (saphenus minor)* bleibt anfangs in der Gefässscheide der Art. cruralis gelegen, kreuzt sich mit ihr an ihrer vorderen Seite, tritt dann an der Spitze des Trigonum crurale aus der Gefässscheide hervor und geht auf den Sartorius über, giebt ihm kurze Zweige und verläuft unter der Fascie gelegen zunächst längs dem inneren Rande des Muskels. Ueber dem Knie schickt er vor dem Sartorius und Vastus internus her einen Zweig zur vorderen inneren Seite desselben. Ein nach innen abgehender Zweig tritt auf den unteren Abschnitt des Adductor longus über, verläuft oberflächlich unter der Aponeurose desselben und trifft bogenförmig nach aufwärts verlaufend mit Zweigen des Obturatorius zusammen. Das Ende des Nerven steigt längs dem hinteren Rande der Sehne des Sartorius, oberflächlich von einer kleineren Hautvene begleitet, zum inneren Umfange des Knies und vertheilt sich in der Haut, der Aponeurose und der Gelenkkapsel. Parallel dem Stamme des Cutaneus internus, jedoch oberflächlicher und bald mehr nach vorn, bald mehr nach hinten und innen verläuft die *vena saphena interna.*

Der *n. saphenus (major)* verläuft als starker Ast, eingeschlossen in der Gefässscheide, an ihrer äusseren oder Muskelseite, giebt früh einen oberflächlichen Schenkelzweig, welcher aus der Gefässscheide heraustretend mit ihnen und dem Adductor longus sich kreuzt, zur Vena saphena herantritt und diese um den inneren Rand der Fossa poplitea begleitet. Derselbe anastomosirt mit dem Cutaneus internus. Weiter schickt der Saphenus selbst über dem Knie zwischen dem Sartorius und Gracilis durch einen Zweig zur Oberfläche, welcher um die Gelenkverbindung des Knies nach vorn unter der Patella heraufsteigt und gleichfalls mit dem Cutaneus internus sich verknüpft. Es entsteht so um den vorderen inneren Umfang des Knies ein reiches Netz von Hautnerven, welche zwar sämmtlich im Plexus cruralis und lumbalis wurzeln, aber von sehr verschiedenen, zum Theil unter einander abgespaltenen Aesten herstammen. Im Becken durchziehen sie den Psoas und die Fascia iliaca, am Schenkel den Sartorius und die Aponeurose der Adductoren, sie anastomosiren mit dem Obturatorius und geben auch für sich einzelne Muskeläste. So zweigt sich von dem in der Gefässscheide verlaufenden Saphenus, in der Furche des Vastus internus ein starker Ast für die unteren $^2/_3$ dieses Muskels ab. Derselbe Nerv giebt auch einen Zweig in die untere Partie des Sartorius, wie der Cutaneus internus in die obere. Der Stamm des Nerven, von der äusseren Seite der Arterie zur vorderen herübertretend, kreuzt sich mit ihr etwa eine Hand breit oberhalb des Condylus internus, wo die Arterie nach hinten und auswärts in die Spalte der Adductoren eintritt. Er selbst verläuft vor der Sehne des Adductor magnus herab und um dieselbe sich herumschlingend, begiebt er sich zum inneren hinteren Umfange der Kniebeuge. Der Sartorius bedeckt diese vom Rande des Vastus und unteren Ende des Adductor gebildete und durch die ligamentöse Einfaltung der Fascie geschlossene Furche, in welcher vor ihrer Trennung der Nerv am meisten nach innen auf der Arterie, die Vene hinter ihr nach aussen gelegen ist. Weiter steigt der Saphenus an der inneren Seite des Unterschenkels und um den Malleolus internus zum inneren Fussrande herab. — Diese Ausbreitung der Nerven ist für das Verständniss der Neuralgia cruralis und der die Femorocoxalgie begleitenden Schmerzen von Belang. Man hat wiederholt behauptet, Richet namentlich, dass der bei diesem Gelenkleiden so häufige und heftige Knieschmerz von einer gleichzeitigen Erkrankung des Kniegelenkes selbst herrühre, allein man ist zu weit gegangen, wenn man darin ein mehr als ausnahmsweises Zusammentreffen sieht. Dass es wirklich ausstrahlende Nervenschmerzen sind, geht daraus hervor, dass dieselben keineswegs immer den Nervus cruralis zur Bahn haben, sondern häufig auch als hartnäckige Ischias auftreten, dass sie andrerseits über das Knie hinaus längs dem Saphenus zum Fussrande sich verbreiten. Ja, ich habe einen Fall gesehen, in welchem dieselben Knieschmerzen in unerträglicher Heftigkeit auftraten, wo weder von einem Knie- noch von einem Hüftgelenksleiden eine Spur war, sondern dieselben nur ein Vorläufer und Symptom einer später durch Wirbelverschiebung deutlichen Spondylarthrocace der obersten Lumbalwirbel und einer in Folge dessen auftretenden Psoitis waren. Es kommt mitunter vor, dass man neben der Coxalgie auch Caries des Kniegelenkes findet, aber, wie gesagt, es sind diess Ausnahmen, und dann ist das Knieleiden meist späteren Ursprunges, dem die neuralgische Affection lange vorausging. Es sind aber nicht die Hautnerven allein, welche durch Druck betroffen werden, sondern Muskeln und Muskelnerven selbst gerathen in schmerzhafte Contractur. Prof. Langenbeck erwähnte es oft, wie auffallend diese Schmerzen sofort verschwanden, wenn nach einem Strich mit dem Glüheisen die Contractur der Muskeln erlahmt oder unter Chloroformnarkose erschlafft wurde. Es scheint nun von der durch die Gelenkentzündung zunächst betroffenen Muskelgruppe hauptsächlich abzuhängen, ob mehr die den Ileopsoas durchsetzenden und anliegenden Cruralnerven, oder die Ischiadici krankhaft gereizt werden. Auch hier ist die Contractur von der Neuralgie nicht zu scheiden, obwohl jene mehr auf die vorzüglich gereizten Muskeln sich beschränkt. Was nun diese Vertheilung der Cruralnerven betrifft, so bekommt der M. iliacus mehrere Zweige vom Stamme des Cruralis. Derselbe giebt noch in der Beckenhöhle einen Zweig zum M. psoas, welcher vor dem Muskel bis zur Insertion herabläuft. Auch vom Ileoinguinalis, der speciell als Hautnerv sich ausbreitet, tritt ein Zweig zu diesem Muskel. Der Psoas minor wird vom Genitocruralis durchzogen. Der M. pectineus bekommt einen Zweig von der inneren unteren Seite des Plexus cruralis unmittelbar unter dem Poupartischen Bande. Er verläuft quer nach innen unter der Gefässscheide weg und erwies sich in einem Falle als Fortsetzung des Ileoinguinalis in den Pectineus, welcher hierdurch um so mehr unter eine Innervation mit dem Ileopsoas gestellt ist. Sodann treten vom N. cruralis Aeste in den Sartorius, den Rectus femoris, und unter den Köpfen dieser Muskeln wegtretend andere Zweige zum Crureus und Vastus externus, zuletzt zum Vastus internus. Es begleiten diese Nerven die hauptsächlichsten Muskelarterien.

Zu diesen Becken- und Schenkelnerven gesellt sich für die innere Muskelmasse der *n. obturatorius.* Er entspringt von den untersten Wurzeln des Plexus lumbalis und einem Verbindungszweige zum Plexus sacralis. Ausnahmsweise steigt er schon ziemlich hoch vom Lumbaltheil der Wirbelsäule hinter dem Psoas herab. Meist tritt der Stamm im Ursprungswinkel zwischen der Iliaca externa und hypogastrica zusammen, verläuft dann parallel dem Limbus arcuatus und etwa 1 Zoll unterhalb desselben auf der Fascia pelvis an der inneren Beckenwand zum Canalis obturatorius. Arterie und Vene verlaufen getrennt von ihm, unter und hinter ihm. Im Foramen obturatorium angelangt, tritt er theils über den M. obturator externus weg, theils durchsetzt er ihn mit seinen Bündeln. Er giebt diesem Muskel Zweige, und ein anderes Aestchen, welches mit der A. articularis obturatoria durch die Incisura acetabuli zum Hüftgelenk geht. Uebrigens verbreitet er sich an die Adductoren. Einer dieser Aeste, unter dem Pectineus hervortretend, verläuft über den Adductor brevis unter dem longus nach abwärts, vertheilt sich an dieselben und an den Gracilis; ein anderer Ast tritt unter dem Adductor brevis, auf die vordere Fläche des Adductor magnus über, verzweigt sich in ihm und verbindet sich mit einem Faden des Cutaneus internus. Der M. pectineus scheint keinen Zweig vom Obturatorius zu erhalten und rangirt insofern mit den Flexoren. — Obwohl in der Hauptsache Muskelnerv, enthält doch der Obturatorius ohne Zweifel auch sensible Fasern, wie die Schmerzhaftigkeit seiner Verzweigung bei der Hernia obturatoria beweist. Insofern mag er seinerseits an der schmerzhaften Contractur bei der Femorocoxalgie betheiligt sein, in frühem Stadium durch seine Fäden zum Gelenk und M. obturator externus, später auch durch Contractur der Adductoren. Durch seine Anastomose mit dem Cutaneus spielt er diese weiter auf die innere Schenkelfläche und die Kniegegend über.

Oberflächlich in und unter der Haut an der Streckseite des Schenkels kommen zumal bei magerem Panniculus, erysipelatöse Zellgewebsverjauchungen, welche bis auf die Sehnen und Fascien dringen, übrigens aber hier entstehen, mitunter vor. Dessgleichen kalte Abscesse, bald als metastatische Heerde, bald Congestionsabscesse, bald sog. Lymphgeschwülste, deren Ausgang und Zusammenhang nicht weiter zu ermitteln ist. Sie nehmen vorzüglich die hintere und äussere Seite des Schenkels ein. Auch befindet sich in der Haut am grossen Trochanter ein oberflächlicher Schleimbeutel, dessen Entzündung oder hydropische Ausdehnung ebenso wie diejenige der tiefer, unter der Sehne des Gluteus gelegenen Bursa Beachtung verdient. Ebenfalls an der äusseren Schenkelseite bilden sich mitunter Lipome. Im Allgemeinen ist der Panniculus bei jüngeren, gesunden Individuen mehr oder weniger stark entwickelt, die derbe Haut darüber glatt ausgespannt und wenig zu selbständigen Erkrankungsformen geneigt.

In Rücksicht auf die am Schenkel vorkommenden Geschwülste knüpfe ich hier einen Fall von Psoasabscess an, der ungewöhnlich tief und lange unter dem Muskel zurückgehalten war und vielleicht von einer Entzündung und Vereiterung der Bursa iliaca ausging. Er hob sich als pralle Geschwulst hervor und pulsirte, so dass ein Arzt in der Provinz zunächst ein Aneurysma der Cruralis diagnostirte. Einer der vornehmsten Chirurgen in Paris hielt ihn dann — in Rücksicht auf die Lage, die undeutliche Fluctuation, das gute Allgemeinbefinden des Kranken und den Mangel einer Coxitis oder Spondylarthrocace — für eine Cystengeschwulst und exstirpirte. Eine Menge reinen Eiters kam ihm entgegen. Ein Stück aus der Wand des Balges wurde nun ausgeschnitten und in wenig Wochen ging der Kranke an ausgedehnter Verjauchung in der Höhle zu Grunde. — Von selbständigen Geschwülsten kommt ziemlich selten der Fungus medullàris im Zellgewebe zwischen den Muskeln vor. Häufiger sind fibröse Geschwülste, welche vorzugsweise in der Regio ischiadica unter dem Gluteus maximus aufzutreten scheinen, von der inneren Fascie, den Ligamenta sacroischiadica und den aponeurotisch ausgebreiten Sehnenfasern der hinteren Rotationsmuskeln ausgehen. Langenbeck exstirpirte bei einem jungen Manne eine Geschwulst der Art, welche mindestens zwei Fäuste gross war und glatt vom Ischiadicus weggeschält werden musste. — Ein für die Geschwulstlehre interessanter Fall war der folgende: Im rechten Femur eines noch jungen und kräftigen Mannes hatte ein primärer medullarer Krebs sich entwickelt, den Schenkelknochen durchbrochen, seine Substanz grossentheils zerstört, auch fanden sich weichere Krebsknoten in der Umgebung dieser Geschwulst, doch war dieselbe vollkommen abgescheidet und über ihr hatte ein enormer fibroplastischer Tumor offenbar vom Periost ausgehend sich entwickelt. Dieser war eingehülst, hart, auf dem Durchschnitt dicht, glatt, lymphatisch durchscheinend; nur an einzelnen Stellen fand sich weichere Masse, welche Krebssaft enthielt. Secundärer Krebs fand sich dagegen in der Substanz des Schädelgewölbes nach aussen und nach innen perforirend. Interessant ist es, wie bei dem noch lebenskräftigen Organismus die anomale Plastik ihren Charakter und ihre Form veränderte, sobald sie am Schenkel von der spongiösen Substanz des Knochens auf einen anderen Boden, das fibröse Gewebe, kam und in dessen Elementen wucherte.

Da der Schenkelknochen an der äusseren Seite verhältnissmässig dünn von Weichtheilen bedeckt ist, da hier keine grössere Gefäss- und Nervenstämme verlaufen, so wird man sich von dieser Seite her für alle Operationen, welche den Schenkelknochen selbst betreffen, womöglich den Zugang bahnen. Diess gilt zumal für die Operation der Nekrosen, der etwaigen Pseudarthrosen, die Resectio capitis femoris. Die letztere ist in neuerer Zeit besonders bei Caries des Hüftgelenkes und langwieriger Eiterung, wodurch einestheils die umgebenden Weichtheile gewissermaassen schon abgekapselt und von der Verwundung isolirt, andererseits die Gelenktheile selbst in ihrer Verbindung gelockert sind, schon oft und mit Glück ausgeführt. Ich sah sie in einem Falle von Ried bei einem 12jähr. Knaben mittelst eines einzigen Längsschnittes oberhalb des Trochanter major mit grosser Leichtigkeit vollführen und wenige Monate nachher ging der Knabe mit etwas verkürzter Extremität vortrefflich. Je stärker die äussere Deformität, die Becken- und Schenkelverschiebung ist, desto weniger tief dürfte die Zerstörung des Acetabulum sein; doch möchte wohl gerade an dieser Ungewissheit manche Resectio femoris scheitern. — Die Exarticulatio femoris ist besonders nach der Methode von Lisfranc mittelst Durchstechung und Bildung eines vorderen und kurzen hinteren Lappens, wobei man beim ersten Einstich sofort flach das Gelenk zu öffnen sucht und unter den Gefässen durchgeht, anatomisch leicht und sicher ausführbar, in ihren Erfolgen jedoch für die Berechnung der Körperökonomie immer eine gewagte Verstümmelung. Für die Unterbindung hat man die Theilung der A. femoralis communis und ihre Anastomosen mit der Obturatoria, der Ischiadica und Circumflexae ilium zu berücksichtigen. Um Nachblutungen zu entgehen, möchte daher die Unterbindung im Wundlappen sicherer sein, als die Präventiv-Ligatur vor der Lappenbildung.

Das Kniegelenk und seine Umgebung.

Indem der Schenkelknochen zum Knie sich wendet, beschreibt er eine Axendrehung nach einwärts, schwillt an seinem unteren Ende zu den beiden Condylen an und rückt zugleich etwas schräg nach innen, wodurch die getheilte, im Hüftgelenk nach aussen geworfene Unterstützungslinie der Schwere sich im Knie der Mittellinie des Körpers wieder nähert. Der äussere Condylus ist nach vorn höher und mehr hervorragend, überhaupt im geraden Durchmesser stärker, als der innere; dieser dagegen ist breiter, nach unten convexer und ragt tiefer herab als der äussere Gelenkknorren. Da indessen die Drehung des Schenkels nach vorn eine unvollständige ist und die Auswärtsstellung desselben im Hüftgelenk immer noch überwiegt, so wird die stärkere Hervorragung des äusseren Condylus vor dem inneren dadurch ausgeglichen, ja es bleibt sogar das Knie durch eine entsprechende Zusammenfügung mit der Tibia etwas nach aussen abschüssig. Auch die stärkere Convexität des inneren Condylus gleicht sich durch die Schrägstellung des Schenkels ziemlich aus, so dass beide Condylen mit ihrer unteren Fläche in eine Horizontalebene treten. Die beiden Condylen entsprechen einem von den Seiten abgeplatteten und durch einen zum Theil überknorpelten Einschnitt halbirten, breiten Gelenkkopfe. Der wie ein Wellenthal glatt gefurchte Einschnitt erstreckt sich durch die ganze mittlere Gelenkfläche. Nach vorn ist er flacher abgerundet und bildet die *fossa intercondylica anterior*, in welcher bei herabhängender Extremität die untere Hälfte der Patella ruht; nach unten und hinten ist er enger und tiefer, sein Knorpelüberzug durch die Anheftung von Intraarticularligamenten zum Theil unterbrochen. Zwischen den nach hinten kolbig hervorragenden Condylen bildet er die *fossa intercondylica posterior*. Nach hinten und aufwärts setzt sich die Zwischengrube noch über die Gelenkfläche fort, bildet eine seichte, dreieckige Vertiefung, welche von dem hinteren Umfange der beiden Condylen und den zur Linea aspera convergirenden Knochenleisten des *labium internum* und *externum* eingeschlossen wird, die *fossa supracondyloidea posterior*. Eine ähnliche seichte Vertiefung entsteht nach vorn über den Condylen, wird von der Synovialkapsel ausgekleidet und nimmt den oberen Abschnitt der Kniescheibe auf, als *fossa supracondyloidea anterior*.

Die Gelenkknorren des Femur werden von den unter einander verschmolzenen Condylen der Tibia getragen, von denen der innere stärker ausgeschweift und freier entwickelt ist als der äussere. Sie bilden zur Diaphyse des Knochens eine umgekehrt kegelförmige Krönung, deren abgeplattete Basis als Gelenkfläche dient. Diese ist im Gegensatz zu den stark gebogenen und nach hinten fast hakenförmig gekrümmten Gelenkköpfen nur eine flach ausgehöhlte, horizontal und quer liegende Gelenkebene. Sie repräsentirt anatomisch die Gelenkpfanne und dient auch als solche bei vielen Bewegungen des Kniegelenkes, bei welchen die Gelenkköpfe auf der Pfanne sich drehen, namentlich bei allen Bewegungen, welche bei befestigtem Unterschenkel vor sich gehen. Diese quer ovale Gelenkfläche wird durch eine der *fossa intercondylica* entsprechende, niedere *eminentia s. crista intermedia* für jeden Condylus besonders abgetheilt. Dieselbe beginnt vorn und hinten mit einer seichten, knorpelfreien Incisur, wodurch der Umkreis der Tibialgelenkfläche wie eine liegende Acht sich gestaltet. Im geraden Durchmesser ist sie beträchtlich kürzer als der Kreisbogen der Gelenkköpfe, so dass sie niemals deren Gelenkfläche vollständig bedeckt. Am gleichmässigsten vertheilt ist das Uebermaass der Condylen bei der gestreckten Haltung des Gelenkes, indem ihre Peripherie alsdann sowohl über den hinteren als vorderen Rand der Tibialfläche sich hinauswölbt. Bei der Beugung dagegen ragt der Tibialrand über den hinteren Umfang der Condylen hinaus, und nach vorn erheben sich diese frei aus der horizontalen in die Verticalstellung zum Gelenk. Uebrigens ist immer nur ein verhältnissmässig kurzes Segment der Schenkelköpfe mit der Tibialpfanne in Berührung und diese überragt jene Druckflächen der Condylen frei nach allen Seiten. Es bleibt im Umkreis der Berührungsstellen ein offener Winkel im Gelenk, wodurch ein genaues Anschliessen der Gelenkflächen an einander, wie bei einem Kugel- oder Nussgelenk oder einem vollständigen Charnier, was die Knochen anbetrifft, unvermittelt bleibt. Es wird dieser Abstand der Gelenkflächen von einander zum Theil ausgeglichen durch die eingeschobenen Semilunarknorpel und so zugleich die Basis für die Gelenkköpfe vergrössert.

Die Axe der Tibia entspricht nicht gerade der Mittellinie des Kniegelenkes, sondern ist in ihrem oberen Theil etwas nach aussen gerichtet und nähert sich erst über den Malleolen wieder der vom Hüftgelenk auf die Fusswurzel gezogenen geraden Linie. Es wiederholen sich somit an der Unterextremität im Ganzen die abwechselnden seitlichen Curven der Wirbelsäule, und sind sie in der Norm auch nur wenig hervorstechend, so bilden sie doch die natürliche Anlage zu mancher pathologischen Verbiegung. Die vom Hüftgelenk ausgehende Convexität der Schenkel, wird durch das schiefe Zusammentreffen des Schenkelknochens und des Schienbeines im Knie zu einer leichten äusseren Concavität, wendet sich im Unterschenkel convex nach aussen und dann gegen den Malleolus internus vorspringend nach innen, erreicht endlich in der nach aussen ragenden Dorsalwölbung des Fusses mit entsprechender Plantarconcavität und tieferem Stande des äusseren Fussrandes ihren Abschluss. Es sind diese regelmässigen und bleibenden Knochencurven schon in der embryonalen Lagerung und Entwicklung der Gliedmaassen begründete sog. Foetalkrümmungen. Die Brust- und Bauchglieder erscheinen an kleinen Embryonen nicht weniger gekrümmt, als der Kopf und das Rückgrat. Die Hände liegen anfangs dicht an die vordere Brustwand mit ausgespreitzten Fingern, die Füsse nicht weniger dicht an den Bauch gedrückt und zwar so, dass die

Zehenspitzen nach dem Kopfe gekehrt sind und die ganze Extremität mit ihrer Beugeseite gegen die Bauchfläche gelegen ist. Je mehr sich die Schenkel verlängern, entfernen sich auch die platt angedrückten Fussohlen vom Unterleibe, wobei sie ganz gewöhnlich sich gegen einander stämmen. Dabei geschieht eine höchst eigenthümliche Rotation der Bauchglieder in ihrer Gesammtheit, „und zwar nicht durch Bewegung in ihren Gelenken, sondern vielmehr durch eine schraubenförmige Drehung im Wuchse des Schenkelknochens, wodurch nun die Beugeseite nach vorn und das Knie mit der Streckseite gegen die Bauchfläche gekehrt wird" (Eschricht). Später werden die Unterextremitäten im Hüft- und Kniegelenk gebeugt an den Rumpf angezogen und die Füsse öfter gekreuzt und gestreckt platt angedrückt gehalten. — Es ist nicht wohl anzunehmen, dass diese Entwicklungsformen ohne anderweitig hinzutretende Ursachen, gewissermaassen als Hemmungsbildung zu angeborenen Deformitäten sich gestalten sollten. Es ist vielmehr als erwiesen zu betrachten, dass intrauterine Krämpfe oder partielle Paralysen, angeborener Hydrocephalus und Störungen in der Entwicklung des Nervensystems (Guérin), angeborener Rhachitismus (Depaul) oder endlich Mangel an Fruchtwasser und äusserer mechanischer Druck der Gebärmutter, zumal bei vorhandener Steisslage (Bochdalek), die hauptsächlichsten Momente sind, welche jene Bildung und Stellungen zu angeborenen Verkrümmungen gestalten. Sie machen am Fuss durch forcirte Drehung mit Muskellähmung oder Contractur und Dehnung der Gelenkbänder in der Form der Klumpfüsse sich häufiger geltend, als am Knie, bewirken indess auch hier nicht selten Verkrüppelungen, welche dann mehr oder weniger auf die ganze Gestalt und Haltung der Unterextremität influiren. Auch treten hier ausnahmsweise noch andere Momente hinzu, welche eine abnorme Haltung oder Verbiegung bedingen, nämlich eine mangelhafte Entwicklung oder angeborene Luxation der Patella, oder eine congenitale Luxation der Kniee selbst.

Die angeborene Rhachitis tritt sofort als Deformität hervor, wenn dabei eine Diastase der Epiphysen stattfindet. Ich habe mehrere Fälle der Art anatomisch untersucht. Der erweichte geschwellte Zwischenknorpel hat dabei eine theilweise Verschiebung der Diaphyse von den Epiphysen durch einwirkende äussere Momente zugelassen; ihr oberes Ende ist von der Knieepiphyse nach aussen gewichen und das Knie selbst nach innen stärker hervorspringend; das untere Ende ist dagegen nach einwärts gedrückt und der Fuss selbst über den Malleolen nach aussen gedrängt. Es bildet so der Unterschenkel vom Knie bis zum Fusse eine auch unter den Weichtheilen hervortretende Zickzacklinie. Die gewöhnliche rhachitische Verbildung ist diess nicht. Verläuft die Krankheit chronisch oder entwickelt sie sich später, so werden auch die Knochen selbst in ihrer Substanz gelockert, die Cortex verdünnt, die spongiöse Substanz durch ein blutreich pulpöses Exsudat verdrängt und ersetzt; es beschränkt sich dann die Druckwirkung und Verschiebung nicht auf die Epiphysenknorpel, sondern bedingt eine Verbiegung der Knochen selbst. Diese findet entweder in der Richtung der normalen Curven statt, so dass insbesondere die Einbiegung des Knies nach innen stärker hervortritt und zu einer seitlichen winkelförmigen Einknickung, dem *genu valgum* sich gestaltet; oder es wird durch die gleichzeitige Rhachitis des Beckens und des Schenkelknochens in Folge der damit verbundenen grösseren Breite des Beckens und grösseren Entfernung der Hüftpfannen von einander durch die stark nach einwärts fallende Schwerlinie des Körpers die ganze Unterextremität in starkem Bogen nach auswärts gedrängt und verkürzt. Die Endpunkte der Sehne des Bogens werden in Folge des Druckes einander genähert, und die grösste Convexität befindet sich in der Mitte des Bogens, in der Höhe der Kniegelenke. Diese letztere Form, die sog. Säbelbeine, bildet sich vorzüglich dann heraus, wenn bei rhachitischem Zustande der Knochen die Kinder anfangen zu laufen; die erstere findet sich auch ohne dieses äussere Moment. Wenn beim rhachitischen Genu valgum die Kinder gehen, so rückt in Folge der Drehung und des einseitigen Druckes der Malleolen auf den inneren Fussrand, der Fuss selbst mehr nach aussen und wird die Fusssohle abgeplattet. Meist besteht die rhachitische Verbiegung gleichzeitig und gleichartig an beiden Unterextremitäten. Ausnahmsweise besteht am einen Bein eine starke Einbiegung, am anderen eine nicht minder beträchtliche Säbelkrümmung, so dass beide im Gehen über einander schaufeln.

Als Beispiel der intrauterinen Verkrümmung erinnere ich namentlich das Bild eines 7jährigen Knabens, der noch nie einen Fuss hatte ansetzen können. Der Rumpf und Oberkörper waren ziemlich normal entwickelt, die Beine unverhältnissmässig kurz, atrophisch und krumm. Die Streckmuskeln waren paralysirt, die Beuger angezogen, die Knie ausgebogen, die Fusssohlen einander zugekehrt. So lag der Knabe, klein und unförmlich, wie ein Frosch mit angezogenen Hinterbeinen im Bette oder an der Erde. Ich habe ihn später in Berend's orthopädischem Institute wiedergesehen und bin nicht wenig erstaunt gewesen, über die Erfolge, welche durch Ausdauer und richtige Beihülfe auch in so abschreckenden Fällen erreicht werden können. Der Knabe ging, und ich erkannte ihn erst wieder, als ich besonders darauf aufmerksam gemacht wurde.

Eine mangelhafte Entwicklung der Patella, verbunden mit angeborener Contractur der Streckmuskeln, so dass sie wohl kaum in den Weichtheilen bohnengross durchzufühlen ist, sah ich öfter; die angeborene Luxation nur einmal in Berend's Institut, doch ist auch dieser Fall mir wiederum zweifelhaft geworden nach der kritischen Beleuchtung, welche die Diagnose dieses Zufalls neuerdings durch Singer erfahren hat [1]).

[1]) Vielleicht ist die Beurtheilung, nach welcher Singer (Ztschr. d. Ges. d. Wien. Aerzte, Mai und Juni 1856) die sämmtlichen früheren Fälle von Luxatio congenita patellae verwirft und nur seine Beobachtung als solche gelten lassen will, zu streng. Schon Michaelis (*Diss. inauguralis, Kiliae* 1854) hatte die älteren Beispiele gesichtet und nur solche aufgenommen, in denen wirklich die Patella ihre Gelenkgrube dauernd verlassen hatte; Fälle, in denen sich das Datum der Verrenkung auf eine besondere *laesio post partum* nicht zurückführen liess. Dass diese Luxationen mit Genu valgum oder Hydrops articuli complicirt waren, ist noch kein Beweis, dass sie allmählig erst durch solche auch herbeigeführt waren; im Gegentheil scheinen sich diese erst später hinzugesellt zu haben.

Die Patella ist ein sehr spongiöser, nach den Rändern zu abgeplatteter Knochen, von der Gestalt eines verschobenen Viereckes, dessen Ecken abgestumpft sind mit Ausnahme der unteren Spitze, als *apex patellae.* Ihre innere Fläche, soweit sie überknorpelt ist, bildet ein querliegendes längliches Viereck. Die an die Ränder desselben sich anschliessenden Winkel sind nur von Synovialhaut überzogen. Uebrigens wird die untere Patellarfläche durch eine Crista intermedia in zwei ungleiche seitliche Hälften getheilt. Beide sind abschüssig nach ihren Rändern zu, und die äussere breiter, als die innere. Auch die entsprechende Patellarfläche auf dem Condylus externus ist breiter als über dem inneren Gelenkkopf. Bei gestreckter Haltung ragt die Patella zur Hälfte in die von der Synovialkapsel ausgekleidete Fossa supracondyloidea anterior, bei der Beugung tritt sie in die Fossa intercondylica anterior, überragt aber den unteren Rand der Condylen nicht, so dass die vordere quere Gelenkfuge sowohl bei der gestreckten als gebogenen Haltung frei und zugänglich bleibt.

Die *fibula* tritt in die Verbindung des Kniegelenkes nicht ein. Ihr seitlicher Gelenkkopf wird von einem dreieckigen Knochenfortsatz nach aussen überragt und ist durch Synarthrose mit der unteren Fläche des äusseren Condylus tibiae verbunden. Nur

Dass die Patella in diesen Fällen sich zum Theil leicht reponiren liess, um ebenso leicht bei Anspannung der Streckmuskeln wieder abgezogen zu werden, mag seinen Grund in eben diesen Complicationen, in einer unvollständigen Zerreissung des inneren Kniescheibenbandes, oder überhaupt in einer nur intracapsulären Dislocation der Patella gehabt haben. — In dem von S. beschriebenen Falle, der ein 20jähr. Mädchen betrifft, bestand die Luxation gleichzeitig auf beiden Seiten, ohne Genu valgum und bei ziemlich ungestörten Functionen. Nur solche Bewegungen, welche eine stärkere Befestigung des Gelenkes durch die Streckmuskeln erheischen, z. B. das Herabsteigen der Treppen, waren erschwert und ohne Unterstützung unsicher. — Ein Beispiel der congenitalen Luxation beider Knien wurde im Jahre 1854 in der Société anatomique vorgezeigt. In demselben waren die Unterschenkel in Dorsalflexion gestellt, die Tibia jederseits nach hinten ausgewichen, die vorspringenden Condylen des Femur in ihrem hinteren Abschnitt unvollkommen entwickelt. Der M. gracilis und Sartorius gingen vor dem Condylus internus weg und wirkten als Extensoren.

ausnahmsweise soll die in der Regel enge und straffe Gelenkkapsel mit der Synovialhöhle des Knies communiciren.

Die fibröse Kapsel des Kniegelenkes wird oberflächlich von der Fascia lata überzogen, übrigens im vorderen Umfange hauptsächlich von der aponeurotischen Ausbreitung des Quadriceps femoris gebildet. Die mittlere Sehne desselben heftet sich an den oberen abgestutzten Winkel der Patella, die Aponeurose der Vasti an den Seitenumfang dieses Knochens. Die Patella selbst, welche wie in einem Sehnenring eingeschlossen liegt, von welchem nur wenig Bündel als eng anliegende sehnige Membran über sie wegtreten, wird nach unten befestigt durch das sehr starke, nach unten sich zuspitzende *lig. patellare,* welches den Apex umfassend an der Tuberositas tibiae sich inserirt. Seitlich verwächst die Aponeurose der Vasti mit dem Lig. intermusculare und dessen Anheftung am Epicondylus externus und internus, verwebt sich ausserdem mit der Sehnenanheftung der Beugemuskeln zu beiden Seiten unterhalb des Knies und mit dem Periost vor denselben auf der Tibia. Diese seitliche Ausbreitung der Kapsel und Muskelsehnen hat man auch als Flügelbänder, als *lig. lateralia patellae* bezeichnet. Diese ganze vordere Kapselwand wird durch die Contraction der Streckmuskeln angespannt, die Patella zugleich heraufgezogen; wird aber der Unterschenkel bei gestreckter Lage unterstützt und der Quadriceps erschlafft, so findet sich die vordere Kapselwand sehr schlaff und weit, die Kniescheibe sehr beweglich. Bei der Beugung wird die Kapsel wenn auch der Quadriceps erschlafft ist, straff angezogen. Sobald dabei die Patella in die Fossa intercondylica anterior eintritt, werden ihre an den Seitenhöckern der Schenkelknorren befestigten Flügelbänder angezogen; sie folgt der Bewegung nicht weiter, sowenig wie die Kapsel, sondern wird tiefer eingezogen und diese angespannt. — Vor der Patella selbst liegt eine *bursa patellaris cutanea* und eine zweite unter dieser und der Patellaraponeurose auf dem Periost des Knochens selbst. Auf die letztere hat zuerst Luschka aufmerksam gemacht. Bald ist die eine, bald die andere stärker und deutlicher entwickelt. In pathologischen Zuständen wird oft die eine durch den Druck der anderen verödet oder sie verschmelzen beide zu einer einzigen. Nach anhaltendem Druck und Reibung findet man auch ohne sonderliche Entzündung und hydropische Ausdehnung die Bursa patellaris oft erweitert, in ihren Wandungen verdickt, von einem groben Netzwerk dicker fibröser Trabekeln durchzogen und weiche hahnenkammförmige Synovialzotten hineinragend. Uebrigens ist es gerade die Bursa patellaris, welche unter allen — vielleicht die Schleimbeutel über den Zehengelenken ausgenommen — am häufigsten sich entzündet oder hydropisch anschwillt. Die Bursa periostalis patellae soll nach Luschka noch über die Seitenränder der Kniescheibe hinaus unter die Aponeurose der Vasti sich ausdehnen. Ich habe für die Norm mich davon nicht recht überzeugen können, wohl aber muss es nach pathologischen Zuständen mitunter möglich sein. Es giebt einen Hydrops genu externus, bei welchem der ganze vordere Umfang des Knies wie eine abgeplattete Wasserblase geschwellt und fluctuirend ist, die Kniehöhle selbst aber völlig frei, die Patella eingezogen ist und nicht schwimmt. In der Regel scheint sich übrigens auch die Erkrankung der Bursa periostalis auf die Circumferenz der Patella zu begrenzen. Ich habe in einem Falle beide Bursae zugleich, aber in diesem Umfange erkrankt gefunden. Durch eine Längsscheidewand waren sie noch grösstentheils von einander geschieden; nur in der unteren Hälfte fehlte bis auf einige Stränge die Zwischenlage und beide bildeten eine gemeinsame Höhle, in welche zottige und bändrige Auswüchse von der Seite des Periostes hineinragten. — Ein anderer geräumiger Schleimbeutel findet sich vor den Condylen der Tibia über der Tuberositas und unter dem Lig. patellae. Er bildet eine in sich abgeschlossene Höhle.

Unter der aponeurotischen Ausbreitung der Vasti und den Seitenrändern derselben sich anschliessend, unterwärts gekreuzt von den Sehnen der Beugemuskeln, liegen die *ligamenta lateralia genu*. Das innere ist breiter und länger, vom Epicondylus internus bis unter den inneren Condylus tibiae herabsteigend und mit glänzend sehnigen Bündeln über der vorderen inneren Fläche desselben angeheftet. Das äussere ist rundlich strangförmig, oft doppelt, kürzer als das vorige und geht vom Epicondylus externus unter der Sehne des Biceps her zur oberen Zacke der Fibula.

Während die vordere fibröse Kapsel vor den Condylen weg weit und breit das Kniegelenk umfasst, ist dagegen die hintere Kapsel eng und straff im Grunde der Fossa supra- und intercondylica posterior ausgespannt. Sie bildet mit dem ihr angehörigen *m. popliteus* den Boden der *fossa poplitea*, wird überzogen und verstärkt von der sich in die Tiefe schlagenden Fascia lata, besteht selbst aus verschieden geordneten dicken fibrösen Bündeln, welche schief verlaufend, mehrfach mit den sehnigen Ursprüngen und Anheftungen der benachbarten Muskeln zusammenhängen. Sie ist nach unten am Knochenrande der Tibia angeheftet, in ihrer oberen Spitze öfter lückenhaft, von Fettgewebe durchsetzt. Ihre Bündel werden in verschiedenen Richtungen durch die benachbarten Muskeln angespannt, isoliren und heben sich dadurch mehr hervor; auch treten zwischen ihnen ziemlich starke Gefässe in die Gelenkkapsel ein und wird sie selbst davon durchlöchert. Namentlich ist es das *lig. popliteum s. transversum*, welches vom inneren Condylus femoris zum äusseren Condylus quer und etwas schief aufwärts durch die Gelenkgrube zieht. Oberhalb desselben tritt eine starke *a. articularis* mit Venen und Nerven ein, und an seinem Ursprunge hängt es innig mit der Sehne des Semimembranosus und dessen Anheftung an die unteren Ecke des Condylus internus tibiae zusammen. Es wird durch die Contraction dieses Muskels bei der Beugung angezogen und eine Einfaltung der Kapsel dadurch verhütet. Dasselbe geschieht aber auch für andere Abschnitte durch die Köpfe der Gastrocnemii und die Sehne des Popliteus.

Die fibröse Kapsel ist als solche defect im vorderen oberen Umfange des Gelenkes über der Patella, indem sie dort unmittelbar in die bedeckenden Muskelbäuche der Fossa supracondylica anterior übergeht. In die Synovialkapsel ist nach vorn die

Knorpelfläche der Patella eingeschaltet, sie ist im Allgemeinen sehr weit und faltig, wird indessen unter dem Lig. patellae und zu beiden Seiten desselben durch ein reichliches, weiches und gefässreiches Fettpolster von der äusseren Kapsel geschieden und eingestülpt. Nach unten ist sie rings im Umkreise der Knorpelfläche der Tibia angeheftet, nach oben schlägt sie sich über die Gelenkflächen der Schenkelköpfe nach aufwärts in die Fossa supracondylica anterior und bildet unter dem Tendo patellaris eine weite Aussackung. Ueber dieser befindet sich, durch eine dünne Zwischenwand geschieden, bei Kindern und Personen, die ihre Beine schonen konnten, eine isolirte *bursa cruralis*. Bei Arbeitern dagegen und in gewissem Alter sind beide meist in Eins verschmolzen und eine vaste Synovialhöhle erstreckt sich bis eine Hand breit über der Patella unter den Streckmuskeln am Schenkel herauf. Nach hinten liegt die Synovialkapsel der fibrösen Kapsel innig an; nur zu beiden Seiten über den Condylen des Femur, wo eben die Faserkapsel fehlt, bildet sie nach innen unter dem Ursprunge des inneren Kopfes des Gastrocnemius eine Ausstülpung, welche oft mit einem unter der Sehne des Semimembranosus befindlichen Schleimbeutel communicirt, sodann nach aussen eine zweite Ausstülpung um den unteren Umfang des äusseren Condylus, über welche die Cauda des M. popliteus sich herlegt. — Synovia ist in der Norm auch in diesem unter allen am geräumigsten Gelenke nur sehr wenig vorhanden, aber nicht bei allen Bewegungen desselben sind gleichgrosse Abschnitte der Knorpelflächen und der angespannten Synovialmembran mit einander in engster Berührung. Die Berührungsflächen sind am grössten bei der Streckung des Gelenkes, bei der Beugung aber gleiten die Gelenkflächen nicht bloss an einander her, sondern sie öffnen sich, Tibia und Femur heben sich von einander ab und die vordere Gelenkfuge wird grösser. Bei der Streckung wird die Synovia in die Seitentaschen, als Receptacula, hineingetrieben, bei der Beugung fliesst sie in die Gelenkhöhle zurück. Will man bei reichlicher Absonderung derselben im Rheumatismus articularis, oder bei wässrigem Erguss in die Gelenkhöhle die Kapsel anschwellen machen, muss man das Bein strecken und unterstützen; bei der Beugung vertheilt sich mehr die Geschwulst. Beim Hydrops genu wird in gestreckter Haltung der Extremität und relaxirten Muskeln die Patella gehoben und schwappend über dem Wasser getragen. Kranke mit mehr acutem oder eitrigem Erguss in die Gelenkhöhle halten das Knie gebogen, weil unter diesen Umständen die Berührungsflächen am kleinsten und durch Hereinziehung zumal der vorderen Aussackung die Gelenkhöhle am räumlichsten wird. — Bei der Beugung wird die Patella im tiefsten Ausschnitt zwischen den Condylen fixirt und zugleich durch Anspannung des Lig. patellae und der Seitenbänder unbeweglich gestellt. Es wird aber zugleich auch die vordere Synovialwand mit dem sie bedeckenden Fettwulst tiefer gegen die Gelenkhöhle hereingezogen und dient so ihrerseits in der Norm zur Ausfüllung des entstehenden grösseren Zwischenraumes. Die luftleere Beschaffenheit des Gelenkes hält die constituirenden Theile in wechselnder, aber steter Berührung, angeschlossen an einander in luftdichtem Verschluss; die verschiedene Capacität aber und die Entfernung der Gelenkflächen von einander mit freiem Interstitium, sie erfordern noch besondere Vorrichtungen zur Herstellung dieses Verschlusses unter allen normalen Verhältnissen. Der Mechanismus hierfür wird vermittelt durch die Kreuzbänder und die Spannmuskeln der hinteren Kapselwand, die Ausfüllung durch die Lig. mucosa, alaria und die Zwischenknorpel. Für jeden Gelenkkopf besteht ein faserknorpeliger Meniscus, der für gewöhnlich auf der Tibialfläche ruht und mit einem dicken, dreieckigen Randsaum die Gelenkfuge umkränzt. Gegen die Gelenkhöhle hinein schärfen beide sich zu und reichen mit ihrem inneren scharfen Rande mehr oder weniger tief zwischen die Condylen herein, lassen aber den mittleren Theil jeder Gelenkpfanne der Tibia in unmittelbarer Berührung mit den Condylen des Femur. Nach hinten verwachsen beide Menisci unter einander und platten sich ab, nach vorn vereinigen sie sich nicht. Seitlich sind beide mit der Synovialkapsel verwachsen. Der innere halbmondförmige

Zwischenknorpel reicht am meisten nach vorn, verwächst an seinem breiten Randsaum mit der Knorpelfläche der Tibia und der Kapselwand bis nahe der Mittellinie. Bei der Streckung wird sein Randwulst fast aus der Gelenkfuge nach vorn herausgedrängt, bei der Beugung dagegen in dieselbe hereingezogen. Der äussere kurz sichelförmig gekrümmte Meniscus ist an seinem vorderen Ende und seiner unteren wie oberen Fläche frei, er reicht mit seinem vorderen Randwulst nicht bis an den vorderen Rand der Tibia, sondern verbindet sich hinter demselben in der Fossa intercondylica mit dem Lig. alare und cruciatum anticum. Im Act der Streckung wird er weiter vorgeschoben, was für beide Zwischenknorpel seinen Grund darin hat, dass bei dieser Bewegung ein grösseres Segment der Gelenkköpfe mit der Gelenkpfanne in Berührung tritt. Die Seitenbänder des Knies werden dabei angespannt und halten die Gelenkköpfe gegen die Tibialflächen angepresst, wodurch die Zwischenknorpel mehr oder weniger hinausgedrängt werden. Bei der Beugung schlüpft auch der innere Meniscus tiefer in die Gelenkfuge zurück, wird aber zugleich auch gehoben, so dass man bequem zwischen ihm und der Gelenkfläche der Tibia mit dem Scalpelstiel eingehen kann. Es hängt diess mit seiner Befestigung am Lig. mucosum und cruciatum anticum zusammen, welche hiebei angespannt werden. — Um sich von der Richtigkeit dieser Angaben zu überzeugen, muss man bei übrigens unversehrtem Gelenk jederseits neben dem Lig. patellae ein Paar Querschnitte herführen, breit genug, dass man die Bewegungen der Semilunarknorpel überschauen kann, doch so, dass ihre Befestigungen erhalten werden und ihre Verschiebungen sich denen bei geschlossener Kapsel möglichst annähern.

Die Form und Beschreibung der *lig. cruciata* und so auch die Auffassung ihrer Function hängt sehr wesentlich ab von ihrer jeweiligen Präparation. Es ist gar leicht ein Paar willkürliche Kreuzbänder daraus zu machen, welche völlig isolirt, jedes für sich bestehen; trennt man aber nur die hintere dicht aufliegende Kapselwand vorsichtig ab und öffnet nach vorn das Gelenk zu beiden Seiten des Patellarbandes, so bilden sie nur ein einziges breites und starkes, von Synovialhaut umzogenes, geflochtenes Band, dessen seitliche Axenbündel sich kreuzen und besonders entwickelt sind. Es entspringt in der knorpelfreien Fossa intercondylica vom hinteren unteren Ausschnitt zwischen beiden Condylen; die mittleren äusseren Bündel, vorzüglich vom Condylus externus her sich ausspannend, treten nach vorn und bilden das *lig. cruciatum anticum*, welches mit dem vorderen Stück der Crista intermedia tibialis und der vorderen Krümmung des äusseren Zwischenknorpels verwächst. Es wird angespannt bei der Beugung des Gelenkes und beschränkt die Einwärtsdrehung des Unterschenkels bei Flexion. Die inneren hinteren Bündel sind quer und dreieckig hinter der Gelenkfläche beider Condylen ausgespannt und bilden das *lig. cruciatum posticum*, dessen innerste vorderste Bündel vom Condylus internus entspringen. Es verwächst mit breiter Basis in der Incisura posterior und vor dieser mit dem hinteren Umkreis der Semilunarknorpel und deren mittlerer hinterer Scheidelinie. Bei Drehung des Gelenkes fängt sich der Kopf des einen oder anderen Condylus in der segelförmigen Ausspannung dieses Bandes, so dass auf gewisser Stufe sowohl die Rotation nach innen als nach aussen dadurch gehemmt wird. Geschieht die Drehung nicht durch Rotation des Unterschenkels, sondern bei feststehender Tibia durch Drehung der Oberschenkel, so wird bei Rotation des Femur nach innen das hintere Band, bei Auswärtsdrehung desselben werden beide Bänder angespannt. Rotationsbewegung im Kniegelenk ist in der Norm überhaupt nur möglich nach vorausgegangener Beugung desselben. Bei gestreckter Haltung wird sie durch Anspannung der Seitenbänder, welche vom äusseren hinteren Umfange der Schenkelknorren zum Unterschenkel nach vorn herüberziehen, gehindert; in der Flexion dagegen werden ihre Endpunkte einander genähert und die Bänder erschlafft. Ab- und Adduction finden in der Norm im Kniegelenk nicht statt, geschieht sie aber dennoch unter pathologischen Verhältnissen, so werden bei der Abduction, z. B. beim Genu valgum, das innere Seitenligament und das vordere Kreuzband stark gedehnt. — Die Lig. cruciata beschränken die Extension, jedoch ist sie in weiterer Ausdehnung möglich als vor Durchschneidung der hinteren Kapselwand mit dem Lig. transversum und dem M. popliteus. Von diesem Muskel, welcher diagonal die hintere Gelenkfuge durchzieht und die Kapselwand selbst durchsetzt, geht ein Sehnenfortsatz in das Lig. cruciatum posterius über und befestigt sich am inneren Condylus; das Lig. selbst verwächst mit dem hinteren Ende der Zwischenknorpel. Auch das zum Theil vom M. semimembranosus ausgehende Lig. popliteum verwächst unter dem inneren Condylus mit dem hinteren Rande des inneren Zwischenknorpels. So werden durch Contraction dieser Muskeln im Acte der Beugung die Ligamente angezogen und durch diese wiederum die Zwischenknorpel am hinteren Rande der Tibialfläche zurückgehalten, so dass ihr vorderer Wulst tiefer in die sich öffnende vordere Gelenkspalte hereintritt.

Die *lig. mucoso-alaria* sind theils wulstig zottige Synovialfalten, welche locker, gefässreich und von weichem Fett durchdrungen hinter und zu beiden Seiten des Patellarbandes von der vorderen Synovialkapsel gegen die Gelenkhöhle frei hineinragen, theils sind es dünne, membranartig oder fadenförmig ausgezogene Bänder, welche durch die Mitte der Gelenkhöhle ziehend in der Fossa intercondylica und mit dem vorderen Kreuzbande verwachsen. Bisweilen sind die letzteren so entwickelt, dass sie eine fast vollständige Scheidewand zwischen beiden Gelenkhälften bilden. Bei der Streckung des Knies werden die Synovialwülste zwischen den Knorpelflächen heraus gegen die Kapselwand gedrängt; bei der Beugung wird ausser der Patella, der Fettmasse unter dem Lig. patellare, den Zwischenknorpeln, auch noch die Synovialkrause gegen die Gelenkgrube hereingezogen. Die Flügelbänder dienen dazu als Zügel, welche die vordere Kapselwand an das Kreuzband befestigen und in den bei der Flexion sich öffnenden Winkel hereinziehen.

Aus diesen anatomischen Verhältnissen des Kniegelenkes ergeben sich mehrfache chirurgische Folgerungen. Kein Gelenk ist so überwiegend zu **Erkrankungen** geneigt, wie das Knie. Die dicken spongiösen Knochenenden, welche in dasselbe eintreten, die grosse Ausdehnung seiner Knorpel- und Synovialflächen, die Breite der stäten Berührungs- und Reibungsstellen, die Einförmigkeit seiner Bewegungen, der Druck, der auf ihm lastet und nicht immer gleichmässig sich vertheilt, geben hinreichende Gründe dafür. Auch machen die Formen der verschiedenen Gelenkkrankheiten bei ihm keinen Unterschied; sie kommen alle häufig vor und in sehr entwickelten Graden. Sodann ergiebt sich, dass eine gebeugte Haltung mit nachfolgender Contractur vorzugsweise die Stellung ist, welche das Kniegelenk bei acuter Anfüllung der Kapsel einnimmt. Sie ist darum durchaus nicht immer erleichternd für den Kranken; im Gegentheil werden oft die heftigsten Gelenkschmerzen durch die bewirkte Geraderichtung des Knies beseitigt. Diese ist aber um so mehr indicirt, als sie eine bleibende Kniecontractur verhütet, die bisher vorzugsweise gedrückten und erkrankten Stellen des Kniegelenkes ausser Berührung setzt; sie wirkt endlich gewissermaassen als der natürliche Compressivverband, indem sie die Raumverhältnisse der Gelenkhöhle auf den kleinsten Rauminhalt beschränkt. Verkrümmungen des Knies in Folge von Gelenkkrankheiten müssen nach dem heutigen Stande der Chirurgie immer seltener werden. Indessen ist es auch gewiss nicht anzurathen, ein und dieselbe feste Lagerung zu lange fortzusetzen, weil ein Wechsel der Berührungsstellen für die Erhaltung der Knorpelflächen, der Beweglichkeit und Muskelthätigkeit ebenso nöthig sind. Durch anhaltenden Druck zerfasern sich die einander gegenüberliegenden Knorpelflächen, entzünden sich, ulceriren, es entsteht Caries und in der Heilung Adhäsion durch falsche Ligamente oder wahre Ankylose durch verknöchernde Granulationen über ausgedehnte Flächen oder in einzelnen Knochenbrücken. — Die entzündete eiternde Synovialis wird erweicht und zerreisslich oder von fungösen Granulationen bedeckt und durchsetzt; die vordere Kapselwand hat überdiess vorzugsweise den Druck der angesammelten Flüssigkeit auszuhalten; über ihr befindet sich nun zu beiden

Seiten des Patellarbandes und der Kniescheibe ein tiefer von Fett gepolsterter Raum; Perforationen des Gelenkes und zunächst der Synovialis werden also am häufigsten in dieser Richtung geschehen. Der hier gebildete Abscess bricht sich leicht durch die äussere Kapsel und durch Verwachsung mit der Haut nach aussen Bahn. Nächst dieser Stelle findet die Perforation am häufigsten oberhalb der Patella durch den oberen von keiner Faserkapsel geschützten Blindsack statt; der Eiter ergiesst sich entweder unter den Quadriceps und kann bis weit hinauf zum Trochanter major aufsteigen oder es findet oberhalb des Knies Verwachsung mit dem Muskel statt und der eine oder andere Vastus, meist der innere, wird fistulös durchbrochen. Ein anderer Ausweg wird durch die Synovialausstülpungen unter dem inneren Kopf des Gastrocnemius und den Schleimbeutel des Semimembranosus, falls dieser communicirt, gegeben. Die Fistel öffnet sich dann über dem inneren Grenzstrange der Kniebeuge, über der Sehne des Semitendinosus und Gracilis und hinter der Anheftung des Lig. laterale internum. Durch den festanschliessenden Muskelbauch des Gastrocnemius wird der Eiter abgehalten, sich gegen die Kniebeuge zu senken. Aehnlich verhält es sich beim Durchbruch nach hinten und aussen durch den Schleimbeutel des Popliteus. Derselbe wird gegen die Kniebeuge zu durch die ihn bedeckenden Muskeln, den äusseren Kopf des Gastrocnemius, den Plantaris und Popliteus selbst geschützt, sein Inhalt nach aussen gedrängt und die Durchbohrung nach der äusseren Wand der Kniebeuge hingeleitet, woselbst die Fistel zwischen der Sehne des Biceps und dem Lig. intermusculare externum in seichter Vertiefung zum Vorschein kommt. In der Kniebeuge selbst geschehen Durchbohrungen selten und zwar wegen der äusserst straffen und starken fibrösen Kapsel, und ihres innigen Anschlusses an die hier glatt ausgespannte und beschränkte Synovialis. Auch fehlt dieselbe an der hinteren Fläche des hinteren Kreuzbandes vielleicht ganz, indem sie sich zu beiden Seiten desselben nach vorn herumschlägt. Perforationen kommen indessen auch hier vor, zumal bei acuten Ergüssen und geschehen dann durch die natürlichen Oeffnungen der Ein- und Austrittstellen der Gefässe, zumal oberhalb des Lig. transversum. Sie gelangen zunächst unter und in die tiefe Fascie und senken sich dieser entsprechend weiter; selten nach aufwärts, häufiger nach abwärts unter die Wadenmuskeln.

Mit der im Kniegelenk gegebenen vorderen Dehiscenz der Gelenkflächen bei gewissen Bewegungen, sowie mit der hier vorhandenen mittleren Aushöhlung zwischen beiden Condylen, welche bei der Beugung frei gegen die Kapsel sich erhebt, in der Streckung dagegen über der Tibialfläche rotirt, hängt es ohne Zweifel zusammen, dass die Corpuscula mobilia hier viel häufiger abgestossen, umfänglicher werden und jähe Zufälle erregen, als in anderen Gelenken, in denen sie nicht flottiren können, noch zwischen die Knorpelflächen sich einklemmen.

Die zahlreichen für die Sicherheit der Bewegungen nöthigen Gelenkbänder, die doppelseitigen beweglichen Zwischenknorpel, der als Stützmuskel des Gelenkes fungirende und mit seiner Sehne in die Kapselwand selbst eintretende *m. popliteus*, sie geben die Grundlage für eine Reihe eigenthümlicher mechanischer Störungen des Kniegelenkes. Die so wesentliche Bedeutung des *m. popliteus* für die Statik des Kniegelenkes hat man bisher wenig beachtet; man hat Zerreissungen der Lig. cruciata, Luxationen der Menisci u. s. w. diagnosticirt und Verletzungen in allen drei Richtungen kommen ohne Zweifel vor, doch ist die Symptomatologie der einzelnen noch zu wenig sicher gestellt, um von den anderen scharf unterschieden zu werden; auch möchte bei dem innigen anatomischen Zusammenhange der einzelnen Theile des Gelenkapparates kaum eine dieser Rupturen oder Dislocationen ohne gleichzeitige Beeinträchtigung der Nachbartheile bestehen können. Wenn daher auch die Lehre von den Verstauchungen des Kniegelenkes durch die Berücksichtigung der möglichen anatomischen Veränderungen gewonnen hat, so hält es doch im gegebenen Falle oft schwer zu bestimmen, welche besondere Form derselben sich gerade zugetragen habe. Für meinen Theil bin ich der Ansicht, dass die Mehrzahl der hartnäckigen Distorsionen des Kniegelenkes, mit Unsicherheit und Unbrauchbarkeit des Gliedes zum Gehen verbunden, in einer plötzlichen Lähmung oder Ruptur des *m. popliteus*, vielleicht mit Zerreissung der hinteren Kapselwand, Zerrung seines Schleimbeutels oder Prolapsus der Synovialis u. s. w. ihren Grund habe [1]). Leichte Anschwellung des Gelenkes besonders im vorderen Umfange tritt secundär hinzu, und die um die Kniescheibe sich concentrirenden Schmerzen sind oft nur peripherische Erscheinungen nach dem Gesetz der Nervenausbreitung. Der *m. popliteus* heftet sich einerseits mit breiter, stark sehnig durchwachsener Basis unterhalb des Condylus internus tibiae an den inneren Rand und das obere Drittheil der Tibia fest, steigt sich zuspitzend an der hinteren Fläche des Schienbeines herauf und wendet sich nach aussen um den unteren Umfang des Condylus externus femoris herum, bis er ziemlich weit nach vorn reichend mit starker rundlicher Sehne oberhalb des äusseren Gelenkkopfes unter dem Epicondylus externus sich inserirt. Der Muskel bildet den Boden für den unteren Abschnitt der Fossa poplitea, liegt unmittelbar theils den Knochen, theils der Gelenkkapsel auf. Er verwächst mit dieser in der Mitte der hinteren Gelenkfuge und schickt einen Sehnenzipfel in das Lig. cruciatum posticum, wodurch er ebensowohl auf den inneren Umfang des inneren Condylus, als durch seine Hauptsehne auf den äusseren einwirkt; er durchsetzt alsdann die fibröse Kapsel, und seine Sehne erhält eine hinter dem äusseren Meniscus durch einen Ausschnitt in der Kapselverbindung desselben sich ausstülpende Synovialscheide. Indem der Muskel in querer Richtung schief die Gelenkfuge durchzieht, unmittelbar über der Knochenverbindung ausgespannt liegt und an alle drei Stücke derselben angeheftet ist, dient er zunächst als musculöse Stütze die Zusammenfügung derselben in ihren normalen Verhältnissen zu erhalten, indem er ferner an der hinteren Seite über der Kapselenge angeheftet ist, hat er den Widerstand derselben bei Streckbewegungen zu decken, indem er endlich an der Beugeseite unmittelbar über dem Gelenk

[1]) Beitr. zur chir. Myol. S. 60.

an beide Knochenenden sich anschlägt, wirkt er bei freier Bewegung der Theile nothwendig auch im Sinne der Beugung. Er umfängt mit seiner Sehne auch die äussere Gelenkfuge und schützt diese vor Verschiebung; die innere Gelenkfuge wird durch keine Muskelkraft direct zusammengehalten, sie findet als Widerstand nur das Seitenband und vordere Kreuzband; indem also der Muskel auf die äusseren Flächen der Schenkel-Condylen von der Tibia her einwirkt, trachtet er diese nach innen zu dislociren. Er würde sie auch nach aussen rotiren, wenn dazu überall Gelegenheit gegeben wäre; hierzu ist aber die Vorbedingung der gebeugten Haltung unumgänglich. Durch jede gewaltsame plötzliche Streckung wird die hintere Kapselwand und ihr Schlussmuskel mehr oder minder heftig contundirt, sie können zerreissen, der Muskel paralysirt, vielleicht auch seine Sehne verschoben werden. Eine solche Distorsion wird um so mehr eintreten, wenn neben der Streckung auch gewaltsame Einwärtsrotation oder Adduction auf das Kniegelenk einwirkt. In all' solchen Fällen ist das Gleichgewicht im Kniegelenk für den Gang gestört. Es fehlt die Unterstützung für die hintere Wand des Gelenkes, die Kranken fürchten, umgekehrt wie bei der Lähmung der Extensoren, bei jedem Schritt nach hinten einzuknicken, sie haben das Gefühl der Unsicherheit und Lähmniss im Knie, ohne dass irgend eine Deformität bestände oder irgend welche Beeinträchtigung der freien gröberen Bewegungen nachweisbar wäre. — Es ist nun aus den Spannungsverhältnissen der Lig. cruciata wohl zu erklären, dass eine mehr oder minder ausgiebige Zerreissung derselben ganz ähnliche Zufälle hervorrufe. Mit Sicherheit wird man indess nur darauf schliessen können, wenn zugleich die Seitendrehungen im Knie bei gebeugter Haltung desselben in abnormem Grade möglich sind. Kann man nach einer Distorsion im Knie den Unterschenkel auffallend leicht und übermässig nach vorn biegen, so ist alle Wahrscheinlichkeit dafür, dass eine Lostrennung des hinteren Kreuzbandes oder beider stattgefunden habe, eine solche ist aber nicht möglich, ohne dass zuvor das eine oder andere Seitenband, der M. popliteus, die hintere Kapselwand selbst nachgegeben haben, jene besteht also nur als Complication. Auch wird eine solche nicht leicht ohne sofortigen Bluterguss in die Gelenkhöhle bestehen können, da die stärkste unter den Articulararterien gerade von der Fossa poplitea aus in die obere Anheftung der Kreuzbänder eintritt und von hier aus in der sie umkleidenden Synovialis sich verzweigt und in starken Venen zurückläuft.

Nach diesen Daten mag man die folgenden Fälle beurtheilen, welche unter dem Titel einer Ruptur der Ligamenta cruciata vom Dr. Stark[1]) beschrieben sind. Beispiele von einfacher Distorsion des M. popliteus habe ich a. a. O. gegeben; es bedarf hier keiner weiteren Ausführung, zumal dieselbe Verletzung auch in diesen Fällen wenigstens als Complication sich scharf genug characterisirt: Herr S. rang spielend mit einem Kameraden, als ihre Beine untereinander verschlungen wurden und Etwas mit schnappendem Geräusch, das auch den Anwesenden vernehmbar war, in seinem Beine nachgab und er selbst hinfiel. Man glaubte, das Bein sei gebrochen. Herr S. hatte aber selbst von der Verletzung, die er erlitten, so wenig Arg, dass er, während er am Boden lag, meinte, das Geräusch müsse durch Abreissen eines Hosenstrippen veranlasst sein; als er indess versuchte aufzustehen, gewahrte er, dass er die Kraft verloren hatte, auf seinem rechten Beine sich aufrecht zu erhalten. Es fand sich kein Knochenbruch, keine Dislocation des Fuss- oder Kniegelenkes, keine Ruptur des Tendo Achillis oder der äusserlich fühlbaren Sehnen in der Umgebung des Kniegelenkes; doch zeigte das gestreckte Knie eine widernatürliche Beweglichkeit, und sobald der Pat. auf das kranke Bein sich zu stützen versuchte, sank es im Knie gegen das andere gesunde Bein und liess sich mit gleicher Leichtigkeit nach vorn und rückwärts biegen. Wenn er auf dem Boden sass mit gestreckten Beinen, so wurde durch den kleinsten Druck auf die Patella der Fuss aufwärts geschnellt und das Knie nach hinten ausgebogen. Dabei war das Knie nicht schmerzhaft, sondern nur ein Gefühl von Ermüdung vorhanden, kein Bluterguss, keine Röthe oder Geschwulst. Wurde das Knie fest mit einem Schnupftuch umwickelt, so konnte der Kranke das Körpergewicht auf dem Beine fast tragen. In jedem Augenblick aber, wenn er das Bein zu strecken wagte, verlor er alle Herrschaft über das Gelenk, das Knie bog sich unter ihm nach rückwärts, und er fiel, wenn er nicht unterstützt wurde, zur Erde. Die seitlichen Bewegungen der Tibia auf dem Femur waren viel freier als normal, doch so begrenzt, dass man an eine Zerreissung der Seitenbänder nicht denken konnte. Auch später trat nur ein geringer seröser Erguss in das Kniegelenk hinzu. — Es wurde ein fester Verband angelegt bei leicht gebogenem Knie und nach einer Woche ruhiger Lage durfte der Kranke auf Krücken umhergehen. Doch Monate vergingen, ehe der Patient nur im Stande war, die Ferse auf den Boden anzusetzen und mit Hülfe eines Stockes zu gehen. Dabei musste das Knie immer fest verbunden bleiben und wurde beim Gehen unbeweglich gehalten. Immer blieb das Gefühl zurück, als ob das Gelenk nach hinten ausweichen wollte. Erst jetzt, 11 Jahre nach der Verletzung, hat der Pat. den vollen Gebrauch der Extremität wieder erlangt, ermüdet aber leichter als auf der gesunden. Die Flexoren

[1]) *Edinb. med. and surg. journ. Oct.* 1850, *vol.* 74.

des Knies haben ein leichtes Uebergewicht über die Extensoren, bedingt durch das Gefühl von Unsicherheit im Knie bei gestreckter Haltung. — Der 2. Fall betrifft eine Dame. Sie fiel mit dem linken Beine über einen Balken und fühlte, dass Etwas mit schnappendem Geräusch im linken Knie nachgab. Aufgehoben, hatte sie alle Herrschaft über das Bein verloren. Eine kleine Quetschung vorn an der Tibia ausgenommen, war keine Spur einer Verletzung wahrzunehmen; keine Schwellung, kein Schmerz, nur ein Gefühl von Ermüdung und völliger Verlust der Kraft, was das Stehen anbetrifft. Wenn das Knie gestreckt war, so zeigte sich, dass etwas fehle, welches dem Ausbiegen des Knies nach hinten vorbeuge, so dass man den Unterschenkel zum Oberschenkel nach vorn im Winkel beugen konnte. — Die Frau kam früher wieder zum Gebrauch des Gliedes, als jener erste Patient, was nach St. unter Anderem vielleicht daher rührt, dass sie das Gelenk fast immer gebeugt hielt — [gewiss die zweckmässigste Haltung unter solchen Umständen]. Es folgte selbst eine leichte Contractur darnach, so dass das Knie nicht mehr völlig gestreckt werden konnte.

Was die Luxation der Semilunarknorpel betrifft, so ist sie vielleicht in ein Dutzend Fällen bis jetzt beschrieben. An der Thatsache ist nicht wohl zu zweifeln, doch ist es noch sehr schwierig über den Vorgang selbst und die Art der Verschiebung sich eine klare Vorstellung zu machen. Meist scheint man sie in der Art sich gedacht zu haben, dass die ganze Knorpelscheibe des einen oder anderen Condylus, meist des inneren, zwischen den Gelenkflächen sich herausschlägt und während sie an der Kapsel befestigt bleibt, zwischen ihr und der Aussenfläche der Gelenkknorren sich umklappt. Immerhin ist es schwer zu begreifen, durch welchen Mechanismus die dünne glatte Knorpelplatte so vollständig aus der Gelenkfuge herausschnellen sollte. Der innere Meniscus ist indessen eher noch dazu disponirt als der äussere, der tiefer zwischen die Gelenkenden eintritt und an seinem vorderen Ende durch das Kreuzband festgehalten wird. Dagegen könnte die Verschiebung auch in der Art stattfinden, dass der eine oder andere Condylus femoris über den vorderen oder hinteren Randwulst seines Meniscus überspringt und beide dann durch Einklemmung fixirt werden. In der Art fasst sie bereits Astley Cooper auf, nur müsste wenigstens der innere Meniscus dabei zugleich von der Kapselwand stellenweise losgetrennt oder abnorm lose mit ihr verbunden sein. Beugung und Rotation nach innen würden diese Form der Dislocation besonders über den äusseren Knorpel begünstigen. Vielleicht kommen beide Arten der Verschiebung vor. Dass dieselbe überhaupt nur im Acte der forcirten Beugung möglich ist und durch dieselbe bewirkt wird, braucht kaum erinnert zu werden, ist aber ein Beweis, dass bei dieser Bewegung die Zwischenknorpel mobil sind und auch normal hin und her, auf und nieder bewegt werden. Der dislocirte Knorpel springt als flexibele Leiste an der einen oder anderen Seite des Gelenkes vor, das Knie ist unbeweglich und meist flectirt, dagegen scheinen ausgedehntere Zerreissungen im Gelenkapparat dabei nicht vorzukommen.

Die Fälle selbst haben ihr eigenthümliches Gepräge, doch sind dieselben unter sich wieder sehr verschieden. Sie verdienen alle Aufmerksamkeit und theilen wir desshalb einige der neueren Beispiele mit: Ein kräftiger Mann von 68 Jahren bemerkte seit 5 Jahren, dass, wenn er sich in die Knie bückte, im linken Kniegelenk sich Etwas verrücke, worauf allemal grosse Schwierigkeit eintrat, das Bein wieder zu strecken, und die Reduction erfolgte nur unter jäher Ausstreckung mit einem vernehmbaren Geräusch. Eines Tages, indem er aus solcher Stellung sich erhob, fühlte er plötzlich lebhaften Schmerz im Knie und war nicht wieder im Stande es gerade zu richten. Als Dr. D. ihn sah, fand er den Unterschenkel leicht gebogen und in dieser Stellung fast unverrückbar; besonders konnte er nicht im geringsten weiter flectirt werden. Rotationsbewegungen waren frei. Nach innen und hinten an der Berührungslinie der Gelenkflächen fühlte man eine leichte Hervorragung im ganzen Umkreise des Randes der Tibia. Sie schien von einer weichen Platte gebildet und folgte den Bewegungen des Knochens. Vergebens bemühte sich D. sie mit den Fingern zurückzubringen; auch durch Extension und kräftige Bewegungsversuche des Gliedes gelang es nicht. Mit der Zeit erst und durch Uebung wurde das Bein wieder brauchbar, bewahrte aber immer nach innen und hinten den bezeichneten Vorsprung. (*Gaz. d. hôp. No.* 70, 1850. Vergl. auch die Notiz von Malgaigne in der *Revue méd. chir. Sept.* 1849.) — Ein Bäckergesell fühlte, während er Brodteig in den Ofen schob, einen plötzlichen Schmerz im rechten Knie, so dass er in dem Augenblick fast umgefallen wäre. Der Schmerz beharrte und war besonders an der inneren Seite des Knies lebhaft und steigerte sich durch Druck. Er hinkte, wenn er ging, und konnte kaum das Bein etwas beugen. Nach drei Wochen sah ihn Dr. Allix. Der Zustand war noch der nämliche. An der inneren Seite des Knies, etwas vor dem inneren Seitenbande bemerkte A. einen fibrösen durch blossen Druck irreponibelen Vorsprung. Eine forcirte Flexion erregte äusserst heftigen Schmerz, doch einige Augenblicke darnach erstaunte der Kranke, dass er gehen konnte ohne zu hinken und alle Bewegungen des Knies waren wieder frei. Doch war der Vorsprung noch nicht ganz zurückgewichen. — Ein Dachdecker fiel und blieb mit dem hakenförmig gebeugten linken Knie auf einer Leitersprosse hängen. Von dem Augenblick an war die weitere Beugung des linken Unterschenkels fast unmöglich, dazu kam ein schmerzhafter Vorsprung vor dem inneren Seitenbande. Die Einrichtung geschah auf dieselbe Weise und mit demselben Erfolge wie im vorigen Falle. Beide sind vom Dr. A. mitgetheilt im *Moniteur des hôpit. No.* 119, 1855. — Ein Arbeiter, der am Boden knieend Frucht aufsammelte, wurde, als er sich wieder erheben wollte, von jähem Schmerz im rechten Kniegelenk befallen und war unfähig, den Unterschenkel zu strecken. So blieb es drei Tage lang, worauf er zum Arzt schickte, der das Bein in starkem Winkel gebeugt, schmerzhaft und etwas geschwollen fand. Der Kranke ertrug nicht den geringsten Versuch der Streckung und die Sehnen der Beugemuskeln waren straff angezogen. Längs dem Rande des Condylus internus der Tibia war der Druck besonders empfindlich. Unter Betäubung des Kranken gelang durch gewaltsame Extension die Einrichtung und fühlte man unter dem Daumen am Condylus internus zugleich etwas einspringen. Verf. vermuthet, dass es der innere Semilunarknorpel gewesen sei. Alle Bewegungen waren dann leicht und die falsche Stellung kehrte nicht wieder zurück (*Todd White, Lancet* 5. *Jan.* 1856). Ein ganz ähnlicher Fall ist von Syme beobachtet und in ähnlicher Weise beseitigt (*Lancet* 1855, *p.* 448). [Die Kreuzbänder, soweit sie mit den Semilunarknorpeln verwachsen sind, können lädirt sein, ein entzündlicher Zustand nachträglich im Gelenke noch fortbestehen. In Rücksicht auf die Diagnose wird man auch auf etwaige fremde Körper im Kniegelenk sein Augenmerk zu richten haben. Sie klemmen sich unter ganz ähnlichen Bedingungen ein, unter welchen die Luxation der Semilunarknorpel entsteht, und können auch ähnliche Erscheinungen hervorrufen]. Wir haben übrigens aus dem ersten Falle bereits gesehen, dass die Luxation wohl auch in verschiedenen Graden, gewissermaassen allmählig und habituel auftreten kann. Diess ist der Fall beim Dr. Londe, der sie an sich selbst willkürlich hervorzurufen und zu reponiren vermag. Es macht ihm alsdann den Eindruck, als ob der Gelenkknorren über den Knorpelrand weggleitet oder einen fremden Körper überspränge. Die Verschiebung entstand, als er bei gebeugtem Knie von der Erde Etwas aufnehmen wollte. Ebenso plötzlich, wie sie entstanden war, verschwand die Störung auch wieder, als beim Aufrichten aus gebeugter Kniestellung sich auch das kranke Bein wieder gerade richtete (*Revue méd. chir. Janv.* 1855).

Als fernerer Beitrag zur Lehre von den Distorsionen des Kniegelenkes sei hier noch ein Fall von vorzugsweiser Zerreissung des Lig. laterale internum angeführt: Ein Mann von 40 Jahren war auf der Strasse über einen Stein gesprungen und, während der Oberkörper nach aussen fiel, mit dem Knie einwärts gesunken. Er fühlte Etwas reissen und konnte nicht wieder aufstehen. Bei der Untersuchung war nirgends eine Fractur zu entdecken, es fand sich aber eine abnorme Beweglichkeit des Knies nach aussen, indem der ganz gestreckte Unterschenkel nach aussen gegen den Oberschenkel gebogen und erhoben werden konnte. Nach innen war eine solche Bewegung nicht möglich. Dabei war das Knie stark angeschwollen und es hatte Ergiessung in das Gelenk stattgefunden. Unter angemessener Behandlung nahm die Geschwulst ab und in 4 Wochen war die Heilung vollendet (*Edinb. med. and surg. journ. Jan.* 1855).

Die hintere Fläche des Kniegelenkes mit seiner Kapsel und dem M. popliteus bildet den Boden der *fossa poplitea* [1]). Dieselbe wird eingeschlossen von den zu beiden Seiten um die Condylen des Femur divergirenden hinteren Schenkelmuskeln, so wie unterwärts eingeengt durch die nach abwärts zusammen-

[1]) Vergl. Taf. XX.

laufenden Ursprünge der Wadenmuskeln, über welche die Caudae der ersteren schief hinwegtreten. Sie erhält hierdurch die Gestalt eines unregelmässigen verschobenen Viereckes, dessen Diagonale vertical durch die Kniebeuge verläuft. Vor Lostrennung der durch Fasciennähte unter einander verbundenen Muskelbäuche ist der Raum dieser Grube wohl tief, doch nur in beschränktem Umfange offen, einzig durch die Haut, Fettgewebe und die äussere Fascie abgeschlossen. Die äussere Wand der Grube bildet der *m. biceps (a)*, dessen kurzer Kopf von der unteren Hälfte der Linea aspera und ihres Labium externum entspringt und mit dem vom Tuber ischii herabsteigenden lange Kopfe sich verbindet. Der Muskel inserirt sich theils aponeurotisch an den äusseren Umfang des Condylus externus tibiae, theils mit starker rundlicher Sehne an das Capitulum fibulae. Diese bildet den zumal in der Beugung deutlich fühlbaren äusseren Grenzstrang der hinteren Kniegegend. Die innere Wand ist mehr zusammengesetzt. Zu innerst liegt hier der *m. semimembranosus (b)*, der lange fleischig bleibt und mit kurzer breiter Sehne an die hintere Ecke des Condylus internus tibiae sich anheftet. Vom inneren Bauche des unter ihm durchtretenden Gastrocnemius (*e*) wird er durch einen Schleimbeutel isolirt; auch unter seinem Ansatze noch befindet sich öfter ein solcher. Oberflächlich reihen sich ihm der *m. semitendinosus*, *gracilis* und *sartorius* an und heften sich in gleicher Stufenfolge, wie sie von hinten und innen und vorn am Schenkel herabsteigen, aponeurotisch ausgebreitet über einander an der inneren Kante der Tibia unterhalb des Condylus internus an [1]). Die lange dünne Sehne des Semitendinosus reicht am tiefsten, bildet die deutlich fühlbare Grenzschnur am inneren Rande der Fossa poplitea. Dicht über ihr und aponeurotisch mit ihr verbunden heftet sich die Sehne des Gracilis an. Zwischen dem breiten sehnigen Ansatz dieser Muskeln und dem Periost der Tibia bildet ihre Synovialscheide eine mehr oder minder geräumige Tasche. Der Sartorius, welcher am Knie in der Furche zwischen dem Vastus internus und Semimembranosus als

[1]) Taf. XXI, 8, 9, 10.

musculöses Band herabsteigt, inserirt sich mit kurzer breiter Sehne unmittelbar vor und über jenen Muskeln an die innere Fläche der Tibia. Es bildet die sehnige Anheftung dieser drei Muskeln den sog. *pes anserinus tendineus*, welcher nächst dem Schleimbeutel unmittelbar dem Knochen aufliegt, äusserlich nur von der Haut bedeckt ist und bis etwa eine Hand breit unterhalb des Kniegelenkes sich erstreckt. Nach aufwärts verwebt er sich mit der Aponeurose des Vastus internus und der fibrösen Gelenkkapsel. Die Wahlstelle für die Amputation des Unterschenkels fällt unterhalb dieser sehnigen Ausbreitung, und sobald es irgend thunlich ist, wird man immer wohlthun, ihre Durchschneidung zu vermeiden, da sie zu langeiternden Synovialfisteln im Stumpfe Veranlassung geben kann. Auch rufen scheinbar unbedeutende Wunden in dieser Gegend oft eine heftige Reaction und Schwellung in der ganzen Umgebung hervor. Leicht kann sich die Entzündung auf die Schleimbeutel und Schleimscheiden der Sehnen fortsetzen und langwierige fistulöse Entzündung und Eiterung bis zu Caries des darunter liegenden Knochens oder Perforation der benachbarten Gelenkkapsel hervorrufen. — Der untere Winkel der Fossa poplitea wird eingefasst von den beiden Köpfen des Gastrocnemius. Der innere ist meist stärker als der äussere; beide entspringen nach hinten über dem Epicondylus und wenden sich von aussen nach innen über die hintere Wölbung der Condylen convergirend zum Unterschenkel. Der äussere Kopf wird in der Regel durch ein besonderes, als *m. plantaris longus* isolirtes Muskelbündel verstärkt, welches platt, dreieckig in der Grube oberhalb des äusseren Condylus entspringt und zugespitzt in langer dünner Sehne zwischen den verbundenen Sehnen der Wadenmuskeln sich verliert. Bisweilen findet sich auch unter dem äusseren Kopfe des Gastrocnemius oder dem Plantaris ein Schleimbeutel, durch welchen sie vom Condylus und dem M. popliteus geschieden werden, doch communicirt derselbe mit der Gelenkhöhle nicht. In den oberen Winkel der Fossa poplitea ragt noch der untere Abschnitt des Adductor magnus herein, zur inneren Seite des kurzen Kopfes des Biceps gelegen und unter dem Semimembranosus durchtretend. Am Unterschenkel schliesst sich der M. soleus [1]) dem Gastrocnemius an und bedeckt mit seinem oberen von aussen nach innen schräg ablaufenden Rande zum Theil noch den M. popliteus. Nach abwärts setzt sich der Boden der Fossa poplitea auf die tiefe Schicht der Muskeln des Unterschenkels fort, zumal den *m. tibialis posticus*, dessen Ursprung an den unteren Rand des M. popliteus grenzt und oft innig mit dessen Aponeurose verwachsen ist.

Die Fossa poplitea wird der Länge nach von den Stämmen der Gefässe und Nerven für den Unterschenkel durchzogen. Oberflächlich auf die Kniebeuge zu verläuft zwischen den Bäuchen des Gastrocnemius die *vena saphena minor s. posterior* und mündet, indem sie die abschliessende Fascie durchsetzt, in die Vena poplitea ein. Sie wird an ihrer äusseren Seite begleitet vom *n. suralis,* welcher aus der Kniekehle heraustretend sich ihr anschliesst. Der *n. ischiadicus* [2]) theilt sich bei seinem Eintritt in die Fossa poplitea in den *n. peroneus,* welcher zur vorderen Seite des Unterschenkels nach aussen sich wendet, und in den *n. popliteus,* welcher nach Abgabe verschiedener Zweige zwischen den Muskeln der hinteren Seite des Unterschenkels dann weiter als N. tibialis posticus herabsteigt. Beide ziehen oberflächlich durch die Kniekehle, umgeben von Fettmassen und eingehüllt von der dünnen Einschlagsfalte der Fascie, welche von der Innenfläche der Beugemuskeln auf die hintere Fläche des Adductor magnus und Caput breve bicipitis übergeht. Der N. popliteus kommt zunächst zu Tage, wenn man die starke äussere Fascie längs der Mitte der Kniekehle spaltet. Die *vasa poplitea,* eingebettet in reichliches Fettpolster, verlaufen hinter ihm nach innen und sind in einer besonderen, für Arterie und Vene gemeinsamen engen Gefässscheide eingeschlossen. Indem die A. femoralis den Sehnenring der Adductoren durchsetzt und von vorn nach innen und hinten zur Kniebeuge sich wendet, tritt

[1]) Taf. XXI, 6.
[2]) Taf. XX, 1.

sie unter die Fascie des Adductor magnus und hebt sie zu einer besonderen Gefässscheide hervor, so dass sie tiefer gelegen ist als der *n. popliteus*, welcher als Fortsetzung des Ischiadicus vor der Fascie herabzieht. Die *v. cruralis* wendet sich vor dem Durchtritt der Arterie durch den Sehnenring zur hinteren Seite derselben, kommt also in der Fossa poplitea so zu liegen, dass sie die Arterie grösstentheils bedeckt und nur ein schmaler Streif derselben nach innen die Vene überragt. Arterie und Vene sind, wie gesagt, eng durch die Gefässscheide an einander geschlossen, ausserdem durch zahlreiche Gefäss- und Nervenverästelungen umstrickt, welche ihre Wandungen und die Gefässscheide umspinnen. Besonders sind die kleinen Venen stark entwickelt und können beträchtliche Blutaustretungen direct aus der Vena poplitea veranlassen. Die A. poplitea ist desshalb besonders schwer zu isoliren und ihre Unterbindung auch wegen der möglichen venösen Blutung und der zahlreich abgehenden Seitenzweige misslich. — Der *n. peroneus* verläuft unter der Fascie längs dem unteren Rande des Biceps an der Seite der Kniebeuge, zwischen ihm und dem äusseren Rande des Gastrocnemius, geht hinter dem Kopf der Fibula weg und unterhalb desselben angelangt, durchbohrt er den Ursprung des M. peroneus longus, bleibt indessen hart auf dem Knochen gelegen, bis er im Interstitium interosseum in seine Aeste zerfällt. Der Nerv ist gefährdet bei der Resection des Capitulum fibulae, auch bei der Resection des Kniegelenkes, wenn der äussere Schnitt zu tief herabgeführt wird; häufiger ist er bei der Tenotomie des M. biceps gleichzeitig durchschnitten. Seine Lähmung ist leicht zu constatiren, da er der Motilität und Sensibilität der ganzen äusseren Extensionssphäre des Unterschenkels und des Fusses vorsteht.

In der unteren Hälfte der Kniekehle [1]) wendet sich die *a. poplitea* etwas nach innen, bedeckt vom äusseren Umfange des inneren Kopfes des Gastrocnemius [2]), geht über den M. popliteus (7) weg und tritt etwa eine Hand breit unterhalb des Ge-

[1]) Taf. XXI.

[2]) (2) getrennt und aufwärts geschlagen.

lenkes unter den M. soleus (6). Sie ist hier leicht zu erreichen, wenn man den äusseren Schnitt zwischen der Sehne des Semitendinosus und dem freien Rande des Gastrocnemius entlang führt, den inneren Kopf dieses Muskels bei flectirt gehaltenem Knie löst und aufhebt und hinter ihm dann die Arterie vor ihrem Eintritt unter den Soleus aufsucht. Von der äusseren Seite ist die Arterie hier nicht zugänglich, weil man auch den festverwachsenen und höher entspringenden äusseren Theil des Soleus würde ablösen müssen. Doch auch für die innere Seite bleibt diese von Marchal angegebene Unterbindungsmethode immer nur ein Instructionsverfahren. Die Vena poplitea liegt hier am meisten nach innen, der Nerv oberflächlicher auf ihr und hinter beiden nach aussen die Arterie. Ihre Theilung findet statt, sobald sie unter den Soleus getreten ist und den unteren Rand des Popliteus erreicht hat, also etwa eine Hand breit unterhalb des Gelenkes. An dieser Stelle giebt sie die *a. tibialis antica* ab, welche vom Soleus bedeckt, zwischen dem Popliteus und M. tibialis posticus nach vorn dringt und nachdem sie im Winkel zwischen der Tibia und Fibula das Ligamentum interosseum durchsetzt hat, an der vorderen Seite des Unterschenkels weiter verläuft. Die Fortsetzung der Poplitea an der hinteren Seite des Unterschenkels bildet die *a. tibialis postica,* welche sofort nachdem sie frei geworden die *a. peronea* für die hintere Fibularseite abgiebt. In einem von mir untersuchten Falle zweigte sich die A. tibialis antica schon in der Kniekehle oberhalb des M. popliteus ab, verlief dann zwischen ihm und der Kapsel- und Knochenwand in's Interstitium interosseum, welches sie an gewohnter Stelle nach vorn durchsetzte. Sie gab in diesem Fall auch die A. articulares inferiores ab. — Auch fand ich die A. poplitea schon in der Mitte der Kniekehle in eine *a. tibialis communis* und *peronea* gespalten. Beide verliefen neben einander, traten unter den Soleus und die erstere, nach innen gelegen, theilte sich in die vordere und hintere Schienbeinarterie.

Im Fettgewebe der Fossa poplitea finden sich in der Umgebung der Gefässstämme häufig einzelne Lymphdrüsen, doch scheinen die meisten vom Unterschenkel aufsteigenden Lymphgefässe an ihnen beiher zu gehen, zumal die oberflächlichen und jene Stränge, welche um den inneren Condylus die Saphena interna begleiten. Man findet sie daher auf peripherische Reizung selten intumescirt und Abscedirung derselben ist fast unbekannt.

Die *fascia poplitea*, eine Fortsetzung der Fascia lata und durch neue Ursprünge von der Seite der Condylen verstärkt, ist als starke sehnige Membran brückenförmig über die Muskelränder der Kniebeuge ausgespannt. Am inwendigen Rande des Biceps einerseits und des Gracilis und Tendinosus von der anderen Seite schlägt sie sich in die Tiefe, scheidet die Fossa poplitea ab, geht vor den grossen Gefässen weg und bildet eine dünne Fascia media. In der eingeschlagenen Falte liegen nach innen der Semimembranosus, nach aussen der Biceps mit dem N. peroneus, und in der Mitte der Grube selbst der N. popliteus. Hinter ihr steigt vom Adductor magnus ein tiefes Fascienblatt herab, hüllt die Vasa poplitea ein, überzieht die hintere Kapselwand und den M. popliteus und geht dann auf die tiefe Schicht der Unterschenkelmuskeln über. Seitlich längs dem oberen tiefen Rande der Muskeln verwachsen beide Blätter mit einander; nach abwärts in der unteren Hälfte der Fossa poplitea schlägt sich die mittlere Fascie zwischen die Bäuche des Gastrocnemius ein und scheidet diesen Muskel bis zu ihrer Vereinigung vom Soleus ab. Zwischen den Blättern dieser Fascien findet sich reichliches Fett ablagert, auch bilden sich mitunter aus localer phlegmonöser Entzündung Eiterheerde unter denselben. Ich sah Blandin einst bei sehr geringer äusserer Schwellung und erysipelatöser Röthung die Diagnose auf eine Eiteransammlung in der Kniekehle stellen. Es wurde ein Längsschnitt gemacht durch die Haut, die äussere Fascie und allmählig tiefer durch das Fettgewebe, bis endlich hart über den Gefässen eine flach ausgebreitete Schicht dicklichen Eiters wirklich zu Tage kam. Abscesse, welche in der Umgebung der Gefässe sich bilden oder aus einer Perforation der hinteren Kapselwand nach acuter eitriger Gelenkentzündung hervorgehen, senken sich nach abwärts unter die Wadenmuskeln. Ich sah einst nach einem plötzlichen reichlichen Erguss der letzteren Art von einem Tage zum anderen die ganze Wade prall intumescirt und fluctuirend.

Die Fossa poplitea bietet der Zergliederung noch Manches von physiologischem oder chirurgischem Interesse, dessen Betheiligung bei Knieleiden zwar minder hervorstechend ist, als in den gröberen Theilen, doch vielleicht um so tiefer verwickelt, weil es dem Kniegelenk und seiner nächsten Umgebung allein gehört. Es sind diess insbesondere die für die Knieregion selbst bestimmten Verzweigungen der Gefäss- und Nervenstämme. Noch in der Scheide des Adductor magnus geht beim Eintritt in die Fossa poplitea die *a. muscularis recurrens* von der Femoralis ab oder löst sich als tiefer Ast der A. anastomotica magna ab, umkreist die hintere Schenkelfläche und anastomosirt, nachdem sie den kurzen Kopf des Biceps durchsetzt hat, im Vastus externus mit der *a. muscularis externa magna*. Nächstdem entspringen aus der Poplitea Arterien für den Semimembranosus, den Biceps, durchdringen die Seitenmuskeln und gelangen über dem Knie in feinster Verästelung zur Oberfläche; es folgt dann meistens eine besondere *a. nutritia*, welche in der hinteren *fossa supracondylica* in das untere Ende des Femur eindringt. In der Mitte ungefähr der Fossa poplitea geht von der hinteren Wand der Stammarterie die starke *a. articularis media* ab, dringt in der Mitte zwischen beiden Condylen durch das Kapselloch über dem Lig. popliteum zur Gelenkhöhle ein, senkt sich zunächst in die Grube zwischen dem äusseren und inneren Ursprunge des Lig. cruciatum, vertheilt sich an die inneren Gelenkbänder und die Synovialkapsel. Ihr entsprechen für die äussere und vordere Kapselwand die *aa. articulares superiores* und *inferiores*. Es sind äussere und innere, zwei auf jeder Seite, doch öfter auch mehr. Sie schliessen sich eng der Kapsel und den Knochen an, umkreisen das Gelenk und bilden mit ihren reichen Verästelungen und ihren Anastomosen unter einander und mit der A. articularis suprema aus der Femoralis, den zur Oberfläche dringenden Muskelarterien und einer *a. articularis recurrens*, welche aus der Tibialis antica unmittelbar nach ihrem Ursprunge zur Kapsel aufsteigt, ein dichtes die Patella umkränzendes *rete articulare.* Die *aa. articulares superiores* entspringen aus einem Stamme oder dicht neben einander und verlaufen zunächst aufwärts, umkreisen unter den Muskeln durchtretend die Condylen des Femur. Die *a. articularis inferior interna* geht unter dem inneren Kopf des Gastrocnemius, den oberen Rand des M. popliteus longirend, um den unteren Umfang des Condylus internus tibiae herum; die *externa* wendet sich unter dem äusseren Kopf des Gastrocnemius und dem Muskelbauch des Plantaris durch und begiebt sich in der äusseren hinteren Gelenkfurche zwischen beiden äusseren Condylen entlang nach vorn, der sehnigen Cauda des M. popliteus aufliegend. Sind die Articulares zersplittert in mehrere, so sind die einzelnen wenig entwickelt und der Verlauf der accessorischen unbeständig. Aus der vorderen Wand der A. poplitea entspringen sodann obere und stärkere untere Aeste für die Bäuche des Gastrocnemius; ihnen folgen nahe dem unteren Winkel der Grube eine *a. suralis superficialis,* welche als langer dünner Zweig zwischen beiden Bäuchen des Gastrocnemius in der Mittellinie herabläuft und dem *n. suralis* sich anschliesst, und eine *suralis profunda,* welche zwischen dem Soleus und Gastrocnemius eintritt, oft stark entwickelt ist und an die Wadenmuskeln sich vertheilt. — Die Arterien der Fossa poplitea sind durchgehends von mehrfachen, durch Zwischenarme unter einander communicirenden Venen umflochten. Der Zusammenfluss der Vena poplitea findet oft erst später statt und ist im unteren Winkel der Fossa poplitea die Arterie noch von einer Doppelvene umgeben. Die *v. saphena parva* mündet in der Regel in die Poplitea oder ihren äusseren Zufluss ein, häufig aber nur theilweise, und eine lange Branche setzt sich oberflächlich über die Muskeln der inneren Seite fort und ergiesst sich am Oberschenkel in die Vena saphena interna, oder auch die Vene verläuft nach geschehener Anastomose mit der Poplitea gerade nach aufwärts in der Kniebeuge fort, tritt unter dem langen Kopf des

Biceps durch und mündet in eine tiefe Muskelvene [1]. — Die *v. saphena interna* steigt unter der Haut am inneren Rande der Tibia herauf und bildet durch andere Zuflüsse unterhalb des Condylus internus tibiae ein vielarmig verzweigtes Netz weiter, oft varicös geschwellter Venen und steigt durch diese verstärkt vor dem M. sartorius um den inneren Umfang des Kniegelenkes weiter zum Oberschenkel auf.

Von Seiten der Nerven finden wir einen diesem Gelenk entsprechenden *plexus popliteus*, welcher die A. poplitea umstrickt und mehrfache Zweige vorzüglich in die hintere Kapselwand und zu den nächst abgehenden Arterien giebt. Das Geflecht entsteht aus einem oberen, schon in der Mitte des Schenkels vom Ischiadicus sich ablösenden *n. articularis medius*, welcher der Gefässscheide sich anschliesst und mit feinen unteren Zweigen zusammentreffend, die Gefässe umspinnt. Er theilt sich in einen oberen Ast, welcher aus der Gefässscheide austretend gerade in die Tiefe zur Kniekehle sich begiebt und in Begleitung der A. articularis media über dem Lig. popliteum in das Gelenk selbst eingeht, sodann in einen absteigenden unteren Ast, welcher an die Kapsel sich vertheilt und Zweige zur Begleitung der A. articulares inferiores abgiebt. Von diesen ist besonders der innere stärker entwickelt und breitet sich peripherisch aus bis zum Lig. patellare und der Kniescheibe. Auch in den oberen Rand und die Aponeurose des M. popliteus treten einzelne Fäden ein. Dieser Nerv und dieses Geflecht haben ohne Zweifel ihre besondere Beziehung zu den Ernährungs- und Erkrankungsprocessen des Kniegelenkes, als auch schliessen sie vorwaltend sensitive Fasern ein und erklären dadurch die Intensität der Schmerzen und deren Irradiation vorzüglich zum vorderen inneren Umfange des Knies bei Distorsion oder entzündlichen Zuständen des Gelenkes, sowie die Reflexcontracturen, welche diesen sich hinzugesellen.

Die vom Schenkel über das Gelenk herübertretenden Beugemuskeln erhalten ihre Innervation vom Ischiadicus. Der Popli-

[1] Taf. XX, III.

teus giebt in der Kniebeuge den *n. suralis*, welcher in Begleitung der Arteria suralis zwischen beiden Bäuchen des Gastrocnemius oberflächlich unter der Fascia suralis in der Medianlinie herabläuft. Die Vena saphena parva verläuft auf der Fascie neben jenen nach innen und bedeckt sie zum Theil. In gleicher Höhe mit dem N. suralis gehen im oberen Winkel der Fossa poplitea nach rechts und links die Nerven zu beiden Köpfen des Gastrocnemius. Der äussere verzweigt sich öfter zugleich an den Plantaris longus und die äussere Portion des Soleus. Uebrigens gehen kurze dicke Nervenäste für den Soleus vom N. popliteus ab, nachdem er auf die Condylen der Tibia herübergetreten ist und begeben sich in den oberen Rand und den Kopf des Soleus. — Der Muskelnerv des *m. popliteus* hängt nicht mit dem Articulargeflecht zusammen, sondern löst sich etwas tiefer selbständig vom N. popliteus ab. Er entsteht von der hinteren Seite dieses Nerven, ungefähr in gleicher Höhe mit dem oberen *ramus solei*, theilt sich alsbald in zwei Zweige, von denen der obere nach abwärts in die Tiefe dringt und in den unteren Rand des M. popliteus und seiner Mitte sich einsenkt, der andere längere an der äusseren Seite der Art. und Vena poplitea herabsteigt und in der Höhe ihrer Theilungsstelle in den Kopf des M. tibialis posticus sich einsenkt. Beide Zweige sind häufig bis zu ihrer Ablösungsstelle getheilt, so dass die Spaltung auch durch den Stammast sich fortsetzt, doch gehen sie immer dicht neben einander vom Popliteus ab und sind von den übrigen Muskelästen durch einen mehr oder minder ansehnlichen Zwischenraum getrennt. Es hat diess ohne Zweifel seine Bedeutung für die nicht selten zusammentreffende Contractur des M. popliteus und tibialis posticus, ohne dass sich die anderen Muskeln daran betheiligen, sowie auch die Contractur der Wadenmuskeln häufig für sich besteht.

Nachdem wir die normalen anatomischen Verhältnisse des Kniegelenkes mit Hinweisung auf einzelne ihrer nächsten chirurgischen Beziehungen kennen gelernt haben, bleiben uns noch andere krankhafte Veränderungen und gröbere mechanische Abweichungen nach ihrer anatomischen Grundlage und ihrem Zusammenhange zu erläutern übrig. Es sind hierin so häufig mehrfache Gewebe und Organe zugleich verwickelt und in ihren Functionen gestört, dass wir eine allseitig anatomische Beschreibung vorausschicken mussten, ehe wir die Störungen im Einzelnen nebst ihren Complicationen aufnehmen konnten. Abnorme Haltung und gestörte Bewegung gesellen sich den verschiedenartigsten Knieleiden besonders häufig hinzu, und auch wenn sie primär von den Muskeln selbst ausgehen, bleibt ihre Ursache und ihr Effekt selten auf diese beschränkt. Contractur, Schiefstellung, behinderter Gebrauch des Gliedes oder auch abnorme Beweglichkeit sind die allgemeinsten Begleiter fast aller am Kniegelenk und seiner Umgebung vorkommenden Erkrankungen, und da sie mittelbar oder unmittelbar von einer Störung der Muskelaction herrühren, betrachten wir diese zunächst.

Was die normalen Bewegungen des Kniegelenkes durch die Muskeln betrifft, so wissen wir, dass die Streckung im Knie bedingt wird durch die Musculatur der vorderen Seite des Femur, welche theils ligamentös theils aponeurotisch auf den Unterschenkel übergreift; die Beugung wird bewirkt durch die gleichzeitige Contraction des Biceps, Semimembranosus und Tendinosus und des Popliteus. Eine Seitenbewegung ist im Kniegelenk nicht ausführbar; die Adduction und Abduction des Unterschenkels, er sei gebeugt oder gestreckt, geschieht durch ausschliessliche Drehung im Hüftgelenk, und zwar wird bei der Abduction die Hebung auf den Unterschenkel übertragen durch einseitige Zusammenziehung des Biceps, die Adduction durch einseitige Wirkung der inneren Flexoren, des Semimembranosus, Tendinosus zugleich mit dem Gracilis und Sartorius. Es muss hierbei die Rotation des Unterschenkels durch Gegenwirkung der Antagonisten verhütet werden. Die Möglichkeit einer Adduction und Abduction im Kniegelenk selbst, zumal bei gestreckter Haltung, zeigt immer eine abnorme Beweglichkeit an, ist immer krankhaft, durch Erschlaffung der Gelenkbänder, seitliche Verschiebung der Gelenkflächen, Unangepasstheit der Gelenkenden bedingt. Auch eine Rotation ist bei gestrecktem Unterschenkel im Kniegelenk nicht ausführbar. Sie geschieht überhaupt nur bei gleichzeitiger Abspannung der Seitenbänder in der Beugung, und zwar bei freiem, gehobenem Unterschenkel constant durch Drehung der Tibia, dagegen in viel selteneren Fällen und beschränkterem Maasse bei aufgestütztem Unterschenkel durch Drehung der Condylen des Oberschenkels auf der Tibialpfanne. Die Rotation des Unterschenkels nach innen wird bewirkt durch die Muskeln, welche bei gestreckter Haltung ihn adduciren, indem jene Bewegung selbst nur eine einseitig erhöhte Flexion ist, durch den Semimembranosus und Tendinosus mit Beihülfe des Popliteus, dessen Zugswirkung dann seine untere bewegliche Insertionsbasis nachzieht. Die Drehung nach aussen geschieht durch den Biceps und namentlich dessen inneren unteren Bauch. Die Rotation des Oberschenkels im Kniegelenk ist im Ganzen wenig selbstständig, sondern geschieht mittelbar durch Verschiebung. Wird das Becken im Hüftgelenk nach aussen und vorn bewegt, so wird die Extremität vorgeschoben, verlängert und bei unterstütztem Unterschenkel im Knie nach vorn einwärts gebeugt. Die Muskeln wirken hier nur zur Feststellung des flectirten Unterschenkels selbst. Ganz ebenso verhält es sich mit der Auswärtsdrehung des Oberschenkels im Kniegelenk; er dreht sich in einem der Hüftgelenks- und Beckenbewegung entgegengesetzten Sinne, stets mittelbar soweit es geht.

Wenn Prof. Robert [1]) neuerlichst die Auswärtsdrehung des Oberschenkels als eine besondere Function des *m. popliteus* hervorhebt, so ist diess nur aus einer ungenügenden Erwägung der Verhältnisse, wo und wann sie vor sich geht, erklärlich. Selbstständig geschieht sie nur im Hüftgelenk, im Kniegelenk ist sie nur übertragen, und wenn sie hier geschehen soll, überhaupt nur bei flectirtem und unterstütztem Unterschenkel möglich. Unter diesen Beschränkungen kommt dann der M. popliteus wenigstens äusserst selten in die Verlegenheit eine solche besondere Function zu üben. Ich muss vielmehr bei meiner früher begründeten Ansicht [2]) über die bis dahin völlig unberücksichtigte wesentliche Bedeutung dieses Muskels beharren: er dient als Stützmuskel, er dient, wie auch Prof. Robert wiederholt, „die Befestigung des Gelenkes bei allen Stellungen des Unterschenkels zum Oberschenkel, der Streckung, Beugung, Rotation, zu unterhalten.“

[1]) Untersuchungen über Anatomie und Mechanik des Kniegelenkes, Giessen 1855.
[2]) Beiträge zur chir. Myologie, Berlin bei Reimer 1850, S. 56 u. 61.

Wenn der *m. popliteus* auf seine beiden Angriffspunkte zugleich wirkt und das Kniegelenk von aussen und hinten nach vorn und innen einengt und die Beugung des Knies durch aufrechte Stellung behindert wird, so trachtet er den Condylus externus femoris, dessen äusseren unteren Umfang er mit seiner Sehne schleuderförmig umgiebt nach vorn und einwärts zu rotiren, während er mit seiner Basis die bei festgestelltem Unterschenkel an der Rotation verhinderte Tibia seitlich gegen den Oberschenkel heraufzieht und in Abduction stellt. Durch fortgesetzte Contractur des Muskels in diesem Sinne entsteht mit der Zeit eine Einknickung im Kniegelenk mit nach aussen offenem Winkel; es contrahiren sich sodann einseitig auch die Flexoren der äusseren Seite, der Biceps, und bewirken eine Rotation des Unterschenkels nach aussen und Abduction desselben; der Condylus internus femoris drängt stark nach innen gegen das innere gedehnte Seitenband, die Patella und Tuberositas tibiae rücken mehr nach aussen, es entsteht mit einem Wort das *genu valgum* [1]). Mag seine entferntere Ursache in einer Rhachitis der Knochen, einer Verbildung der Gelenkenden in Folge von Gelenkkrankheit, zumal einer Verkleinerung des äusseren Condylus bei chronischer Arthritis sicca, oder in einer habituellen unter dem Druck der Körperlast sich steigernden Ausweichung begründet sein, die Deformität und Schiefstellung wird unterhalten durch die Verkürzung jenes Muskels und leistet der Einrichtung Widerstand. Contractur und Deformität schwinden vorübergehend, sobald der Muskel durch Beugung des Unterschenkels erschlafft wird, vollständig; mag der äussere Condylus an Volumen verloren haben oder nicht. Eine Abflachung und Verminderung desselben tritt übrigens nach längerer Dauer regelmässig ein, in Folge des einseitigen Druckes. Die gestreckte Extremität, sich selbst überlassen, ruht plan auf horizontalem Lager, sobald man aber das einspringende Knie nach aussen drückt, hebt es sich durch leichte Flexion, der Widerstand nimmt zu, weil eben der Kniekehlenmuskel durch diese Manipulation stärker angespannt wird. Doch

[1]) Beitr. zur chir. Myologie, S. 52.

besteht gerade in dieser Streckung des Muskels durch Auseinanderrücken seiner Insertionspunkte auch das Mittel zu seiner allmähligen Abspannung. Hiebei die Neigung zur Beugung des Gelenkes zu verhüten, macht oft besondere Schwierigkeit. Ist das Genu valgum primitiv in einer Contractur des M. popliteus begründet, so besteht sie selten allein. Es gesellt sich dann zugleich eine Contractur des mit ihm unter einer Innervation stehenden M. tibialis posticus hinzu als Talipes varus, oder sie verbirgt sich vollständig unter einer Contractur der Flexoren und kommt dann erst zu Tage, wenn diese bis auf gewisse Stufen überwunden ist. Ehe die Geraderichtung vollständig gelingt, hat die Extremität noch eine Durchgangsstufe als Genu valgum zu bestehen. Diese ist indessen immer nur vorübergehend, weil mit der Geraderichtung die Stellung der Gelenkenden zu einander eine andere wird, als sie vorher bei der Contractur der Flexoren war, unter welcher auch der M. popliteus contract wurde. Mit Herstellung der normalen Extensionsverhältnisse ist auch diese Abweichung beseitigt, oder würde sich erst jenen entsprechend neu erzeugen müssen. — Bei anatomischen Untersuchungen, welche ich vorzunehmen Gelegenheit hatte, habe ich das innere Seitenband sehr verlängert, aber zugleich verdickt und breit gefunden; eine Erschlaffung und Verdünnung desselben ist daher gewiss nicht die Ursache des Genu valgum; das äussere Seitenband ist auch nicht verkürzt und retrahirt, wogegen überdiess schon eine wenigstens in der Beugung abnorm erleichterte seitliche Ab- und Adductionsbewegung im Kniegelenk spricht. Linhart hat in neuerer Zeit einer abnormen Länge der verkrümmten Extremität die Ursache des Genu valgum zugeschrieben, so dass die damit verbundene Einknickung gewissermaassen als eine Ausgleichung der Länge beider Extremitäten angesehen werden musste. Das häufig gleichzeitige Auftreten des Genu valgum an beiden Extremitäten, das Ausbleiben desselben, wenn dagegen eine Extremität wirklich verkürzt ist — nach angeborenen Luxationen, Fracturen u. s. w. — spricht schon dagegen; ich habe mir indessen die Mühe gegeben, wiederholte Messungen anzustellen, allein und in Verbindung mit Anderen, und wir haben bei richtiger Beckenstellung auch in der Länge der einzelnen Knochen keine Differenz gefunden. Die eingeknickte Extremität als solche ist verkürzt und desshalb hinkt der Kranke.

Unter Berücksichtigung der angegebenen Verhältnisse müsste die orthopädische Behandlung des Genu valgum durch subcutane Durchschneidung des M. popliteus wesentlich erleichtert werden. Die Contractur des Biceps ist untergeordnet und desshalb auch die Durchschneidung seiner Sehne wenig förderlich. Die Tenotomie des Popliteus hat indess ihre grosse Bedenken und diese liegen weniger, wie die Erfahrung lehrt, in der Eröffnung des Kniegelenkes, in welches mit hörbarem Klacken Luft eintritt, als in dem zurückbleibenden schlotternden Gange. Langenbeck hat die Durchschneidung des äusseren Seitenbandes empfohlen und ich habe sie wiederholt mit unmittelbarem, glänzendem Erfolge von ihm ausführen sehen; die Geradestellung gelang sehr leicht und eine irgend erhebliche Reaction trat nicht ein, die Operirten habe ich dagegen nicht lange genug verfolgen können, um zu erfahren, ob auch nach Abnahme des einfachen Unterstützungsverbandes das Knie beim Gehen seine normale Festigkeit bewahrt hatte. Dagegen sind von Schuh u. A. Beobachtungen gemacht, dass hinterher das Kniegelenk bleibend seinen Halt verloren hatte und glaube ich, dass in diesen Fällen zugleich mit der Durchstechung der äusseren Kapselwand der M. popliteus durchschnitten und eine Widervereinigung seiner Enden nicht zu Stande gekommen ist. Und diese Abtrennung des Muskels ist in der That, wenn irgendwie die äusseren Gelenkenden von einander weichen sollen, kaum zu vermeiden. Die dadurch erzeugte Geradestellung des Gliedes ist dann aber für den Gebrauch desselben schlimmer als die frühere Schiefstellung. Sollte man die Operation dennoch ausführen, so möchte es rathsam sein, hinterher das Glied in Flexion zu stellen, um zunächst eine Wiedervereinigung zu erzielen.

Die Contractur der Flexoren geschieht entweder idiopathisch als sog. rheumatische Contractur oder in Folge eines

Gelenkleidens mit entzündlichem Erguss in die Kapsel, und ist in diesen Fällen nach längerem Bestehen meistens mit einer schwielig-fettigen Verdickung und Retraction der Fascien, Sehnenausbreitungen und hinteren Kapselwand verbunden. Besonders häufig ist auch zumal der M. popliteus dabei fibrös fettig entartet. Ausserdem findet auch aus anderen Ursachen diese Contractur statt in Folge einer fortgesetzt in der Beugung unterhaltenen falschen Stellung des Gliedes, oder secundär auf Verschiebung der Knochen und Gelenkenden. Antagonistisch auf Lähmung der Extensoren stellt sich eine Contractur in der Beugelinie nicht ein, sie wird vielmehr durch das Gewicht des Unterschenkels selbst verhindert. Die Beugung im Knie ist dabei völlig frei, die Streckung geschieht nur durch die Schwere. — Eine fortgesetzte hochgradige Contractur der langen Flexoren hat nicht allein eine stätige Beugung des Unterschenkels zur Folge, sondern erstreckt sich, wie früher erwähnt, auch auf das Becken und hat eine seitliche Herabziehung desselben mit tieferem Stande des Tuber ischii zur Folge, so dass die Extremität nach der Geraderichtung merklich verlängert erscheint. Die Contractur der Flexoren kann soweit gehen, dass die Tibialpfannen über den hinteren Umfang der Condylen heraufrücken, während diese selbst gegen den vorderen Rand der Tibialfläche gedrängt werden. Es entsteht so eine Subluxation im Kniegelenk mit Verschiebung der Tibia nach hinten. Dieselbe kann fortbestehen, wenn ohne gehörige Einlenkung der Unterschenkel einfach gerade gerichtet wird; die Tibia hebt sich nach hinten zu einem mehr oder minder beträchtlichen Abstande von den Condylen des Femur ab und wird ihrerseits nach vorn von diesen überragt. Es ist daher Regel, bei der gewaltsamen Streckung der Kniecontractur nicht bloss den Unterschenkel mit dem Fuss als Hebelarm nach vorn zu bewegen, sondern zugleich auch im Gelenk ihn anzuziehen und das Femur im Knie von vorn zu unterstützen oder durch den Druck der Hand zurückzutreiben. Bei straffer Anspannung der Flexoren, welche das Gelenkende der Tibia nach hinten heraufgezogen halten, und dem Gegenstoss der vorderen Kante desselben unter die vorspringenden Schenkelköpfe kann bei jähem Anprall im Streckversuch auch das obere Ende der Tibia abbrechen. Strecken soll man, nicht vorwärts biegen, und die Fossa poplitea gehörig stützen, um auch ein stärkeres Ausweichen der Tibia nach hinten zu vermeiden. Auch ist es Regel, bei vorhandener falscher Ankylose erst das Gelenk durch abwechselnde stärkere Beugung und mässige Extension wieder beweglich zu machen, die Adhäsionen zu zerreissen, ehe man die Geradestreckung und Einrichtung selbst unternimmt. Langenbeck hat zuerst gewagt und gezeigt, was man durch solche einfache Manipulationen unter Einfluss der Narkose auch in den widerspenstigsten Fällen erreichen kann. Ich habe unter anderen eine fast völlig unbewegliche Verkrümmung des Knies im rechten Winkel, welche seit dem 6. Lebensjahre bestand, mit vollständiger Ankylose der Patella bei einem 29jähr. Manne unter seinen Händen weichen gefühlt, so dass die Geraderichtung schon in der ersten Sitzung beinahe vollständig gelang. Ich erwähne auch eines Falles, in welchem heftige neuralgische Zufälle in der Wade und Fussohle zurückblieben. Sie werden ihren Grund gehabt haben in einer schwieligen Verwachsung des N. popliteus selbst und einer Ruptur der verdickten Scheide. — Eine Folge der lange fortbestehenden Contractur, der Ruhe und Unbrauchbarkeit des Gliedes, vielleicht auch der damit verbundenen Gefässcompression ist die Atrophie desselben, besonders unterhalb des contracten Gelenkes. War das Glied noch im Wachsthum begriffen, so bleibt es verkürzt und in der Entwicklung zurück.

Die bei der Kniecontractur in der Regel zuerst und überwiegend betheiligten Muskeln sind zwar der Biceps, Semimembranosus und Tendinosus, doch nicht ausschliesslich und auch nicht immer geht primär die Contractur von ihnen aus. Auch der Popliteus und die Gastrocnemii contrahiren sich in dem Maasse, als ihr Insertionswinkel am Knie sich erweitert und durch Annäherung ihrer Insertionspunkte ihre Muskelbäuche erschlafft werden und sich verkürzen. Die Contractur des Popliteus wird in solchen Fällen durch die vorwiegende Beugung grösstentheils maskirt und kommt erst zu Tage, nachdem die Wirkung der Flexoren überwunden ist. Sie besteht alsdann nicht selbstständig in der Form des Genu valgum fort, weil sie unter ganz anderen Verhältnissen, bei flectirtem Gelenk und freiem Unterschenkel, sich entwickelt hat, weil endlich die Gelenkflächen und Bänder für die gerade Einstellung ihre normale Coaptation behalten haben. Doch wenn nur noch die Streckung des Popliteus übrig bleibt, sieht man den Unterschenkel sich abduciren und den Oberschenkel im Knie nach innen gedrängt werden, bis auch diese Spannung überwältigt und die Geraderichtung gelungen ist. — Wenn beim Tumor albus des Kniegelenkes der Unterschenkel nach aussen rotirt auf dem äusseren Fussrande ruht, so entsteht eine Verschiebung der Tibia nach aussen, während der Oberschenkel nach innen stärker heraustritt. Bonnet hat diess einer Dehnung und Erschlaffung der Seitenbänder zugeschrieben. Ohne Zweifel ist auch an dieser Verschiebung der M. popliteus betheiligt, der aber unter solchen Umständen nicht das unterstützte untere Ende der Tibia abducirt, sondern das obere. Deutlicher stellt sich diese Mitwirkung heraus, wenn das gebogene Knie nach einwärts rotirt auf dem inneren Fussrande ruht; es tritt dann keine Subluxation ein, sondern beide äussere Condylen werden hart an einander gepresst und usuriren sich oft bedeutend, während die inneren Condylen bucklich einspringen und der Unterschenkel nach aussen gerichtet bleibt.

Die Ursprünge und Zugslinie der Gastrocnemii kreuzen sich hinter dem Kniegelenk wie Scheerenarme mit den Anheftungen der Flexoren. Bei gleichzeitiger Zusammenziehung öffnen sie das Kniegelenk in der Beugerichtung. Die Theilnahme der Gastrocnemii in der Kniecontractur giebt sich aber insbesondere dadurch kund, dass sie gleichzeitig auf ihren anderen, entfernteren Hebelarm einwirken, die Ferse heraufziehen und den Fuss mehr oder weniger gestreckt erhalten. Es trägt nicht bloss die Verkürzung der Extremität die Schuld, dass Kranke mit Kniecontractur willkürlich nur die Fusspitze ansetzen, sondern es ist wirklich ein niederer Grad von secundärem Pes equinus vorhanden, welcher sie verhindert mit voller Sohle aufzutreten und auch fortbesteht, wenn sie schon garnicht mehr auftreten. Diese Verhältnisse nun können auch in umgekehrter Weise sich geltend machen, so dass ein primärer Pes equinus secundär auch eine Verkrümmung im Knie unter Theilnahme der Flexoren zur Folge hat. Bei starker Retraction der Wadenmuskeln und hochgradigem Pes equinus fehlt eine ziemlich feste Beugung im Kniegelenk niemals. Bei kleinen Kindern, welche liegen und nicht durch Wirkung der Extensoren des Unterschenkels beim Gehen und durch Herabhängen des Beines der einseitigen continuirlichen Zusammenziehung jener Muskelpartie ein Gegengewicht bieten, verketten sich die Contracturen mehr und mehr. Unter Verziehung des Fusses, Verkrümmung des Kniegelenkes, Adduction der Unterschenkel mit Beugung und Auswärtsdrehung der Oberschenkel, je nachdem durch die veränderte Winkelstellung successive die Muskeln verkürzt werden, kommt es zu einer verkrümmten mangelhaften Entwicklung der Extremitäten, bei welcher die kranken Kinder zuletzt — wie kleine Türken — nur noch mit untergeschlagenen Beinen am Boden rutschen. Sie werden als solche Krüppel erwachsen und behalten auch dann ihren sitzenden Gang bei.

In seltenen Fällen kommt eine gleichmässige Contractur der sämmtlichen das Kniegelenk umgebenden Muskeln vor und wird dasselbe dann unbeweglich gestreckt gehalten.

Ein junger, übrigens gesunder Mann hatte vor $^3/_4$ Jahren einen acuten Rheumatismus des Kniegelenkes überstanden, in Folge dessen er 12 Wochen bettlägerig gewesen war. Seitdem geht und sitzt der Pat. mit extendirtem Bein. Die Patella lässt sich etwas verschieben, übrigens besteht eine vollständige auch passive Unbeweglichkeit und der geringste Versuch, das Gelenk zu rühren, erweckt die heftigsten Schmerzen. Das Knie hat seine völlig normale Form und es besteht keinerlei Auftreibung des Gelenkes. Nachdem der Patient chloroformirt war, erschlafften die Muskeln und der Unterschenkel liess sich völlig frei beugen und strecken. Es waren keine Adhäsionen vorhanden, welche zerrissen wären, wohl aber fühlte man beim Bewegen der Gelenkflächen ein leises Crepitiren, als ob ein trockenes Exsudat oder eine theilweise Erosion der Knorpelflächen durch Schmerz die freie Bewegung gehemmt hätten.

Die Luxationen im Kniegelenk betreffen die Patella oder

die Gelenkverbindung im Ganzen. Die Luxation der Patella besteht entweder in einer einfachen Horizontalverschiebung derselben, wobei die Kniescheibe aus der Fossa intercondylica anterior entweder nach aussen auf den äusseren Condylus femoris überspringt, oder, wie angegeben wird, auch nach innen zur Seite des inneren Condylus dislocirt werden kann. Die Verschiebung ist im Allgemeinen nur möglich bei völliger Relaxation der Streckmuskeln und gleichzeitig gestreckter Haltung des Kniegelenkes. Obwohl der äussere Condylus für sich nach vorn höher ist als der innere, wird doch dieser Vorsprung durch die Stellung der Oberschenkel und die Auswärtsdrehung derselben im Hüftgelenk mehr oder weniger ausgeglichen. Auch bildet der Verlauf des Tendo extensorius mit dem Ligamentum patellare über dem Knie einen leicht nach aussen offenen Winkel und gestattet daher leichter, gleichwie beim Genu valgum, eine Verziehung in dieser Richtung, während durch stärkere Einziehung des Winkels nach innen sofort auch die Sehnen stärker angezogen werden und der Luxation widerstehen. Der innere Condylus femoris ist ausserdem breiter, umfänglicher, das äussere Flügelband der Patella kürzer als das innere. Durch individuelle grössere Abflachung der Condylen, Laxität der Kapsel und Bänder mag auch eine Prädisposition zur Verschiebung der Patella gegeben sein, so dass sie unter Umständen auch wohl ohne alle Zerreissung intracapsulär bestehen mag. Die Patella tritt alsdann vollständig aus ihrer Gelenkgrube heraus, bleibt aber unter der äusseren Kapselwand gelegen, lässt sich leicht reponiren, tritt aber auch ebenso leicht auf Anziehung der Strecksehne wieder aus. Insbesondere scheinen manche in früher Kindheit entstandene oder als congenital beschriebene Luxationen der Patella in solcher incompleten Weise bestanden und ihnen später dann durch die seitliche Verziehung der Strecksehne eine Deviation in der Form des Genu valgum sich hinzugesellt zu haben. Ich habe zwei veraltete Fälle von completer Luxation der Patella bei Erwachsenen an der Leiche untersucht. Hier war eine merkliche Schiefstellung der Extremität nicht eingetreten, das innere Seitenband der Kniescheibe vollständig abgerissen und geschwunden, das äussere war sehr verkürzt und verdickt, so dass eine Reposition auch im Präparat nicht mehr gelingen wollte. Forcirte man den Druck, so stellte sich die Patella auf die Kante und wäre eher umgeschlagen, als weiter in die Fossa intercondylica hineingerückt. — Verneuil ist der Ansicht, dass eine zweite Form der Luxation, nämlich mit Axendrehung und Aufrichtung der Patella auf einem ähnlichen Mechanismus beruhe. Auf plötzliches Nachgeben oder Zerreissung des inneren Kniescheibenbandes und jähe Anziehung der über die Rückfläche der Patella übergreifenden Strecksehne wird sie um ihre Längsaxe gewälzt, mit ihrem äusseren Rande in die Fossa inter- und supracondyloidea gedrängt, die untere Fläche nach innen, die obere nach aussen gekehrt, die Streckmuskeln verfallen in Contractur und ihre Sehne und das Lig. patellare sind wie Saiten über einen Anker ausgespannt. Insofern diese Luxation auch einer gehemmten Horizontalverschiebung nach aussen entspricht, ist es begreiflich, dass sie häufiger ist, als die andere Form, wobei die innere Kante aufsteht und die vordere Fläche nach innen gekehrt ist.

Die *luxatio genu* betrachtet und beschreibt man fast allgemein als eine Luxation der Tibia, während doch nach der Stellung und Conformation der Gelenktheile zu einander vielmehr die Gelenkpfannen der Tibia die Basis abgeben, über welche bei gewaltsamer Disjunction die Condylen des Femur hinweggleiten. Auch thatsächlich bestätigt sich diess, indem in den meisten Fällen die Tibia nicht den beweglichen Hebelarm der Verrenkung, sondern den Stützpunkt abgiebt. Aus diesem Grunde sind auch alle Leichenexperimente, welche die Tibia als Bewegungshebel nehmen, völlig werthlos; auch ist es begreiflich, dass sie zu den widersprechendsten Resultaten geführt haben und ganz blindlings mitunter auch zu einer Luxation, wie denn auch die Tibia von einer Maschine gefasst, mitunter ausgesetzt werden mag. Im Allgemeinen verändert die Tibia bei der Luxatio genu ihren Platz nur, weil das Femur verrenkt wird, und zwar gleitet dieses bei einem Fall auf den flectirten Unterschenkel nach vorn ab, bei gewaltsamer Streckbiegung dagegen bildet sich das Planum inclinatum nach hinten und die abgerundeten Gelenkköpfe entweichen in die Fossa poplitea. Im ersteren Falle kommt die Tibia in die Gelenkgrube, im letzteren Falle vor die Gelenkköpfe zu stehen. Die grössere oder geringere Verschiebung richtet sich nach der Ausdehnung des hinteren Kapselrisses, der Abtrennung der Muskeln, insbesondere des M. popliteus und Semimembranosus, und der Seitenbänder. Wird die Tibia vor die Condylen verschoben, so müssen auch die Kreuzbänder zum Theil zerreissen. Die Deformität ist in completen Fällen so hervorstechend, dass man sie nicht wohl verkennen kann. Schwierig ist dagegen die Diagnose bei einer incompleten Rotationsverrenkung, wobei der Condylus internus oder umgekehrt der innere Tibialrand abnorm, jedoch nur wenig nach vorn vorspringen, der Gebrauch des Gliedes gestört, von der Einwirkung des Trauma in der Gestaltveränderung aber wenig zu spüren ist. Immer wird man in einem solchen Falle noch an eine mögliche Luxation des Condylus über den vorderen oder hinteren Rand des Zwischenknorpels zu denken haben, an eine Zerreissung des Popliteus u. dgl. Auch eine seitliche Luxation im Knie wird angeführt, wobei entweder der Condylus internus auf die äussere Gelenkpfanne oder der äussere Gelenkkopf auf die innere Tibialpfanne übertritt. Sie ist wohl nur bei gewaltsamer seitlicher Einknickung in Ab- oder Adduction mit Zerreissung der Kreuzbänder und des äusseren oder inneren Seitenbandes möglich.

Gleich den Luxationen sind auch die Fracturen der Knochenenden des Kniegelenkes selten. Die Breite und Dicke dieser Epiphysen, die Stärke der Muskeln und des Bandapparates vertheilen die Gewalt und verhindern die Infraction. Der Bruch findet entweder schon tiefer unterhalb des Knies statt oder wird weiter zum Oberschenkel fortgeleitet; concentrirt sich die Gewalt im Knie, so bleibt es meistens bei einer Distorsion oder einem Bruch der Kniescheibe. Immerhin kommen auch Fracturen der Gelenkenden selbst vor und zwar häufiger des Femoralendes als der Tibia. Die Fractur des Knieendes des Femur geschieht entweder dicht oberhalb der Condylen als Querbruch mit einer schräg von vorn nach hinten und abwärts gerichteten Bruchfläche, oder als Spaltbruch zwischen beide Condylen hinauf, bald im Knochen sich verlaufend, bald mit Abtrennung des einen oder anderen Condylus. Im ersteren Falle wird das untere Fragment vorübergeknickt und unter ihm das Tibialende in leichter Flexion heraufgezogen. Beim Longitudinalbruch weichen die Condylen mehr weniger auseinander, der obere Gelenkumfang wird breiter; bei Absprengung des einen oder anderen Condylus sind abnorme Ab- und Adductionsbewegungen möglich und ist der Unterschenkel öfter ein- oder auswärts rotirt. So oft das Gelenk selbst bei der Fractur betroffen ist, findet Blutaustretung in dasselbe und Anschwellung statt. — Ein Fall auf das Knie oder der Gegenstoss des gestreckten Unterschenkels sind die Ursache [1]).

Im Gefässbezirk des Kniegelenkes kommen aneurysmatische Geschwülste mancherlei Art und häufig vor. Die Aneurysmen der Art. poplitea gehören wohl zu den häufigsten unter allen, welche zur chirurgischen Beobachtung kommen. Im Jahre 1852 zählte Roux [2]) unter 33 Fällen von Aneurysmen, welche von ihm beobachtet und operirt waren, deren 27 Fälle von Aneurysmen der A. poplitea. Syme im Jahre 1845 er-

[1]) Ein in der Form der Dislocation und wahrscheinlich auch in der Bruchrichtung abweichender, sowie durch seine weiteren Folgen belehrender Fall wird von Bonnet mitgetheilt: Bei einer Fractur der unteren Extremität des Femur fühlte man in der Kniekehle eine steinharte, mit scharfem Rande vorspringende Geschwulst, nämlich das untere Bruchstück, welches durch die Gastrocnemii hereingezogen war; das obere Bruchstück allein bildete an der vorderen Seite über dem Knie einen Vorsprung. Der Pat. klagte über Schmerz, welcher längs der Wade und dem Unterschenkel herabzog. Der Unterschenkel war flectirt, der Fuss gestreckt, das Glied konnte willkürlich nicht bewegt werden; es ist wie paralysirt und entspricht diess der Dehnung oder selbst theilweisen Zerreissung, welche der N. ischiadicus durch das Einspringen des Knochenfragmentes erlitten hat. Nach der Heilung des Bruches blieb Verkürzung zurück, der Kranke ging auf der Spitze des Fusses; es entstand Talipes equinus durch Retraction des Triceps surae (*Gaz. méd. Jan.* 1855, S. 60).

[2]) *Gaz. d. hôp. No.* 109, 1852.

zählte deren allein 18 Fälle der letzteren Art operirt zu haben. Bei dieser grossen Erfahrung hatten doch beide Chirurgen kein einziges Beispiel von Aneurysma popliteum beim Weibe angetroffen. Bei Männern kommt das Aneurysma in einzelnen Fällen gleichzeitig in beiden Kniebeugen vor. — Bei den zahlreich in der Fossa poplitea abgehenden Arterienzweigen und der Schwierigkeit der Isolirung des Stammes selbst zieht man die entferntere Unterbindung der Femoralis vor. Auch hat sie nicht allein zur Heilung des Aneurysma genügt, sondern zeigte sich trotz der vielen Anastomosen bei älteren Personen nicht selten so tief eingreifend auf die Circulation, dass sie Gangraen zur Folge hatte. Abscedirung des aneurysmatischen Sackes hat man auch hier öfter nach angelegter Ligatur beobachtet. Die methodische Anwendung der Compression auf den zuführenden Stamm hat in neuerer Zeit glänzende Erfolge zumal beim Aneurysma popliteae erzielt und zugleich gezeigt, dass eine vollständige Absperrung des Blutstromes im Aneurysma für die Heilung desselben nicht durchaus nothwendig ist. Um so mehr mag auch die Ligatur der Femoralis genügen. Besonders angezeigt ist aber die letztere, wenn das Aneurysma schnell und bedeutend an Umfang zunimmt, weil es dann schon secundäre Rupturen und Absackungen erlitten hat.

Auch in den peripherischen Arterienverzweigungen, im Rete articulare, kommt die aneurysmatische Erweiterung in verschiedenen Graden und Formen vor.

Ein Arbeiter klagte über Anschwellung, Schmerz, Unbrauchbarkeit des einen Knies. Dr. Letenneur [1]) fand das Knie stark angeschwollen und die normal gefärbte Haut durch enorm ausgedehnte Gefässe, welche beim ersten Anblick wie Venen aussahen, aufgetrieben. Das Bein selbst war abgemagert, die Knöchelgegend odematös, das Gelenk im Knie halb flectirt und seit langer Zeit zur Unbeweglichkeit genöthigt. Wenn man die Hand auf dasselbe legte, wurde sie durch starke mit dem Puls der Radialis isochronische Pulsationen gehoben. Das Klopfen war übrigens auch sichtbar, und wenn man fest aufdrückte, fühlte man auch ein starkes Schwirren. Das Geräusch war auch im ganzen Verlauf der A. cruralis wahrnehmbar, welche selbst zur Dicke der Aorta abdominalis ausgedehnt war. Die Poplitea verlor sich nach hinten unter die Geschwulst. Der Puls in ihr war bedeutend schwächer, als oberhalb. In der Kniebeuge selbst bestand keinerlei abnorme Hervorragung. Die Condylen des Femur waren bis in die Haut

[1]) *Gaz. d. hôp. No.* 31, 1856.

hinein von einem reichen Netz stark erweiterter Arterien umsponnen, welche zumeist das Kaliber der A. radialis hatten. Comprimirte man die A. cruralis, so fiel die aneurysmatische Geschwulst zusammen, und man erkannte, dass zwischen dem Femur und der Tibia ein weiter Hohlraum bestand, bedingt durch Destruction eines grossen Theiles der Condylen dieser Knochen. Während so die Geschwulst eingefallen war, vermochte man auch ausgedehnte seitliche Bewegungen im Kniegelenk auszuführen. Liess man aber den Blutstrom wieder eintreten, so wurden die Wandungen der Geschwulst so gespannt, dass jede Beweglichkeit aufhörte. Verf. meint, dass vielleicht auch der Knochen selbst bei der aneurysmatischen Ausdehnung der Gefässe betheiligt war. Der Kranke war sehr abgemagert, äusserst schwach; er verweigerte die Amputation und starb dann mehrere Wochen darnach an Verblutung.

Die sog. cavernösen Blutgeschwülste kommen nach Schuh vorzugsweise öfter im Rete venosum um das Kniegelenk und im Verlauf der Saphena interna vor. Ich selbst habe eine Geschwulst untersucht, welche von Prof. Ried aus der Fibulargegend des Knies exstirpirt war. Vor der Operation erschien sie als ein Fibroid, war aber ungewöhnlich blutreich. Sie hatte die Grösse eines Taubeneies und liess auf dem Durchschnitt des erhärteten Präparates zahlreiche, klaffende, zum Theil blutgefüllte Gefässlumina erkennen, umgeben von einem derben fibrösen Gewebe. — Der Form der cavernösen Blutgeschwülste mag auch folgendes Beispiel anzureihen sein, welches besonders dadurch merkwürdig ist, dass die Geschwulst nicht wie gewöhnlich äusserlich auf der Fascie oder in der Haut, sondern tief im Gelenke selbst seinen Sitz hatte.

Ein drei Jahre altes kränkliches Mädchen trug an der Innenseite des einen Knies eine weich elastische, undeutlich fluctuirende Geschwulst, ohne Farbenveränderung der Haut. Auf eine Probepunction drangen wenige Tropfen Blut aus. Einen Monat später starb das Kind an colliquativen Diarrhoen. Bei der Autopsie fand sich unter der Haut und dem Unterhautzellgewebe nach innen von der Kniescheibe und den Condylen des Femur und der Tibia eine bläulich durchscheinende weiche Anschwellung. Frei präparirt drang sie als schwarze, spongiöse Geschwulst zwischen den Condylen durch bis zu den Kreuzbändern des Gelenkes. Die Gelenkhöhle und Knochen selbst waren übrigens gesund. Die Geschwulst hatte die Grösse einer Haselnuss, bestand aus einem spongiösen Gewebe mit unregelmässig kleinen Löchern, welche unter einander communicirten und wie ein Schwamm mit Blut gefüllt waren (Bouchut, in der *Soc. de biolog.* 1856). — Bei dieser Gelegenheit erwähne ich auch eines Falles von aneurysmatischer Geschwulst des Capitulum fibulae, welche nach einer Contusion entstanden war und von Malgaigne mittelst Resection des Kopfes der Fibula beseitigt wurde. Die Grundmasse derselben übrigens soll encephaloidartig gewesen sein (*Gaz. d. hôp. No.* 131, 1850).

So klein der Innervationsbezirk der Kniegegend für sich genommen ist, bietet er doch als Sammelplatz der Nervenstämme für den Unterschenkel und Fuss ein ausgedehnteres Interesse. Wir haben bereits der peripherischen Leitung der Knieschmerzen durch die Articularnerven und ihrer excentrischen Erscheinung in der Umgebung der Patella, besonders ihrer inneren Seite, bei allen möglichen Knieleiden gedacht, wir erwähnen ferner des Druckes aneurysmatischer Geschwülste auf den *n. popliteus* und der zu den Wadenmuskeln und dem Knie ausstrahlenden Schmerzen, welche mitunter schon frühzeitig und als Hauptsymptom derselben auftreten und zur Untersuchung der Kniekehle auffordern. Dieselbe Erscheinung kann auch durch anderweitige Geschwülste, welche gegen die Kniekehle hineindrängen, bedingt werden. Das selbständige Neurom des N. popliteus ist keines der selteneren. Es entwickelt sich meistens von der Innenseite der Nervenscheide unter Ausbreitung und Verschiebung der Nervenbündel. Bonnet[1]) zeigte in einem Falle, dass man ein solches Neurom unter Schonung wenigstens eines grossen Theiles der Nervenfasern mit Erhaltung der Sensibilität und Motilität für den Unterschenkel exstirpiren kann. — In meiner Abhandlung „über die verschiedenen Formen von Gelenkentzündung“ [2]) habe ich zwei Fälle von neuromartiger Anschwellung des N. popliteus, bedingt durch äussere Abschnürung in Folge von fibröser Narbenbildung in der Fossa poplitea, beschrieben.

Der eine Fall betraf eine Frau von 36 Jahren, welche seit 13 Jahren an einer fungösen Entzündung des linken Kniegelenkes mit Caries, Contractur und Ankylose litt und von den heftigsten, paroxysmenweise zunehmenden Schmerzen in der kranken Extremität befallen wurde. Nach der Amputation fand sich der N. popliteus an der Stelle, wo er als *n. tibialis posticus* unter den Soleus tritt von einem fingerdicken fibrösen Lager geschichteter Exsudate fest ummauert und comprimirt. Oberhalb dieser Einkapselung erschien der Nerv abgeplattet und breit gezogen, die Textur übrigens unverändert. — Im anderen Falle waren in Folge einer alten rheumatischen Entzündung des Kniegelenkes und Contractur desselben die Beugemuskeln durchschnitten und gewaltsame Streckversuche, jedoch ohne Erfolg angestellt worden. Hiernach gesellten sich vielmehr Gefühllosigkeit und Talipes varus hinzu, auch Schmerzen in der Wade und den Zehen traten auf, die Zehen verkrümmten sich, es bildeten sich Blutblasen, Schörfe

[1]) *Gaz. d. hôp. No.* 23, 1850.
[2]) Arch. f. pathol. Anat. Bd. V, 1852.

und Ulcera durch Decubitus in der Haut der Zehen und Planta. Auf Verlangen des Pat. wurden die Zehen amputirt, doch auch im Stumpfe bestanden dieselben Uebel fort und es wurde nun am Femur amputirt. Bei der Untersuchung fanden sich, abgesehen von den Veränderungen des Gelenkes selbst, die Sehnen der Beugemuskeln durch eine derbe, schwielige, bandartige Ausbreitung unter sich mit den Knochen und den umgebenden Weichtheilen verwachsen, so dass sie nicht mehr zu isoliren waren. Ein solcher dicker Bindegewebsstrang zog sich auch wie ein Schnürband quer durch die Kniebeuge und war innig mit den Nerven und Gefässen der Fossa poplitea verwachsen. Vielleicht war er entstanden in Folge einer Ruptur der verdickten, retrahirten Fascie bei den früher angestellten Streckversuchen. Oberhalb dieser Einschnürung war der N. popliteus zu einem muskatnussgrossen Knoten angeschwollen, welcher sich durch Präparation der Länge nach in zwei ungleiche eiförmige Hälften theilen liess, von denen die eine in den N. tibialis posticus, die andere in den N. peroneus überging. Dieser Nerv liess sich nur wenig verfolgen, indem er zwei Finger breit über der Stelle, wo er um das Capitulum des Wadenbeines sich umschlägt, in einer schwieligen Ausbreitung der Sehne des Biceps sich verlor. Er war offenbar bei der früheren Tenotomie an dieser Stelle durchschnitten und vollständige Lähmung seiner Innervationssphäre darnach erfolgt. Die Anschwellung des Popliteus zeigte auf dem Durchschnitt eine gleichförmig dichte grauröthliche Beschaffenheit. Nur bei genauerer Betrachtung sah man einzelne Nervenstränge durchschimmern; die meisten stellten sich als deutlich markirte, weissliche Bündel hart vor dem Eintritt in die Geschwulst wie abgeschnitten dar. Bei der mikroskopischen Untersuchung fanden sich allerdings Nervenfasern in der Geschwulst erhalten, doch bestand das Objekt überwiegend aus dichtem Bindegewebe, welches innig verfilzt die Nerven umschloss und von dem gemeinschaftlichen verdickten Neurilem sich auch in die Scheide der einzelnen Nervenbündel drängte und die Fibrillen auseinander trieb. Unter der mit Reizung verbundenen Entwicklung dieses Neuroms hatte sich im Gegensatz zur Lähmung der Peronei die Contractur der Adductoren und Flexoren des Fusses eingestellt. Wir haben früher eines mit Caries und Nekrose des Handgelenkes verbundenen Falles von Neurom des N. medianus gedacht. Vielleicht hat der folgende Fall einige Analogie: Eine übrigens gut genährte Frau von 53 Jahren wurde wegen einer Nekrose des Tarsalgelenkes von J. Trall [1]) durch die Exarticulatio subtalica operirt. Die Entstehung des Uebels hatte das Eigenthümliche, dass es seit ihrem 10. Jahre bestand und mit einer Nervenverletzung verbunden war. Im Alter von 10 Jahren erhielt sie durch den Schlag einer Maschine eine tiefe gerissene Wunde am Schenkel derselben Extremität. Auch nach der Heilung blieb in allen unterhalb gelegenen Theilen eine grosse Schwäche und verminderte Empfindlichkeit zurück. Vor 17 Jahren endlich bildeten sich während einer Schwangerschaft Eiterblasen an der Wurzel der Zehen und hinterliessen Ulcerationen. Diese brachen stets wieder auf und bedingten Verwachsung der Zehen in der Planta pedis und ausgedehnte Narben. Vor 5 Jahren trat ein heftiger Schmerz in der Ferse auf. Bald bildete sich daselbst ein Abscess, brach auf und in seinem Grunde fühlte man den Calcaneus weit abgelöst nekrotisch liegen. Die Wunde wurde gangränös. Der ganze Fuss war noch jetzt bis zu den Malleolen hinauf völlig unempfindlich. T. glaubt, dass die Schenkelwunde zugleich Gefässe und Nerven getroffen und die Abnahme der Vitalität die Erkrankung des Fusses herbeigeführt habe.

[1]) *Edinb. med. and surg. journal, Revue méd. chir. Août* 1855.

Am Kniegelenk und seiner Umgebung treten ausser den erwähnten Formen noch eine Anzahl anderer Geschwülste auf, welche von den Knochen, Muskeln, Fascien u. s. w. ausgehen. Es sind Exostosen, welche mitunter gegen die Fossa poplitea hineinwachsen; Periostosen, welche zumal unter den Ansätzen der Beugenmuskeln an der inneren Seite des Knies als sog. Exercierknochen sich entwickeln. Eine Hyperostosis femoris im Geleit von Arthritis chronica sicca bietet der folgende Fall: Der Sitz der Knochenauftreibung war das untere Ende des Femur. Unter dem Periost desselben hatte eine neue Knochenschaale sich gebildet von ziemlich spongiöser Beschaffenheit. In ihren weiten Alveolen fand sich eine weiche rothe Pulpe. Sie umschloss noch den alten Knochen, dessen innere Markhöhle durch Atrophie erweitert war. Rings um die kranke Knochenfläche fanden sich stalaktitenförmige Auswüchse, eine Knochenplatte fand sich in der Sehne des Adductor magnus, eine andere unter dem Quadriceps, eine dritte in der Scheide des inneren Bauches des Gastrocnemius, dessen Aponeurose im oberen Theil völlig ossificirt war. Von Seiten des Kniegelenkes fanden sich die characteristischen Veränderungen der Arthritis chronica sicca, d. h. Verdichtung und Knochenbildung in der Synovialis, vasculäre Fransen, freie und gestielte Gelenkmäuse, Usur der Knorpelflächen u. s. w. *(Soc. anat.)*. — In den Knochenenden vorzugsweise dieses Gelenkes tritt der Krebs mit beträchtlicher Geschwulstform auf, doch hat man wohl unzweifelhaft zwei ganz verschiedene Formen zu unterscheiden: das reine Carcinom mit Ablagerung von encephaloider Masse in die spongiösen Räume, Zerstörung des Knochengewebes und Durchbohrung der atrophirten Rinde; sodann das Osteoid oder Osteosarcom der Epiphysen. Auf letzteres scheint sich vorzüglich die Angabe der Autoren zu beziehen, dass es sehr beträchtlichen Umfang erreichen könne, ohne den Knochen nach aussen zu durchwachsen und frühzeitig eine abnorme Brüchigkeit desselben zu bewirken, Ich habe einen Fall der Art bei einer über 30 Jahre alten, übrigens scheinbar gesunden Frau gesehen. Die Geschwulst nahm den oberen Umfang des rechten Knies ein, war abgerundet, hart, mit dem Gelenkende des Femur verkörpert, von der Grösse eines starkes Mannskopfes; sie überragte weit den leicht gekrümmten Unterschenkel, über welchem sie wie abgeschnürt erschien. Die Haut war unverändert, beweglich, nur von durchscheinenden Venen durchzogen. Der scheinbar sehr verdünnte, unter dem Knie wie abgesetzte Unterschenkel war seitlich abnorm beweglich; doch liess die Gelenkkapsel kaum eine Höhlung mehr wahrnehmen. Die Kranke vermochte auf der Extremität noch zu gehen und verweigerte die Amputation. Präparate solcher Geschwülste sieht man in den verschiedenen Museen häufiger — und meistens leider skeletirt. Diese Geschwülste sind vielfältig untersucht und schon von J. Müller als eigenthümliche Knochengeschwülste erkannt. Man findet in ihnen stets ein mehr oder weniger starkes Knochengerüst erhalten und neue Knochenbalken und verästigte Platten eingeschaltet; ausserdem ein gefasertes Bindegewebe und grössere oder kleinere mit Exsudat und Zellenmasse gefüllte Hohlräume. Das eigentlich Characteristische dieser Geschwulstform scheint erst neuerdings von englischen Beobachtern — namentlich Henry Grey [1]) — herausgefunden zu sein. Es ist diess eine massenhafte Bildung grosser, vielkerniger, oft verästigter Platten, welche in der Pulpa sich eingebettet finden. Solche Elemente kennt man seit Robin's Entdeckung derselben in der Epulis längst, und sind dieselben seitdem besonders von Billroth auch in verschiedenen anderen Knochengeschwülsten wiedergefunden; als hauptsächlicher Bestandtheil des Osteoids aber waren sie unbekannt. Ursprünglich Zellen scheinen sie mir in dieser Form abgelöste und entartete Knochenlamellen vorzustellen. Da solche Platten auch normal beim Embryo vorkommen, so wiederholt sich in dieser Geschwulstform als pathologischer Wucherung das embryonale Wachsthum und charakterisirt diese Geschwulst wesentlich als cancroide Hypertrophie. — Wegen eines *Carcinoma medullare* der Kniescheibe,

[1]) *On myeloid and myelocystic tumours, Lond. med. chirurg. transact. vol.* 39, 1856.

welches kindskopfgross auf die Gelenkenden der Tibia und des Femur übergriff und bei einer 24jährigen Frau sich entwickelt hatte, wurde von Langenbeck die Exstirpation der Patella und Resection der Gelenkenden ausgeführt und die Kranke geheilt [1]). — Prof. Ried exstirpirte von der inneren Seite des Knies eine fluctuirende Geschwulst, welche tief in die Substanz der Tibia eindrang. Es floss eine gallertige Flüssigkeit untermengt mit weissen Flocken aus, welche wie geronnene Eiweissklümpchen aussahen und möglicherweise für abgestorbene Ecchinococcen gelten konnten. Dieser Inhalt war eingeschlossen von einem dickhäutig faserigen Balg, welcher auf seiner Innenwand mit härtlichen Knötchen besetzt war. Bei der Untersuchung fand ich, dass die letzteren aus Knorpelgranulationen bestanden und wohl die ganze Geschwulst als ein zerflossenes Enchondrom zu betrachten war [2]).

Von der aponeurotischen Ausbreitung der Muskelsehnen um das Kniegelenk und ihrer Verwachsung mit dem Periost und den Ursprüngen der Fascia suralis entwickeln sich nicht selten fibröse Geschwülste. Zumal scheint die fibröse Kapsel des Fibulargelenkes und ihre Umgebung ein häufiger Ausgangspunkt derselben zu sein; sie sind elastisch hart, unbeweglich, bucklig, auf dem Knochen aufsitzend, recidiviren gern nach der Exstirpation und treten auch an entfernteren Stellen auf. Ein junger kräftiger Mann von 22 Jahren, Militär, dem Langenbeck im Jahre 1849 zugleich eine grosse fibröse Geschwulst tief von der Incisura ischiadica und eine andere kleinere nahe dem Kopf der Fibula derselben Seite exstirpirt hatte, kehrte im Jahre 1855 mit einem Recidiv an letzterer Stelle wieder, welches aber tief in die Fossa poplitea hineindrang und innig mit der Gelenkkapsel verwachsen war.

Der normal unter den Muskelsehnen und vor der Kniescheibe

[1]) Deutsche Klinik No. 37, 1855.

[2]) Aehnlich möchte es in einem als *Hydatidlike tumour of the femur* beschriebenen Falle sich verhalten haben, worin ebenfalls keine Ecchinococci nachgewiesen werden konnten (*Lancet*, 20. *Jan.* 1855).

vorkommenden Schleimbeutel und ihrer hydropischen Ausdehnung, welche in mancher Form den sog. *hydrops genu externus* ausmacht, haben wir gedacht. In chirurgischer Beziehung sei noch bemerkt, dass wenn die Anschwellung abgegrenzte, durch Druck und Bewegungen des Gelenkes nicht eindrückbare, gewissermaassen irreponible Geschwülste bildet, sie dann in der Regel unter einander und mit dem Kniegelenk nicht communiciren. Besonders gilt dieses von der Bursa, welche unter dem Ansatz des Semimembranosus oder zwischen ihm und dem inneren Kopf des Gastrocnemius gelegen ist. Bei hydropischer Ausdehnung wird die Wandung dichter und fester, bildet eine vollkommen geschlossene Cyste von Tauben- bis Hühnereigrösse, welche unter solchen Umständen auch ohne beträchtliche Reaction und ohne Eröffnung des Gelenkes unversehrt exstirpirt werden kann. — Unter der Haut über dem inneren Condylus fand ich ausnahmsweise einen anomalen Schleimbeutel, vermuthlich durch Druck und Reibung entwickelt. Er könnte sich ebensowohl entzünden, füllen, vereitern, wie die regelmässige Bursa patellaris. — Immer sind diese Geschwülste mit der Haut oder dem Muskelzuge beweglich, fluctuirend, prall und glatt, ohne Pulsation.

In den Muskeln selbst entstehen mitunter ziemlich umschriebene, weiche fibrinös blutige Geschwülste, scheinbar locale Entzündungsheerde mit zerrissener Muskelsubstanz. Ich habe sie im Bauch des Semimembranosus und dem einen Kopf des Gastrocnemius entwickelt gesehen. Sie waren ohne Trauma vor kürzerer oder längerer Zeit entstanden und wurden exstirpirt. Eine nähere Untersuchung habe ich versäumt; vielleicht waren es syphilitische Gummata oder Fälle der letzthin von Billroth beschriebenen eigenthümlichen Muskelgeschwulst mit embryonalem Muskelgewebe, als sog. *Myoma*.

Was die Amputationen im Kniegelenk betrifft, so wurden sie bis vor wenig Jahren wo möglich immer umgangen. Der beträchtliche Umfang der in die Gelenkhöhle frei hineinragenden Knochenenden, die weite sackförmig umgebende Kapsel, die grosse Ausdehnung der Wunde und ihre Auskleidung von Knorpel und Synovialhaut, welche nicht unmittelbar mit einander verwachsen, sondern entweder als Bursa unter der Narbe fortbestehen oder langwierige Eiterung verursachen und abgestossen werden, — sie sind vom anatomischen Standpunkt mächtige Beschränkungen gewesen, welche von der Exarticulatio und Resectio genu zurückgehalten haben. Insbesondere kam in letzterer Beziehung auch die bedeutende Verkürzung der Extremität in Betracht, sowie die Befürchtung einer mangelhaften Befestigung derselben im Kniestück, wodurch sie auch im günstigsten Falle ein unbrauchbares, lästiges Glied werden würde. Die ersten vereinzelten Proben sogar schienen diese Bedenken vollständig zu rechtfertigen, und auch die eifrigsten, aber besonnensten Freunde der Resectionen, Roux, Syme, Ried, erklärten sich im Allgemeinen gegen deren Verrichtung im Kniegelenk. Die conservative Chirurgie triumphirt indessen auch hier. Ausgedehntere Erfahrungen haben so günstige Resultate gegeben, dass insbesondere die Resection im Kniegelenk durch englische Chirurgen, Fergusson, Butcher u. A. wieder eingeführt, bereits zu hohem Ansehen gelangt ist. Vielleicht hat man zu einseitig nur die Wunde und deren Heilung beurtheilt und dabei übersehen, dass eine Amputatio femoris immer eine grössere Verletzung, und der Verlust eines ganzen Körpergliedes schwerer für den Organismus zu ertragen ist, als eine längere Eiterung. Die schwere und jähe Beeinträchtigung der Circulationsverhältnisse wird insbesondere durch die Resectionen vermieden, und diesem Umstande ist es hier wie überall beizumessen, dass sie bei grösserer Wunde doch um so viel weniger eingreifend auf die Körperökonomie einwirken, als die entsprechenden Amputationen. Was die zurückbleibende Unbrauchbarkeit der Unterextremität betrifft, so fand Jones [1]) bei einem Knaben die zwei Jahre vor dessen Tode resecirten Gelenkenden vollkommen durch knöcherne Ankylose verwachsen; der Knabe ging mit grosser Leichtigkeit. Jones empfiehlt bei dieser Gelegenheit für den

[1]) *Edinburgh med. and surg. journal T. CCII, p.* 155, 1854.

günstigen Erfolg der Operation, die Patella wenn irgend möglich zu erhalten und auch das Lig. patellare nicht zu durchschneiden, weil es für die Heilung in gestreckter Lage und den späteren Gebrauch des Gliedes wichtig sei. Indessen haben Keith, Mackenzie u. A. denselben Erfolg auch nach einem Querschnitt durch die vordere Wand des Gelenkes beobachtet. Seinerseits besteht Keith auf möglichster Ablösung der kranken Synovialhaut, welche die rasche knöcherne Vereinigung hindere.

Der Unterschenkel und der Fuss.

Die chirurgische Anatomie des Unterschenkels und des Fusses bietet die grösste Analogie mit jener des Vorderarmes und der Hand. Die erheblichsten Unterschiede bestehen nicht in der Gliederung, sondern in der Form der Theile; in dem Umstande, dass zwischen den Unterschenkelknochen eine Pro- und Supination nicht möglich ist, sondern durch die Fussgelenke ausgeführt wird; sie gehen ferner aus der Stellung des Fusses hervor, welche ihn zur Sohle macht, um die Last des Körpers zu tragen. Wir werden uns im Allgemeinen darauf beschränken, die Anordnung der Theile zu beschreiben und die aus jenen Verhältnissen hervorgehenden besonderen chirurgischen Beziehungen zu erörtern.

Tibia und Fibula sind an ihren Gelenkenden durch Amphiarthrose ziemlich unbeweglich unter einander verbunden. Die Tibia hat die Gestalt einer prismatischen Säule, deren Basis die hintere Fläche bildet, deren mittlerer Winkel nach vorn sich erhebt und mit scharfem Rande als Crista tibiae vorspringt. Von den abschüssigen Seitenflächen vertieft sich die äussere zum Interstitium interosseum, indem die Fibula mehr zurückstehend der äusseren Kante der Basis tibiae parallel gerichtet ist. Das Interstitium bildet einen nach vorn offenen Winkel, der in der Tiefe verengt durch die Membrana interossea abgeschlossen wird. Die hinteren Flächen beider Knochen sind von Muskelpolster vollständig bedeckt, ebenso die einander zugekehrten mittleren Flächen. Den Kopf der Fibula fühlt man frei, nur von der Haut und sehnigen Ueberzügen bedeckt, der Tuberositas tibiae gegenüber; abwärts steigend wird die Fibula dann auch im äusseren Umfange von Muskelbäuchen bedeckt, bis sie über dem äusseren Knöchel, von den Sehnen dieser Muskeln umgangen, wieder als schmale dreieckige Knochenfläche zu fühlen ist, bedeckt von der Haut und umzogen von dem gemeinsamen Vaginalbande zum Anschluss der Muskeln. Die vordere innere Fläche der Tibia nimmt unter dem Condylus internus die unmittelbar über dem Knochen gleitende fächerförmige Ausbreitung der Sehnen der Adductoren und Einwärtsdreher des Unterschenkels auf. Sie liegt übrigens nackt unter der Haut, ohne Muskeln und Fascienbedeckung. Nur über dem inneren Malleolus wird sie wieder vom Vaginalbande umschlossen. Diese Entblössung der inneren Tibialfläche macht Contusionen derselben so schmerzhaft, führt Blutaustretungen in und unter das Periost herbei, welche zu umfänglichen länglich sackförmigen Hämatomen werden können. In einem Falle der Art nahm die fluctuirende Geschwulst fast die ganze vordere Länge der Tibia ein, genau auf ihre Kanten beschränkt, bei unveränderter Haut, und liess sich ihr Inhalt noch drei Wochen nach der Verletzung als dunkeles flüssiges Blut durch eine kleine Punction entleeren. Die unmittelbare Nähe der inneren Tibialfläche unter der fettarmen glatt gespannten Haut ist auch die Ursache, dass Beingeschwüre mit ihrem infiltrirten Geschwürsgrunde und Umkreise desselben so leicht mit dem Knochen verwachsen und durch Reizung des Periostes Verdickung des Knochens und Auflagerung von Osteophytmasse an ihrer Basis herbeiführen. — Länglich rundliche Periostosen, knochenhart, glatt und mit breiter Basis unbeweglich aufsitzend, kommen im Verlauf der vorderen Knochenwand nicht selten als syphilitische oder gichtische Tophen vor. Die Exostosen gehen wahrscheinlich aus mehr oder minder vollständig und rasch verknöcherten Enchondromen hervor, wurzeln in der spongiösen Substanz des Knochens, sind kugelig uneben, an ihrer Insertionsstelle öfter eingeschnürt, mit kurzem Hals, der dann zu einer breiten Basis über der Knochenfläche anwächst; sie brechen meistens gegen die hintere Fläche unter die Wadenmuskeln durch oder wachsen in's Interstitium interosseum hinein, sind öfter multipel, an der Tibia sowohl, als auch gleichzeitig über andere Knochen verbreitet; sie können dabei beträchtlichen Umfang erreichen und kommen schon im jugendlichen Alter vor. Die offene Communication ihrer weiten Hohlräume mit der Markhöhle der Tibia oder anderer grösserer Röhrenknochen macht ihre Resection wegen leicht nachfolgender Knochenphlebitis bedenklich. Bei einem vielleicht acuteren Verlaufe entwickeln sie sich als selbständige Enchondrome, welche an Grösse mit den vom Periost und der Zwischenmembran ausgehenden fibrösen Geschwülsten rivalisiren können. — Die Tibia ist vor allen anderen Knochen ein Hauptsitz der im Inneren derselben sich bildenden umschriebenen Knochenabscesse. Sie entstehen aus einem localen Entzündungsheerd, anfangs ohne Auftreibung unter heftigen örtlichen Schmerzen; allmählig gesellt sich Aufblähung und Verdünnung des Knochens hinzu und kann man durch explorative Anbohrung von der Gegenwart des Eiters sich vergewissern. An der oberen Grenze der Diaphyse entwickeln sie sich am häufigsten; (Abscesse der Epiphysen sind meist tuberculöser Natur und öffnen sich unter Durchbohrung der dünnen Corticalis und des Knorpels in die benachbarte Gelenkhöhle).

Eine acute eitrige Periostitis, bald mit, bald ohne Betheiligung der benachbarten Gelenke, befällt nicht selten die Knochen des Unterschenkels, hebt das Periost ab, entblösst die Knochen, bricht unter die Muskeln durch und bedingt Anschwellung und ausgedehnte Eitersenkungen. — Mit mehr chronischem Verlaufe unter Osteophytbildung und zerstreuter, fistulöser Eiterung gesellt sie comminuten Fracturen der Unterschenkelknochen sich hinzu. — Die Tibia ist ferner vorzugsweise der Heerd eingekapselter Nekrosen, der sog. totalen oder centralen Nekrose. Vielleicht hängt das häufige Auftreten derselben in ihrer reinsten

Form mit Lösung eines centralen Sequesters und peripherer Knochenlade gerade an der Tibia mit der ungewöhnlichen Stärke und Dicke dieses Knochens zusammen, bei welcher das dünne Periost unter Umständen für die Ernährung und Erhaltung des Knochens in seiner Totalität nicht ausreicht. Es löst sich aus der Axe der Tibia ein innerer Theil des Knochens ab, stirbt ab, während zugleich eine abgesonderte zum Theil neue Knochenschaale unter dem Periost sich anschichtet. Der Sequester wirkt als fremder Körper, bedingt Entzündung und Eiterung im Inneren des Knochens. Solange er noch stellenweise in Verbindung mit gesundem Knochen oder auch nur noch in Gefässverbindung steht, geht die Absorption in ihm fort, später unterliegt er der Maceration durch Eiterung. Diese lockert an einer oder mehreren Stellen die noch dünne umgebende Knochenschaale und bedingt Knochenfisteln, durch welche man zuletzt den Sequester beweglich in der Knochenhöhle fühlt. Die Entzündung und Eiterung besteht im Allgemeinen solange, als der fremde Körper zurückbleibt. Ob die Schliessung der Knochenfisteln durch künstliche Calluserzeugung und die Einheilung der Sequester auf die Dauer gelingt, wie es neuerdings Klose empfohlen hat, möchte doch noch fraglich sein. Im Allgemeinen befällt solche Nekrose nur jüngere Personen und beschränkt sich auch in ihrer grössten Ausdehnung auf die Diaphyse des Knochens. Interessant ist die Beobachtung von Ried, dass unter dem Einfluss dieses Processes bei entzündlicher Reizung und vermehrtem Blutandrang zum ganzen Knochen neben der äusseren Verdikkung und Auflagerung von Knochenschichten auch ein gesteigertes Längenwachsthum des Knochens sich geltend macht, so dass der mit Nekrose behaftete Unterschenkel länger wird als der gesunde. Hiermit hängt ohne Zweifel auch eine Verschiebung der Fibula zusammen, welche man neuerdings als Luxation des Capitulum fibulae[1]) beschrieben hat. Das Wadenbein wächst nicht in dem Maasse mit, wie das von Nekrose befallene Schienbein; während dieses in die Länge sich

[1]) *Paris, Moniteur des hôpitaux*, 2. *Dec*. 1851.

ausdehnt, bleibt jenes verhältnissmässig zu kurz. Die unteren Enden beider Knochen sind durch starke Bänder unter sich und mit dem Fussgelenk fest aneinander geschlossen; die Folge ist, dass das Köpfchen der Fibula durch die Längszunahme der Tibia tiefer herabgezogen wird. Eine solche wirkliche Verlängerung des Knochens wird im Allgemeinen nur zu Stande kommen, solange der Epiphysenknorpel noch besteht [1]. — Eine nach Fractur der Tibia fortbestehende Verkürzung derselben gleicht sich für die Fibula meistens durch eine secundäre Verdrehung des Fusses nach einwärts aus; doch möchte auch unter solchen Umständen wohl eine Verschiebung der Fibula nach aufwärts allmählig eintreten können.

Die unteren Enden der Tibia und Fibula liegen eng aneinander geschlossen und bilden, seitlich überragt von den breitzackigen Malleolen, das querovale, halbmondförmige Knochengehäuse des Fussgelenkes. Es nimmt den schmalen und hohen walzenförmigen Kopf des Astragalus auf, dessen seitliche Scheiben von den an ihrer Innenfläche überknorpelten Malleolen gedeckt werden, und dessen obere Trochlea mit der Gelenkfläche des Unterschenkels sich kreuzt, von vorn nach hinten läuft. Auch ist diess die einzige Richtung, in welcher sie unter normalen Verhältnissen sich bewegt: die Rotation um die Queraxe. Eine horizontale Seitendrehung oder Ab- und Adduction sind nur bei Relaxation der Bänder, abnormer Willigkeit der Malleolen oder

[1] Ein relativ vermehrtes Längenwachsthum einzelner Knochen ist unter ähnlichem Einfluss auch nach Fracturen beobachtet. In einem Falle von Fractur des Femur bei einem 5 jährigen Kinde, welches nach 30 Tagen an einer intercurrirenden Krankheit starb, beobachtete Baizeau in Guersant's Klinik, dass der gebrochene Schenkel bei der Autopsie gemessen, genau die Länge des Gesunden hatte, und doch bestand, als der Knochen der Länge nach durchsägt wurde, eine erhebliche Ueberschiebung der Fragmente. Er erklärt dieses Resultat aus dem durch den Heilungsprocess herbeigeführten rascheren Wachsthum des ganzen Knochens vermöge des vermehrten Blutandranges und der beschleunigten Ernährung. Dasselbe will er experimentel bei jungen Kaninchen bestätigt haben, sobald der Knochenbruch mit Verschiebung verbunden war; dagegen hatten Fracturen ohne Verschiebung keinen oder sehr unbedeutenden Einfluss auf die Entwicklung des Knochens. *Union No.* 69, 1854.

Fractur derselben ausführbar. Der nach vorn aus dem Gelenkgehäuse hervorragende Abschnitt der Trochlea ist länger als der hintere, die Bewegung nach hinten also ausgedehnter, als die Drehung nach vorn und abwärts; erstere bezeichnet man daher als Beugung, letztere als Streckung. Diesen Bewegungen des Talus folgt der übrige Fuss. Die Erhebung des Fusses nach vorn entspricht daher der Beugung, die Senkung desselben der Streckung des Fusses [1]). — Die Malleolen umgreifen vollständig die Seitenflächen der Trochlea, d. h. die seitlich überknorpelte Wand des Caput astragali. Die äussere erstreckt sich tiefer herab als die innere, auch überragen noch die Knöchel mit ihren Spitzen die Knorpelflächen und tritt insbesondere der äussere bis nahe auf den nächst unteren Knochen der Fusswurzel, den Calcaneus, herab. — Das vordere über das Fussgelenk hinausragende Stück des Astragalus hat eine schräg nach innen verschobene Gestalt, geht unter dem Kopf von der Basis der Knochens aus, verschmälert sich zum Collum astragali und endigt ungefähr 1 Daumen breit vor dem Fussgelenk mit einer überknorpelten knopfförmigen Anschwellung, dem *capitulum tali*. Die

[1]) Entsprechend dem Princip, diejenige Bewegung als Flexion eines Gelenkes zu bezeichnen, welche den grössten Kreisbogen um dessen Queraxe beschreibt, und dagegen diejenige als Extension eines Gelenkes, bei welcher der Krümmungswinkel möglichst verstreicht, ist auch die obige allgemein übliche Unterscheidung der Fussbewegungen als Beugung und Streckung vollkommen gerechtfertigt. Es ist wahr, dass die grössere Bewegung hier ausnahmsweise nach der Rückseite geschieht und dass über dieser auch die *mm. extensores* verlaufen. Genau besehen, sind es aber nur die Extensores digitorum, und für die Zehen ist auch die Bewegung nach aufwärts die engere. Ein M. extensor tibialis und Extensor peronaeus existirt aber auch nicht einmal dem Namen nach. Die alten Anatomen sind vorsichtig genug gewesen, die Analogie mit den Extensores carpi und Flexores carpi am Fusse aufzugeben, wahrscheinlich weil schon zu ihrer Zeit die usuelle Beurtheilung, welche dann auch in alle chirurg. Handbücher aufgenommen ist und noch heutzutage befolgt wird, den Begriff der Beugung und Streckung des Fusses festgestellt hatte. Die Extension nach der Rückseite erstreckt sich nur auf die Zehen, die Beugung auf den ganzen Fuss. Dasselbe gilt für die Flexoren, welche in der Planta verlaufen, aber die Zehen beugen. Durch die Stellung des Fusses, seine Befestigung und den Vorsprung der Hacke ist der Beugeseite die Beugung benommen; ihre äusserste Bewegung wird zum Pes equinus mit gestreckter Haltung.

untere Fläche des Sprungbeines bildet ein Gestell, welches mit zwei kurzen breiten Säulen auf dem Calcaneus fusset. Beide Stützbögen werden durch einen tiefen, schräg von innen nach vorn und aussen verlaufenden Einschnitt getrennt. — Der Fersenknochen hat im Gegensatz zum Sprungbein eine schräg nach aussen verschobene Gestalt, so dass nach vorn beide Knochen neben einander zu liegen kommen, während sie im Mittelstück über einander gelagert sind. Doch bleibt auch nach vorn der Calcaneus in einem tieferen Niveau als der Astragalus gelegen und begründet dadurch die äussere Abdachung des Fusses, welche auch durch seine eigene abschüssige Gestalt sich herausbildet. Um die vordere nach innen vorspringende Säule des Astragalus aufzunehmen, erhebt sich vom inneren oberen Rande des Calcaneus eine abgerundete, leicht concave Knochenplatte, das *sustentaculum tali* und schliesst sich jener eng nach innen und unten an. Bei der Ab- und Adductionsbewegung des Fusses gleitet diese Knochentafel am Talus auf und nieder, ohne indessen abgehoben zu werden; es findet sich daher auch kein Meniscus zwischen beiden. Die obere Fläche des Calcaneus ist ausgehöhlt und bildet eine hintere erhabene und eine vordere flache, durch das Sustentaculum nach innen concave Gelenkfläche. Beide Knorpelflächen befinden sich an den Grenzen einer Abstufung des Knochens, der hier sesselförmig abgesetzt erscheint. Die hintere Gelenkfläche bildet die Lehne für den hinteren Pfeiler des Astragalus, die vordere die flache Bank zur Aufnahme des vorderen Endes des Talus. Zwischen beiden Gelenkflächen bleibt auch hier eine nach aussen sich abflachende knorpelfreie Vertiefung, welche dem unteren Einschnitt des Talus entsprechend angefügt ist. Es entsteht so im Fersengelenk eine quere tiefe Aushöhlung, welche indess seitlich nach vorn und hinten von den vorspringenden Knochenrändern zum Theil verdeckt wird, der *sinus tarsi*. Er ist oft sehr schwer zugänglich und wird durch ein straffes kurzes, aber breites *lig. interosseum tarsi* ausgefüllt und festgeschlossen gehalten. Ich halte bei normaler Beschaffenheit der Theile die Exarticulation des Fusses im Fersengelenk für äusserst schwierig; will man sie aber ausführen, so muss man genau die Configuration und Befestigung kennen. — Nach hinten verlängert sich der Calcaneus zum Fersenhöcker und einem unteren Vorsprung, mit welchem er den Boden berührt, der eigentlichen Ferse. Uebrigens ist seine untere Fläche nach innen ausgehöhlt und erhebt sich nach vorn. Sein vorderes Ende reicht in eine Querlinie mit dem Capitulum tali und liegt nach aussen neben diesem. Es wird umkränzt von einer bei Adduction und Einwärtsdrehung des Fusses auf dem Dorsum deutlich fühlbaren rauhen Knochenkante, der Tuberositas oder besser *crista calcanei.* Unmittelbar vor dieser befindet sich der Uebergang zum Mittelfussgelenk, als eine ziemlich plane und senkrechte Knorpelfläche.

Das Fussgelenk zwischen den Malleolen und dem Astragalus ist für sich durch eine Synovialkapsel abgeschlossen, wird aber durch Ligamente verstärkt, welche sowohl die Tibia und Fibula unter sich und mit dem Talus befestigen, als auch auf den Calcaneus übergreifen und den letzteren Knochen für gewisse Bewegungen mit dem Fussgelenk verbunden halten. Der Calcaneus folgt dadurch den Bewegungen des Talus bis zu einem gewissen Grade nach, dann aber wirken auch die an ihn sich anschlagenden Bänder als Hemmstränge ein. Es entspringen insbesondere im Umkreise des Malleolus externus eine Anzahl Bänder, welche nach hinten unten vorn radienartig sich ausbreiten und der Reihe nach an die hintere Kante des Malleolus tibiae, an die hintere Ecke des Talus, nach hinten abwärts zur äusseren Fläche des Calcaneus, dann nach vorn vom vorderen Rande der Spitze des Malleolus zur äusseren Fläche des Collum tali sich anschlagen. Ueber und zwischen den hinteren Bändern stülpt sich die Synovialis in von Fett locker geschlossenen Maschenräumen aus, ebenso über dem vorderen äusseren Bande (*lig. fibulare tali anterius*). Nach innen wird die Verbindung befestigt durch das *lig. laterale internum,* welches spitz vom Malleolus internus entspringt und fächerförmig nach abwärts sich ausbreitend, an den Talus und Calcaneus (dessen Sustentaculum) sich anheftet. Diese sehr starken hinteren und Seitenbänder des Gelenkes werden bei der Beugung des Fusses angespannt, die Seitenbänder beschränken auch die Ab- und Adduction im Fersengelenk. Das Lig. fibulare tali anterius hemmt die Streckung des Fusses und wird auch beim Versuch der Einwärtsdrehung desselben angespannt. Der äussere Malleolus tritt hinter dem inneren mehr zurück, daher ist eine geringe Horizontaldrehung mit Auswärtsrichtung der Fusspitze möglich, sie stösst aber alsbald auf den Widerstand des inneren Malleolus und schnellt in die gerade Stellung des Fusses zurück. Jede stärkere Seitenbewegung des Fusses geschieht mit gleichzeitiger Ein- oder Auswärtsdrehung der Sohle, und willkürlich ist sie kaum anders zu erzielen. Die Mitbewegung im Fussgelenk wird nur indirect übertragen und ist sehr beschränkt, soweit nämlich dem Astragalus eine kleine Verschiebung in der Cavitas glenoidalis gestattet ist. — Es tritt überhaupt kein Muskel an diess Gelenk und diesen Knochen direct heran, sondern sie folgen nur den Bewegungen der übrigen Gelenkkette. Diese wird entweder als Ganzes bewegt und ist für diese Richtungen der Zusammenhang durch die Befestigung der Bänder vermittelt. Die daraus resultirende Bewegung fällt dann allein dem Fussgelenke zu als Flexion und Extension. Die Cavitas glenoidea bildet für beide Fälle das Hypomochlion eines zweiarmigen Hebels, dessen Last bald im Fersentheil, bald im Vorderfuss gelegen ist. Oder aber die Bewegung des ganzen Fusses wird in einem seiner Gelenke gebrochen, während die übrigen fest bleiben und nur mechanisch folgen; diess geschieht bei der Abduction und Adduction des Fusses im Fersengelenk.

Endlich kann auch die Bewegung gleichzeitig in mehreren Gelenken gebrochen werden und aus mehreren einzelnen im Allgemeinen gleichartigen Bewegungen zusammengesetzt sein, z. B. bei der Extension mit Adduction und Supination des Fusses, welche letztere in den Medio- und Metatarsalgelenken geschieht. Alle diese Bewegungen und deren Gegenspiel werden durch Anspannung von Bändern gehemmt; wenn sie aber zu einer perpetuirlichen falschen Stellung werden, so werden die angezogenen Bänder zwar beträchtlich stark entwickelt, zugleich aber auch durch Dehnung verlängert, so dass sie auch den reponirten Fuss nicht mehr sofort in seiner normalen Stellung erhalten. — Die Articulatio subtalica hat ihre besondere Gelenkkapsel, wird durch das innere und äussere Malleolarband und das Ligamentum interosseum zusammengehalten, erhält ausserdem noch ein besonderes Hemmungsband an der äusseren Seite, welches als *lig. tali calcaneum* über dem Sinus tarsi brückenförmig ausgespannt ist und die Adduction im Fersengelenk beschränkt.

Alle ausgedehnteren Bewegungen des Vorderfusses sind gegliedert, finden jedoch vorwaltend in der Verbindung des Talus und Calcaneus mit dem Os naviculare und cuboideum statt. Diese bilden ein gemeinsames Gelenk mit enger Kapsel aber ausgedehnten Knorpelflächen, welches, nach vorn und innen leicht convex geformt, den Fuss über seiner Mitte in querer Richtung abtheilt. Es bildet gewissermaassen die Basis für die Bewegungen des Vorderfusses, welche nur indirect auf den Hinterfuss übertragen werden, und nur sehr unvollständig im Gelenk des Vorderfusses selbst ausgeführt werden. Wir unterscheiden es seiner chirurgischen und physiologischen Bedeutung wegen als Mittelfussgelenk. Das Capitulum tali legt sich in die Concavität des vor ihm liegenden Kahnbeines, die vordere Apophyse des Calcaneus an die hintere Fläche des Würfelbeines. Vermöge seiner Befestigungen wird das Gelenk zu einer Amphiarthrose, welche nur ein seitliches Auf- und Niedergleiten der Gelenkflächen gestattet, als Rotation des Vorderfusses um die Längsaxe. Die Einwärtsdrehung der Planta mit Erhebung des inneren Fussrandes entspricht der Supination des Fusses, die Senkung des inneren Fussrandes mit Erhebung des äusseren der Pronation des Fusses. Beide werden durch entsprechende Verschiebungen in den Vorderfussgelenken und durch gleichzeitige mittelbare Ab- und Adduction im Fersengelenk unterstützt. Die Bewegung in der geraden Axe als Flexion und Extension wird durch sehr starke Lig. dorsalia und plantaria behindert oder auf eine geringe Nachgiebigkeit reducirt. Straff und breit über die Knochen ausgespannt, finden wir als *lig. plantare internum* das *lig. tali naviculare*, und als *lig. plantare externum* das *lig. calcaneo-cuboideum.* Ebenso auf der Rückseite. Dieselben Ligamente beschränken auch die Rotationsbewegungen. Ausserdem findet sich das gemeinsame Doppelgelenk durch ein mittleres *lig. intraarticulare* verschränkt und zusammengehalten. Es entspringt oben und unten im Winkel der Verbindungsstellen zwischen dem Talus und Calcaneus und schlägt sich in der Fuge zwischen dem Kahnbein und Würfelbein an. Es ist kurz, straff und stark, hält die Knochen unter sich eng aneinander geschlossen und bildet bei chirurgischen Operationen den Schlüssel des Gelenkes, an dem man es öffnet. An der unteren Fläche des Os naviculare findet sich ein für die Orientirung wichtiger Fortsatz, die *tuberositas oss. nav.*, etwa 2 Zoll nach vorn unterhalb des Malleolus internus. Er ist bald schwächer, bald stärker entwickelt und wird im letzteren Fall auch als *processus condyloideus* bezeichnet. Unmittelbar hinter ihm findet sich die Fuge des Mittelfussgelenkes nach innen.

Dem Kahnbein sind die 3 Keilbeine angefügt und bilden eine mit dem vorderen Rande des Würfelbeines zackig nach aussen und hinten abfallende Bogenlinie. Das erste Keilbein ist das grösste, an seiner unteren Fläche stumpf hervorragend; das zweite ist das kleinste und steht am meisten zurück; das dritte wird nach aussen vom Würfelbein mehr oder weniger überragt, so dass es weder nach aussen abgleiten, noch leicht nach innen verschoben werden kann. Der Metatarsalknochen der grossen Zehe ist an seinem inneren Rande mit einer warzigen Tuberositas versehen und articulirt mit dem ersten Keilbein; das zweite Os metatarsi ist länglich viereckig zwischen allen drei Keilbeinen eingestämmt, tritt am meisten zurück und wird durch kurze starke Intraarticularligamente angefesselt, welche in der Winkelverbindung der Keilbeine entspringen und seitlich an die Basis dieses und der benachbarten Mittelfussknochen sich anschlagen. Sie bilden den Schlüssel für die Lösung des Vorderfussgelenkes, welches man am besten durch keilförmiges Einsetzen der Spitze des Messers in der Richtung von unten nach oben sprengt. Die drei vorderen Mittelfussknochen haben ein gemeinsames Gelenk; die beiden mehr zurücktretenden äusseren articuliren in einer für sich bestehenden Kapsel mit dem Würfelbein. Der am äusseren Fussrande vorspringende *proc. styloideus* des 5. Metatarsalknochens bezeichnet den Eingang zum Vorderfussgelenk, welches unmittelbar hinter ihm schräg nach vorn und innen verläuft. Das ganze Gelenk ist durch starke Lig. plantaria und dorsalia gestützt und sind straffe Querbänder auch von einer Basis zur anderen zwischen den Mittelfussknochen ausgespannt.

Im Zehengelenk ragt der zweite Metatarsalknochen am weitesten nach vorn und bedingt dadurch häufig, vielleicht regelmässig, auch ein Ueberstehen der gestreckten zweiten Zeh am vorderen Zehenrande. Dann verläuft das Gelenk in flachem Bogen nach aussen aufwärts, so dass der Gelenkkopf des 5. Metatarsalknochens parallel dem vorderen Zehenrande am meisten zurückgelegen ist, oft aber wieder in eine Querlinie mit dem ersten zu stehen kommt, dessen kolbig angeschwelltes Phalangealende vor dem mittleren nach innen mehr oder weniger zurückweicht. Die Gelenkköpfe der übrigen Metatarsalknochen sind klein, seitlich zusammengedrückt und stark nach vorn gewölbt. Die quer halbmondförmig ausgeschnittene Basis der ersten Phalangen ist ihnen durch Kapsel und Seitenbänder angefügt. Das Gelenkende des ersten Metatarsalknochens ist beträchtlich umfänglicher als die ihr zugehörige flach aufgesetzte erste Phalanx der grossen Zeh. An der unteren Fläche wird diese Hervorragung vergrössert durch zwei für den Uebergang der Basalsehnen des Hallux bestimmte Sesambeine. Bei der Flexion ragen die Gelenkköpfe sämmtlich hervor und die Phalangen umfassen ihr vorderes unteres Segment. Die Phalangen und ihre Verbindungen verhalten sich im Wesentlichen wie bei der Hand, doch sind die äusseren und zumal die dritten im Allgemeinen kleiner. Die ersten Phalangen liegen tiefer in die umgebenden

Weichtheile versenkt, als bei der Hand; besonders werden sie nach unten vom vorderen Ballen der Fussohle verborgen.

Für die normale Conformation des Fusses, wie sie aus der regelrechten Stellung und Befestigung der einzelnen Knochen zu einander hervorgeht, giebt Henle folgende treffliche Beschreibung: „In ähnlicher Weise wie der Fuss der Quere nach in mehrere Reihen oder Systeme getheilt wird, wie des Calcaneus und Talus, der fünf übrigen Fusswurzelknochen, des Metatarsus und der Zehen, so zerfällt derselbe auch der Länge nach gewissermaassen in zwei Hälften oder Systeme, deren inneres den Talus, das Os naviculare und die drei Ossa cuneiformia, sodann die drei ersten Mittelfussknochen und viertens deren Zehen in sich begreift; deren äusseres durch den Calcaneus, das Os cuboideum, die beiden letzten Mittelfussknochen und deren Zehen gebildet wird. In ihrem vorderen Theil liegen beide Hälften in einer Horizontalebene neben einander, schieben sich aber nach hinten in der Art über einander, dass die innere allmählig in die Höhe tritt und endlich im Talus fast ganz und zwar in einer nach innen etwas geneigten Richtung auf den Calcaneus zu liegen kommt. Es wird auf diese Weise ein nach innen höher gespanntes Gewölbe dargestellt, das mit seinem mittleren Theile zum Schutze der hier gelegenen Gelenkverbindungen und Weichtheile nirgends den Boden berührt und als einzige Stützpunkte im normalen Zustande nach hinten den Rand des Calcaneus, vorn die Köpfe der Metatarsalknochen der Zehen, namentlich der beiden ersten hat.“ Diese Beschreibung wird in passender Weise ergänzt durch die Beziehung, welche Krakowitzer [1]) der Form des Fusses zur ihrer Abweichung im Talipes valgus [richtiger Talipes planus] giebt. Das Skelet des normalen Fusses stellt nach ihm ein Gewölbe dar, welches mit drei Punkten auf dem Boden ruht, nämlich dem Fersenhöcker und den Köpfen hauptsächlich des 1. und 5. Mittelfussknochens. Diese werden durch zwei nach vorn divergirende Bogen — dem inneren und äusseren Fussrande — unter einander verbunden. Von diesen

[1]) New-Yorker Monatschr. 1852, S. 142.

ist der innere Bogen höher, als der äussere, das Gewölbe flacht sich mithin nach aussen ab. Der Widerstand, welchen das Fussgewölbe dem Drucke der Körperlast entgegensetzt, beruht theils auf der Form der dasselbe zusammensetzenden Knochen, theils auf der Sicherung der Gelenke durch ungemein starke Bänder. Die höchste Wölbung des Fussbogens fällt gerade in das Mittelfussgelenk, entsprechend der Chopart'schen Linie oder der Vereinigung der ersten und zweiten Knochenreihe. Die vordere Hälfte der Fusswurzel besitzt soviel nachgiebige Punkte als sie Gelenkverbindungen hat. Wird der Fussrücken durch Auftreten des Körpers belastet, so werden die Bänder gespannt, die Gelenke können nachgeben, die vorderen hohl liegenden, keilförmig in einander gefügten Knochen bis auf die Sohlenebene eingedrückt werden. Damit diese Senkung stattfinden könne ohne Luxation des Sprungbeines mit dem Kahnbeine, muss eine durch den Druck erzeugte Achsendrehung des Fersenbeines nach aussen geschehen, wodurch das Sprungbein mit dem Kahnbein gleichzeitig vorüberkippe. Dieser Drehung nach aussen folgen mehr oder weniger die Mittelfussknochen und das Würfelbein. Behält hiebei der Unterschenkel — wie es beim einfachen Plattfuss der Fall ist — seine gerade Stellung zum Fuss, so stemmt sich zuletzt der äussere Knöchel auf die äussere Fläche des Fersenbeines. — Wir haben früher gesehen, wie auf Einwärtsbiegung des Unterschenkels im Knie, als Genu valgum, mit Rotation nach innen im Malleolargelenk, der Fuss mehr nach aussen rückt, abgeplattet wird und eine Art von Talipes planus darstellt. Wohl mit Unrecht nimmt Kr. ein Genu valgum an, welches umgekehrt die Folge eines Talipes valgus sei.

Talipes planus und Talipes valgus werden noch vielfach mit einander verwechselt. Beide unterscheiden sich dadurch, dass der Valgus auf Muskelcontractur beruht und in einer forcirten Abduction mit Erhebung des äusseren Fussrandes und gleichzeitig gewaltsamer Pronation des Fusses besteht, wobei die Höhlung der Planta sogar vertieft und enger werden kann. Beim Talipes planus wird dagegen das Fussgewölbe flach gedrückt durch Erschlaffung der Bänder und übrigen Stützen, ohne Erhebung weder des einen noch des anderen Fussrandes. Der Fuss dabei wird breiter und länger, beim Varus und Valgus aber oft erheblich kürzer und schmäler, indem bei jenem die Fusswurzelknochen in ein Niveau sich senken, bei diesen aber die Sohle mehr oder weniger eingezogen wird. Es sind nicht bloss Bänder, welche das Fussgewölbe tragen, sondern wesentlich auch Muskelsehnen, welche steigbügelartig die Sohle umfassen und den Vorderfuss im Mittelfussgelenk heraufgezogen halten, die Sehnen des Tibialis posticus und des Peroneus longus, welche in gekreuzter Richtung, der eine von innen, der andere von aussen schlingenförmig die Sohle umfassen und theils in der Planta selbst, theils am Vorderfuss sich anschlagen. Eine übermässige Dehnung dieser beiden Muskeln, ein Schwächezustand ihrer Tonicität, muss vorhanden sein, wenn auch die übrigen Ligamente abnorm gestreckt werden und dauernd nachgeben sollen. Insbesondere sind es Sehnenstränge des Tibialis posticus, welche nach verschiedenen Richtungen die Planta der Fusswurzel durchziehen: beim Talipes planus finden sich nun gerade diese Sehnenzüge sehr wenig entwickelt, so dass die Anziehung des Muskels fast keinen Einfluss mehr auf die Höhlung des Fusses ausübt; die sehnigen Ausläufer sind verstrichen und bleibt nur die Insertion des Muskels an der Tuberositas des Kahnbeines. Auch die Sehne des Peroneus longus ist verlängert; der Zug derselben wirkt kaum mehr auf seine Insertion unter der Basis des 1. Metatarsalknochens. Beide Muskelbäuche sind schwach entwickelt. Ausserdem sind die kurzen Plantarmuskeln dünn, zellgewebig zerreisslich, oft fettig degenerirt. Diese in den Bändern und Muskeln sich kundgebende Atonie fand ich mehrmals auch in den Venen der Fussohle ausgesprochen, welche zu dicken varicösen Plexus geschwellt waren. Was die Gelenkbänder selbst anbetrifft, so müssen wohl mehr oder weniger alle Gelenkfesseln besonders der Sohle, das Lig. calcaneo-cuboideum und tali naviculare, die Lig. cuneiformia und die Querbänder der Metatarsalknochen nachgeben, doch tritt die eigenthümliche Verschiebung der Knochen erst dann vollständig ein, wenn auch die Lig. interossea ein Auseinanderweichen des Talus und Calcaneus, sowie des Mittelfussgelenkes ermöglichen [1]). Sie mögen auch der hauptsächliche Sitz der Schmerzen sein, welche beim längeren Auftreten oder Gehen den Talipes planus so oft unerträglich machen. Mit dem Mechanismus seines Zustandekommens stimmt es auch überein, dass nach längerem Stehen und Gehen der Fuss länger und der Schuh zu enge wird, dass am inneren Fussrand das Capitulum tali kugelig vorspringt und der Malleolus fibulae mehr in die Weichtheile zurücktritt. Der Talipes planus stellt sich meist bei jugendlichen, im raschen Wachsthum begriffenen Individuen, besonders jungen Mädchen, häufig ein und wird von ungeübten Augen leicht übersehen. Auch besteht bei solchen Kranken eine Neigung über den inneren Fussrand einzuknicken und kann durch Distorsion das Uebel verschlimmert werden. Die orthopädische Indication besteht darin, die Fussohle unter der Fusswurzel gehörig zu unterstützen und heraufgezogen zu halten, was durch gut hohl gearbeitete starke Ledersohlen, durch Lederriemen, welche quer unter dem Hohlfuss durch nach innen heraufgeführt und befestigt werden, erreicht werden kann.

Beim Talipes planus wird durch abnorme Streckung der Tarsal- und Metatarsalgelenke die Gestalt des Fusses verändert. In Folge dessen werden die Sehnen der Muskeln, welche an der Rückseite sich ansetzen, die Extensores, der Tibialis anticus und

[1]) Um an der Leiche einen Talipes planus zu erzeugen, erreicht man mittelst Durchschneidung der stärkeren Plantar- und Dorsalligamente nur sehr wenig. Am meisten trägt noch die Durchschneidung des Lig. dorsale tali naviculare und des Lig. laterale internum zwischen dem Talus und Kahnbein dazu bei. Wahrscheinlich ist es auch, dass die äusseren Gelenkbänder der Fusswurzel erst nachgeben, wenn sie einen überwiegenden Seitendruck der von ihnen zusammengehaltenen Knochen erfahren. Sobald man aber im Sinus tarsi das Lig. interosseum zwischen dem Talus und Calcaneus, sowie das Schlüsselband im Mittelfussgelenk getrennt hat, gelingt es leicht, solche abnorme Druckverhältnisse herzustellen, dass das Capitulum tali nach innen ausweicht und beinahe den Boden berührt, während das vordere Ende des Calcaneus nach aussen gedrängt wird. Mit gleichzeitiger Einsenkung im Mittelfussgelenk wird der Fuss breiter, der Vorderfuss vorgeschoben, die Sohle flacher.

Peroneus tertius mitunter angespannt, doch nur bei höheren Graden und auch dann ohne causale Beziehung zur Difformität. Bei den eigentlichen Verkrümmungen des Fusses verändert sich mit der Form auch die Stellung und Richtung des Fusses. Sie werden bedingt durch einseitig abweichende Muskelaction.

Die Muskeln, welche vom Unterschenkel zum Fuss herabsteigen und mit starken langen Sehnen an seine verschiedenen Glieder sich vertheilen, zerfallen in 4 Gruppen und werden in ebensoviel separate Fächer von der umhüllenden Fascie eingeschlossen. Die sehr straffe, eng anschliessende *fascia suralis* ist nach vorn und oben mit den Muskeln aponeurotisch verwachsen und entspringt hier mit ihnen vom Capitulum fibulae und dem unteren Umfange des äusseren Schienbeinknorrens.

Sie steigt am Unterschenkel herab und ist zu beiden Seiten längs der Crista tibiae und dem vorderen Rande der Fibula verwachsen; bildet das abgeschlossene Sehnenfach für die Muskeln des vorderen Interstitium interosseum. Eine zweite offene Falte bildet sie vom vorderen zum hinteren Rande der Fibula, in welcher die Muskeln des Wadenbeines eingeschlossen sind. Nach hinten ist sie zum Theil eine Fortsetzung der über der Kniekehle weg herabsteigenden Fascia poplitea, theils wird sie von einem aponeurotischen Ueberzuge der Köpfe des Gastrocnemius verstärkt. Sie überzieht die Wadenmuskeln, verwächst längs der inneren Kante der Tibia und mit der Scheide der Peronealmuskeln längs dem hinteren Rande der Fibula. Sie schlägt sich nach abwärts um die von den tiefer gelegenen Muskeln sich abhebende Achillessehne ein. Sie nimmt im Zellgewebe ihrer Falte viel Fett und unter dem Ansatz der Sehne am Fersenhöcker häufig auch einen Schleimbeutel auf. Das 4. und letzte Fach umschliesst die Muskeln des hinteren Interstitium interosseum und wird von einem tieferen Blatte gebildet, welches unter den Wadenmuskeln parallel dem unteren Rande des M. popliteus von der hinteren Fläche der Tibia und dem Capitulum fibulae entspringt. Es ist aponeurotisch mit den Ursprüngen der von ihm eingeschlossenen Muskeln verwachsen und zu beiden Seiten längs der Tibia und Fibula angeheftet. Ueber der Mitte des oberen Randes bleibt eine Lücke, durch welche die vorderen Tibialgefässe durchtreten. Die Membrana interossea bildet die Scheidewand und den Boden dieses Faches.

In der vorderen Sehnenkammer liegen zunächst der Tibia der *m. tibialis anticus* und an der Fibularseite der *m. extensor digitorum communis.* Zwischen beiden schiebt sich im mittleren Drittheil der *m. extensor longus hallucis* ein, und weiter unten noch sondert sich als besonderer Muskelbauch der *m. peronaeus tertius* nach aussen vom Extensor ab. Im oberen Winkel des Interstitium interosseum bilden der Extensor und Tibialis eine innig verbundene Muskelmasse, deren Vereinigung nur theilweise äusserlich durch eine sehnige Naht in der Fascie angedeutet ist. Vom mittleren Drittheil an isoliren sich die Muskeln mehr und verlängert sich die Naht zu einer Falte, welche zwischen den Tibialis und den Extensor longus hallucis sich einsenkt, sowie auch eine zweite äussere Falte diesen Muskel vom Extensor communis abscheidet. — Ueber den Malleolen wird die Fascie durch quere Faserbündel verstärkt, welche von einem Malleolus zum anderen herübertreten und das breite eng anschliessende *lig. vaginale* bilden. Dasselbe überkleidet auch die freien Malleolarflächen, ist jedoch eng mit dem Periost verwachsen. Nach hinten setzt es sich oft gürtelförmig um den Tendo Achillis fort und hält ihn über der Ferse hereingezogen. Oberhalb des Malleolus internus bis nahe unter dem Condylus internus bleibt, wie erwähnt, die innere Fläche der Tibia von der Fascia entblösst. — Indem die Fascia suralis zur vorderen Fläche des Fusses herübertritt, wird sie noch durch schräg verlaufende Kreuzfasern verstärkt, welche in ihr das *lig. cruciatum* bilden. Es entspringt mit glänzend tendinösen Fasern einmal vom Malleolus internus und steigt zum Astragalus und Calcaneus herab, verliert sich in der Fascie an der Aussenseite des Fusses und ist mit ihr über dem Calcaneus und Os cuboideum befestigt. Der zweite Balken entspringt von der Spitze des Malleolus externus, steigt schräg nach vorn und innen herab und heftet sich am inneren Rande des Kahnbeines an. Sein oberer Arm vor der Kreuzung ist meist wenig entwickelt und besonders schmal, so dass ober- und unterhalb desselben der fibröse Schutz für die Gelenkkapsel nur dünn ist. Auch die Fascie selbst ist an dieser Stelle lückenhaft und von dem unter ihr befindlichen Fettzellgewebe durchsetzt. Die Synovialkapsel des Fussgelenkes stülpt sich in der Grube vor dem äusseren Malleolus zwischen dem *lig. intermalleolare anticum* und dem *lig. fibulare tali anticum* mehr oder weniger aus, und Perforationen finden sich häufig an dieser Stelle. — Hinter dem Kreuzbande gehen von ihm fibröse Scheidewände in die Tiefe, welche drei abgesonderte Synovialrinnen bilden, die innerste für den Tibialis anticus, die zweite für den Extensor longus hallucis, die dritte für den Extensor communis und Peroneus tertius. Unter und über dem Vaginalbande erweitern sich die Synovialscheiden sehr. Die hydropische Anfüllung derselben bildet das Ganglion dorsi pedis, welches fluctuirend je nach dem Druck bald über bald unter dem Vaginalbande stärker sich auftreibt. — Auch kann das Austreten von Synovia bei Wunden über dem Fussgelenk irrthümlich zu der Ansicht verleiten, als ob das Gelenk selbst getroffen wäre. — Die Sehne des *m. tibialis anticus* geht schräg über den Hals und das Köpfchen des Talus herüber zur Mitte des inneren Fussrandes und inserirt sich aponeurotisch ausgebreitet über der inneren Seite des 1. Keilbeines, ausnahmsweise dagegen über der Rückseite der Basis des 1. Metatarsalknochens. Der Muskel, für sich allein wirkend, ist ein *flexor adductor*, indem er den Fuss mit dem inneren Fussrande gerade heraufzieht. — Der *m. peroneus tertius* ist oft wenig entwickelt, fehlt auch bisweilen; meistens bildet er jedoch einen sich deutlich abgrenzenden Muskelbauch, der mit starker fächerförmig ausgebreiteter Sehne längs dem Rücken des 5. Metatarsalknochens sich inserirt. Er bewirkt gemeinschaftlich mit dem Tibialis die Beugung des Fusses, unterstützt dagegen den Peroneus brevis in der Erhebung des äusseren Fussrandes. — Die Sehne des *m. extensor longus hallucis* verläuft längs dem Mittelfussknochen und lässt sich in der Dorsalaponeurose der grossen Zehe bis zur letzten Phalanx verfolgen. Aehnlich verhalten sich die Sehnen des *extensor communis* in Bezug auf ihre Anheftung. Den langen Streckmuskeln schliesst sich auf dem Fussrücken der *m. extensor brevis* an. Er entspringt im oberen Winkel des Sinus tarsi, vor und unterhalb des Malleolus externus, von der Rückseite des unter dem Talus hervortretenden Calcaneus. Er zerfällt in einzelne Fascikel, unter denen das innerste Bündel, als *m. extensor brevis hallucis,* am stärksten ist und sich am meisten von den übrigen absondert. Ihre dünnen Sehnen treten über den Mittelfussknochen nach aussen an die Sehnen der langen Muskeln heran und lassen sich in der Dorsalaponeurose der Zehen bis zur Basis der 2. Phalanx verfolgen, die erste jedoch nur bis zu Ende der 1. Phalanx. Für die 5. Zehe mangelt der Extensor brevis meistens. — Die *fascia dorsalis pedis*, vom Unterschenkel weiter über den Fussrücken ausgebreitet, hält die Sehnen der langen Muskeln ausgespannt. Eine zweite Fascie unter ihr überzieht den Extensor brevis und hüllt vor dem Fussgelenke die Tarsalgefässe ein; eine dritte Fascie ist über dem Skelet des Fussrückens, die Gelenke, Knochen, Interstitia interossea ausgebreitet. Zu beiden Seiten des Fussgelenkes wird die Dorsalfascie durch neue von den Malleolen ausgehende Faserungen bedeutend verstärkt, steigt als ein in die gemeinsame Fascie verwebtes nach unten fächerförmig ausgebreitetes Band beiderseits zum Calcaneus herab, bildet nach innen das *lig. laciniatum,* unter welchem die inneren Plantarsehnen und die Gefässe und Nerven der Fussohle durchtreten, nach aussen das *retinaculum peroneorum.* Durch diese Bänder verwächst die Fascia dorsalis kurz strickförmig an den Seitenflächen des Calcaneus, an der inneren Seite sodann mit den Sehnenscheiden der langen Muskeln und weiter mit dem inneren Fussrande selbst; nach aussen ist sie zwischen dem Calcaneus und der Apophyse des 5. Metatarsalknochens (längs dem oberen Rande des Abductor digiti minimi) brückenförmig ausgespannt, als *lig. calcaneo-styloideum,* und verwächst dann gleichfalls längs dem äusseren Fussrande. Die mittlere Fascie verwächst vollständig mit dem oberen inneren und äusseren Knochenrande, die tiefe ist überall, wo sie mit den Knochen in Berührung tritt, mit dem Periost verwachsen. Die oberflächliche Fascie geht in die Dorsalaponeurose der Zehen über, die zweite verwebt sich mit ihr und bildet die hintere Wand der Vagina tendinum; beide zusammen bilden die Ringbänder, welche die Metatarso-phalangealgelenke umgeben (*lig. capitulorum metatarsi*).

Das hintere Fach der Fascia suralis schliesst den Gastrocnemius mit dem Plantaris longus und dem Soleus ein. Ihr gemeinsamer Tendo Achillis setzt sich an die obere hintere Kante des Fersenhöckers an. Die lange dünne Sehne des vom äusseren Condylus femoris entspringenden Plantaris longus geht zwischen dem Gastrocnemius und Soleus durch und wendet sich zum inneren Rande des Tendo Achillis, mit welchem sie zu innerst am Calcaneus sich festsetzt. Ihre Zugsrichtung scheint nicht ganz ohne Effect zu sein: sie wendet den Calcaneus, indem sie ihn hebt zugleich nach aussen. Der breite obere Rand des M. soleus läuft vom Capitulum fibulae längs dem unteren Rande des M. popliteus, mit dessen Aponeurose er bis auf eine Spalte für den Durchtritt der Vasa poplitea verwachsen ist, nach innen abwärts auf die Grenze des oberen Drittheils der Tibia zu. Er entspringt dann weiter abwärts vom mittleren Drittheil der inneren Kante der Tibia. Sein äusserer Rand erstreckt sich gleichfalls mehr oder weniger tief herab und entspringt von der hinteren Kante der Fibula, bald nur von ihrem oberen Drittheil, bald aber bis zur Grenze des unteren. Diese Verhältnisse sind für die Aufsuchung der tiefen Wadenarterien zu beachten, welche erst unterhalb des zum Tendo Achillis sich abrundenden unteren Randes des Soleus ohne Abtrennung des Muskels zu erreichen sind. Ob das Uebergewicht des M. soleus in seiner äusseren Portion und der höhere oder tiefere Stand derselben Einfluss habe auf seine Function, steht wohl dahin. Die Streckung des Fusses in gerader Richtung geschieht durch gleichmässige Contraction der Wadenmuskeln, und ihre Wirkung beschränkt sich auf die Erhebung der Hacke. Die Achillessehne breitet sich nicht weiter zur Plantaraponeurose aus, und auch die Fascia suralis endet im Ballen der Ferse mit einem kurzmaschigen, von Fett durchsetzten Strickwerk, welches an der hinteren Rauhigkeit des Knochens sich anheftet. Wenn man den Tendo Achillis gerade heraufzieht, bemerkt man auch keine andere Wirkung, als die Geradestreckung des Fusses, indem mittelbar die Rolle des Astragalus vorübergehoben wird. Doch ist der *m. triceps surae* nach Duchenne ein M. extensor-adductor. Da indessen eine solche Wirkung nur auf der Höhe der Reizung und in geringer Andeutung sich zeigt, so bezweifele ich, ob sie wohl localisirt geblieben sei. Nur bei fortgesetzter Contractur vorzugsweise der äusseren Portion trägt unter Beihülfe anderer Muskeln der Triceps surae dazu bei, den Calcaneus und Astragalus nach innen heraufzuwälzen und den Fersenhöcker nach aussen zu drehen. Als Streckmuskeln des Fusses fungiren ausserdem, wenn sie gleichzeitig und gleichmässig wirken, der M. tibialis posticus und der Peroneus longus.

In einem für sich abgeschlossenen Sehnenfach liegen im hinteren Interstitium interosseum zu äusserst der *m. flexor longus hallucis,* mit starkem Muskelbauch bis zum oberen Drittheil der Fibula hinaufreichend; sodann zu innerst unmittelbar hinter der Tibia und längs derselben herabsteigend der *m. flexor digitorum communis;* endlich in der Mitte zwischen beiden, vom Capitulum und dem oberen Stück der Fibula, aus dem Interstitium interosseum und der hinteren inneren Kante der Tibia entspringend der *m. tibialis posticus.* Mit seinem oberen Rande schliesst er sich dem unteren Rande des Popliteus an. Er ist in der Regel der stärkste unter den drei Muskeln, der Flexor communis dagegen der dünnste. Im weiteren Verlaufe ändert sich das Lageverhältniss der Muskeln, indem noch oberhalb des Malleolus internus die Sehne des Tibialis posticus mit jener des Flexor communis sich kreuzt, so dass sie von aussen nach innen unter (oder vor) der letzteren durchtretend am Knöchel von allen Muskelsehnen zu innerst und im Sulcus malleolaris dem Knochen dicht angeschlossen liegt. Sie geht sodann unter dem Kopf des Astragalus durch und schlägt sich mit ihrer Hauptmasse an die Tuberositas ossis navicularis an. Ein Theil der Sehne aber geht auf die untere Fläche des 1. Keilbeines über, ein starker rundlicher Strang spaltet hinter der Tuberositas navicularis sich ab, tritt schräg durch die Fussohle nach vorn und heftet sich an die Basis des 3. Metatarsalknochens, ein viertes, mit der Sehnenscheide verwachsenes plattes Bündel geht quer durch die Fusssohle unter dem Mittelfussgelenk hindurch nach aussen und verwächst mit dem Lig. calcaneo-cuboideum. Diese sämmtlichen Fascikel hängen durch ihre Scheiden aponeurotisch unter einander zusammen; bei Anlage zum Plattfuss sind sie membranartig ausgebreitet, wenig entwickelt, beim Talipes varus am stärksten und deutlichsten vorspringend. Zieht man die Sehne hinter dem Malleolus an, so senkt sich der Fussrücken nach aussen herab und die Fussohle dreht sich nach innen herauf. Ist das Mittelfussgelenk recht beweglich, sind seine Bänder in diesem Sinne bereits abnorm gedehnt, bei Anlage zum Varus, so sieht man, dass diese Bewegung vorzugsweise auf Rotation im Mittelfussgelenk beruht. Der Tibialis posticus ist der M. supinator für den Fuss. Indem der Vorderfuss nach innen heraufgezogen wird und der Calcaneus dem äusseren Fussrande nach abwärts folgt, wird der Fuss zugleich in Adduction gestellt und der Astragalus nach aussen hinaufgedrängt. Hiermit hängt es zusammen, dass bei continuirlicher Druck- und Zugeswirkung in diesem Sinne, beim *talipes varus* höheren Grades, das Capitulum astragali auf dem Fussrücken stark vorspringend wird, dass der innere Knöchel unter den heraufgezogenen Weichtheilen verstreicht, während der äussere durch Senkung und Einwärtsdrehung des Calcaneus sich stärker hervorwölbt und das vordere Ende des Calcaneus über dem Würfelbein eine weitere Hervorragung bildet. Durch Anziehung und Verkürzung der Sehnenstricke der Fussohle wird diese selbst tiefer ausgehöhlt; die mittleren Knochen des Tarsus und Metatarsus, unter welchen jene Stränge brückenförmig ausgespannt sind, werden hinaufgedrückt, der Fuss gewölbter, die äusseren dagegen werden einander näher gerückt und der Fuss seitlich eingezogen. Indem die Sehne des Tibialis posticus hart am Knochen im Bogen herumläuft und die Knochen selbst ihrem Zuge entsprechend sich wälzen, wird auch in den höchsten Graden der Contractur die Sehne niemals abgehoben und strangförmig unter der Haut vorspringend gefühlt. Ihre Durchschneidung geschieht am zweckmässigsten unmittelbar hinter dem Os naviculare, dessen Tuberositas meist deutlich fühlbar ist; doch wird man bis auf den Knochen selbst einschneiden müssen, auf seine untere Fläche zu, um einigermaassen sicher zu sein, sie auch getroffen zu haben. Die Sehne des Flexor longus communis ist ihr benachbart und wird wohl meistens gleichzeitig durchschnitten werden. — Die Sehne des Tibialis posticus breitet sich unmittelbar über die Knochen und Gelenke der Fusswurzel aus. Die Sehnen des Flexor longus hallucis und Flexor communis liegen nächst ihr am tiefsten in der Planta, gehen oberflächlich über die Ausbreitung jener Sehne hinweg und kreuzen sich ihrerseits [1]).

[1]) Beim Talipes varus sind ausser dem M. tibialis posticus noch andere Muskeln und Sehnen verkürzt, doch entweder nur consecutiv und in leichterem Grade, oder primitiv zugleich mit jenem und bedingen alsdann anderweitige Complicationen, wie mit Pes equinus (die Wadenmuskeln), mit Zehenverkrümmung (Flexores longi und Plantarmuskeln), mit starker Seitenbeugung (M. tibialis anticus); die dem Varus eigenthümliche Verdrehung im Mittelfussgelenk kann aber einzig durch den Tibialis posticus bewirkt werden. Wenn nichts desto weniger auch beim einfachen Varus die Durchschneidung der Achillessehne zur Geraderichtung sich förderlich zeigt, so mag diess darin seinen Grund haben, dass ein mächtiger Muskelwiderstand, welcher der orthopädischen Behandlung sich entgegen stellen kann, überhaupt wegfällt und dadurch die Aufrichtung und Auswärtsdrehung des Fusses erleichtert wird. Der Gegendruck, den diese Stellungen auf die Muskeln ausüben, fällt nun den Sehnen der Sohlenmuskeln allein zur Last; sie haben nunmehr allein noch den Fuss zu strecken und beim Gehen die Körperlast über dem Fussgewölbe zu tragen. Von dieser Einwirkung hat aber die verkürzte Sehne des Tibialis posticus zunächst und am meisten auszuhalten. So scheint die Durchschneidung der Achillessehne indirect abschwächend auf die Contractur des Tibialis posticus einzuwirken, indem sie ihm auch die Fixirung des Fusses im Fussgelenke zum grösseren Theil überträgt und dadurch seine Wiederausdehnung fördert.

Die pathologische Anatomie des Talipes varus ist in ihrer Deutung äusserst schwierig. Es giebt congenitale Fälle, bei denen Muskeln und Nerven auch nach langjährigem Bestehen gar keine Erkrankung zeigen. Sie sind in der falschen

Der Muskelbauch des *flexor longus hallucis* reicht oft bis tief an der hinteren Fläche der Fibula herab, läuft kurz spitzig in eine starke Sehne aus, welche durch den unteren Abschnitt des Interstitium interosseum sich schräg nach innen richtet und hier bisweilen noch von einem Schlitz des M. tibialis posticus eingeschlossen wird. Sie verläuft dann längs dem hinteren Umfange des Fussgelenkes unter dem Sustentaculum tali her durch die innere Furche des Calcaneus und wendet sich dem inneren Fussrande zu. Die Sehne des *flexor communis*, indem sie der Sehne des Tibialis posticus den Knöchelrand überlässt und hinter ihr wegtritt, verläuft längs dem unteren Rande des Talus vor dessen Sustentaculum her und wendet sich sodann zur Mitte der Fussohle. Hiebei kreuzt sie sich unterhalb und hinter dem Os naviculare mit dem Flexor longus in der Art, dass sie oberflächlich über ihn wegtritt und oft ein Sehnenfascikel von ihm in

Stellung des Fusses aufgewachsen und ihr accommodirt. Andere beruhen auf einseitiger Lähmung der Peronei und diese Muskeln zeigen sich dann mehr oder weniger geschwunden, aber auch der M. tibialis posticus ist wegen mangelnder Uebung und Schonung der Extremität nur schwach entwickelt. Noch andere beruhen auf unzweifelhafter primitiver Contractur dieses Muskels; sie führt zu straffer Verkürzung und starker Entwicklung seiner Sehnenstränge, geht aber schliesslich in fettige Entartung sowohl der contrahirten, als der expandirten Muskeln aus. Wieder andere treten auf bei progressiver Muskelatrophie und zeigen ein gar buntes Verhalten der Muskeln. — Die Nerven sind bald normal, bald auf einer Seite, der gelähmten, atrophirt; auf der contracten Seite zeigen sie mitunter deutliche Spuren von Neuritis; in noch anderen Fällen sind sie auf beiden Seiten völlig untergegangen, ohne dass man immer zu bestimmen vermöchte, von welchen Bedingungen die Veränderungen abhängen und in welchem Zeitverhältniss sie zur Entwicklung des Talipes varus stehen. Auch die Gefässe, zumal die Gefässscheiden und Venen sind häufig erkrankt. Von den Gelenken und Knochen selbst darf man annehmen, dass ihre Veränderungen in Form und Verbindungen nur eine Folge der Verschiebung seien. — Es würde mich zu weit führen, wenn ich die bei früherer Gelegenheit (a. a. O.) gegebenen Befunde noch durch weitere Beispiele ergänzen wollte, zumal für die Causalbeziehungen und Zeitverhältnisse noch wenig Zusammenhang hineinzubringen ist. Auch ist nicht Alles Talipes varus, was man bisher dafür angesehen hat, und bin ich selbst erst in neuerer Zeit auf diesen Unterschied aufmerksam geworden. Die Aehnlichkeit ist täuschend, es giebt aber thatsächlich Fälle von anscheinlichem Varus, welche in Wirklichkeit ein Valgus sind, bedingt durch Contractur des Peroneus longus (s. u.).

ihre Ausbreitung aufnimmt. Die Sehne des Flexor longus hallucis verläuft alsdann längs der unteren Fläche des 1. Metatarsus und der grossen Zehe bis zum äussersten Glied derselben; die Sehne des Flexor communis verstärkt sich noch durch einen kurzen platten Muskel, den *m. plantaris brevis,* welcher von der inneren unteren Fläche des Calcaneus entspringend ihr von aussen sich anschliesst, die Sehne in ihrer Lage fixirt und die gerade Richtung ihrer Zugswirkung sichert. Sodann zerfällt die Sehne des Flexor communis in 4 einzelne Stränge, an deren Tibialseite die *mm. lumbricales* sich anlegen. Sie begeben sich in besonderen Scheiden längs der Plantarfläche der übrigen Zehen zu deren äussersten Phalangen. — An ihrer Umbiegungsstelle unter dem Malleolus internus zur Plantarfläche sind die drei langen Muskelsehnen einzeln in besondere fibröse Synovialrinnen eingeschlossen. Der Tibialis posticus und Flexor communis liegen jedoch an ihrer Kreuzungsstelle hinter dem Malleolus in einer gemeinsamen Sehnenscheide. Durch faserstoffige trocknende Exsudation soll auch in ihnen mitunter die Tenalgia crepitans vorkommen.

In der Fussohle werden diese Sehnen bedeckt und umgeben von den kurzen Plantar- und Zehenmuskeln. Der *m. flexor brevis communis* nimmt der Länge nach die Mitte der Fussohle ein. Er entspringt von der vorderen unteren Fläche des Fersenhökkers, verwebt und verwachsen mit der starken Plantaraponeurose, welche seine untere Fläche überzieht. Er breitet nach vorn zu vier Bündeln und Sehnen sich aus, welche gespalten die Sehnen des Flexor longus durchtreten lassen und an die Basis der zweiten Phalanx der 4 äusseren Zehen sich inseriren. Den inneren Rand der Fussohle nimmt der *m. abductor hallucis* ein. Er entspringt mit einem hinteren längeren Bauche, über welchem die langen Muskeln zur Fussohle durchtreten, von der Innenfläche des Lig. laciniatum, der inneren Seite des Fersenhöckers, von den Bändern und Sehnenscheiden an der unteren Fläche des Talus und Os naviculare, so dass er die ganze innere Einbucht des Fusses und den unteren Winkel des Sinus tarsi einnimmt; sodann mit einem kurzen 2. Bauche von der unteren Fläche des Os metatarsi hallucis; beide vereinigt setzen sich mit kurzer starker Sehne, über die Gelenkverbindung hinwegtretend, an dem freien inneren Rand der Basis der 1. Phalanx fest. — Ihm entspricht am äusseren Fussrande der Planta der *m. abductor digiti minimi.* Er entspringt starksehnig und zum Theil aponeurotisch von der äusseren Seite der unteren Fläche des Fersenhöckers, ist mit dem Lig. calcaneo-styloideum innig verwachsen und mit ihm von der Ferse zur Apophyse des 5. Metatarsus herübergespannt; er verstärkt sich durch einen zweiten kürzeren Bauch von der unteren äusseren Fläche des Mittelfussknochens, verläuft neben dem Flexor brevis communis nach aussen und ist mit kurzer rundlicher Sehne an der äusseren Seite der Basis der 1. Phalanx befestigt. — Ueber diese drei Muskeln der Fussohle ist die *fascia plantaris* ausgespannt. Sie ist mit den Insertionen der Dorsalfascie beiderseits am Fussrande verwachsen, bildet mit ihr das über dem oberen Rande des Abductor digiti minimi hergezogene Ligamentum calc.-styloideum, verstärkt sich durch die aponeurotischen Ursprünge der Seitenmuskeln und verschmilzt vollständig in der Mitte der Sohle mit der dem Flexor brevis communis eigenthümlichen Plantaraponeurose. In die Muskelfurchen zu beiden Seiten des Flexor br. communis ist sie tief hereingezogen und fest verwachsen. Nach innen wird sie besonders auch durch ein breites Sehnenfascikel des Tibialis posticus befestigt, welches vor seiner Insertion am Kahnbein sich ablöst und in der Tiefe über den Abductor hallucis herüberlaufend mit der inneren Falte der Plantaraponeurose verwächst und diese angezogen hält. Die Sehne des Tibialis posticus hat das Eigenthümliche, dass sie mehr oder weniger mit ihrer sehnigen Scheide verwächst und so verstärkt ihre Ausläufer bildet. Eine separate Scheide oder Synovialhülle ist an ihnen nicht mehr darzustellen.

An der Planta des Vorderfusses liegen über jenen Hauptmuskeln und den Sehnen der langen Flexoren noch eine Anzahl kurzer Muskeln der einzelnen Zehen. Sie sind vielleicht von Bedeutung für die so häufigen Zehenverkrümmungen. Der *flexor brevis hallucis* hat in Ursprung und Verlauf manches Unbeständige, doch fehlen niemals zwei kurze Muskelzipfel, welche über die Sesambeine herübertretend an die Basis der ersten Phalanx sich anheften. Bald entspringen sie selbständig, der innere von einem sehnigen Fortsatz der Plantaraponeurose (ihrer inneren Falte) und der unteren Fläche des ersten Keilbein, der äussere vom ligamentösen Apparat der Höhlung des Fusses und der äusseren Keilbeine; bald aber auch löst sich der innere Bauch vom kurzen Kopf des Abductor, der äussere vom inneren Bauch des *adductor hallucis* ab. Der letztere Muskel entspringt einmal vom Os cuboideum und der Sehnenscheide des Peroneus longus mit einem inneren, schräg durch die Planta des Vorderfusses zum äusseren Sesambein und der Basis hallucis verlaufenden Muskelbauche, sodann mit einem kleineren transversalen Kopfe, welcher vom äusseren Umfange des 4. Metatarsalkopfes entspringend, über den Sehnen der Flexoren quer unter den Metatarsalköpfen herläuft und mit der Sehne des inneren Bauches sich verbindet. — Der *m. flexor brevis digiti minimi* entspringt von der Basis des 5. Metatarsalknochens und ihrer Umgebung und geht zur unteren Fläche der ersten Phalanx.

Die in den Zwischenräumen der Mittelfussknochen gelegenen *mm. interossei* müssen wahrscheinlich in ähnlicher Weise wie bei der Hand, von ihrer einfachen Contentivwirkung und ihrer einseitigen Beziehung zur Axe des Fusses abgesehen, den einzelnen Zehen selbständig zugetheilt werden. Sie ergänzen alsdann die Reihe der Ab- und Adductoren, soweit sie für die grosse und kleine Zehe als solche besonders benannt sind, namentlich deren kurze Bäuche. Nach Jarjavay [1]) unterscheiden sie sich in ihrer Befestigungsweise von den Metacarpalmuskeln dadurch, dass sie nicht in die Dorsalaponeurose übergehen, sondern zu beiden Seiten an der Basis der 1. Phalanx sich inseriren. Ebenso wird ihr Verhalten von Dursy beschrieben [2]). Demnach würde ihnen bei ihrer Zusammenwirkung nur eine Beugung der 1. Phalanx,

[1]) *Anat. chir. II,* 771.
[2]) Zeitschr. f. rat. Med. VI, 3, 1855.

aber ohne Streckung der entfernteren Gelenke zukommen. Auch die Verkrümmungen der Zehen machen dieses wahrscheinlich. Mir scheint indessen ihre Insertion zu schwanken, indem bald einzelne Zipfel in die Dorsalaponeurose übergehen, bald nicht. Jedenfalls, sobald durch die Wirkung der Extensoren die 1. Phalanx gehoben wird, wirken auch die Interossei retrahirend auf dieselbe und befördern die Verschiebung ihrer Basis über die Köpfe der Metatarsalknochen, welche sie schlingenförmig umfassen.

Von der Fibularseite des Unterschenkels steigen in einem besonderen Sehnenfach der Fascia suralis die *mm. peronei* zur äusseren unteren Seite des Fusses herab. Der Peroneus longus liegt zu oberst, der brevis unter ihm an der Fibula. Ihre Sehnen laufen in einer gemeinsamen Synovialscheide und einem starken fibrösen Kanal unter dem Retinaculum der Fascie hinter und unter dem äusseren Malleolus herum. Dann trennen sie sich, die Sehne des P. brevis geht durch einen Sulcus calcanei längs dem Os cuboideum zur Apophyse des 5. Metatarsus; die Sehne des P. longus tritt unterhalb eines den Sulcus calcanei abgrenzenden Knochenvorsprunges nach vorn, biegt dann um den äusseren Fussrand zur Sohle um, tritt über dem Lig. calcaneo-styloideum und dem Abductor digiti minimi weg, wird zwischen dem Processus styloideus des 5. Metatarsus und einem von der unteren Fläche des Würfelbeines ausgehenden Knochenkamm vom *sulcus ossis cuboidei* aufgenommen und durchläuft bogenförmig in starker fibröser Scheide eingeschlossen die Basis der Metatarsalknochen, bis sie vorzugsweise an der Basis der ersten sich festsetzt. Sie ist wie eine Schleuder um die Fusswurzel gezogen und hat ihre Zugsrichtung von vorn und innen nach aufwärts und aussen. An der Umbiegungsstelle unter dem Sulcus ossis cuboidei enthält die Sehne einen scheibenförmigen öfter verknöcherten Sesamknorpel eingeschlossen, durch welchen sie in ihrer Breite ausgespannt und vor Torsion bewahrt wird. Ihrem eigenthümlichen Verlaufe nach wird bei Contracturen auch diese Sehne unter dem Fusse garnicht und unter dem Malleolus durch

Einziehung des Fersenbeines nur wenig vom Knochen abgehoben und fühlbar angespannt. — Durch gewaltsame Distorsion des Fusses soll die Sehne des Peroneus longus unter Zerreissung ihres fibrösen Kanales nach aussen auf den äusseren Knöchel luxirt werden können. Jarjavay beobachtete einen Fall, in welchem solche Verschiebung der Sehne sich auf die geringste Contraction des Muskels wiedererzeugte und ebenso leicht durch geeigneten Druck sich wieder reponiren liess. Nach Schiff soll es endlich manchen Personen möglich sein, die Malleolarsehnen der einen oder anderen Seite willkürlich unter gnubsendem Geräusch über die Spitze des Malleolus überspringen und zurücktreten zu lassen.

Der Peroneus brevis besorgt für sich die gerade Abduction des Fusses, der Peroneus longus dieselbe mit gleichzeitiger Rotation des Vorderfusses in Pronation. Unter Talipes valgus versteht man im Allgemeinen jene Schiefstellung des Fusses, bei welcher der äussere Fussrand und Fussrücken stark erhoben, die Planta aber gestreckt und voll ist. Man sieht und fühlt die Sehnen der Extensoren, des Peroneus tertius und brevis stark angespannt, den äusseren Malleolus verstrichen, den inneren hervorgewölbt und zugleich den ganzen inneren Fussrand, zumal das Capitulum tali stärker hervorragend. Durch lang dauernde Abduction kommt es allmählig auch zu einiger Verschiebung und Abschleifung der Knochenflächen durch den beständigen Druck und eine mässige Auswärtsdrehung gesellt sich hinzu. Lacour[1]) beobachtete eine solche Subluxation des Os naviculare nach aussen vom Astragalus, indem der Hals und das Capitulum des Astragalus an ihrem äusseren Umfange durch Druck atrophirt waren, während das Kahnbein sich in Berührung mit der Fibularfläche des Astragalus verschoben hatte. Auch sollen nach Broca die Gelenkflächen der Ossa cuneiformia sehr schief geneigt werden. Die Bänder sind trotz dem sehr derb und stark entwickelt, aber gedehnt und verlängert. — Ausser dieser gewöhnlichen Form des Talipes valgus giebt es eine andere, welche auf den ersten

[1]) *Gaz. d. hôp. No.* 53, 1856.

Blick für einen Talipes varus imponirt. Ich habe ihn selbst erst bei Duchenne, obwohl auch er ihn noch für einen gewöhnlichen Klumpfuss hielt, aus der ganz besonderen Wirkung des Peroneus longus unterscheiden gelernt. D. hat diese Form neuerdings als *pied creux* beschrieben und folgendermaassen entwikkelt [1]). Er bezeichnet den Peroneus longus als Extensor abductor, was übrigens auch der P. brevis ist, so dass man ihn richtiger als Extensor pronator unterscheiden dürfte. Der Muskel zieht den inneren Rand des Vorderfusses herab und hält durch seine Sehne wie durch ein Ligament den 1. Metatarsalknochen in dieser Stellung der Abdachung, wodurch das Fussgewölbe sich vertieft. Ausserdem giebt er dem Fusse eine Drehung, durch welche der äussere Rand aufsteigt und der Fuss in Abduction tritt. Bei dieser Rotationsbewegung dreht sich der Calcaneus in gleichem Sinne unter dem Astragalus. Sind die Muskeln der Extension und Adduction des Fusses gelähmt, so wird durch einseitige continuirliche Wirkung des Peroneus longus der Vorderfuss gegen den Hinterfuss gebeugt und die Planta winkelförmig der Quere nach eingezogen. Der Hinterfuss befindet sich wie in flectirter Stellung nach hinten abgedacht. — Die tiefere Aushöhlung der Planta ist das zunächst hervorstechende; es unterscheidet sich übrigens diese Form der Verkrümmung, die man auch als Knickfuss bezeichnen könnte, vom Talipes varus dadurch, dass die gleichzeitige Adduction fehlt. Der Fuss ist nicht nach einwärts gerichtet, sondern mit dem Vorderfuss abwärts gesenkt und nach aussen gedreht, der äussere Fussrand ist erhoben und der Malleolus internus tritt stärker hervor. — Fehlt der Peroneus longus oder ist er vollständig atrophirt, so kann der 1. Metatarsalknochen nicht mehr fest gegen den Fussboden aufgesetzt werden; zum Ersatz werden die Muskeln der grossen Zehe und der Tibialis posticus angezogen; es entsteht der paralytische Talipes varus, der im Allgemeinen eine geringere Deformität hervorruft, als wenn er aus primitiver Contractur dieser Muskeln hervorgeht. Duchenne, der über die Wirkung des

[1]) *Gaz. d. hôp. No.* 66, 1856.

Tibialis posticus, über die Formveränderung und den anatomischen Zusammenhang des Talipes varus keine bestimmte Ansicht äussert, bezeichnet jene paralytische Form als Plattfuss, bemerkt aber wieder in Bezug gerade auf solche Formen vielleicht sehr treffend, dass die meisten Klumpfüsse, welche durch den Sehnenschnitt geheilt wären, nur dadurch Erfolg gehabt hätten, dass auch die letzten noch contractilen Muskeln des Fusses ausser Thätigkeit gesetzt und damit die Paralyse vollständig gemacht sei. Soviel ist allerdings wahr, dass Kinder, deren Unterschenkelmuskeln vollständig atrophisch und unthätig sind, wohl den Fuss etwas schleifen, die Ferse nicht vom Boden bringen und die Zehen nicht erheben können, aber mit gut geformtem Fusse und relativ besser gehen, als mit dem Klumpfuss.

Zu den selteneren Formen der Fussverkrümmung gehört der Hackenfuss, der höchste Grad von Flexionsstellung des Fusses. Es ist leicht zu entnehmen, welche Muskeln hiebei — gleichviel aus welcher Ursache — die abnorme Stellung fixiren und welche andrerseits erlahmt sein müssen. Ein niederer Grad dieser Behinderung stellt sich auch nach Ruptur des Tendo Achillis ein. Sie betrifft bald die Sehne selbst, bald ist auch ein Bruchstück des Calcaneus von ihrer Insertion mit abgerissen. Der Muskel, in Folge der erleichterten Last und der aufgehobenen antagonistischen Gegenwirkung der Beugemuskeln, zieht sich mehr oder weniger zurück, so dass man 2 Querfinger und mehr in die Rupturstelle hineinlegen kann. Es hält sehr schwer eine genaue Coaptation zu erreichen. Das Interstitium füllt sich mit Narbenmasse und die Absprengung des Fersenhöckers mit Callus, wodurch der Angriffspunkt der Sehne weiter hinausrückt; die Flexoren bekommen ein mässiges Uebergewicht und ziehen die Ferse nach hinten herab, der Fuss wird durch den Zug der Peronei etwas nach aussen gestellt und die Kranken können beim Gehen die Ferse vom Boden nicht lösen.

Eine ziemlich häufige Verkrümmung ist der *pes equinus*, bald secundär auf scheinbare oder wirkliche Verkürzung der Extremität, bald aber auch idiopathisch. Im ersteren Falle zeigt sich die fehlerhafte Stellung anfangs bloss beim Gehen: die Ferse ist heraufgezogen und der Kranke geht auf den Zehen; bei ruhiger Lage findet sich dagegen der Fuss noch in normaler Haltung und erst bei längerer Dauer wird die Abwärtsneigung des Fusses einigermaassen beständig. Auch bei primitiver Lähmung der Flexoren (des Tibialis ant., Peroneus ant. und lateralis, Extensores longi) verhält es sich meist so, dass man den Fuss leicht in die normale Stellung zurückführen kann, sich selbst überlassen, fällt er indess wieder in die falsche zurück. Bei der idiopathischen Contractur findet sich der Pferdefuss mit den höchsten Graden der Verkrüppelung und unbeweglich retrahirt. Die Deformität besteht in höchster Geradestreckung, wenn hauptsächlich nur die Wadenmuskeln contrahirt sind und die Hacke heraufgezogen wird. Es gesellt sich Talipes varus hinzu, wenn zugleich der Tibialis posticus, Flexor longus hallucis und die inneren Muskeln der Planta verkürzt sind. Diese einseitige Complication wird durch Verkrümmung in der geraden Axe ersetzt, wenn nächst dem Tibialis posticus auch noch der Peroneus longus und die sämmtlichen Plantarmuskeln den Vorderfuss nach abwärts krümmen.

Bei diesem höchsten Grade des Pferdefusses durch Zusammenwirken sämmtlicher Extensionsmuskeln fand ich den Fussrücken bucklich gewölbt, die Fussohle tief ausgehöhlt, die Metatarsalköpfe nach abwärts luxirt, den Vorderfuss im Mittelgelenk stark nach abwärts geneigt, die ersten Phalangen der Zehen nach aufwärts gerichtet und auf die Dorsalfläche der Metatarsalköpfe verschoben, ihre unteren Phalangen krallenförmig eingezogen, den Fersenhöcker hinaufgerückt, den ganzen Fersenknochen nach hinten auswärts gedreht, so dass der Ansatz der Achillessehne ganz auf den inneren Rand der Tuberositas sich verzogen hatte. Die Plantaraponeurose war sehr verkürzt und straff, mit der Haut dicht und innig verwachsen, die Fussohle selbst von den Seiten zusammengedrückt; das Kahnbein, stark aufwärts nach hinten gezogen, hatte seinerseits das Sprungbein hinaufgedrängt und nach aussen um die Axe gedreht. Der innere Rand des Astragalus war durch Druck vollständig geschwunden, das Köpfchen und der Hals des Astragalus keilförmig von der Seite zugeschärft und nach aussen gedrängt, wurde nach innen vollständig vom Kahnbein überragt, so dass durch diese Einsenkung die Sehne des Tibialis posticus, eingeschlossen in ihrem fibrösen Kanal, zickzackförmig am inneren Knochenrande verlief. Das Gelenk zwischen dem Talus und Kahnbein war ganz schief abgeschliffen, nach abwärts und vorn gerichtet. Vor dem Kahnbein ragte wieder das erste Keilbein nach unten mit Abstufung hervor, durch die gewaltsame extendirende Wirkung des Peroneus longus und Tibialis posticus nach hinten herauf und gegen die Sohle hereingezogen. Der innere Fussrand war tiefer eingezogen, als der äussere, doch ohne Einwärtsdrehung der Sohle. Zur Extension des Fusses gesellte sich die der Zehen. Die Sehnen der langen Extensoren waren von der Basis der Zehen bis über ihr zweites Gelenk im Winkel abgezogen und durch eine sehnige Zwischenmembran — die segelförmig abgehobenen Dorsalaponeurose — mit dem Zehenrücken verbunden. Es schien sich auch die Contractur der Interossei, deren Sehnen deutlich in die Dorsalaponeurose übergingen, in diesem Sinne zu betheiligen und in Folge der Abweichung die Aufrichtung der ersten Phalangen zu vermehren. Auch die Sehne des Tibialis anticus war breit flügelförmig über dem ersten Keilbein ausgespannt, hatte indessen seine Abwärtsstreckung nicht verhindert. Die Alteration der Muskeln verhielt sich übrigens recht bunt; der Extensor brevis war durch Druck fast vollständig verschwunden, der Gastrocnemius und Peroneus longus in reine Fettmasse verwandelt, der Soleus und die Flexores longi und Peroneus brevis noch muskelstreifig, der Tibialis anticus und die Extensores longi, sowie die Muskeln der Planta noch ziemlich wohl erhalten, der Tibialis posticus am wenigsten verändert, nur in seinem Volumen verringert. Offenbar war in den erst genannten Muskeln die Erkrankung am weitesten vorgeschritten und am frühesten aufgetreten. Wo die fettige Umwandlung sich einstellte, begann sie ziemlich regelmässig am unteren Abschnitt des Muskelbauches, und wo sie höhere Grade erreichte, waren auch die Synovialscheiden verödet, die Sehnen mit einem lockeren Fettpolster umwachsen. Die meisten Dorsalligamente waren stark gedehnt, die Articulatio tali calcanea nach aussen unter ihrer Kapsel offen stehend, ebenso das Fussgelenk selbst über dem abwärts geneigten Astragalus klaffend nach vorn und aussen.

Es kommen ausser diesen Schiefstellungen und Verkrümmungen des Fusses noch andere Formen vor, welche theils auf einer traumatischen Verschiebung der Fusswurzelknochen beruhen, theils nach Resection oder Exarticulation einzelner Fussknochen und Abtheilungen entstehen, theils endlich in complicirteren mechanischen und pathologischen Vorgängen begründet sind. Zu den letzteren gehören insbesondere die Verkrümmungen der Zehen. Auffallen wird es vielleicht, wenn wir in dieser Beziehung auf eine sehr gewöhnliche und oberflächliche Affection recurriren, welche in der Haut als Leichdorn oder *clavus* beginnt; diese sind aber nur die äusserliche Zugabe und der niederste Grad eines Uebels, welches unter besonderen Verhältnissen zum Ulcus perforans pedis, zur bucklichen Exostose, zur Zehenverkrümmung sich gestaltet. Der Grund zu diesen an sich meist geringfügigen, aber oft sehr quälenden Leiden wird schon im jugendlichen Alter gelegt, und die häufigste Ursache ist ein zu enges und insbesondere zu kurz gewordenes Schuhzeug. Ist nämlich bei unserem überall fest anschliessenden Fusszeug der Fuss, wie man sich ausdrückt, herausgewachsen, so dass die Zehen in ihm nicht mehr frei sich legen und strecken können, so krümmen sie sich, und die hervorragendsten Stellen, meist die mittleren Gelenke, sind dem Druck und der Reibung des Oberleders ausgesetzt. In den antiken Bildhauerwerken ist die zweite Zehe von allen die längste; bei uns findet sich ein solches Muster nur selten, die Zehe ist verkürzt, mehr weniger gedreht und verkrümmt. Auch der Hallux trotz seiner Stärke und der Stütze, welche er nothwendig dem Fusse bei aufrechter Stellung verleihen muss, ist nicht selten aus seinem Platz verdrängt, nach aussen unter die Nachbarzehe oder über dieselbe hingedreht. Die äusseren Zehen sind unter einander geschoben, der ganze Fuss künstlich zugespitzt und verkürzt. Oft beschränkt sich die Verschiebung nicht auf die Zehen; die Mittelfussknochen, statt in angemessenen Zwischenräumen parallel neben einander zu liegen und ein gleichmässig abfallendes Gewölbe zu bilden, sind bisweilen um ihre Axe gedreht und eng an einander gerückt, dachziegelförmig schräg gestellt. Ueberall wo in Folge dieser Torsionen die Knochen unter die Weichtheile gepresst und äusserlich gedrückt werden, so wie auch über den Einbiegungsstellen, in welche wieder die Falten des Lederzeuges sich hineinlegen und Einschnürung bewirken, entstehen zunächst Callositäten in der Haut. Wo der darunter liegende Knochen glatt ist und die Gelenke eine stärkere Verschiebung mit Hervorragung nicht leicht gestatten, z. B. auf dem Fussrücken, der sog. Wrist, bleibt es in der Regel bei der Schwiele; so auch wo unter ihr noch ein reichliches Fettpolster sich befindet, z. B. hinter der Ferse. Wo aber unter einer Schwiele der Knochen vorspringt und freiliegt, über den gebeugten Gelenken der ersten Phalangen, über dem eingeschnürten Metatarso-phalangealgelenk der kleinen und grossen Zehe, über dem inneren Umfange des Metatarsalkopfes der auswärts gerichteten grossen Zehe, hier bilden sich sehr bald im lockeren Zellgewebe Schleimbeutel unter der Callusdecke. Durch fortgesetzte Reizung entzünden sich diese Schleimbeutel, die Reizung theilt sich dem unter ihnen frei liegenden Periost mit, es entsteht ein warzig höckeriger Auswuchs am Knochen, der Schleimbeutel verwächst mit dem Periost, obliterirt strangförmig unter reichlicher Fettablagerung im Umkreise; Kalksalze setzen sich mitunter in den Schleimbeutel und seinen späteren Verbindungsstrang zwischen dem äusseren Callus und der Exostose ab; die Schwiele nach Abtragung der äusseren Schichten erscheint eingezogen und ein stacheliger Fortsatz — der Leichdorn — erstreckt sich in die Tiefe und reicht nach unten zu sich wieder ausbreitend bis auf den Knochen. In dem lockeren Fettgewebe, welches den Schleimbeutel und später den Narbenstrang umgiebt, finden sich reichlich ausgedehnte Gefässe, insbesondere Venen. Diess ist der Hergang und anatomische Befund, wie er sich leicht und häufig an Leichen constatiren lässt. Beim gewöhnlichen Clavus bleibt es dabei; wenn aber in Folge von Contractur oder Entzündung der Gelenke, zumal der Arthritis chronica sicca, die Knochen in höherem Grade verkrümmt und verunstaltet werden, wenn die Callositäten und Schleimbeutel sich an Stellen entwickeln, wo sie tiefer gelegen sind und ausgedehnter werden, dann kommt es zu Subluxationen der Gelenke, tiefer Abscess- und fistulöser Geschwürsbildung. Ist der Hallux zunächst aus äusserer Ursache nach aussen verschränkt und über die Nachbarzehe hinaufgerückt, so gesellt sich Contractur des Extensor proprius brevis und longus hinzu und zieht ihn mehr und mehr zur Seite nach oben. Hatte die Verschiebung hingegen primär unter die Nachbarzehen stattgefunden, so verfallen der M. adductor mit dem Transversalis plantae und Flexor brevis proprius in Contractur und ziehen den Hallux quer in die Planta unter die Wurzel der übrigen Zehen. Diese werden ihrerseits dadurch gehoben, der Angriffswinkel für die gemeinsamen Zehenstrecker vergrössert und Contractur der Zehen mit Aufrichtung der ersten Phalangen ist die Folge. In beiden Fällen, der Hallux sei über oder unter die Zehen verzogen, wird durch den Seitendruck der Muskelcontractur auch der Vereinigungswinkel der beiden Hebelarme zwischen dem Hallux und erstem Mittelfussknochen stärker herausgetrieben, der

Kopf des Metatarsus stark nach innen vorspringend, das Interstitium interosseum nach vorn erweitert; die Basis der ersten Phalanx gleitet auf die innere Fläche des Gelenkkopfes herüber; diese wird durch Druck atrophirt, schief abgedacht, während sie gegen den freien Rand sich zackig erhebt und die Basis der Phalanx überragt. Der Gelenkkopf wird an seinem inneren Umfange durch Callosität und Schleimbeutel geschützt, in Folge der Periostalreizung aber zugleich wulstig verdickt. Durch Immobilität, chronisch entzündliche Reizung wird die Gelenkhöhle verödet; nicht selten gesellt sich eine Arthritis chronica sicca hinzu, steigert die Deformität, ist dann aber auch über andere Gelenke der Fusswurzelknochen verbreitet. Ich habe besonders in einem Falle die sämmtlichen Fusswurzelknochen gleichzeitig durch Erweichung und Druck in ihren Formen verunstaltet, an ihren Gelenkrändern mit reichlichen frischen Knochenkämmen überwachsen, die Gelenkhöhlen mit Synovialzotten besetzt gefunden [1]).

Sind die Zehen nach aufwärts verkrümmt, mit oder ohne Deviation des Hallux, so verfallen sie dem Zuge der Extensoren und einmal aufgerichtet auch einer Streckwirkung der Interossei. Die vorderen Gelenke bleiben gegen die Planta verkrümmt, die ersten Phalangen aber werden auf die Rückseite der Metatarsalköpfe und sogar hinter dieselben hinaufgezogen, die Köpfe der Mittelfussknochen dagegen stark abwärts gegen den Ballen der Zehenwurzel hereingedrückt. Es entsteht eine vollständige, aber intracapsuläre Luxation in den Metatarso-phalangealgelenken. Ueber dem Zehenrücken bilden sich Clavi, an der Sohle aber entstehen im Zehenballen durch den Druck der Metarsalknochen und unter äusserlich in der Haut entwickelten Schwielen tiefe und geräumige von Fettwülsten umgebene Schleimbeutel. Hier besteht wegen der tiefen Lage der Knochen und des Umfanges der Schleimbeutel keine Neigung zur adhäsiven Verwachsung

[1]) Eine sehr gute Beschreibung speciel „über die sog. Exostose der grossen Zehe" hat Volkmann in Virchow's Arch. Bd. X, H. 3 gegeben. Er legt besonders auch auf die Verschiebung der Sesambeine in's Spatium interosseum Gewicht, auch den Einfluss der Arthritis chronica macht er geltend, doch möchte sie wohl meist nur als Complication bestehen.

und Narbenbildung mit Knochenauftreibung, wohl aber tritt unter dem dicken Calluspanzer durch fortwährende Druckwirkung nicht selten eine phlegmonöse Entzündung der Schleimbeutel und ihrer Umgebung auf, auch Blutaustretung durch Quetschung ist nicht selten. Die Schwiele bleibt hart und leistet dem Durchbruch Widerstand, so dass dieser oft erst später und in der Umgebung erfolgt. Spaltet man die Callusdecke, so gelangt man in eine tiefe von Eiter, Blut und Detritus gefüllte Höhle, in deren Grunde man die Knochen vorliegend fühlt. Der geöffnete Synovialsack geht in Verschwärung über, die Sehnen der Flexoren und Fascikel der Plantarfascie liegen als morsche zum Theil nekrotisirende weissliche Stränge zu Tage, die Knochen selbst können durch Vereiterung des Periostes stellenweise rauh und nekrotisch, die Gelenkhöhlen geöffnet werden und die Knorpel sich abstossen. Die Heilung erfolgt langsam. Sich selbst überlassen, kann diese in ihrem Durchbruch behinderte tiefe Entzündung mit Durchlöcherung und Caries der Gelenke sich compliciren, oder aufgebrochen, jaucht sie lange aus fistulösen tiefen Geschwüren. — Aehnlich wie hier kann unter denselben Bedingungen und gleichen Entwicklungsvorgängen das von Nélaton sog. *mal perforant du pied* auch an anderen Stellen: über der Fusswurzel, über dem Fersenhöcker auftreten und mit Caries der betreffenden Knochen und Gelenke sich compliciren, so dass schon grössere Exstirpationen und Exarticulationen am Fuss dadurch benöthigt wurden. Die eitrige Entzündung der Bursa am inneren Fussrand mit Subluxation des Hallux ist seltener, doch kann auch sie auf das Gelenk übergehen und die Resection erheischen.

Auch die traumatischen Verrenkungen des Fusses, insbesondere der Fusswurzelknochen, können, indem sie veralten, zu bleibenden Deformitäten werden, welche dem Fuss ein mehr oder weniger verdrehtes klumpfussartiges Aussehen geben. Es giebt dieser Verrenkungen eine grosse Reihe und gar mannigfaltige Formen. Selten bestehen sie bei der straffen Kürze der Gelenkbänder und der gegenseitigen Einkeilung der Knochen, dem engen und befestigten Anschluss der umgebenden Sehnen u. s. w. ohne tiefe ausgedehnte Rupturen der Ligamente, Zerreissung und Verschiebung der Sehnen, Abtrennung von Knochenstücken, welche an Kapselresten haften bleiben, ohne Diastase benachbarter Gelenke und Verknickung des ganzen Fusses. Doch können sie vollkommen subcutan geschehen und die Deformität sich so vertheilen, dass es schwer hält die wesentliche Dislocation zu unterscheiden. Je näher dem Tibio-tarsalgelenk, desto häufiger sind sie mit Fractur des einen oder anderen Malleolus, besonders des äusseren Knöchels verbunden, und können auch über diese übersehen werden. Vielleicht ist es kein Schaden für die Kranken, denn wenn auch die Reposition der Fussknochen nicht gelingt oder nicht versucht wird, so ist doch eine solche Verletzung ohne complicirende äussere Wunde im Allgemeinen nicht gefährlich. Die Kranken behalten wohl zeitlebens einen mehr oder weniger verkrüppelten Fuss, lernen ihn aber recht gut wieder brauchen. Dagegen scheint die in neuerer Zeit öfter empfohlene und ausgeführte Exstirpation der verrenkten Fusswurzelknochen, insbesondere des Astragalus, bei unversehrten Weichtheilen nicht rathsam zu sein. Ich habe sie einmal mit tödtlichem Ausgange vornehmen sehen, dagegen drei andere Fälle, in denen die dislocirten Knochen unberührt geblieben waren und die Betroffenen, bis auf eine mässige Verunstaltung des Fusses hergestellt, im freien, selbst angestrengten Gebrauch desselben unbehindert blieben [1].

[1]) Broca (*Gaz. d. hôp. No.* 82, 86, 96, 141, 1852) hat über die Luxationen der Fusswurzelknochen sehr gründliche Untersuchungen angestellt und zugleich die Frage über die Zulässigkeit der Exstirpation des Astragalus bei unversehrten äusseren Weichtheilen auf Grundlage eines reichen statistischen Materials ausführlich geprüft und sich durchaus dagegen erklärt. Der verhältnissmässig günstige Erfolg dieser Operation bei ausgedehnter Zerreissung der Weichtheile und mehr oder weniger vollständiger Lostrennung des Astragalus aus seinen Verbindungen, hat zu dem Glauben an die Unschädlichkeit dieser Operation überhaupt verleitet. Paul (Conservative Chirurgie, Breslau 1854) beruft sich auf 67 in der Literatur aufbewahrte Fälle von Verrenkung des Sprungbeines, in denen die Exstirpation des Knochens ausgeführt wurde, und nur 4 derselben hatten einen tödtlichen Ausgang. Die Mehrzahl der letzteren ist aber ohne Zweifel unbekannt geblieben, und schon Broca führt auf 68 complicirte Fälle mit sofortiger Exstirpation des Astragalus 9 Todesfälle an und einen 10., in welchem hinterher die Ampu-

Die vollständige *luxatio pedis* ist verhältnissmässig sehr selten. Sie findet statt, indem der Astragalus mit dem übrigen Fusse nach hinten oder vorn aus dem Malleolargehäuse herausgedrängt wird. Meist gleitet der Unterschenkel nach vorn über die Rolle des Talus weg, so dass dieser nach hinten stärker hervorragt, der Tendo Achillis stark angespannt wird und die Tibia auf dem Collum astragali ruht, wodurch zugleich der Fuss verkürzt erscheint. Ist daneben der Malleolus externus gesprengt, so tritt der Fuss in Abduction und der innere Knöchel ragt nach innen vor. — Eine Luxation des Fusses nach vorn kam zu Stande, indem ein Eisenbahnarbeiter den Fuss unter ein horizontal liegendes Schienenrad verwickelte, und wurde ihm durch dessen Drehung der Fuss unterausgezogen, d. h. nach vorn luxirt. Der Fuss war verlängert, die Ferse verstrichen, vor den Knöcheln auf dem Fussrücken als kugelige Erhabenheit stand die Rolle des Astragalus (Huguier). — Eine Luxation des Fusses mit Seitendrehung nach aussen oder innen vom Malleolargehäuse ist nur möglich bei gleichzeitiger Fractur und ausgedehnter Zerreissung der Weichtheile. Eine intracapsuläre Subluxation dagegen mit Auswärtsdrehung des Fusses begleitet in minderem

tation des Unterschenkels nöthig wurde. — Die Beobachtungen von einfacher Luxation des Astragalus ohne äussere Wunde, in denen die Genesung erfolgte ohne Operation und ohne dass die Reposition des verrenkten Knochens gelang, sie sind zu unscheinbar und chirurgisch sogar makelhaft, als dass sie viel verkündet werden sollten. Doch sind Broca 23 Fälle bekannt geworden, in denen unter solchen Umständen ein brauchbares Glied erhalten wurde. In 16 anderen Fällen trat Entzündung, locale Gangrän, Eiterung hinzu und musste hinterher die Exstirpation des Astragalus vorgenommen werden Der Erfolg dieser secundären Operation war, nach den publicirten Fällen zu urtheilen, ein sehr günstiger, denn es starb nur einer der Operirten und bei einem zweiten wurde hinterdrein die Amputation des Unterschenkels nöthig. In wieder 2 Fällen erlagen die Verletzten der Entzündung und Eiterung mit ihren Folgen, ohne dass eine Operation vorgenommen wurde. Endlich in 4 Fällen der einfachen Luxation wurde sogleich nach der Verletzung auf den dislocirten Knochen eingeschnitten und die Wunde erweitert; zweimal gelang es nun den Astragalus zu reponiren, zweimal wurde exstirpirt und von diesen beiden Operirten starb der eine. — Heilung mit Reposition des luxirten Knochens ohne Operation gelang nach den von B. gesammelten Beobachtungen in 14 Fällen.

oder stärkerem Grade die Fractur der unteren Gelenkenden der Unterschenkelknochen.

Die Luxation des Astragalus findet in sehr verschiedener Weise statt, und manche der als solche aufgeführten Formen ist nach Broca vielmehr eine *luxatio subtalica*, wobei der Calcaneus mit dem übrigen Fusse mehr oder weniger aus seiner Verbindung mit dem Talus herausgerissen und verschoben, der Astragalus selbst aber im Tibialgehäuse stehen geblieben ist, obwohl die Kapsel zerrissen und auch dieser Knochen eine Axendrehung erlitten haben mag. Eine genaue Scheidung mag in solchen Fällen oft nicht möglich sein; es sind eben mehrere Gelenke verrenkt, daher auch Verschiebung im Mediotarsalgelenke sich oft nothwendig hinzugesellt, und man mit gleichem Rechte eine Luxatio mediotarsalis wie die Luxatio tali in ein und demselben Falle statuiren könnte. Man kann indessen die Definition einer Luxation des Astragalus mit Broca auf jene Fälle beschränken, in denen dieser Knochen aus seiner Gelenkverbindung mit der Tibia und Fibula einerseits und dem Calcaneus und Os naviculare unterwärts mehr oder minder vollständig losgetrennt und aus seiner normalen Stellung in der Cavitas glenoidalis herausgewälzt ist. Der Calcaneus bleibt dabei mit den übrigen Fusswurzelknochen in normalem Zusammenhange. Fractur des Malleolus externus oder Diastase zwischen der Tibia und Fibula in der Cavitas glenoidea begleitet meistens diese Luxation, und wie es scheint auch die Luxatio subtalica; der Astragalus selbst ist öfter in zwei und mehr Stücke zerspalten. Die Luxation des Knochens in seiner Totalität oder des ausgelösten, grösseren vorderen Bruchstückes findet nun meist in der Art statt, dass der Knochen vorüberkippt und der Rollkopf desselben am Fussrücken vorspringt, zugleich findet aber eine Drehung desselben zur Seite und um die Längsaxe statt. Bei Rotation nach vorn und aussen wird der innere Fussrand in der Gegend des Os naviculare eingezogen, der Fuss erscheint seitlich geknickt, verkürzt, adducirt, dem Varus ähnlich. Seltener findet eine Rotation der Trochlea nach einwärts statt, der innere Fussrand wird niedergedrückt, der äussere erhoben, der Fuss wird verkürzt und dem Valgus ähnlich. In allen Fällen, wenn der Astragalus frei nach vorn herausgehoben wird, hört der Widerstand auf, welchen er dem Os naviculare entgegenstellt und dieses wird vorzüglich durch den M. tibialis posticus zugleich mit dem übrigen Vorderfuss aufwärts gegen die Sohle verzogen, der Calcaneus nach aussen gedrängt, so dass der Fuss gliederartig in sich zusammengezogen erscheint. Auch der M. tibialis anticus, der Extensor longus hallucis sind meistens angespannt. Der Astragalus ist öfter zwischen ihnen und den Sehnen des Extensor longus communis durchgedrängt und eingeschnürt. Die Durchschneidung dieser Sehnen nach frischer Verletzung hat in einigen Fällen die Reposition ermöglicht; die spätere subcutane Tenotomie scheint bei veralteten Fällen von Dieffenbach mitunter zur Hebung der Difformität unternommen zu sein. Mit welchem Erfolge vermag ich nicht zu sagen, doch habe ich einen Gypsabguss gesehen, der ihm widerstanden hatte. Durch die Wirkung dieser Muskeln, insbesondere aber der langen Sohlenmuskeln (Tibialis posticus und Peroneus longus) und auch des Triceps surae wird der dislocirte Knochen fest zwischen dem Rande der Cavitas glenoidea und der Fusswurzel eingeklemmt und durch Anspannung von Kapselresten und Ligamenten befestigt. Bei der geringen Handhabe, welche er ausserdem bietet, wird die Reposition noch mehr erschwert. Der Muskelzug ist so bedeutend, dass in einem Falle nach Exstirpation des Talus die gleichzeitige Diastase zwischen der Tibia und Fibula so lange fortbestand und sich regelmässig wiedererzeugte, bis ein Schienenverband die Malleolen von der Seite fixirte.

Einige besondere Abweichungen dieser Luxation sind die folgenden: Foucher zergliederte einen Fall, in welchem der Astragalus vollkommen quer gestellt war. Das Capitulum desselben bildete dicht unter dem Malleolus internus einen Vorsprung, der Rollkopf stand quer in der Cavitas, die Aussenfläche des Knochens war nach vorn, die Innenfläche nach hinten gerichtet. Es hatte mithin eine Drehung um die Verticalaxe stattgefunden. Der äussere Knöchel war unförmlich breit (wahrscheinlich fracturirt gewesen), der Fuss verkürzt, der Fussrücken breiter, Achillessehne eingezogen und der Fersenhöcker verstrichen, die Sohle abgeplattet, der innere Fussrand etwas heraufgezogen (*Revue méd. chir. Avril* 1855). In einem daselbst mitgetheilten Falle von

Thierry war dagegen der Astragalus im Halbkreis um seine Queraxe gedreht, so dass der Rollkopf unterhalb des inneren Malleolus vorsprang, das Capitulum aber einen zweiten Vorsprung zwischen dem Mall. internus und Tendo Achillis bildete. Dabei war die Aussenfläche nach abwärts, die Tibialfläche des Knochens nach aufwärts gekehrt, so dass zugleich eine Wälzung um die Längsaxe stattgefunden hatte. — Ich selbst habe wiederholt am Lebenden einen Fall untersucht, der durch seine Verwicklungen ein instructives Bild dieser Verletzungen bietet, wenn auch über die besondere Art der Verschiebungen Manches verborgen bleiben musste. Die Innenseite des Fussgelenkes war concav, der innere Knöchel verstrichen und eingebrochen; nach aussen dagegen war die Gegend des Fussgelenkes stark buckelig hervorgewölbt, der äussere Knöchel gebrochen und aufgetrieben. Der Unterschenkel war über dem Fuss nach aussen verschoben, so dass der Tendo Achillis ganz nach innen gerückt, parallel dem inneren Tibialrande herablief, während seine Entfernung vom Malleolus externus beträchtlich zugenommen hatte. Vor und unterhalb des stark abstehenden äusseren Knöchels fand sich eine breite rundliche Erhabenheit, der Rollkopf des Astragalus; die Stellung des Capitulum liess sich nicht bestimmen, wahrscheinlich aber war dasselbe nach innen unter die Cavitas glenoidalis getreten, so dass der Astragalus quer nach vorn und aussen umgewälzt war. Er drängte den Calcaneus nach einwärts, dessen vordere Tuberositas nach innen unter dem Mall. internus vorzuspringen schien (?). Mit ihm zugleich war der Tendo Achillis nach einwärts verzogen. Die Höhe des Fusses war nicht sonderlich vermindert, dagegen war er sehr verkürzt und von beiden Seiten her wie eingeschnürt. Ueber dieser Einfurchung erhob sich ein bogenförmiger Höcker, der am äusseren Fussrande vor der Trochlea des Astragalus begann und auf der Mitte des Fussrückens endete; er bestand aus einer Reihe von Knochenvorsprüngen, welche wahrscheinlich dem aufwärts dislocirten Würfelbein und den Keilbeinen angehörten, während der Vorderfuss selbst sich gegen die Sohle hin verschoben hatte und auffallend verkürzt erschien. Auch war die Sohle abgeplattet, in ihrer Mitte sogar leicht erhoben, der innere Fussrand eingezogen und etwas aufwärts rotirt. Die Sehnen der Extensoren waren stark angespannt, besonders die Sehne des Extensor longus hallucis, welche nach innen neben dem oberen mittleren Knochenvorsprunge herlief. Die Anspannung des Peroneus longus drehte den Vorderfuss von der inneren Seite abwärts, so dass der Ballen der grossen Zeh stark gegen den Boden drängte, während durch den Tibialis anticus und posticus der Mittelfuss nach innen heraufgezogen und der Fussrücken mehr nach aussen gekehrt war. Beweglichkeit war nur sehr wenige vorhanden, doch bei all' dieser Umwälzung der Knochen keine äussere Wunde dagewesen und der Gebrauch seit vielen Jahren ganz erträglich. Der ganze übrigens sehr stark entwickelte Fuss war um 1½ Zoll verkürzt.

Die Luxationen im Mittelfuss- und Vorderfussgelenk sind häufig mit Verrenkung der hinteren Fusswurzelknochen combinirt und durch diese veranlasst; andererseits treten sie auch selbständig ohne Verschiebung der letzteren auf. Sie sind im Allgemeinen selten und lassen sich bis jetzt weniger nach Principien als nach Einzelfällen erläutern.

Bei einer Verschiebung im Mediotarsalgelenk sprangen das Capitulum tali und der scharfe Rand des Calcaneus auf dem Fussrücken beträchtlich vor und begrenzten eine vor ihnen befindliche quere Vertiefung, gegen welche das Os naviculare und cuboideum hereingesunken waren. Zugleich war die luxirte vordere Hälfte des Fusses um die Axe gedreht und zur Seite nach innen verschoben, so dass am inneren, heraufgezogenen Fussrande ein Vorsprung entstand. Eine Linie von Malleolus internus gerade über den Fussrücken gezogen, liess die drei ersten Zehen an ihrer inneren Seite. Der Fuss war um 1 Zoll verkürzt und der Malleolus externus gleichzeitig gebrochen. Die Luxation war irreductibel; die Wadenmuskeln atrophirten und der Gang blieb sehr beschwerlich (*Lond. med. gaz. März*, 1850). — Ebendaselbst wird ein Fall von *luxatio calcaneo-cuboidea* mitgetheilt: Einem Arbeiter fuhr das Rad eines beladenen Wagens gegen den äusseren Fussrand. Der Verletzte konnte nicht mehr auftreten und wurde durch heftige Schmerzen ohnmächtig. Bei der Untersuchung fand sich die *crista calcanei* sehr prominent, dagegen das Os cuboideum nach abwärts gedrückt. Das Lig. calcaneo-cuboideum dorsale war zerrissen, das plantare vielleicht nur gedehnt. Einrichtungsversuche blieben vergeblich (woran vielleicht eine Dislocation der Sehne des Peroneus longus oder eine Einklemmung des Knochens und Einschnürung desselben durch die Sehnen beider Peronei schuld war). Nach 14 Tagen ruhiger Lage konnte Pat. wieder auftreten. — Ein Beispiel der isolirten Luxation des Kahnbeines ist mir nicht bekannt. Durch die Ausbreitung der Sehne des Tibialis posticus wird dieser Knochen so fest an die Nachbarknochen der vorderen Fusswurzelreihe angeschlossen, dass eine Verschiebung desselben vom Astragalus auch allemal die übrigen Knochen mit fortreisst und eine Luxatio subtalica oder mediotarsalis bewirkt. Dagegen ist in mehreren Fällen die isolirte Luxation des 1. Keilbeines beobachtet, sowohl nach aufwärts, durch jähe Zusammenziehung des M. tibialis anticus bei festgehaltenem Vorderfuss [1]), als auch durch Distorsion vorspringend nach einwärts (A. Cooper). — Eine Seitenluxation des Vorderfusses zugleich mit den drei Keilbeinen scheint nicht vorzukommen und wird auch durch den äusseren Vorsprung des Würfelbeines ziemlich unmöglich gemacht. Die Luxation nach aufwärts oder abwärts wird durch die grössere Beweglichkeit des Mediotarsalgelenkes vereitelt. Doch ist in jüngster Zeit ein einzelnes Beispiel dieser Art von Berthérand [2]) beschrieben worden. Die Luxation war veraltet und besonders auch durch die Stellung ausgezeichnet, welche der Fuss angenommen hatte. Derselbe war nämlich scheinbar stark aufwärts gebeugt, besonders an seinem inneren Rande, was indessen hauptsächlich von der Erhebung der 3 ersten Metatarsalknochen und der ihnen angehörigen Keilbeine herrührte, so dass jene nicht mehr den Boden berührten und mit diesen auf der Dorsalfläche des Fusses vorsprangen. Das Kahnbein war niedergedrückt, der Fuss verkürzt und der Kranke setzte beim Gehen fast nur die Ferse an. — Trotz der bogenförmig schiefen Linie, welche die Gelenkverbindung des Metatarsus beschreibt, trotz der tiefen Einkeilung der Basis des 2. Mittel-

[1]) Meynier, *Gaz. d. hôp. No.* 97, 1851; Villars, *Gaz. méd. No.* 48, 1851. Die Einrichtung in diesem Falle bei Flexion des Fusses gelang ohne Schwierigkeit; Nélaton dagegen in einem mit Wunde complicirten Falle fand die Reduction unmöglich und exstirpirte den Knochen; hier war aber das Keilbein durch ein Wagenrad vollständig losgewühlt und über die Nachbarknochen nach aussen geworfen (*Path. chir. T. II. p.* 488).

[2]) *Gaz. d. hôp. No.* 33, 1857.

fussknochens und des starken und straffen Sehnen- und Bandapparates, durch welchen er fixirt wird, kommt doch die Luxation des Vorderfusses in Totalität durch gewaltsame Distorsion zu Stande, und wird derselbe sowohl einwärts gegen die Höhe der Gelenkverbindung, als auch absteigend nach aussen luxirt. Der innere und äussere Fussrand bilden alsdann Zickzacklinien mit bald vor- bald einspringenden Ecken am Uebergange des Mittel- zum Vorderfuss. Diese Abstufungen befinden sich jederseits genau an der Mitte des Fussrandes. Von Laugier (*Arch. générales, Jan.* 1852), Schrauth und Tutschek (Deutsche Klinik No. 50 u. No. 34, 1854), Tufnell (*Dublin med. press.* 1855) sind in neuerer Zeit interessante Beobachtungen dieser Art mitgetheilt. Fractur der Basis des 2. Metatarsalknochens wird diese Verrenkung öfter begleiten, sie ist jedoch zur Herstellung derselben nicht erforderlich, wenn der 2. Mittelfussknochen und meist gleichzeitig auch der dritte nach aufwärts aus der Gelenkverbindung herausgehoben werden. Dann ist die Verschiebung keine gleichmässig seitliche, sondern es entsteht auf dem Fussrücken ein der Basis der verschobenen Metatarsalknochen entsprechender Vorsprung und der Vorderfuss ist winkelförmig abwärts geneigt; es ist indessen diese Art der Luxation nach Malgaigne die häufigere Form. Sie zeigte sich in dem Beispiel von Schrauth; eine Dislocation des Metatarsus nach abwärts gegen die Sohle zu hatte dagegen in dem Falle von Tufnell stattgefunden.

Die unteren Enden der Unterschenkelknochen verschieben sich gegenseitig nicht wohl ohne gleichzeitige Fractur ihrer selbst oder eine Verrenkung des Fusses, in welchem Falle sie durch Diastase auseinander treten können [1]); dagegen ist öfter eine auf äussere mechanische Veranlassung plötzlich entstandene *luxatio capituli fibulae* beobachtet. Die Verschiebung findet nach aufwärts statt; der Kopf der Fibula wird unter krachendem Geräusche aus seiner Kapsel losgerissen und bald mehr nach vorn neben dem Lig. patellare, bald hinter den Condylus externus tibiae hinaufgedrängt. Ausgleiten beim Treppensteigen mit starkem Umwälzen des Fusses nach aussen scheint die häufigste Veranlassung zu sein; auch fallen die Strauchelnden meist auf die Seite hinüber, auf welcher die Dislocation geschieht. Bei solcher Bewegung stösst der äussere Malleolus auf den Calcaneus auf und hebt die Fibula aus ihren Angeln. Wahrscheinlich findet gleichzeitig eine Drehung des Unterschenkels, d. h. der Tibia, in entgegengesetztem Sinne mit der Seitenbewegung der Fibula

[1]) Nélaton erwähnt eines Falles von isolirter Verschiebung des unteren Endes der Fibula nach hinten, so dass der Malleolus externus hinter dem Astragalus neben dem Tendo Achillis stand und die Malleolargrube leer zu fühlen war. (*Path. chir. T. II, p.* 473).

statt, denn bei gerader Einknickung würde wohl immer nur Fractur oberhalb des Malleolus erfolgen. Auch die hinzutretende Muskelcontraction mag in diesem Sinne bestimmend wirken, doch darf man wohl kaum ihr allein einen solchen Effect zuschreiben, z. B. der Contraction der Extensoren und des Peroneus tertius die Luxation nach vorn, wie Goyrand [1]) will. Dagegen wird eine in den Mechanismus der Dislocation eingreifende plötzliche Contractur des Biceps die Verschiebung nach vorn verhüten und sie nach hinten wenden; und so mag auch die plötzliche Zusammenziehung jener Muskeln den durch einfache Hebelkraft verrenkten Knochen mit seinem oberen Ende nach vorn dirigiren. Im Moment der Luxation wird auch das untere Ende der Fibula einige Verschiebung erleiden; dieselbe gleicht sich indessen meistens durch Anspannung der äusseren Malleolarbänder, des Retinaculum u. s. w. sofort wieder aus; beharrt sie indessen, so tritt auch eine Verkürzung mit mehr oder minder starker Abduction des Fusses ein. Bei der Luxation nach vorn wird die Beugung, bei der Luxation nach hinten dagegen die Streckung des Beines für die Einrichtung am geeignetsten sein.

Im Gegensatz zur Luxation kann die alleinige gewaltsame Contraction des M. biceps eine *fractura capituli fibulae* herbeiführen, wobei dieses je nach der Zerreissung des umgebenden Bandapparates mehr oder minder von der Sehne des Muskels rotirt oder fortgezogen wird [2]).

Eine der häufigsten Fracturen, welche überhaupt an den Gliedmaassen vorkommen, ist die Fractur des unteren Endes

[1]) *Revue méd. chir.* 1853, S. 211. S. auch Jobard, *Gaz. de Strassb.* 7, 1853.

[2]) Drei Fälle der Art sind in der oberrheinischen Gesellschaft der Aerzte von den DD. Herrgott, Weber u. Müller mitgetheilt. Die Fractur trat ein, als die Betroffenen, vom Umfallen bedroht, sich kräftig auf der Extremität zu stützen suchten. Diese Fracturen waren ferner auffallend wegen der heftigen Schmerzen, welche sowohl die Verletzung selbst begleiteten, als auch die ganze Periode der Callusbildung hindurch dauerten. Sie rührten ohne Zweifel von einer gleichzeitigen theilweisen Zerreissung und Zerrung des *n. peronaeus* an seiner Umschlagsstelle um den Hals der Fibula durch Knochensplitter her. In einem Falle waren auch einige Muskeln der Vorderseite paretisch und der Fuss taubfühlig.

der Fibula. Sie hat die grösste Analogie mit der Fractur des unteren Endes des Radius und theilt auch dasselbe historische Schicksal mit ihr, dass sie lange verkannt und ihre Zufälle den Distorsionen und Luxationen des Gelenkes beigezählt worden sind. Erst durch Dupuytren's meisterhafte Erörterung der durch diese Störung bedingten Abweichungen in der Form und Stellung des Fussgelenkes hat sie eine so bestimmte diagnostische Physiognomie bekommen, dass sie in den meisten Fällen nicht leicht mehr verkannt werden darf. Der Nutzen dieser Begründung ist gross, indem Kranke mit Fractura fibulae auch als solche behandelt werden, der Einfluss aber, den sie auf die chirurgische Beurtheilung solcher Fälle ausgeübt hat, noch grösser und ein zum Theil verfehlter gewesen, denn alle Verletzungen in der Region des Fussgelenkes, welche einen Bruch des Malleolus fibulae wahrnehmen liessen, galten von nun an auch ausschliesslich für Fracturen der Fibula. Höchstens, wenn man aus einer nach innen klaffenden Wunde den Kopf des Astragalus aus dem Fussgelenk frei heraustreten sah, musste man die Seitenluxation des Fusses als gleichzeitige Verletzung concediren. Diese begleitet nun in der That nicht so selten die Fractur des Malleolus externus und besteht bis zu jener Zerreissung auch der äusseren Bedeckungen in allen niederen Graden. In solchen Fällen ist aber die Fractur nur untergeordnet, in der Bedeutung wie auch im Mechanismus, denn die Luxation des Fusses hat die Fractur herbeigeführt, nicht umgekehrt. Die primäre einfache Fractur des Malleolus kann ohne alle erhebliche Schiefstellung, geschweige denn Ausrenkung des Fusses bestehen. Die Zeichen beider aber gehen in einander über und der Fractur der Fibula gesellt sich im letzteren Falle häufig auch eine Fractur des Malleolus tibiae bei. Ist nur die untere Spitze des Malleolus fibulae abgebrochen, so fühlt man wohl das untere Ende etwas beweglich und eine feine Querspalte über den Knöchel hinweglaufen, es besteht aber keine weitere Deformität. Ist der Malleolus oberhalb gebrochen, doch ohne Einknickung oder Verschiebung der Bruchenden, so findet auch unter diesen Umständen keine Schiefstellung des Fusses statt, die Trennung des Knochens selbst ist oft schwer nachweisbar, dagegen findet, worauf zuerst Nélaton und Malgaigne aufmerksam gemacht haben, in solchen Fällen neben einiger Anschwellung über der äusseren Knöchelgegend, eine mässige Diastase im Fussgelenk statt; die beiden Malleolen sind durch die einwirkende Gewalt, welche die Fractur herbeiführte, zugleich auseinander getrieben und eine vergleichende Messung der Entfernung beider Malleolen von einander zeigt, dass diese auf der fracturirten Seite grösser ist, als auf der gesunden; der fracturirte Malleolus fibulae weicht stets um etwas nach aussen hervor. Ich habe diess Zeichen öfter bestätigt gefunden. Mit der Fractur und Diastase zugleich werden einzelne Fibularbänder gesprengt sein, und hieraus erklärt sich ferner eine abnorme Ad- und Abductionsbewegung, welche in solchen Fällen möglich ist. — Die meisten Verletzten mit Fractura fibulae geben an, dass sie bei untergeschlagenem Bein vorweggefallen wären. Hierbei ist aber zweierlei möglich: entweder der Fuss gleitet zugleich um, der Fallende stürzt über den äusseren Fussrand, die Fibula wird nach aussen gebogen und gesprengt, die Ligamente ziehen das Malleolarende an, und dieses selbst bricht ohne Verkürzung. Dann entstehen jene Fälle ohne sonderliche äussere Formabweichung. Oder aber der Fuss bleibt platt mit der Sohle am Boden stehen und im Moment des Fallens entsteht über dem Fussgelenk ein nach aussen offener Winkel: die Knochen des Fussgelenkes in diesem Falle drängen nach innen, der Malleolus externus stösst auf den Calcaneus auf und wird mit Einknickung gebrochen, die Tibia und der Talus trachten nach innen die Kapsel und die Gelenkbänder zu sprengen und Subluxation nach einwärts ist die zweite Folge. Hiebei tritt dann eine mehr oder minder hervorstechende Deformität und Schiefstellung ein: der Unterschenkel nach aussen über dem Fussgelenk erscheint wie eingeknickt, der Malleolus ist nach aufwärts und einwärts basculirt, vom oberen Bruchstück abgewichen oder mit ihm zugleich gegen die Tibia eingedrückt, der äussere Fussrand ist heraufgezogen, die Umgegend des Gelenkes angeschwollen. Bei gleichzeitiger Subluxation oder Fractur des unteren Endes der Tibia ist der Fuss zugleich nach einwärts verschoben und bildet eine am Uebergange zum Malleolus internus hervorspringende Abstufung. Diese Abweichungen in der Haltung des Fusses sind characteristisch für die Fractur der Fibula und bleiben in geringerem Grade oft auch nach der Heilung bestehen, wenn diese vernachlässigt oder ohne vollständige Reposition unternommen wurde. Auch stellt sie sich öfter nach Entlassung der Patienten noch wieder her, wenn zu der Zeit der Callus noch unvollkommen verknöchert und die Bruchstelle noch nachgiebig war. Es wird diese fehlerhafte Stellung, welche im Wesentlichen durchaus dem Talipes valgus gleicht, nach geschehener Verletzung unterstützt und später unter jener Bedingung wieder erzeugt durch die Contractur der *mm. peronei*, welche, um die Rolle des Malleolus externus herumlaufend, bei Fractur mit Dislocation denselben ihrerseits heraufzuziehen und einzuknicken trachten. In dem Bestreben, ihre Endpunkte einander in gerader Linie zu nähern und sich in geradem Durchmesser zu verkürzen, heben sie den beweglich gewordenen Stützpunkt und abduciren den Fuss.

Fracturen des Mittelstückes der Fibula kommen im Allgemeinen nur mit gleichzeitiger Fractur der Tibia vor und findet sich jene dann meist an einer höheren Stelle gebrochen, als diese. Die Tibia bricht am häufigsten in ihrem mittleren Drittheil, durch directe Gewalt oder durch Contrecoup bei einem Sturz von der Höhe herab auf die vorgestreckten Füsse. Im letzteren Falle ist es meist ein Schiefbruch, von oben und hinten nach vorn und unten gerichtet, häufig schnabelförmig, wobei das obere Bruchstück über die Bruchfläche des unteren nach vorn verschoben ist, oder das obere ist keilförmig aus dem unteren herausgesprengt. Fissuren gehen nicht selten nach verschiedener Richtung von der Bruchstelle aus, besonders aber in das untere Fragment. Ich habe ein Beispiel gesehen, in welchem mehrere Spaltbrüche von der Hauptbruchstelle dicht unter der Mitte der Tibia an spiralig das untere Bruchstück durchliefen, einander trafen und bis in's Fussgelenk hinein sich verfolgen liessen. Das untere Ende der Tibia liess sich leicht in mehrere Längsstücke zerklüften. Häufig auch ist die Fractur comminut und losgebrochene isolirte Fragmente sollen nach Broca häufig Veranlassung zu protrahirter Heilung geben, indem sie als Sequester die Callusbildung ausdehnen, die Ossificirung hindern, Eiterung und Fistelbildung von langem Bestande herbeiführen [1]). — Fracturen des Unterschenkels sind vorzugsweise häufig auch mit Wunde der äusseren Bedeckungen verbunden. Es giebt dieser Complication drei Hauptformen, welche anatomisch und prognostisch sich durchaus verschieden verhalten. Der erste und niederste Grad besteht in einer einfachen Excoriation oder kleineren gerissenen Wunde der äusseren Haut. Sie ist durch Stoss und Quetschung von aussen entstanden, rein oberflächlich und für die Heilung der Fractur ohne Bedeutung. Der zweite Grad besteht in einer kleinen sternförmigen Durchlöcherung der Haut mit etwas aufgeworfenem rothen Saum und hohlliegenden Hauträndern. Die Haut ist oft weithin unterminirt und emphysematös gespannt. Später erscheint die umgebende Haut oft blutdurch-

[1]) Bezüglich der Sequester als Ursache der Nichtconsolidation von Knochenbrüchen zeigte Broca in der *Soc. anat.* 1854 eine Fractur des Femur vor. Der Kranke hatte freilich wieder mit dem gebrochenen Gliede etwas gehen können, auch war die Beweglichkeit der Fragmente im Leben nicht bemerklich gewesen. Diess rührte daher, dass das untere Fragment eine Art von Sockel bildete, in welchem das obere Bruchstück ruhte, und sehr feste fibröse Bänder befestigten eines an an das andere. Doch litt der Kranke fortwährend an seinem Bein, fistulöse Kanäle bildeten sich, und von Zeit zu Zeit traten heftige Entzündungen mit Eiterheerden in der Umgebung der Fractur auf. Die Erklärung dafür fand sich in zwei vorhandenen Sequestern, welche zwischen beiden Bruchstücken gelegen waren. Der eine von ihnen war noch nicht beweglich, hatte Entzündung und Auftreibung im oberen Knochenende bedingt, der andere war so fest in dem theils knöchernen, theils fibrösen Callus eingeschlossen, dass er kaum hätte sondirt werden können. Es kann also unter Umständen auch ohne äussere Wunde bei Fracturen Entblössung und Nekrotisirung von Knochenstücken stattfinden. — Bei einer Fractur beider Knochen des Unterschenkels mit Wunde der Weichtheile dicht über den Malleolen war nach einer Eiterung von mehreren Monaten die Fractur der Fibula fest geheilt; zwischen den über einander geschobenen Bruchstücken der Tibia und im Interstitium interosseum hatte sich indess ein nekrotisches Knochenstück eingeklemmt und die Vereinigung gehindert.

tränkt, gelblich, lederartig. Diese anscheinend kleine Wunde ist, solange es sich nur um eine Verletzung der bedeckenden Weichtheile handelt, die schlimmste Complication von allen: sie ist mittelst Durchbohrung entstanden, es war eine Fractur mit Verschiebung nach der Breite und Länge, wobei das obere Bruchstück die Muskeln, Fascien, kleineren Gefässe weithin gequetscht und zerrissen und endlich von innen nach aussen die Haut durchstossen hatte. Kommt man unmittelbar hinzu oder erzeugt sich nach dem Transport die Verschiebung von Neuem, so sieht man eine oft nur kleine Knochenzacke aus der durchlöcherten Cutis hervorstehen. Wird die Reposition vorgenommen, das Fragment aus der äusseren Oeffnung zurückgezogen, so wirkt es wie eine Saugpumpe, welche aus enger Mündung in eine vaste Cavität führt, in welche nun Luft von aussen, Bluterguss von innen eintritt, welche mit nekrotisirenden Resten zermalmter Gewebe und unter heftiger Entzündung mit Eiter und Jauche sich füllt. Mag auch die äussere Wunde verkleben, es ist ein abgeschlossener inficirter Heerd, der zu langwieriger Eiterung mit Senkung und Nekrose oder zu rasch tödtlicher Phlebitis führt. — Der 3. Grad besteht in einer weithin nach aussen klaffenden Wunde, in welcher Muskeln, Gefässe, Knochen bis in die Tiefe bloss liegen. Der grosse Unterschied zwischen dieser Verletzung und der vorigen besteht darin, dass diese Wunde von innen nach aussen sich erweitert, während jene umgekehrt trichterförmig gestaltet ist. Die offene Wunde ist dem freien Luftzug ausgesetzt, es sammelt sich in ihr kein Coagulum, das Wundsecret fliesst frei ab, sie hat in der Tiefe keine unbestimmte Grenzen und Buchten, sie kann gereinigt, geschlossen werden und wird zum grössten Theil rasch heilen. Darf man sich desshalb wundern, wenn man jene Fracturen mit kleiner Hautverletzung rasch tödtlich enden, Fälle dagegen mit einer Zerreissung der Weichtheile und äusseren Wunde, welche den halben Umfang der Extremität einnimmt, heilen sieht? Man hatte allein von der Amputation noch Rettung gehofft, der Verletzte aber verweigerte sie und zur Verwunderung des Chirurgen kommt er durch. Auch auf complicirte Luxationen mit offener Gelenkwunde bezieht sich diess. Es ist gewiss sehr falsch, die Gefahr einer Verletzung nach der Grösse der äusseren Wunde zu taxiren. Worin aber der Unterschied besteht, scheint bisher noch ziemlich unverstanden. Velpeau legt wohl Gewicht auf die prognostische Bedeutung des Emphysems beim complicirten Beinbruche, allein der Zutritt von Luft ist nicht der einzige Umstand, der sie gefährlich macht, sondern die Unterhöhlung der Weichtheile und die Vermengung und Stauung von Blut, Luft und Wundsecret im abgeschlossenen Brutraume. Desshalb sind auch unter übrigens gleichen Bedingungen Fracturen ohne die geringste äussere Wunde und ohne Lufteintritt, aber mit hohlliegender Haut, starker Blutunterlaufung, Geschwulst und Blasenbildung fast ebenso gefährlich als jene. Pseudoerysipel, Gangrän und Verjauchung, Eiterinfiltration der Bruchenden sind ihre weitere Folge, worauf sie dann von complicirten sich nur dem Datum nach unterscheiden.

Doch ich kehre zu den einfachen Fracturen der Tibia zurück. Die Verschiebung findet meistens in der Art statt, dass das obere Bruchende vorspringt; auch wenn es reponirt ist, behält es grosse Neigung wieder hervorzutreten, und ist oft selbst durch den sorgfältigsten Verband schwer zurückzuhalten: diess rührt einmal daher, dass bei der ungleichen Dicke der Weichtheile das obere Bruchende höher gelegen bleibt, die untere Hälfte des Unterschenkels aber sinkt durch ihr Gewicht bei mangelndem Wadenpolster tiefer ein. Dem lässt sich durch Unterlagen begegnen. Der zweite Grund liegt in den Muskeln. Das obere Bruchstück wird durch die Streckmuskeln, welche mit dem Lig. patellare auf die Tibia übergreifen, gehoben und fixirt gehalten; es ist aber kein Muskel vorhanden, der sich vom Oberschenkel her an das untere Bruchstück befestigte oder dieses nach vorn mit dem oberen Bruchstück verbunden hielte; die Muskeln, welche hier in Betracht kommen, gehen vielmehr sämmtlich zum Fusse, so dass das untere Fragment als loses Zwischenstück ihrer Zugeswirkung frei gegeben ist; die Wadenmuskeln ziehen das untere Bruchstück an der Ferse herab, während die

Muskeln, welche mit ihren Sehnen nach vorn und innen das Fussgelenk umschlingen das Bruchstück nach hinten und aussen treiben. Extension ist daher bei Unterschenkelfracturen nicht wohl zu entbehren, mag sie in der Horizontalebene, der Schwebe, oder auf dem Planum inclinatum angebracht werden. Im Kleisterverbande, der durchaus geschickt angelegt war, habe ich, nachdem er getrocknet und durch Abnahme der Geschwulst locker geworden war, die nicht unbeträchtliche Dislocation in der Leiche vollkommen wieder vorgefunden. Der Vorsprung des oberen Fragmentes kehrt zumal bei unruhigen Patienten oft hartnäckig wieder, so dass wohl Malgaigne dasselbe mit einer Schraube niederzuhalten und Andere früher oder später die Ecke desselben zu reseciren oder den Tendo Achillis zu durschschneiden sich genöthigt sahen. Die Resection wird zur Beschleunigung der Cur fast unumgänglich, wenn die bedeckende dünne Haut durch Decubitus zerstört ist und das Fragment frei aus der Bruchstelle hervorragt. Derselbe Zufall kann auch nach scheinbarer Heilung eintreten, wenn bei noch weichem Callus die Verletzten zu früh umhergehen. Ich habe namentlich einen Fall gesehen, in welchem der Kranke nach einer regulär behandelten Fractur der Tibia mit gerader Extremität das Hospital verlassen hatte. Alsbald stellte sich die Verschiebung von Neuem her und etwa ein halbes Jahr später war das obere Fragment stark nach innen hervorgetreten, überragte vom knotigen Callus umgeben und einem grossen Ulcus prominens bedeckt das untere Fragment. Dieses war stark nach aussen gerichtet. Im Knie hatte sich ein Genu valgum entwickelt, indem mit der Tibia auch das Körpergewicht nach innen verschoben war und einzig auf dem äusseren Condylus derselben lastete; der Unterschenkel war winkelförmig nach innen eingeknickt; der Fuss in Folge einer secundären Drehung im Tibiotarsalgelenk stand als Plattfuss ab und neigte in Folge der Verkürzung der Tibia zum Varus. Unzweifelhaft hatte der Unglückliche die gesetzmässige Kalenderzeit im Verbande zugebracht, die Fractur aber war zu Ende derselben noch nicht fest gewesen. Es braucht übrigens nicht so schlimm zu kommen; wenn auch nur die halbe Bruchfläche der Tibia übersteht und die Heilung übrigens in ziemlich gerader Richtung erfolgt ist, bleibt der Gang immer beschwerlich.

Bei Fracturen im unteren Drittheil der Tibia mit stumpfer oder nach vorn aufwärts gerichteter Bruchfläche geschieht die Verschiebung leicht im entgegengesetzten Sinne. Das grössere Gewicht des oberen Fragmentes erschwert hier dessen Streckung und Erhebung, es fällt mehr den Beugemuskeln zu; das kürzere untere Fragment dagegen wird zugleich mit dem Fusse von den Wadenmuskeln nach vorn aufwärts basculirt und springt auf dem Rücken der Tibia vor dem oberen Bruchstück vor. Wie dieser Bruch, so ist auch diese Verschiebung seltener und im Ganzen leichter zu heben.

Ein anderer Zufall, der bei Fracturen des Unterschenkels oft viel zu schaffen macht, ist der Hackenschmerz und das Durchliegen des Hackenballens. Nur eine ungeeignete Application des Verbandes trägt die Schuld daran, die aber vielleicht zum Theil aus einem Missverständniss und strenger Befolgung gegebener Vorschriften herrühren mag. Es heisst gewöhnlich, man solle, um die Hacke zu schützen, diese weich mit Watte polstern oder auch geradezu ein weiches Kissen unter die Hacke legen, es müsste dagegen heissen: hinter dieselbe, damit die Hacke selbst hohl liegend die Unterlage gar nicht berühre. So lange aber nach angelegtem anschliessenden Verbande das Bein nur auf zwei Puncten, der Wade und der Ferse ruht und fest gelagert wird, entsteht alsbald ein unerträglich prickelnder Schmerz, Röthe, Sugillation, Decubitus der Ferse. Sie treten niemals ein, wenn die Höhlung unter der Achillessehne gehörig unterstützt, die Extremität etwas mit dem Fuss erhöht gelagert wird und die Hacke frei übersteht. Dagegen dürfen Ferse und Knöchel an keiner Stelle von Bindentouren frei bleiben, sondern müssen kunstgerecht vollständig eingewickelt und die Vertiefungen durch Watte ausgeebnet werden.

Die Fractur der Tibia kommt auch als Querbruch vor an

ihrem untersten Ende und hat durch ihre Verschiebung zur Verwechslung mit einer Luxatio pedis Anlass gegeben.

Unter den Fussknochen bricht der Astragalus öfter mit gleichzeitiger Ausrenkung. Der Calcaneus bricht häufig für sich allein; es ist meistens ein Schrägbruch von oben nach unten und vorn. In einem Falle war die Entfernung vom inneren Knöchel gerade nach abwärts zur Sohle verkürzt, in einem anderen der Fersenhöcker dagegen weiter nach hinten herausgetreten. In einem dritten Falle fand ich bei einem Arbeiter, der vom Gerüst herab auf die Plattfüsse gestürzt war, bei der Section beide Fersenbeine in Brei zermalmt, ohne dass jedoch äusserlich eine sonderliche Deformität bestanden hätte. Die übrigen Fussknochen waren unversehrt, die Fersentrümmer in Eiter gebadet. — Auch Fracturen der übrigen Fusswurzel- und Mittelfussknochen sind nicht selten, doch erstreckt sich die Fractur meist gleichzeitig über mehrere. Der Fuss wird abgeplattet, breit, abnorm beweglich, stark angeschwollen — eine speciellere Diagnose ist aber meist sehr schwierig. Unter den Zehen wird die erste Phalanx des Hallux durch direct einwirkende Gewalt öfter fracturirt; doch hält es oft schwer, eine abnorme Beweglichkeit der Bruchstücke mit Sicherheit zu constatiren, und eine etwaige Crepitation kann auch von Exsudation ins Gelenk, die Sehnenscheiden, eintrocknendem Blutextravasat u. s. w. herrühren.

Wir wenden uns zur Betrachtung der Gefässe und der sie begleitenden Nerven. Nachdem die Art. poplitea unter den Soleus getreten, theilt sie sich am unteren Rande des M. popliteus in die Tibialis antica und postica. Die Art. tibialis antica tritt etwas nach aussen über den oberen Rand des M. tibialis posticus durch den oberen Winkel des Interstitium interosseum nach vorn. Hier kommt sie alsdann zwischen M. tibialis anticus und Extensor longus communis in der Tiefe zum Vorschein. Die Durchtrittstelle befindet sich etwa eine Handbreit unterhalb des Kniegelenkes und etwa drei Querfinger breit nach aussen unter der Tuberositas tibiae. Die Vene steigt über ihr zur

Kniekehle durch. Unmittelbar giebt sie dann Aeste zu den Muskeln und aufwärts zum Gelenk. Sie folgt in ihrem Verlaufe einer Linie, welche aus der Mitte zwischen Tuberositas tibiae und Capitulum fibulae, von einem am oberen Tibialrande fühlbaren Höcker nach abwärts zur Mitte des Fussrückens gezogen wird. Sie liegt im oberen Drittheil auf der Membrana interossea ganz in der Tiefe und überragt von den verwachsenen Muskelbäuchen; je mehr sie nach abwärts steigt, hebt sie unter gleichzeitiger Schmälerung der Muskeln sich mehr hervor und legt sich der äusseren Tibialfläche an. Ihre Venen sind doppelt; der sie begleitende N. tibialis anticus ist ein Hauptast des Peroneus und tritt von der Fibularseite zur Arterie heran, verläuft anfangs an ihrer äusseren Seite, kreuzt sich dann mit ihr und tritt über den Knöcheln zur Tibialseite herüber. Während des ganzen Verlaufes am Unterschenkel ist das Gefäss- und Nervenbündel im ersten, der Tibialseite nächsten Muskelzwischenraum gelegen. Er wird nach innen vom M. tibialis anticus, nach aussen vom Extensor communis und vom mittleren Drittheil an von dem sich einschaltenden M. extensor longus hallucis gebildet, oberflächlich durch eine starke Sehnennaht in der Fascie bezeichnet. Von der Mitte des Unterschenkels an sind die Muskelbäuche leicht zu isoliren und die Arterie leicht und sicher zu erreichen; nach oben verweben sie sich mehr, sind voller und verdecken ganz die Arterie, welche zu tief gelegen ist, als dass sie durch einen einfachen Unterbindungsschnitt erreicht werden könnte. Indem die Arterie zwischen den Knöcheln über das Fussgelenk wegtritt, wird sie zur A. tarsea s. dorsalis pedis, läuft über das Capitulum tali unter der mittleren Fascia dorsalis pedis auf das erste Interstitium interosseum der Mittelfussknochen zu. Die Sehne des Extensor longus hallucis kreuzt sich über der Fusswurzel mit ihr in schräger Richtung und tritt an ihre innere Seite, der Extensor brevis hallucis, als fleischiges Muskelbündel tritt über dem oberen Winkel des Interstitium interosseum zum Hallux heran und bleibt auf dem Fussrücken nach aussen von der Arterie gelegen. Im Winkel des Spatium interosseum giebt die Arterie einen Ramus communicans plantaris ab und verläuft dann als A. interossea weiter.

Die A. tibialis postica verläuft als Fortsetzung der Poplitea an der hinteren Tibialseite herab, in einer Richtung, welche aus der Mitte der Fossa poplitea auf die Mitte zwischen Malleolus internus und dem äussersten Fersenrande gedacht wird. Der N. popliteus geht mitten über die Theilungsstelle der Art. poplitea hinweg und liegt dann zunächst in der Gabel zwischen ihren beiden Aesten, der vorderen und hinteren Schienbeinarterie. Er giebt Muskeläste zum Soleus, zum Kopf des Flexor communis und einen Gefässast, welcher die A. peronea begleitet. Diese zweigt sich von der Tibialis postica kurz nach ihrem Ursprunge ab und wendet sich nach aussen. Die Fortsetzung des N. popliteus schliesst sich als N. tibialis posticus der gleichnamigen Arterie an und verläuft an ihrem äusseren Umfange, dem Peronealrande entsprechend. Nerv und Arterie nebst ihren beiden Venen steigen bedeckt von den Wadenmuskeln und eingehüllt in die Fascie der tiefen Muskelschicht im ersten Interstitium intermusculare zwischen dem Tibialis posticus und Flexor communis herab. Vom unteren Drittheil des Unterschenkels an, bisweilen schon höher, heben sich die Wadenmuskeln von ihnen ab und leicht ist hier nach Durchschneidung der Haut und der Fascia suralis, welche brückenförmig vom Tibialrande auf die Wadenmuskeln übergeht, die Arterie hinter den Schienbeinmuskeln der Unterbindung zugänglich. Sie liegt hier im Allgemeinen reichlich einen Daumenbreit vom Tibialrande entfernt. Höher aufwärts wäre sie nur mittelst Abtrennung oder Durchschneidung des M. soleus erreichbar, doch ist sie auch hier in einem Falle von Verletzung mit Erfolg von Jarjavay [1]) an beiden durchschnittenen Enden unterbunden. Ueber und hinter dem Malleolus internus tritt in Folge der Kreuzung der Muskeln die Arterie zunächst über den M. tibialis posticus weg und dann auf die Cauda des Flexor longus hallucis über. Längs diesem Muskel läuft sie unterhalb der Sehnenscheiden des Tibialis po-

[1]) *Anat. chir. T. II. p. 725.*

sticus und Flexor communis, ihrerseits in eine besondre Synovialscheide eingeschlagen, um den Malleolus herum, in der Mitte ihrer beiden oft sehr verdickten und gleich Arterien klaffenden Venen, mit dem Nerven an ihrer hinteren äusseren Seite. Die Arterie wird hier geschützt durch das Lig. laciniatum oder annulare internum der Fascia pedis, von dessen Innenfläche Scheidewände in die Tiefe gehen, die einzelnen Muskelsehnen und die Gefässe separirend. An ihrer Uebertrittstelle zur Planta pedis zwischen Knöchel und Ferse giebt die Art. tibialis postica eine Reticularis calcanei und Malleolaris posterior ab, welche als starker Ramus anastomoticus zwischen Tendo Achillis und den Tibialmuskeln durch, über den oberen Rand des Calcaneus weg nach aussen um das Fussgelenk herumläuft und mit der A. peronea anastomosirt. Der Stamm der Arterie, unter die Ursprungsköpfe des Abductor hallucis hindurchtretend, theilt sich in die A. plantaris interna und externa. Die erstere verläuft, von der Sohle aus gesehen, vor dem Sehnenbündel der langen Flexoren her, kommt bisweilen wieder am inneren Rande des Abductor zum Vorschein und verläuft längs dem unteren Metatarsalrande des Hallux, in der Regel aber tief in der Muskelfurche zwischen Flexor brevis communis und Abductor hallucis, verdeckt von der eingezogenen Fascia plantaris, entsprechend dem ersten Interstitium metatarsi, ungefähr 1 Querfinger breit vom inneren Fussrande entfernt. Die A. plantaris externa ist der stärkere Ast, geht unter dem Abductor hallucis bogenförmig nach aussen zwischen dem Flexor communis brevis und Plantaris brevis, dann unter der Concavität des Calcaneus, hart am Knochen liegend, durch; verläuft im äusseren Interstitium intermusculare zwischen Abductor digiti minimi und M. flexor brevis communis, bleibt tief gelegen und wendet sich zwischen Flexor brevis digiti minimi und Adductor hallucis ins Interstitium zwischen dem 4. und 3. Metatarsalknochen, verzweigt sich an die Zehen und verläuft bogenförmig unter den Plantarmuskeln und Sehnen durch zum Interstitium interosseum I, woselbst sie mittelst des Ramus communicans mit der A. dorsalis pedis und durch sie mit der Tibialis antica anastomosirt. — Ungefähr in gleicher Höhe mit der Arterie theilt sich auch der N. tibialis posticus in einen N. plantaris internus und externus und giebt andere Zweige zur Ferse und dem Fussgelenk ab. Er nimmt an dieser Stelle durch Verdickung der Scheide und Zerfaserung ein verstricktes Gefüge an, aus welchem er nur schwierig in allen Bündeln und Fäden darstellbar ist.

Die A. peronea steigt sofort nach ihrem Ursprunge aus der Tibialis postica schräg nach aussen über den M. tibialis posticus herüber, verläuft an dessen äusserem Rande nahe der Fibula bis sie im mittleren Drittheil des Unterschenkels den Ursprungsrand des Flexor longus hallucis erreicht, tritt unter denselben und verläuft von ihm bedeckt tief auf der Membrana interossea an der Innenfläche der Fibula herab. Oberhalb des Fussgelenkes, in der Furche zwischen dem Gelenkstück der Tibia und Fibula, liegt sie zwischen Peroneus longus und Flexor hallucis, welche beide hier auseinander treten, der eine gerade nach abwärts, der andere schräg nach innen, und einen dreieckigen Raum zwischen sich lassen, durch welchen die Peronea hindurchtritt. Sie bleibt hier eng der hinteren Fläche des Fussgelenkes angeschlossen und wendet sich dann mit ihrem Hauptaste um den äusseren Knöchel nach vorn herum. In ihrem Verlaufe vertheilt sie sich an die Muskeln, giebt eine A. malleolaris externa, welche um die Fibula herum nach vorn sich wendet, verzweigt sich zum hinteren und äusseren Umfange des Fussgelenkes, giebt einen oder mehrere Rami communicantes zur A. tibialis postica, welche hinter dem Collum astragali auf dem Rücken des Calcaneus verlaufen, schickt durch den unteren Winkel des Interstitium interosseum einen nach vorn durchtretenden Zweig, welcher bei vorzeitiger Auflösung der Tibialis antica bisweilen anomaler Weise zur A. dorsalis pedis wird. Endlich verläuft sie als A. malleolaris externa inferior unter dem äusseren Knöchel her, bedeckt von den Sehnen der Peronei und anastomosirt nach dem Fussrücken hin mit Zweigen der Tibialis antica und nach der

Sohle zu mit dem äusseren Aste der Tibialis postica, der A. plantaris externa.

Anomalien kommen bei den Unterschenkelarterien überhaupt häufig vor, indem bald diese bald jene Hauptarterie auf Kosten der anderen stärker entwickelt ist und deren Vertretung übernimmt. Chirurgisch wichtig ist in dieser Beziehung, dass an den Haupteintreffspunkten sie niemals ausbleiben. Gleichgültig ob eine Tibialis postica vorhanden ist oder nicht, fehlt doch ein ihr in Lage, Kaliber und Vertheilung entsprechendes Gefäss hinter dem inneren Knöchel nicht. Wenn auch die Tibialis antica schon unter den Muskeln der Vorderseite des Unterschenkels sich verliert, kommt doch eine Dorsalis pedis für den Fussrücken herüber. Bei normaler Vertheilung kann man aus den peripherisch fühlbaren Stämmen auf die Durchgängigkeit oder Thrombose der ihnen entsprechenden Hauptarterien schliessen; aus dem peripherisch fühlbaren oder fehlenden Pulse kann man im Fall einer höher gelegenen Verletzung und Blutung die Quelle derselben und das getroffene Stammgefäss ermitteln. Durch die Möglichkeit der Anomalien aber wird diese Bestimmung einigermaassen unsicher. Es kann die Dorsalis pedis schlagen und doch die Tibialis antica durchschnitten sein; es kann der Puls hinter dem Malleolus internus fehlen und doch ist der Blutstrom nicht in der Tibialis postica unterbrochen. — Diese Anomalien kommen am häufigsten in der Art zu Stande, dass die A. tibialis postica nur rudimentär vorhanden, die Peronea aber desto stärker entwickelt ist. Bald erst dicht hinter dem äusseren Malleolus, bald schon aus der Mitte des Flexor longus hallucis hervortauchend, wendet sich dann die Peronea hinter dem Fussgelenk weg, oder schräg über den Muskel herüber nach einwärts hinter dem Malleolus internus und wird zur A. plantaris communis. Von untergeordneter Bedeutung ist es, wenn umgekehrt die A. peronea das Fussgelenk nicht erreicht, sondern für diesen Bezirk durch den Ramus anastomoticus (Malleolaris posterior) aus der Tibialis postica vertreten wird. Die dritte hauptsächlichste Anomalie ist endlich jene, in welcher der Ramus intermalleolaris peroneae zur A. tarsea wird.

Bezüglich der weiteren Vertheilung und Anastomosen dieser Arterien möchte noch folgendes zu bemerken sein. Die *a. tibialis antica* giebt in der Höhe des Fussgelenkes einen Zweig — die *tarsea interna* — ab, welcher vor und unterhalb des inneren Knöchels herabsteigt, eine *reticularis* um den inneren Knöchel herumschickt, Zweige zum inneren Fuss- und Tarsalgelenke giebt, sowie mit einem Ast aus der A. plantaris interna hinter dem Os naviculare und hinter dem Ansatz des Tibialis posticus anastomosirt. Das Gefäss verläuft unter der Sehne dieses Muskels weg und ihr parallel hinter ihr. Es könnte bei der Tenotomie an dieser Stelle getroffen werden, ist übrigens von kleinem Kaliber. Aus der Dorsalis pedis entspringen ferner die *a. tarsea externa* und *metatarsea.* Die erstere wendet sich vor dem Astragalus unter den Sehnen der langen Muskeln quer nach aussen, tritt auf den Calcaneus unter den Extensor brevis digitorum, verzweigt sich an diesen, die Gelenke, giebt eine Reticularis externa und setzt sich nach vorn in einen Zweig fort, welcher über dem Vorderfussgelenk öfter mit der Metatarsea zusammenfliesst und den schwachen, variabelen, öfter unvollständigen *arcus dorsalis pedis* bildet. Die Metatarsea entspringt oberhalb des Abganges des Ramus plantaris und ist öfter bloss die Interossea II oder bildet für sich allein einen Gefässbogen, welcher der Reihe nach in die Interosseae sich vertheilt. Ein geschlossener Arcus dorsalis entsteht alsdann auch wohl durch Zusammenfluss der Tarsea externa mit einem äusseren Endzweige der A. peronea und ist höher auf dem Fussrücken gelegen. Wie an der inneren Seite, so tritt auch von der A. plantaris externa öfter ein anastomotischer Zweig zum Fussrücken herauf. Er wendet sich am Knochen liegend hinter dem Processus styloideus metatarsi V, unter dem Abductor und Flexor brevis digiti minimi durch, wird von der Ansatzsehne des Peroneus brevis überbrückt und nimmt durch Zusammenfluss mit der Peronea oder Tarsea externa an der Bildung des Arcus dorsalis

Theil. — Von der Art. tibialis antica geht über dem Fussgelenk eine *a. malleolaris externa* ab, welche zumal entwickelt ist, wenn der entsprechende aus der Peronea nach vorn sich herumschlagende Ast mangeln sollte. Dieser Zweig wendet dann sich unter dem Extensor longus communis und longus hallucis her nach aussen, steigt vor dem äusseren Knöchel herab, giebt Zweige zum Rete malleolare und anastomosirt unter dem Knöchel und unter den Sehnen der Peronei mit der A. peronea oder der Malleolaris posterior aus der Tibialis postica. — Endlich findet noch eine regelmässige Anastomose in der Tiefe der Zehenspalte statt, indem jede Interossea dorsalis vor ihrer Theilung in die Zehenarterien mit einem Ramus plantaris zusammenfliesst.

Ausser directen Verwundungen durch schneidende Instrumente sind die Arterien des Unterschenkels, zumal die *a. tibialis postica*, einer Zerreissung durch Fracturen ausgesetzt. Im oberen Abschnitt liegen sie mehr im Interstitium interosseum, den Knochen fern und leicht verschiebbar, in der unteren Hälfte dagegen näher den Knochen und durch ein weniger dickes Muskelpolster geschützt. Da sich meist das untere Bruchstück der Tibia nach hinten und aufwärts verschiebt, so ist auch meist die hintere Schienbeinarterie die getroffene. Ich habe einen Fall untersucht, in welchem das Gefässbündel straff über das scharf spitzige Bruchende herübergehakt, die eine Vene völlig getheilt und die Arterie in der Ausdehnung mehrerer Linien der Länge nach aufgeschlitzt war. Ein beträchtliches, zum Theil noch flüssiges Blutextravasat umgab die Bruchstelle und war zwischen die Muskeln nach vorn und hinten ergossen. Ich erinnere einen anderen Fall, in welchem eine Frau mit comminuter Fractur beider Unterschenkelknochen durch wiederholte Blutungen aus einer kleinen Perforationsstelle hinter der inneren Seite der Tibia zum Theil anämisch zu Grunde ging. Es sind das sehr missliche Fälle, denn die verschobene, zerrissene, von Coagulum und zerfetzten Muskeln umgebene Arterie durch Incision aufzusuchen und zu unterbinden, ist sehr precär, zumal man auch nicht immer mit Sicherheit bestimmen kann, welches das getroffene Gefäss sei.

Auch **Aneurysmata spuria** hat man in ähnlichen Fällen nach Schienbeinbrüchen sich entwickeln sehen [1]). Spontane Aneurysmen sind an diesen Arterien sehr selten, doch ist mir ein Fall bekannt, in welchem eine aneurysmatische Geschwulst auf dem Fussrücken sich entzündet hatte und als Abscess geöffnet wurde. Auch das Knochenaneurysma ohne anderweitige Geschwulstcomplication kommt an den Fusswurzelknochen mitunter vor und wurde von **Verneuil** am Os naviculare beobachtet [2]).

Die Veränderungen, welche die Arterien nach alten comminuten lang eiternden Fracturen, nach Schusswunden mit ausgedehnt phlegmonöser Entzündung der Weichtheile und langwieriger Eiterung erleiden, verhalten sich den entsprechenden Gefässerweiterungen und Verdickungen der Zellscheide bei den Armarterien analog. Auch die Thrombose der Hauptarterien bei Ueberfüllung der Collateraläste mit dem Ausgange in spontane entzündliche Gangrän kehrt hier wieder. Die *gangraena senilis* entwickelt sich bei hohen Graden der atheromatösen Entartung der Stämme und ihrer Aeste und oft gleichzeitiger Abnahme oder Behinderung der Triebkraft des Herzens. Das Blut strömt noch in die Stämme und Hauptäste, allein der Strom ist schwach, die Unterstützung von Seiten der Arterienwandungen fehlt ihm, er wird langsam fortbewegt, dringt nicht mehr in alle Seitenäste und Verzweigungen ein, stockt endlich im Hauptbette; die Kapillaren sind leer, die äussersten Theile werden kalt, prikkelnd, gefühllos, sterben ab, wie nach höheren Graden der Erfrierung. Der Unterschied von dieser besteht darin, dass bei ihr die Feuchtigkeiten der Gewebe erstarrt sind und die etwa nachfolgende Gangrän erst nach Wiederkehr der Circulation unter mächtigem Blutandrange in der Umgebung erfolgt. Bei der Gangraena senilis sind die Theile von ausgetretenem Serum durchtränkt, macerirt und welk und die Mumificirung folgt dem Ausbleiben der Circulation continuirlich nach. Uebrigens können auch erfrorene Theile gefühllos, welk, schwarz werden, ohne dass

[1]) *Union méd. No.* 18, 1855.
[2]) *Gaz. d. hôp. No.* 28, 1855.

sich der Blutlauf in ihnen wiederherstellt, und die entzündliche Complication beschränkt sich dann auf die entferntere Umgebung.

Die oberflächlichen Venen des Unterschenkels treten zu einem Rete zusammen, welches als Gefässbogen auf dem Fussrücken über dem Metatarsus sich sammelt. Ausser den Hautvenen der Zehen und des Fussrückens mündet in dasselbe constant ein anastomosirender Ast aus der Tiefe des ersten Interstitium metatarseum, dicht unterhalb der Einsenkungsstelle des Ramus plantaris der A. dorsalis pedis. Diesem Gefässbogen schliessen sich an den Rändern des Fusses oberflächliche Collateralvenen an, deren eine insbesondere längs dem inneren unteren Rande der grossen Zehe und ihres Metatarsus heraufsteigt, sodann mehrere aus der Planta kommende tiefe Muskelvenen, deren eine unmittelbar hinter dem Proc. condyloideus des Kahnbeines den Knochen umkreisend zur Oberfläche hervortaucht, ein anderer Ast durch die Grube zwischen der Sehne des Tibialis anticus und dem inneren Knöchel aus dem Gelenke kommt und die hier gelockerte Fascie perforirt; ein dritter endlich besteht constant als Ramus communicans mit der Vena tibialis postica und tritt vom hinteren Rande des inneren Malleolus hinzu. Es entsteht so an der Innenseite des Fussgelenkes die *vena saphena interna*, deren Hauptstamm vor dem inneren Knöchel heraufsteigt, deren weitere Nebenflüsse von der Hacke und der Umgebung des Tendo Achillis nicht selten in der Grube hinter dem Knöchel ein vielarmig geschwelltes Venennetz bilden. Die Saphena interna verläuft alsdann eingehüllt in der Hautfascie längs dem inneren Rande der Tibia zum Knie und Oberschenkel, wo sie von einer Falte der Fascia lata aufgenommen wird. Sie nimmt zahlreiche oberflächliche Nebenäste auf, ist von Seitenkanälen als *vasa aberrantia* begleitet, welche von der Hauptvene aus- und wieder in sie eintreten, steht durch starke und lange Zwischenkanäle mit der Vena saphena externa in Anastomose, nimmt Muskeläste aus der Tiefe auf, von denen insbesondere einer dicht hinter dem inneren Rande der Tibia ungefähr in der Mitte des Unterschenkels in sie einmündet.

Die *vena saphena externa s. minor* entsteht als *v. salvatella* aus der äusseren Abflussvene des Arcus venosus, wird durch eine Metatarsea und Plantaris externa verstärkt, nimmt gleichfalls Aeste aus der Tiefe auf, eine Plantaris profunda, welche zwischen dem M. abductor digiti minimi und dem inneren Rande der Sehne des Peroneus longus unter dem Os cuboideum am äusseren Fussrande hervortritt, sowie auch eine äussere vordere Gelenkvene, welche in der Lücke zwischen Malleolus externus und der Sehne des Peroneus brevis die Fascie durchbohrt. Hinter dem äusseren Knöchel entsteht auch hier durch den Zusammenfluss der Venen der äusseren Fussohle und Ferse ein oft dichtes gänsefussartiges Geflecht. Sie fliessen mit den vorderen Venen zu einem, bisweilen auch zwei sich später vereinigenden Stämmen als Saphena externa zusammen. Diese steigt hinter dem äusseren Knöchel, bisweilen auch getheilt mit einem Aste vor demselben schräg nach aussen durch die obere Knöchelgrube, dann längs der Mitte der Wade zur Kniekehle auf. Sobald sie den Tendo Achillis erreicht hat und dann zwischen beiden Bäuchen des Gastrocnemius verläuft, wird sie von einer Falte der Fascia suralis aufgenommen. Sie nimmt im Verlauf noch Haut- und Muskelvenen auf, insbesondere eine Vene, welche gerade in der Mitte der Wade aus der Tiefe dringt und anastomotische Aeste von der Saphena interna. Wo diese Venen gedrängter zusammentreffen, gerade über der Mitte der Wade, entsteht ein verästigter oft varicöser Plexus. — Beide *vv. saphenae* stehen auch hinter und über den Knöcheln durch Queräste mit einander in Verbindung.

Es waren bis heutigen Tages ziemlich allgemein angenommene Lehrsätze, dass die oberflächlichen Venen als Abzugskanäle für die tiefen Muskel- und Stammvenen dienen, dass in ihnen das Blut langsamer circulire als in den letzteren, weil die Strömung nicht durch den Muskeldruck und die Contractionen unterstützt sei, dass endlich varicöse Ausdehnungen, welche vorzugsweise häufig an den Unterschenkelvenen auftreten, zuerst und hauptsächlich die Hautvenen befallen, und dass unter diesen wieder die Vena saphena interna vorzugsweise häufig der Sitz derselben sei. Diese Ansichten sind durch Untersuchungen, welche neuerdings Verneuil in grossartigem Maasse und mit vieler Sorgfalt angestellt hat, arg erschüttert und zum Theil als völlig irrthümlich widerlegt worden. Er hat gefunden: 1) dass sich die tiefen Venen von den Hautvenen aus injiciren lassen, aber nicht umgekehrt, dass also die Klappen ein Hinderniss für den Ausfluss des Blutes aus den tiefen zu den oberflächlichen Venen bieten müssen und die Rami communicantes vielmehr das Blut den tiefen Venen zuführen als von ihnen ableiten können. Nur bei sehr starker Erweiterung, wenn die Klappen undicht werden, kann eine Gegenströmung stattfinden; 2) dass im Fall varicöser Entartung der Venen diese immer zuerst an den tiefen Muskelvenen auftritt und hier schon einen hohen Grad mit Verknäulung der Venen und Atrophie der Muskeln erreicht haben kann, ehe sie noch in den Hautvenen sich angedeutet zeigt; 3) dass der Hauptstamm der Vena saphena interna auch in den höchsten Graden der Erkrankung von varicöser Ausdehnung frei bleibt; dass vielmehr unter den oberflächlichen Venen zuerst immer die Seitenkanäle, welche gewissermaassen zur Erleichterung der Hauptvene angebracht sind, erkranken, dann die anastomotischen Verbindungskanäle mit anderen oberflächlichen Stämmen, endlich zuletzt die freien Seitenäste. Am frühesten giebt sich die varicöse Erkrankung an den Stellen kund, an welchen aus der Tiefe — oder in die Tiefe — die *rami communicantes* zutreten. Ihren höchsten Grad erreicht die varicöse Erkrankung in den oberflächlichen Plexusbildungen. — Ich habe von der Richtigkeit dieser Behauptungen sowohl durch eigene Anschauung der sehr demonstrativen Präparate Verneuil's mich überzeugt, als auch durch eigene Untersuchungen und Injectionsversuche dasselbe bestätigt gefunden. So gelang es mir in einem Falle mit grösster Leichtigkeit durch Injection einer kleinen Rückenvene der grossen Zeh die sämmtlichen Muskel- und Schenkelvenen bis in die Cruralis hinauf, bis in's Becken und in die Hypogastrica, die Uterinvenen und die Venen des Plexus pampiniformis des entsprechenden Ovariums zu füllen, die Hautvenen aber waren nur sehr mässig gefüllt und manche, soweit sie durch Klappen verlegt waren, leer geblieben. Auch habe ich oftmals die tiefen Plantar- und Tibialvenen varicös, geschlängelt und geflechtartig verwickelt gefunden, ohne dass in den Hautvenen sich noch eine Spur der Circulationshemmung zeigte. Die Lehre von den *Varices* ist hiernach völlig neu zu begründen, wobei es freilich noch völlig unklar bleibt, warum gerade die Muskelvenen zuerst und in so hohem Grade entarten. Oberflächliche Varices mag man veröden, dass man aber die V. saphena interna selbst obliterirt habe, wird man sich nach diesen Ergebnissen nicht mehr einbilden. Mit diesen anatomischen Verhältnissen steht es nun auch in engem Zusammenhang, woher die grosse Belästigung, die Schmerzhaftigkeit des ganzen Gliedes und die Muskelermüdung rührt, über welche solche Kranke zu klagen pflegen.

Wenn man Varicositäten näher untersucht, besonders bei injicirten Venen, so trifft man die Wandungen verdickt, mit der Umgebung verwachsen; sind sie oberflächlich dicht unter der Haut gelegen, so ist diese schwer abzutrennen und die Innenfläche von zahlreichen kleinen Pfröpfen besäet, welche von Anfüllungen durchschnittener und stark ausgedehnter venöser Hautcapillaren herrühren. Eine gleichzeitige arterielle Injection dringt in solche Hautstellen fast gar nicht ein. Diese Erweiterung der kleinen Hautvenen und venöse Stagnation in ihnen veranlasst eine Art von Decubitus, welche zur Bildung der so häufigen varicösen Hautgeschwüre des Unterschenkels führt. Ueber einer dunkelrothen leicht geschwellten Hautstelle ist der Gipfel eingefallen und bildet ein kreisrundes von kirschrothem Saum umgebenes Geschwür mit dunkelem leicht blutenden Grunde. Bisweilen berstet über einem grösseren Varix die Haut mit einer oft nur nadelknopfgrossen Oeffnung; ein feiner venöser, aber wie eine Fontäne aufspritzender Blutstrahl bricht daraus hervor, und die Kranken können wohl ohnmächtig und anämisch werden oder gar verbluten, wenn die Verschliessung ausbleibt. Es geben diese Zufälle übrigens einen Beleg, unter welch' starkem Blutdrucke bei solch' allseitiger venöser Stockung die Circulation steht, sobald ein zufälliger Seitenabfluss sich bietet. Wendet man zur Stillung solcher Blutungen oder zur Heilung der Varices die Unterbindung oder die umschlungene Naht an, so muss man sich hüten, weder den Faden noch die Nadel durch das Lumen der Venen selbst zu führen, sondern hinter ihr her, weil sie sonst als fremde Körper reizend auf die Innenfläche der Vene einwirken und eitrige Phlebitis hervorrufen können. — Ausser den erwähnten oberflächlichen Cutisgeschwüren giebt es noch eine andere Form der varicösen Verschwärung. Sie betrifft grössere Venensäcke, in denen das Blut mit mehr oder minder vollständiger Absperrung der Communication geronnen ist und nun ein Zerfall mit consecutiver local begrenzter Entzündung des Varix auftritt. Es entstehen so wallförmig umschriebene und kraterförmig eingefallene Geschwüre, aus denen zerfallenes Gerinnsel, Blut und Eiter allmählig ausgeschieden wird. Mit der Sonde ist es öfter möglich, in den Venenkanal nach auf- und abwärts einzugehen.

Nicht selten entwickelt sich in varicösen Venen eine ausgedehntere mehr acut verlaufende Phlebitis, welche unter lebhafter Röthung, Geschwulst, Schmerzhaftigkeit der Extremität in Eiterung und Abscedirung eines Theiles der ausgebuchteten, geringelten, bläulich durchscheinenden Venensäcke übergeht. Doch ist diese Phlebitis meist wenig gefährlich, was zum Theil wieder damit zusammenhängen mag, dass es eben nicht der Stamm der *vena saphena* selbst, sondern deren sequestrirte Collateraläste und Nebenbecken sind, welche der Entzündung wie der Varicosität verfallen. Anders verhält es sich, wenn bei überall offenen Circulationswegen die Venenentzündung aus peripherischen oder inneren Ursachen auf den Stamm der Saphena selbst übergeht und sie als fühlbarer, harter, schmerzhafter Strang unter einem dunkel rosigen Streifen an der Wade zum Oberschenkel herauf sich windet, ein Abzeichen, welches ihr den Beinamen der Rosenader erworben haben mag. Die sichere Unterscheidung einer solchen Venenentzündung, zumal wo nicht besondere Ursachen für die Entwicklung derselben vorliegen, die Diagnose von einer die Venen in ihrem Verlaufe begleitenden Entzündung der Lymphgefässe hält oftmals sehr schwer, um so mehr als eine solche Phlebitis eben auch selten ohne gleichzeitige Lymphangitis besteht. Die letztere ist übrigens leicht an der gleichzeitigen schmerzhaften Anschwellung der unteren Inguinaldrüsen, sowie an der diffusen Phlegmone der Haut zu erkennen, welche peripherisch oft sie begleitet.

Ueber die Vertheilung der Nerven des Unterschenkels und des Fusses bleibt uns noch folgendes zu bemerken. Vom Popliteus stammen noch die Aeste für die Wadenmuskeln, der *n. suralis*, der gemeinsame Nerv für den Muskel der Kniebeuge und der Tibialis posticus. Unter die Wadenmuskeln herabgetreten, giebt dann der *n. tibialis posticus* noch Aeste an den Extensor longus communis und hallucis, und wieder an den M. tibialis posticus. Hinter dem Malleolus internus treten Zweige zu den Tibiotarsalgelenken und dem inneren Umfang der Ferse. Dann tritt der N. tibialis posticus hinter der Theilungsstelle der Arterie hervor, giebt unter der Concavität des Calcaneus den *n. plantaris externus*, welcher in Begleitung der gleichnamigen Arterie vor dem unteren Fersenhöcker herläuft und in das Interstitium zwischen dem Flexor brevis communis und Abductor digiti minimi eintritt; sodann als Fortsetzung des Stammes den *n. plantaris internus*, welcher unter der A. plantaris interna weg nach vorn und aussen durch die Fussohle sich ausbreitet. Der Flexor longus und seine Sehnenbranchen liegen über und hinter ihm; bedeckt wird er vom Flexor brevis und zerfällt in vier Hauptzweige, von denen der erste als *n. plantaris internus hallucis* längs dem Metatarsalknochen und über dem nach unten vorspringenden Gelenkkopf weg, bedeckt vom Abductor und Flexor brevis zur inneren unteren Fläche der grossen Zehe sich begiebt. Die anderen 3 treten zwischen den Sehnen der Flexoren hervor und vertheilen sich bis zur 4. Zehe. Der Plantaris externus versieht in gleicher Weise durch einen Ramus collateralis externus und einen Zwischenast die 4. und 5. Zehe, giebt ausserdem aber einen *ramus profundus*, welcher an die tiefen Plantarmuskeln sich vertheilt. Der Plantaris internus versieht den Abductor, Flexor brevis communis und Flexor brevis hallucis und schickt Fäden durch die Plantaraponeurose zur Haut; der Plantaris externus versieht den M. plantaris brevis, Abductor und Flexor digiti minimi, die Bäuche des Adductor hallucis und die Interossei. — An der Uebergangsstelle der Plantarnerven zu den Zehen entwickeln sich öfter Fettklumpen mit verdicktem Balg, zumal vor dem inneren Sesambein des Hallux. Bisweilen enthalten sie noch eine von Balken unregelmässig durchzogene Höhle. Es sind ohne Zweifel degenerirte Schleimbeutel. Das Zellgewebe in der Umgebung ist gleichfalls verdickt, die Nerven sind verschoben, abgeplattet, fest verwachsen. Mancher Fussschmerz mag in diesen Reizungs- und Druckverhältnissen seinen Grund haben.

Ich habe einen Herrn gekannt, der wegen anscheinlichen chronischen Podagra's alljährlich die Bäder besuchte und die berühmtesten Aerzte consultirte. Kein einziger hatte seinen Fuss angesehen, es fand sich nun aber, dass das Gelenk der grossen Zehe selbst völlig schmerzlos beweglich und durchaus intact war, dagegen befand sich die Geschwulst, von welcher der Kranke redete, unter der Basis hallucis, umschrieben, voll, teigig und die Schmerzen bestanden eben hauptsächlich nur beim Gehen und durch Druck des Schuhzeuges. Es war offenbar eine Verdickung des hier constant befindlichen Schleimbeutels mit Zerrung des Plantarnerven. — Eine junge Dame hatte, um ihre Aussteuer einzukaufen, sehr anstrengende Fusswege gemacht und zwar in völlig neuen sehr engen und drückenden Schuhen. Als sie nach Haus kam, waren beide Füsse stark angeschwollen und so schmerzhaft, dass sie liegen musste. Am rechten Fuss blieb unter den Zehen und Zehengelenken einige Geschwulst zurück und so grosse Schmerzhaftigkeit, dass sie keinen Schuh anziehen und den Fuss nicht ansetzen konnte. Wagte sie diess dennoch, so trat eine heftige Neuralgie längs der ganzen Extremität mit Wadenkrämpfen und der Unmöglichkeit sich aufrecht zu erhalten ein. Ich sah die Kranke erst nach drei Jahren; sie war von den vornehmsten Chirurgen und Aerzten behandelt, doch war die Affection nur soweit gemildert, dass sie leichtes Schuhzeug tragen und auf ebenem Boden und im Zimmer einige Schritte gehen konnte. Die Extremität war abgemagert, eine deutliche Geschwulst oder Deformität der Gelenke nirgends zu bemerken, doch traten öfter noch neuralgische Schmerzen auf. Aehnliche Erscheinungen können auch durch Neurome bedingt werden; doch kommen sie bisweilen in grösserer Anzahl in der Planta vor, ohne Zufälle zu erregen. Interessant ist dagegen ein Fall von Chorea, welche zu gleicher Zeit neben einem Neuroma plantare bestand und durch Exstirpation desselben geheilt wurde. Die Geschwulst sollte bei dem 13jähr. Knaben von Kindheit an bestanden haben, doch erst mit dem Auftreten der allgemeinen Krampferscheinungen gewachsen sein. Ueber Schmerzen in der Geschwulst selbst hatte der Knabe nie geklagt, doch hatte sich mit der Zeit auch eine Neigung zum Talipes varus des kranken Fusses eingestellt. Die Geschwulst hatte die Grösse einer Mandel, beträchtliche Härte und ein fibröses Aussehen und im Verlaufe des *n. plantaris internus* ihren Sitz (*Gaz. d. hôp. No.* 113, 1851).

Der *n. peroneus*, indem er unter der Sehne des Biceps nach vorn herumläuft, giebt noch in der Höhe der Kniebeuge einen *n. cutaneus posterior*, welcher über dem äusseren Kopf des Gastrocnemius die Fascie durchbohrt und eine Hautarterie begleitend nach hinten herabläuft; sodann einen längeren *ramus communicans*, welcher unter der Haut schräg über die äussere Seite des Soleus auf den Tendo Achillis zuläuft und dort mit dem *n. suralis* sich verbindet. Der so entstandene *n. saphenus externus* schliesst sich im weiteren Verlaufe der gleichnamigen Vene an, geht hinter dem Malleolus externus weg, vor den Sehnen der Peronei unter der Hautfascie längs dem äusseren Fussrande und als *collateralis externus dorsalis* zur kleinen Zehe. Er giebt, indem er zum Fusse herabsteigt, insbesondere auch Fäden zum äusseren Umfange der Ferse und der Achillessehne. — Nach Abgabe dieser Zweige durchsetzt der N. peroneus den Ursprung des M. peroneus longus und wendet sich um das Collum fibulae nach vorn herum, theilt sich dann sofort in 3 Hauptäste, von denen der äussere als *n. musculo-cutaneus* zunächst an die Peronei, der mittlere, stärkste Ast als *n. tibialis anticus* an den Extensor longus communis und longus hallucis sich verzweigt, dann sich der Art. tibialis antica anschliesst und dieselbe zum Fussrücken begleitet; der dritte vordere Ast verläuft zunächst quer vor dem Gelenkstück der Tibia her nach innen und verzweigt sich dann am M. tibialis anticus. — Die Fortsetzung des äusseren Astes bildet nach Abgabe der Muskelzweige der *n. cutaneus dorsi pedis anterior*. Er tritt in der Höhe des unteren Drittheiles des Unterschenkels, etwa 1 Zoll vom äusseren Rande der Fibula aus dem Interstitium zwischen dem Extensor longus communis und Peronei durch ein Oehr der Fascia suralis zur Oberfläche hervor. Auf dem Fussrücken angelangt, zerfällt er in mehrere, meist vier, den Zwischenräumen der Zehen entsprechende Branchen, welche sowohl unter sich als mit benachbarten Hautnerven sich verknüpfen und an die einander zugekehrten Flächen der Zehen sich vertheilen. Dieses Nervenbündel liegt auf der Fascia dorsalis pedis unmittelbar unter der Haut. Ueber der Fusswurzel verbindet sich mit ihm ein Zweig des N. saphenus externus und entsprechend dem ersten Interstitium interosseum verbindet sich mit ihm ein Zweig vom *n. dorsalis tibialis*, welcher als Fortsetzung des Tibialis anticus die A. dorsalis pedis begleitet und über der Fusswurzel auch den Extensor brevis digitorum innervirt. Längs der Rückseite des inneren Fussrandes und der grossen Zeh verläuft der Endzweig des *n. saphenus internus*. Dieser tritt unterhalb des Condylus internus tibiae unter dem Sartorius hervor und wird Hautnerv. Der Stamm schliesst sich der inneren Hautvene an, zunächst neben ihr nach hinten gelegen, dann in mehrfache Zweige zerfallend, verbreitet er sich theils zur hinteren inneren Seite der Wade, theils unter der Vene durchtretend nach vorn zur Haut der Tibia und der inneren Knöchelgegend.

Gleich den Plantarnerven, und häufiger noch als diese, können die Dorsalnerven des Fusses der Ausgangspunkt aufsteigender Neuralgien und reflectorischer Krämpfe werden. Helfft erzählt drei interessante Fälle, in denen eine oberflächliche Verletzung der Hautnerven mit nachfolgender phlegmonöser Hautentzündung die heftigste Hyperästhesie, convulsivische Zufälle und endlich lähmungsartigen Zustand der ganzen Extremität herbeiführte (Preuss. Vereinszt. 22, 1849). Es können ferner gerissene Wunden oder eingedrungene fremde Körper zu allgemeinem oft rasch tödtlichen Tetanus Veranlassung geben. — Wie ein Druck oder eine Reizung der Nervenstämme oder ihrer Wurzeln als excentrische Erscheinung bis zu den Nerven des Unterschenkels und des Fusses sich verbreiten und Anästhesie und Lähmung oder Neuralgie und Krampf hervorrufen mögen, ist aus dem früher Erwähnten ersichtlich. Die anatomischen Wege sind in dieser Beziehung für Sitz und Ursache der Zufälle oftmals leitend. Noch auf den Unterschenkel und zum Theil einzelne Nervenzüge beschränkt sind die folgenden Beispiele: Bei einem 17jähr. Burschen wurde eine durch Verbrennung mit einem glühenden Eisen bedingte Anästhesie im Gebiete des N. peroneus beobachtet. Bei der Untersuchung (9 Monate nach dem erlittenen Unfall) zeigte sich unterhalb des Kopfes der Fibula eine tiefe strahlige Brandnarbe, deren zerstörende Einwirkung auf den N. peroneus sich durch völlige Unempfindlichkeit des vorderen und seitlichen Theiles des Unterschenkels und des äusseren Randes des Fussrückens, wie auch durch erschwerte Beweglichkeit des Fussgelenkes kundgab. Nur im Anfange, gleich nach der Verbrennung, waren die erwähnten Hautstellen der Sitz lebhafter Schmerzen gewesen. Alle Versuche, die Leitung des Nerven wiederherzustellen, blieben ohne Erfolg, indem ohne

Zweifel der N. peroneus an der Stelle, wo er die Fascie durchbricht, durch das Glüheisen zerstört und die beiden getrennten Nervenenden in das Bindegewebe der Brandnarbe mit hineingezerrt waren. Ganz ähnlich war der Fall eines Soldaten, welcher in Folge einer Verletzung in der Nähe des rechten Kniegelenkes eine enorme Anschwellung des ganzen Unterschenkels mit Uebergang in Eiterung und umfänglicher Necrotisirung des Bindegewebes erlitten hatte. Mit dem Eintritt der Vernarbung entwickelte sich eine vollständige Anästhesie in allen Aesten des Tibialis und Peroneus, Unmöglichkeit, die Zehen auch nur im Geringsten zu bewegen, Welkheit der Gastrocnemii und Abnahme der Temperatur. Hier war offenbar der N. ischiadicus kurz vor der Spaltung in seine beiden Hauptäste durch die Suppuration und die darauf folgende Vernarbung beeinträchtigt und seiner Leitungsfähigkeit beraubt worden (Romberg's klinische Beobachtungen, Berlin 1851, S. 11). — Auch für die Entstehung mancher einseitiger Contracturen des Fusses oder Lähmung einzelner Muskeln ist die Vertheilung der Unterschenkelnerven zu beachten; doch gehen unzweifelhaft die meisten Fälle von Klumpfüssen häufiger aus einer entfernt mechanischen Ursache oder einem primitiven Muskelleiden, als aus einer primär spastischen Erregung einzelner Nervenstämme hervor. Ein consecutiver Krampf im Muskelgebiet des N. tibialis posticus wird aber seine Schranken innehalten, so gut wie eine isolirte Lähmung des Peroneus und der ihm untergeordneten Muskeln.

Bei Gelegenheit der Fussgelenke und Fussknochen haben wir es unterlassen näher auf die hier vorkommenden Entzündungen und Geschwulstbildungen einzugehen. Sie verhalten sich im Allgemeinen ganz jenen bei der Hand analog, nur wird der Fuss häufiger davon befallen. Ziemlich eigenthümlich ist ihm die podagraische Entzündung, welche, wie es auch die neueren Untersuchungen [1]) bestätigt haben, vorzugsweise in einer periodischen Ablagerung von harnsauern Salzen in die Synovialis und die Gelenkknorpel selbst besteht. Dieser wird vascularisirt, oberflächlich zerfasert und es setzen sich die Salze krystallinisch in sein Gewebe und besonders in die Knorpelzellen selbst ab. Ein anderer Theil häuft sich mit organischer Exsudationsmaterie verklebt in der Synovialis und ihrer Höhle, auch in den benachbarten Bursae mucosae an. Er scheint zum Theil in einfachere Verbindungen zu zerfallen und von der entzündeten Haut in der Umgebung des Gelenkes allmählig ausgeschieden zu werden, indem auch das Secret derselben, durch ein Vesicator während eines acuten Anfalles gewonnen, reichliche Mengen von Harnstoff und harnsauern Salzen nachweisen liess. — Die fun-

[1]) Budd, *Med. chir. transactions* 1855.

göse und tuberculöse Gelenkentzündung, die letztere besonders in den Fusswurzelknochen und oft auf einzelne z. B. den Calcaneus beschränkt oder mit oberflächlichen tuberculösen Hautgeschwüren verbunden, treten häufig auf. — Von Geschwülsten kommt das Enchondrom an den Phalangen und Mittelfussknochen, rein oder in verschiedenen Nachbildungsformen vor; dann der *fungus tarsi* und *metatarsi*, immer tief um die Gelenke wurzelnd und mit seinen Knoten allmählig die Haut durchsetzend und unter Geschwulstbildung zerstörend; endlich fibroplastische Geschwülste, von den Fascien über den Muskeln und den fibrösen Ligamenten ausgehend. Die letzteren treten vorzüglich in der Umgebung des Fussgelenkes, in seltenen Fällen auch an der Plantaraponeurose auf. Ein Mittelglied zwischen Geschwulstentwicklung und chronischer Gelenkentzündung bildet der folgende Fall:

Im Jahre 1852 amputirte Prof. Ried den Unterschenkel eines etwa 36jähr. Mannes. Die Extremität war in der Gegend des Fussgelenkes und über den Malleolen von einer teigigen Geschwulst eingenommen, wobei die Knochen aufgetrieben und verschoben schienen. Der Kranke setzte den Fuss noch an, doch vermochte er ihn wegen der Schwere, Verunstaltung und Unsicherheit wenig mehr zu brauchen. Der Fuss stand stark nach aussen gekehrt als Talipes valgus, so dass es den Anschein hatte, als bestehe eine Fractura fibulae mit Dislocation. Doch war die Schiefstellung allmählig und in ziemlich kurzer Zeit — binnen 4 Monaten — bei gleichzeitiger Umfangszunahme entstanden. Die ganze Affection währte jetzt etwa 3 Jahre. In dieser Zeit hatte die Regio tibiotarsalis einen Umkreis von 1½ Fuss erreicht und verjüngte sich allmählig nach abwärts und aufwärts. Das untere Ende der Fibula war nicht deutlich zu fühlen, indem sich quer vor ihm her eine feste teigige Geschwulst hervordrängte. Die Tibia war nach unten stark aufgetrieben, der innere Knöchel einwärts gedrängt und vorspringend; die äussere Haut überall unverändert und über den geschwollenen Theilen beweglich. — Bei der Präparation fanden sich die sämmtlichen Fascien schwielig verdickt, die Gelenkkapsel rings im vorderen und zumal seitlichen äusseren Umkreise stark hervorgewölbt, ihre fibröse Schicht sehr verdichtet mit Kalk- und Knochenablagerung in der weissglänzenden sehnigen Hülse. Die Synovialis war gleich jener stark ausgedehnt und dicht mit weichen, röthlich weissen zottigen Excrescenzen besetzt. Nach Eröffnung des Gelenkes drang man in eine geräumige Höhle, welche besonders sich erweiterte, wenn der Fuss adducirt und der äussere Malleolus heraufgezogen wurde. Dieser stand nämlich und drückte in einer Excavation des Calcaneus, welche etwa eine Wallnuss aufnehmen konnte. Die Ligamente, welche ihn nach hinten und aussen mit dem Talus und Calcaneus verbinden, waren zu Grunde gegangen und auch die Gelenkkapsel zwischen beiden Articulationen dieser Knochen im äusseren Umfange zerstört. Doch fand sich keine Spur einer flüssigen Exsudation, Eiterung oder Caries der Gelenke und Knochen; sondern die Gelenkflächen der Knochen, die Bänder und Kapseln waren selbst von dichten Vegetationen überwachsen, welche sie zum Theil durchdrungen, zerstört und ausgehöhlt hatten und als schwammig, gerinnselartiges Polster zwischen den Gelenkflächen gelagert waren. Der Talus war nach innen gedrängt, der Malleolus fibulae über ihm nach abwärts gewälzt. Die Höhlung des Calcaneus, soweit sie von Vegetationen frei war, bildete eine graurothe compakte und vom Periost entblösste Knochenkapsel; auch der Malleolus war zum Theil abgeschliffen und seines Periostes beraubt. In ähnlicher Weise war die Cavitas glenoidalis der Tibia grubig vertieft, die Wandung theils glatter Knochen, theils zottiges Polster. Der Astragalus war seines Knorpels beraubt und von einer glasartig spröden und dünnen Corticallamelle überzogen. Er stand schief und drückte tief in die Tibialhöhle hinein. Tibia und Fibula waren bis 2 Zoll aufwärts mit einander knöchern verwachsen und bildeten hier einen einzigen voluminösen Unterschenkelknochen. Auf einem Schrägschnitt nach der Länge der Tibia zeigte sich ihre Knochensubstanz sehr verdichtet, gelblich; fast alle spongiöse Substanz war geschwunden. Ihre Durities war so beträchtlich, dass sie nur schwer sich sägen liess. Aeusserlich war das Periost schwielig verdickt, zu mehreren Schwarten abzulösen. Die Oberfläche des Knochens rauh und höckerig, von Osteophyten besetzt. Die Geschwulstform war indessen hauptsächlich durch die Verdickung und Auftreibung der Gelenkkapsel bewirkt. Ihre Wandung hatte im Mittel $^1/_4$ Zoll Dicke, war an verschiedenen Stellen von Knochenplatten und Knorpelmassen, meist dicht unter der Synovialis, durchsetzt. Die Masse der Excrescenzen bestand aus theils amorphem, theils im Stiel gefasertem Bindegewebe und Blutgefässen. Doch zeigten auch sie vielfach den Uebergang zu Faserknorpel- und Knochenbildung, welche in zahlreich zerstreuten Punkten, besonders in den klumpigen Enden der einzelnen Zotten, eingesprengt waren. — Vom Gesichtspunkt der Gelenkentzündungen betrachtet, bietet dieser Fall ein Beispiel hoch entwickelter Arthritis chronica sicca; als Geschwulstbildung angesehen, repräsentirt er das Cancroid der Gelenke, wie wir deren früher schon andere Beispiele angeführt haben (S. 973, Anm.). — Dieselbe Erkrankung, soweit die Texturgrundlage die nämliche ist, kommt auch an den Synovialscheiden und den Schleimbeuteln vor, doch im Ganzen selten und sind die betreffenden Fälle öfter in manchen Beziehungen unklar. Verneuil (*Gaz. d. hôp. No.* 140, 1856) beobachtete zwei vor den Malleolen gelegene, durch die Sehnen der Extensoren und das Lig. annulare eingeschnürte, länglich weiche Geschwülste; sie fluctuirten, die Haut darüber war gesund, kein Schmerz vorhanden; die Sehnenscheide enthielt indessen keine Flüssigkeit, sondern Fungositäten. Später zeigte sich auch das Gelenk erkrankt, Caries trat hinzu und wurde die Amputation nach Syme unternommen. Die Gelenkhöhle fand sich gleichfalls mit Synovialfungositäten gefüllt. V. bezeichnet die Erkrankung als *tumeur fongueuse des gaines des tendons*. Mitunter mag auch eine mehr speckige Verdickung der Sehnenscheide mit Verödung der Synovialis vorkommen, meist aus örtlicher Ursache. Auffallend wäre es dagegen, wenn ein wahres Encephaloid primär als Cancer vaginae tendinum innerhalb der Synovialscheiden vorkäme, wie ein solcher Fall an der Hand von Chassaignac (*Gaz. d. hôp. No.* 47, 1852) beschrieben ist, da übrigens die Gelenkhöhlen dem Vordringen des Carcinoms so lange zu resistiren pflegen.

Wir schliessen diesen Geschwulstformen einen Fall von Cystenvarices des unteren Endes der Tibia an, welcher vom Dr. Gros (*Gaz. d. hôp. No.* 136, 1853) mitgetheilt ist: Der Kranke war 28 Jahr alt und hatte vor reichlich $^3/_4$ Jahren einen Schlag auf den Malleolus internus erlitten, fühlte seitdem Schmerzen und sah allmählig eine Geschwulst sich entwickeln, die ihn den ganzen Winter über zu gehen verhinderte. Sie hatte bei seiner Aufnahme beträchtlichen Umfang erreicht, war keulenförmig gestaltet, bucklig uneben, stellenweise wie Pergament eindrückbar und knitternd; sie dehnte die ganze Dicke des Gliedes aus und reichte bis über das Tibiotarsalgelenk. Die Amputation wurde vorgenommen. Einzelne Buckel erschienen fluctuirend, wie Colloidcysten, das umgebende Sehnengewebe sehr verdickt; eingeschnitten, drang viel schwarzes flüssiges Blut daraus hervor. Im Inneren war die Geschwulst in viele Fächer und Sinuositäten abgetheilt, der Knochen fast vollständig geschwunden. Da, wo die Höhlen weniger ausgedehnt waren, sah man dicke Venen die Knochen durchziehen. [Es handelt sich hier offenbar um eine Aufblähung des Knochens mit Bluterguss in die spongiöse Substanz; das Nähere aber muss dahin gestellt bleiben].

Die äussere Haut am Unterschenkel und Fuss ist durch die häufig hier vorkommenden äusserlichen Verletzungen verschiedener Art und manchfaltigen Ausschlagsformen, sowie als Sitz chronischer Fuss- und Beingeschwüre ein ergiebiges Feld für die chirurgische Praxis. Sie ist in der vorderen Schienbeingegend, über den Knöcheln und auf dem Fussrücken verhältnissmässig dünn, straff über feste Theile ausgespannt, ohne Fettpolster, im Allgemeinen wenig gefässreich und belebt, doch durch den Einfluss der abhängigen, peripherischen Lage der Blutstase ausgesetzt. Locale, auf innere oder äussere Ursachen entstandene Entzündungsinseln durchdringen leicht die ganze Dicke der Haut. Die gleichzeitige Exsudation in ihr Gewebe bedingt durch Tränkung und Druck ihre Auflösung und ihren Durchbruch nach aussen, andrerseits durch Verklebung in der Tiefe und consensuelle Reizung der Nachbarorgane ihre Verwachsung mit den Fascien, dem Periost, den Knochen. Soweit die Haut zerstört ist, nimmt der Geschwürsgrund die Lücke ein, füllt sich aus den Gefässen und dem Exsudat in der Tiefe mit Granulationen, oder exfoliirt sich weiter von der Oberfläche her. Soweit die Haut geschwürig infiltrirt war, stösst sie sich ab und verwächst an der Grenze des Gesunden mit dem inneren Geschwürsrande. Dieser Process kann durch fernere Infiltration und Verschwärung in ausgedehnter Weise excentrisch um sich greifen. Oft sind die Ränder wie die Tiefe des Geschwürsgrundes durch chronische Narbenbildung callös verdickt und indurirt. Solange eine vollständige und feste Ueberhäutung nicht stattgefunden hat, exfoliirt sich dann die Narbe an der Oberfläche und den Rändern weiter und das Geschwür besteht fort, gewissermaassen als Ulcus prominens. Die Ueberhäutung und Heilung aber ist unter solchen Umständen durch die Geschwürsthätigkeit allein sehr schwer zu erzielen. Die Hautränder lassen sich nicht verschieben, der ganze Geschwürsheerd wird durch die starre Infiltration und Verwachsung offen gehalten, die Circulation bleibt beschränkt durch fortwaltende Stase in den Narbengefässen, die harte Geschwürsfläche bildet einen wenig fruchtbaren Boden zur Keimung von Granulationen und Schliessung des Defectes. In der Tiefe dagegen unter dem Geschwürskreise findet in Folge des Blutandranges eine reichliche Production organisirten Gewebes statt, als schwielige Verdickung der Fascien, des Periostes, Osteophytauflagerung auf den Knochen. Solche veraltete, torpide Beingeschwüre verhalten sich ganz alten verwachsenen Fistelgeschwüren ähnlich. Die mechanische Ursache ihres Offenbleibens ist ziemlich ein und dieselbe. Daher ist auch der in neuerer Zeit von einem französischen Arzte (1855) gemachte Vorschlag, die Hautränder des Geschwüres anzufrischen, dann subcutan zu lösen, durch Seiteneinschnitte allenfalls noch beweglicher zu machen und endlich über die Geschwürsfläche zu verziehen und hier womöglich zu vereinigen, als plastische Operation zur Heilung inveterirter Beingeschwüre gewiss sehr zu beachten. Doch versteht sich von selbst, dass erst der Geschwürsgrund sich gereinigt haben und in guter Granulation stehen muss. — Was im Allgemeinen die Beurtheilung der Beingeschwüre betrifft, so lassen sich wohl verschiedene Arten derselben je nach dem Ulcerationszustande unterscheiden, und von der richtigen Würdigung dieses Charakters ist wesentlich auch die Kunst der Behandlung abhängig; schwierig ist es dagegen aus ihrem anatomischen Verhalten jedesmal auch bestimmte dyskrasische Ursachen zu definiren. Manche, wie die scorbutischen, varicösen, gichtischen, syphilitischen Geschwüre haben wohl im Allgemeinen ihren eigenthümlichen Habitus; im Uebrigen ist aber die Helkologie mehr auf Berücksichtigung des Reactionscharakters der Geschwürsfläche, als auf die Unterscheidung specifischer Geschwüre nach ihren anatomischen Formen hingewiesen.

Die Haut der Wadengegend, unter der Achillessehne, an der Ferse und Planta pedis ist mit einem mehr oder weniger dicken Panniculus versehen. Unter der Sohle und um die Ferse ist sie besonders derb und dicht, reich an Schweissdrüsen, mit dicker Schichtung der Oberhaut. Eine besondere *fascia subcutanea* ist unter der Haut der Fussohle im Allgemeinen nicht nachzuweisen, obwohl ihr dieselbe gewiss hier ebenso wenig wie in ihrer übrigen Ausbreitung zur Befestigung und Unterlage fehlt. Es ist wahrscheinlich, dass sie, wie an der Hand, mit der Plantaraponeurose und Fascie verwachsen sei, und das ganze Fettpolster als Panniculus zwischen ihr und der Cutis gehäuft liege. Diese Fettmasse ist vielfach geballt, von bindegewebigen Lamellen und einem fibrösen Stützwerk durchzogen, durch welche die Haut selbst ausgespannt und verschiedentlich in Furchen eingezogen wird. Dursy [1]) fand in der Fussohle mit Fettballen gefüllte, von einer abgeschlossenen Membran und einem Epithelium umkleidete Höhlen. Eigentliche Schleimbeutel vermochte er bei normalem Verhalten nicht nachzuweisen, dagegen sollen sich jene Fettsäcke durch Schmelzung ihres Inhaltes zu Schleimbeuteln umgestalten können. Diess ist um so wahrscheinlicher, als wir andererseits normale Synovialscheiden und Bursae mucosae durch Fettgewebe pathologisch geschlossen finden [2]). Normale Schleimbeutel finden sich mehr in der Tiefe über den Knochenhervorragungen und unter den Ansatzsehnen der Muskeln: unter der Tuberositas an der Basis des 1. Mittelfussknо-

[1]) Zeitschr. f. rat. Medicin VI, 3, 1855.

[2]) Es kommen auch von einer serösen Membran vollständig eingekapselte, öfter verästigte Lipome vor, welche mit Leichtigkeit aus der Umgebung sich ausschälen lassen. Vielleicht haben sie in subcutanen Schleimbeuteln ihren Ursprung. Dr. Tüngel exstirpirte ein solches von der vorderen Fläche der Clavicula, wo gerade durch Reibung leicht und häufig auch eine Bursa sich entwickelt.

chens, dann nach innen über dem Capitulum desselben, sowie an dessen unterer Fläche hinter den Sesambeinen; sodann in der Umgebung des Capitulum metatarsi V; öfter auch über dem äusseren Malleolus. Häufig kommen Schleimbeutel unter der Ferse und im Ballen der Zehen vor, und pathologisch entwickeln sie sich überall, wo eine Callosität sich bildet und einseitiger Druck und Reibung stattfindet. Bei Klumpfüssen je nach ihrer Form finden sie sich an den verschiedensten Seiten. Ihr Vorkommen an der Rückseite des Fusses und an den Zehen haben wir schon bei früherer Gelegenheit entwickelt.

Was speciell die Zehen anbetrifft, so bietet das Nagelglied derselben, besonders an der grossen Zehe noch einige eigenthümliche Erkrankungsformen, nämlich die Entzündung des Nagelbettes, die Exostose auf dem Nagelgliede der grossen Zehe, die hypertrophische rugöse Verkrümmung der Nägel. Im ersten Fall sondern sich die Ränder des Nagels nicht scharf und wohlgebildet von dem seitlich sie bedeckenden Hautfalz ab; sie bleiben in Folge einer chronischen Entzündung, welche ihre seitliche Matrix erweicht, excoriirt und anschwellen macht, gehoben, abgeplattet, weich, von epidermoidaler Beschaffenheit und mit dem Hautrande verwachsen, daher die Bezeichnung als „in's Fleisch gewachsener Nagel." Der Druck und die Zerrung, welche sie beim Gehen auf das Nagelbett ausüben, ist äusserst schmerzhaft und steigert die Entzündung und Anschwellung. Ein mit unreif abgestossenen Epidermiszellen vermengter Eiter sammelt sich in den Furchen zwischen dem Hautwulst, Matrix und Nagel. Leichte Cauterisationen, Isolirung des Nagelrandes aus dem Hautfalz durch Zwischenlegen von Charpie, endlich ein geeigneter Druckverband, durch welchen der überragende Hautwulst herabgezogen wird, sie genügen meistens bei einiger Ausdauer und Sorgfalt, um Heilung zu erzielen. Das Spalten und Ausreissen des Nagels ist eine widerwärtige Operation, und wohl die Frage, ob hinterher ein ordentlich geformter Nagel sich wieder erzeugt. In sehr hartnäckigen Fällen möchte noch das seitliche Wegschneiden zugleich des Haut- und Nagelrandes mehr zu empfehlen sein, weil es eine reine Wunde und eine feste Narbe giebt. — Bei der Exostose auf der Rückseite der 2. Phalanx der grossen Zehe bildet sich eine warzige, harte, weisslich durchscheinende Erhabenheit unter dem an dieser Stelle verdünnten Nagel. Sie geht aus dem Knochen selbst hervor, ist von weicher spongiöser Beschaffenheit und meistens von einer dünnen Knorpeldecke unter dem Periost überzogen. Sie ist leicht gleichzeitig mit dem Nagel flach abzutragen. Der Nagel selbst ist oft uneben, runzelig, wächst auch wohl nach aufwärts, wird abgehoben und wälzt sich mit seinem freien Ende nach hinten um. — Bei der Gryphosis sind die Nägel oft so verdickt, verschrumpft, krallenförmig verbogen und verlängert, dass sie mit der Säge verkürzt und abgefeilt werden müssen.

Bei der Beschreibung der verschiedenen Gelenkverbindungen haben wir auf die Form, Lage, Richtung, äusseren Merkmale derselben Rücksicht genommen und damit zugleich die Hauptpunkte erledigt, welche für die Exarticulation und Resection der Fussknochen in Anschlag kommen. Diese Operationen sind übrigens so äusserst zahlreich und manchfaltig, dass sie in Operationscursen besonders geübt und geregelt sein wollen. Wir setzen die Hauptmethoden als bekannt voraus und machen hier nur auf einzelne Punkte bezüglich ihrer Anwendbarkeit und der durch sie bewirkten Abweichungen in der Form des Fusses aufmerksam. Die Exarticulation der grossen Zehe lässt zwar den Kopf des Metatarsus I als unförmlich knotigen Vorsprung zurück, und man fügte desshalb früher häufig die Resection desselben unmittelbar hinzu. Der Hautlappen braucht alsdann weniger gross zu sein und der Fuss bekommt eine zierlichere Form, allein der Metatarsalkopf ist ein Hauptstützpunkt für den Gang, der Vorderfuss verschiebt sich, der Gang wird beschwerlich, wenn er fehlt. Die Exstirpation oder Resection des Metatarsus I ist der vollständigen Auslösung zugleich mit der ganzen Zehe vorzuziehen, weil die erhaltene grosse Zehe sich dann retrahiren kann, und einigermaassen der Verschiebung der Nebenknochen und dem Verlust des inneren Stützpunktes begegnet. Auch mag es angemessen sein, hiebei die Extensorensehnen mit Lenoir zu trennen und nicht zu schonen, damit die zurückbleibende Zehe nicht von der Planta abgezogen werde. — Der Eingang zum Gelenk des Vorderfusses nach Lisfranc's Operation befindet sich jederseits genau in der Mitte des Fussrandes, während eine Querlinie, von der äusseren Einsatzstelle hinter dem Proc. styloideus Metatarsi V gerade zum inneren Fussrande herübergezogen, gut einen Daumen breit hinter die entsprechende Gelenkfuge dieser Seite fällt. Die Operation ist schwierig, gewährt aber vor der Exarticulation im Mittelfussgelenk für die spätere Brauchbarkeit des Stumpfes grosse Vortheile. Mit der grösseren Basis bleibt dem noch übrigen Fusse auch eine grössere Sicherheit in der Haltung und Bewegung, und dieser Erfolg ist hauptsächlich dem Umstande zuzuschreiben, dass die Hauptmuskeln der Fusswurzel mit ihren langen Sehnen in ihrer Function und Anheftung fast garnicht beeinträchtigt werden. Nur die Sehnen der Peronei werden von ihren äussersten Insertionspunkten kurz abgetrennt, bleiben aber noch fixirt genug, um sich nicht retrahiren zu können und dadurch in ihrer Wirkung gestört zu werden. Auch die Amputation in der Continuität des Metatarsus sichert diesen Erfolg. Die scharfen Kanten der einzeln abgesägten Knochen scheinen die Heilung und spätere Dauerhaftigkeit des Stumpfes nicht sonderlich zu beeinträchtigen. — Das mittlere Fusswurzelgelenk für die Exarticulation nach Chopart befindet sich nach aussen etwa 1 Querfinger breit hinter dem Proc. styloideus Metatarsi V, nach innen tritt es ein wenig zurück und öffnet sich etwa 1 Zoll vor der Spitze des Malleolus internus, dicht hinter dem fühlbaren Proc. condyloideus des Kahnbeines. Es werden bei dieser Exarticulation ausser den Zehenmuskeln die Sehnen des Tibialis anticus und posticus und der Peronei mitten durchgeschnitten und von den sich verkürzenden

Muskelbäuchen in ihre Scheiden heraufgezogen. In Folge dieser Retraction verwachsen sie im Stumpf an einer zurückgelegenen Stelle und statt einander im Gleichgewicht und den Fuss in der Wage zu halten, begünstigen sie die Streckung und Umkippung des Stumpfes durch die Wadenmuskeln. Diese verfallen in eine zunehmende mässige Contractur, weil ihnen die Last erleichtert und der Widerstand der Flexoren des Fussgelenkes genommen ist. Ausserdem kommt ihnen die Senkung des Stumpfes selbst entgegen. Talus und Calcaneus berühren in der Norm mit ihren vorderen Enden den Boden garnicht, sobald aber der Stützbogen des Fusses unterbrochen ist und der Widerhalt am Kahnbein, Würfelbein und Vorderfuss wegfällt, wird der übrige Hohlfuss herabgedrückt und damit zugleich die Hacke durch einfache Hebelwirkung gehoben. Das Körpergewicht, welches in der Norm im Fussgelenk durch die Rolle des Astragalus für den Fersenhöcker und Vorderfuss sich theilt, treibt jetzt das Capitulum tali nach abwärts, das Vorderstück des Calcaneus auswärts und den Fersenhöcker nach hinten aufwärts. Diese Verschiebung wird zum Theil noch durch die nothwendige Trennung des vorderen Zwischenligamentes zwischen dem Talus und Calcaneus begünstigt, wodurch der Stumpf allmählig breiter, unförmlich und schmerzhaft gedehnt wird. Die Rolle des Astragalus, vorübergewälzt, bietet keine hinreichende Unterstützung für den Unterschenkel, die heraufgezogene Ferse trägt die Körperlast nicht mehr, der Operirte geht nur noch auf dem vorderen Rande des Stumpfes, unsicher und hinkend, durch Excoriationen, Gelenk- und Narbenschmerzen belästigt. Der Zustand kann so unerträglich werden, dass solche Operirte wohl hinterher dringend eine zweite höhere Amputation verlangt haben. Solch' übele Folgen sind nicht selten, doch finden sich Ausnahmen häufig genug, um ferner die Operation zu rechtfertigen. Blandin namentlich war in seinen Resultaten besonders glücklich. Er legte Gewicht darauf, dass man die langen Sehnen, welche so leicht als überflüssig erscheinen, nicht zu kurz abschneiden solle, damit sie möglichst weit nach vorn anwachsen und zumal die vorderen wohl den Stumpf als Schlingen noch umgeben. Durch zu grosse Kürze und Zurücklegung ihres Insertionspunktes würden sie einzig auf das Hinterstück des Stumpfes einwirken und dieses zurückziehen. — Bei Resectionen und Exarticulationen perpendiculär zur Axe des Fusses gestalten sich die Verhältnisse für das Stehen und Gehen nach Legouest [1]) allemal günstiger, wenn die innere Seite mehr Länge behält, als die äussere, wie diess auch der normalen Conformation des Fusses entspricht. Je höher die Absetzung des Fusses und je mehr sie in der geraden Querlinie vorgenommen wird, um so mehr wird der Fuss vorübergesenkt und einwärts gekehrt. Daher ist auch aus diesem Grunde die Operation nach Lisfranc vorzüglicher als die Operation nach Chopart. Soweit es ausführbar ist, soll man derartige Operationen parallel dem Zehenrande vornehmen. — Bei Exarticulationen parallel der Axe des Fusses, gleichviel ob die äusseren oder inneren Mittelfussknochen weggenommen werden, soll nach Legouest der Fuss nach aussen gedreht und der äussere Fussrand heraufgezogen werden. Zugleich wendet sich auch die Spitze des Fusses mehr nach aussen. Doch können die Operirten mit Leichtigkeit gehen, obwohl auch die innere Seite des Beines nach vorn gekehrt wird.

Die Exarticulatio pedis sub-talica erhält dem Stumpf ein Gelenk und eine horizontale Basis. Sie ist mehrfach mit gutem Erfolge ausgeführt, aber sehr schwierig. Auch die blosse Exstirpatio calcanei, solange der Knochen nicht durch Caries und Vereiterung grösstentheils aus seinen Verbindungen schon gelöst ist — und dann möchte sie kaum mehr anwendbar sein — ist schwer auszuführen. Ausser dem Tendo Achillis, der abgetrennt werden muss, werden auch die langen Sehnen der Sohlenmuskeln mehr oder weniger freigelegt und sind zum Theil schwer zu erhalten. Um den Nervus und die Art. tibialis postica möglichst zu schonen, wird man den Knochen von der äusseren Seite

[1]) *Gaz. d. hôp.* No. 93, 1856.

freilegen, findet auch hier den Sinus tarsi am ehesten zugänglich, doch bleibt die Ausschälung noch sehr verwickelt. Der Fuss verliert seinen hinteren Stützpunkt, sinkt ein und möchte kaum zum Gehen recht brauchbar bleiben. — Die Exarticulation des Fusses mit Resection der Malleolen nach Syme hat sich so bewährt und bereits so eingebürgert, dass man selbst eine anscheinlich zweckmässige Modification derselben, nämlich die gleichzeitige Resection und Erhaltung des hinteren Stückes des Calcaneus nach Pirogoff nur ungern bewilligt. Die Operation wird dadurch erleichtert, und wenn die Anheilung des Fersentheiles an die frische Resectionsfläche der Tibia — selbst unter Bildung eines falschen Gelenkes — erreicht wird, der Extremität ein Knochenstumpf erhalten, welcher nicht erst nöthig hat mit dem Wundlappen zu verwachsen, eine hinreichende Unterstützung gewährt und der Verkürzung begegnet. Den Ansatz der Achillessehne wird man unter allen Umständen trennen müssen, um der Retraction des Fersenstückes zu begegnen. Es bleibt aber in der übrigens reinen Amputationswunde ein fast loses Knochenstück gewissermaassen als fremder Körper; es wird eine Callusbildung hervorgerufen, welche die Heilung sehr verzögert; es ist der Knochenstumpf schwer und nicht ohne Zerrung des Wundlappens coaptirt zu erhalten; einen fest anschliessenden Bruchverband darf man in der ersten Zeit nicht anlegen, und tritt erst Eiterung und theilweise Gangrän des Wundlappens ein, so wird auch vom Calcaneus nicht viel übrig bleiben. Ross hatte daher sehr trifftige Gründe, wenn er gegen die Pirogoff'sche Methode als eine Verbesserung opponirte.

Besonderes Gewicht legt man bei der Syme'schen Operation auf die Erhaltung der Gefässe. Die Tibialis antica ist ziemlich leicht bis in den vorderen Schnittrand zu bewahren; über die postica aber täuscht man sich; sie reicht selbst nur bis zur Grenze der Sohle und theilt sich bereits unter und hinter der Spitze des Malleolus in ihre drei Hauptarme, von denen die Malleolaris posterior und Plantaris externa die Rückfläche und Basis des Calcaneus so eng umschlingen, dass sie bei Ausschälung des Knochens über die Klinge springen müssen; endlich liegt auch das Ende der Tibialis postica mit dem Anfangsstück der Plantaris interna so hart am Knochen an, dass sie bei Lostrennung der fibrösen Leisten für die Sehnen der langen Muskeln und des Ursprunges des Abductor hallucis getrennt werden. So bleibt zwar die ganze Tibialis postica, doch nur bis zur Mitte des inneren Wundlappens. Da auch die Peronea meist nur unbedeutend und ebenso schwer zu erhalten ist, so folgt der Operation nicht selten eine partielle Gangrän, zumal des äusseren Wundwinkels.

Bei allen Operationen unterhalb oder oberhalb des Fussgelenkes, bei denen lange Muskelsehnen durchschnitten und ihre Scheiden geöffnet werden, geben diese leicht zu lang bestehenden Fistelgängen Anlass, aus denen auch nach vollendeter Vernarbung öfter noch lange eine trübe Synovia hervorquillt. Diese Gänge müssen durch geeignete Injectionen zur Obliteration gebracht werden.

Die Resection des Malleolus externus soll wiederholt mit Glück und ohne sonderliche Beeinträchtigung der Festigkeit und des Gebrauches des Fussgelenkes ausgeführt sein. Er dient freilich mehr zum Verschluss des Gelenkes, als zur Stütze des Körpers, welcher allein auf der Tibia ruht, doch ist er zur Erhaltung des Fusses in seiner normalen Stellung unentbehrlich. Viel geringer ist der Eingriff, wenn man, wie Demarquay, nur ein oberflächliches Stück resecirt, welches nach einer schief angeheilten Fractur einen Vorsprung bildete, über welchem die Weichtheile beständig durchgestossen und wund wurden.

Die Amputation des Unterschenkels wird in verschiedener Höhe vorgenommen. Ueber den Malleolen fehlt es leicht an hinreichender Bedeckung durch Weichtheile, in der Wadengegend hat man deren leicht zuviel. Hier müssen die Muskeln kürzer abgeschnitten werden als die Haut, und das Wadenpolster überhaupt sehr verdünnt werden, wenn der Wundlappen sich leicht zusammenlegen und einen manierlichen Stumpf geben soll. Dass die Fibula früher durchsägt wird als die Tibia, versteht sich von selbst, und beide hinreichend tief, damit kein Ulcus prominens in Folge von Durchbohrung einer zu dünnen und engen Narbe entstehe.

Wir wären somit am Ende der Unterextremität, und was wir anatomisch in Vollkommenheit aufgebaut fanden, mussten wir chirurgisch auch zum Theil wieder nehmen.

Namenregister.

Kolibri 360 GmbH
Ferdinand-Jühlke-Straße 7
99095 Erfurt, Deutschland
produktsicherheit@kolibri360.de